全国中医药行业高等教育"十三五"规划教材

全国高等中医药院校规划教材（第十版）

温病学说理论与实践

（供中医学、针灸推拿学、中西医临床医学等专业研究生用）

主　编

谷晓红（北京中医药大学）　　　　马　健（南京中医药大学）

副主编（以姓氏笔画为序）

冯全生（成都中医药大学）　　　　刘兰林（安徽中医药大学）

吴智兵（广州中医药大学）　　　　张思超（山东中医药大学）

陈锦芳（福建中医药大学）　　　　郭选贤（河南中医药大学）

编　委（以姓氏笔画为序）

丁慧芬（天津中医药大学）　　　　艾碧琛（湖南中医药大学）

刘　林（湖北中医药大学）　　　　刘　涛（南京中医药大学）

李海波（辽宁中医药大学）　　　　陈凤芝（长春中医药大学）

赵岩松（北京中医药大学）　　　　黄　琴（贵阳中医学院）

靳红微（河北中医学院）

中国中医药出版社

·北　京·

图书在版编目（CIP）数据

温病学说理论与实践/谷晓红，马健主编．—北京：中国中医药出版社，2017.1

全国中医药行业高等教育"十三五"规划教材

ISBN 978 - 7 - 5132 - 3701 - 7

Ⅰ.①温…　Ⅱ.①谷…　②马…　Ⅲ.①温病学说 - 中医学院 - 教材　Ⅳ.①R254.2

中国版本图书馆 CIP 数据核字（2016）第 251765 号

中国中医药出版社出版

北京市朝阳区北三环东路 28 号易亨大厦 16 层

邮政编码　100013

传真　010 64405750

北京时代华都印刷有限公司印刷

各地新华书店经销

开本 850×1168　1/16　印张 21.25　字数 561 千字

2017 年 1 月第 1 版　2017 年 1 月第 1 次印刷

书　号　ISBN 978 - 7 - 5132 - 3701 - 7

定价　56.00 元

网址　www.cptcm.com

社长热线　010 64405720

购书热线　010 64065415　010 64065413

微信服务号　zgzyycbs

书店网址　csln.net/qksd/

官方微博　http://e.weibo.com/cptcm

淘宝天猫网址　http://zgzyycbs.tmall.com

编写说明

全国中医药行业高等教育"十三五"规划教材《温病学说理论与实践》是根据国务院《中医药健康服务发展规划（2015—2020 年）》《教育部等六部门关于医教协同深化临床医学人才培养改革的意见》（教研〔2014〕2 号）的精神，在国家中医药管理局教材建设工作委员会宏观指导下，以全面提高中医药人才的培养质量、积极与医疗卫生实践接轨、为临床服务为目标，依据中医药行业人才培养规律和实际需求，由国家中医药管理局教材建设工作委员会办公室组织建设的。本教材供中医学、针灸推拿学、中西医临床医学等专业研究生使用，并可作为中医理论与临床从业者的高级研修参考书。

根据全国普通高等中医药教育研究生培养目标，结合研究生必修、选修的不同需求，本教材的编写宗旨遵循"深入经典，贴近临床，关注成果"的基本原则，一方面加强温病学主要理论的解读与研究的阐释，重点突出温病学科名家辈出、百家争鸣、学派分立的特点；另一方面注重临床实际，介绍部分新发传染病的认识和辨治进展，与本科生教学内容相互补充。此外，还特别倡导用温病学辨治思路指导临床各科代表疾病的治疗，以拓展温病学的临床应用，启发学生的中医临床思维。

教材中的方药剂量和使用宜参考古方原有量及煎服法（详见本教材的附录内容）。受法律保护的稀有动物类药材，除沿用古方药物名称外，其证治内容中的方剂有关药物名称均由代用药物代替。

本教材共包括八个部分。绪论、第一篇、第二篇、第三篇由马健、陈锦芳、刘兰林、刘涛、艾碧琛编写，除绪论外，还包括温病病因与发病学说、温病辨证研究、温病治法研究等温病学基本理论等内容；第四篇由郭选贤、丁慧芬编写，内容包括温病名家及其学术思想概要；第五篇、第六篇及附录由谷晓红、冯全生、吴智兵、张思超、赵岩松、陈凤芝、刘林、靳红微、黄琴、李海波编写，内容包括 21 世纪传染病流行概况及中医治疗简介、温病学辨治思路在临床各科中的应用及引用方剂名录等。

本教材的编写，得到了北京中医药大学、南京中医药大学等全国 15 所中医药院校的大力支持，在此表示诚挚的感谢！编写过程中，全体编者团结协作，竭尽所能，希望编出高质量的《温病学说理论与实践》教材，但难免存在疏漏之处，恳请各兄弟院校广大师生在使用本教材过程中提出宝贵意见，以便再版时修订提高，共同做好温病学课程教材的建设工作。

《温病学说理论与实践》编委会

2016 年 8 月

目　录

绪　论

第一章　温病的学科性质与作用

温病学是研究温病发生发展规律及其预防和诊治方法的一门学科。它的任务主要是阐述温病的病因、发病、病理变化、诊断方法，及其预防和治疗措施，从而有效防治急性感染性疾病，并为临床内、外（皮）、妇、儿等各科有关病证的辨治奠定基础。中医学界对温病学的学科性质尚有不同的见解：有的认为，温病学只是中医外感热病学的一种学说，尚不能视为一门单独学科；有的认为，温病学属于中医的基础理论学科，在构建中医的知识体系中起着重要的作用；有的认为，温病学主要是学习古代有关温病的理论与经验，故属于中医原著课程；也有的认为，研究温病学主要是为了解决临床上防病治病的问题，因而温病学应是一门临床学科。其实，温病学经过两千余年的发展，具备了完整的理论体系和较为全面的辨证论治方法，而且一直有效地指导着临床实践，因而它不仅是一种学说，而且是体系完整的一门独立学科。温病学所倡导的卫气营血辨证和三焦辨证，丰富了中医学的理论体系，是中医理论的重要组成部分，因此，温病学具有中医基础学科的功能。温病学不仅讨论理论问题，更收集整理了明清温病学家的著作和论述，有效地解决着临床防治外感热病的实际问题。因此，温病学又具有临床实践性。综上可知，学习温病学，对提高中医学理论造诣、提升温病诊断及辨治水平、适应当前包括感染性疾病在内的发热性疾病防治需要，均有十分重要的意义。同时，由于温病学理论对内、外（皮）、妇、儿等各科疾病的治疗均有指导意义，故学好温病学理论，对提高临床各科疾病的诊疗水平也有重要价值。因此，温病学被誉为中医学"四大经典"之一，是中医学研究生的必修内容。

温病学的主要研究对象是温病。温病是以发热为主症、热象偏重为特点的外感热病，不仅包括种类繁多的急性传染性和感染性疾病，而且还有一些非感染性发热性疾病。温病一年四季都可发生，男女老幼皆可罹患，是临床上一类常见病、多发病。其中多数病种来势急骤、发展迅速、病情较重，甚至导致死亡，或留下某些后遗症，严重地威胁着人们的健康。新中国成立后，温热病的防治工作取得了突出的成绩，天花等烈性传染病已被消灭，一些急性传染病得到了有效控制，发病率大大降低。但仍有多种温病依然威胁着民众健康，近年来新发传染病也不断出现，因而迅速而有效地进行防治依然是医学界的一项重要任务。实践证明，温病学的理论和经验具有较高的实用价值，长期以来一直有效地指导着临床实践，用于治疗多种包括急性传染病在内的急性感染性疾病及其他一些发热性疾病，且取得了可喜的疗效。特别是近年来，在新发的传染性非典型肺炎（SARS）、人猪链球菌病、人禽流感等突发公共卫生事件的防治中发挥了积极的作用，引起了国内外医学界的重视并获得好评，充分体现了温病学的实用价值。

今后，温病学应结合突发、新发急性感染性疾病等的防治实践，拓展传统温病学的研究空间，进一步推动温病学理论和温病防治水平的提高。

第二章　温病学形成的过程

相对于《黄帝内经》《伤寒杂病论》来说，温病学显然是一门年轻的学科，但却是经过漫长的历史发展才逐步形成的一门独立学科。其形成过程大体上可以分为以下三个阶段。

一、萌芽于战国至晋唐时期

早在《黄帝内经》（以下简称《内经》）中就已经有了关于温病因证脉治等方面的记载。《素问》中的"热论""刺热""评热病论"及《灵枢》的"热病"等篇，对外感热病均有较为集中的论述，其中许多论述对后世温病学的发展有极其深远的影响，仅温病病名就有 60 多处提及，如《素问·六元正纪大论》有"气乃大温，草乃早荣，民乃厉，温病乃作"的论述，即明确提出了温病的病名。在病因方面，《素问·六元正纪大论》中强调了气候反常、火热之气较盛时易发生温病。同时又指出温病的发生是由冬季感受寒邪，当季没有发病，至春夏而发。如《素问·生气通天论》中有"冬伤于寒，春必病温"的论述，在《素问·热论》中还提出："凡病伤寒而成温者，先夏至日者为病温，后夏至日者为病暑。"这些论述都说明，当时医家们已经认识到温病与伤寒的病变不同，乃是感受寒邪后经过节气的更移和机体内部的变化才发病的。这是温病伏邪病因学说的最早理论根据。在证候叙述方面，突出了温病的温热特性。如《素问·评热病论》说"有病温者，汗出辄复热，而脉躁急，不为汗衰，狂言不能食"，《灵枢·论疾诊尺》篇载"尺肤热甚，脉盛躁者，病温也，其脉盛而滑者，病且出也"。此外，《素问·刺热》更把热病按五脏分为五类，论述各类热病的临床表现，这实为温病分型辨证的先河。在治疗方面，《素问·至真要大论》提出的"热者寒之""温者清之"及"热淫所胜，平以咸寒，佐以苦甘，以酸收之"等，是治疗温病的基本原则，对后世有重要的指导意义。《素问·热论》提出"其未满三日者，可汗而已，其满三日者，可泄而已"，《灵枢·热病》中提出"泻其热而出其汗，实其阴以补其不足"等，虽主要是指针刺法而言，但其所提出的温病治疗以祛邪为先务、补阴为要旨的法则，也为后世所遵循。在温病预后方面，《素问·玉版论要》提出了"病温虚甚死"，强调了正气强弱对温病预后的决定性作用。在预防方面，《素问·刺法论》提出了预防疫病的关键在于"正气存内"和"避其毒气"，强调一方面要增强人体正气，以抵抗外邪入侵发病；另一方面也要避免外来"毒气"的侵袭，并立有小金丹方以预防疫病的发生。《内经》中对温病的论述虽较零散，但内容十分丰富，对后世温病学的发展有重大的作用。

这一时期，前人对温病概念的认识是将其归属于伤寒范畴的。如《素问·热论》说："今夫热病者，皆伤寒之类也。"《难经》也把温病作为伤寒中的一种病证类型，如《难经·五十八难》中说"伤寒有五，有中风，有伤寒，有湿温，有热病，有温病"，认为温病为寒邪所引起，并将温病隶属于伤寒之内，显见当时温病的概念与后世不尽相同。

NOTE

《伤寒论》对温病学的发展有很大影响。其在广义伤寒的范畴内论述温病，明确提出"太阳病，发热而渴，不恶寒者为温病""若发汗已，身灼热者，名风温。风温为病，脉阴阳俱紧，自汗出，身重，多眠睡，鼻息必鼾，语言难出"。当然，《伤寒论》中所论的温病与风温的概念，与后世是有所区别的，但《伤寒论》确立的六经辨证纲领对后世创立温病卫气营血、三焦辨证体系有重要的启迪。《伤寒论》虽未明确提出温病的治疗方法，但其所述的清热、攻下、养阴等治法方药，如白虎汤、承气汤、竹叶石膏汤等，为温病治疗学的形成奠定了基础。可见，《伤寒论》对后世温病学理论体系和治疗学的形成有着深刻的影响，为温病学形成的重要基石。

晋唐时期，许多医家对温病的病因做了进一步的探索。如晋代王叔和在《伤寒例》中把温病成因分为两种：一为"冬令严寒……中而即病者，名为伤寒；不即病者，寒毒藏于肌肤，至春变为温病，至夏变为暑病，暑病者，热极重于温也。是以辛苦之人，春夏多温热病者，皆由冬时触寒所致，非时行之气也"；一为"若更感异气，变为他病者，当依后坏病治之。若脉阴阳俱盛，更感于寒者，变为温疟；阳脉浮滑，阴脉濡弱者，更遇于风，变为风温；阳脉洪数，阴脉实大者，更遇温热，变为温毒，温毒为病最重也；阳脉濡弱，阴脉弦紧者，更遇温气，变为温疫"。前者是由冬时感寒，潜伏到春夏而发病，后者为病中更感异气转变而成。王叔和从感邪后发病的时间上进一步阐发了《内经》"冬伤于寒，春必病温"的内涵，其所论"中而即病"与"不即病"之说，也为后世新感与伏邪学说奠定了理论基础。与此同时，王叔和还提出了"时行"之说，强调："凡时行者，春时应暖而反大寒，夏时应热而反大凉，秋时应热而反大热，冬时应寒而反大温，此非其时而有其气，是以一岁之中，长幼之病每相似者，此则时行之气也。"王氏所说的"时行"为感受非时之气而病，具有较强的流行性，为后世温疫学派的病因理论奠定了基础。

晋代名医葛洪在《肘后备急方》中说"岁中有厉气，兼夹鬼毒相注，名曰温病"，隋代太医博士巢元方在《诸病源候论》中也提出温病是"人感乖戾之气而生病，则病气转相染易，乃至灭门，延及外人"，即认识到温病的病因是一种特殊的致病因素——"乖戾之气"，这比王叔和的"时行"说又前进了一步，实为吴又可"戾气说"的滥觞。在治疗上，《肘后备急方》《千金要方》《外台秘要》等文献记载了许多治疗温病的方法，这些治法特别重视清热解毒药物的运用，有许多药物在《伤寒论》中未曾使用，如苦参、大青叶、龙胆、羚羊角、玄参、犀角（水牛角代）等。所记载的方剂，如黑膏方治疗温毒发斑、葳蕤汤治疗风温、大青汤治疗温病热盛阴伤、犀角地黄汤治疗温病之蓄血及出血等，这些方剂一直为后世医家治疗温病所沿用，其中犀角地黄汤成为后世治疗温病血分证的主方，紫雪丹成为后世治疗温病高热、神昏的"三宝"之一。同时，上述文献中还收录了许多预防温病的方剂，如太乙流金散熏烧辟温等。《千金要方》不仅把预防温病列于伤寒章之首，而且明确指出"天地有斯瘴疠，还以天地所生之物以防备之"，即说明可以用药物来预防疾病的发生。

由此可见，唐代以前对温病的因证脉治虽已有了一定的认识，但论述比较简单，理论也比较朴素，在概念上仍将温病归属于伤寒的范围。因此，将这一时期被称为温病学发展的萌芽阶段。

二、成长于宋至金元时期

从宋代开始，随着对温病认识的不断深入和实践经验的积累，有关温病的治法和理论有了进一步发展，温病开始突破了伤寒学说的框架，向着形成自身独立体系的道路迈进。溯自汉代张仲景编著《伤寒论》创立六经辨证体系后，在很长的一段历史时期内，对外感热病的治疗基本都以《伤寒论》的理法方药为依据。唐代以后，随着社会的发展，经济和交通逐渐成熟，城市兴起，人口的流动性和集中性也明显增强，这为一些具有传染性和流行性的温病的传播创造了条件，加上当时对外贸易的兴起与加强，国外的一些传染病也逐步传播入境。因此，外感热性病的种类和发生率均大大增加，客观上向医学界提出了新的要求，也提供了临床实践条件。许多医家在临床实践中深刻体会到，完全遵循《伤寒论》经方已经不能适应临床治疗的实际需要，对温病的认识已有了升华，因而提出了发展和改革的主张。

对于温病的病因，宋代已有医家提出并不限于"冬伤于寒"，如郭雍在《伤寒补亡论》中述："冬伤于寒，至春发者，谓之温病；冬不伤寒，而春自感风寒温气而病者，亦谓之温。"可见，郭氏认为，发于春季的温病，既有冬季寒伏而后发者，也有感受春季时令之邪而发的。后世认为，温病有伏邪、新感两类，实即导源于此。

此时期，在温病的治疗方面开始突破了"法不离伤寒、方必遵仲景"的局限。如宋代朱肱在其《伤寒类证活人书》中把外感热病分为伤寒、中风、热病、中暑、温病、温疟、风温、温疫、中湿、湿温、痉病等十余种，并论述了每一种病的脉因证治，其中四时温病已大体具备，为后世温病学的内容建立了雏形。对温病的治疗，强调运用《伤寒论》中的麻黄汤、桂枝汤等辛温发表剂治疗外感热病不能一成不变，需因时、因地、因人灵活加入寒凉清热药，认为："桂枝汤自西北二方居人，四时行之，无不应验。自江淮间，唯冬及春初可行，自春末及夏至以前，桂枝证可加黄芩半两，夏至后有桂枝证，可加知母一两、石膏二两，或加升麻半两。若病人素虚寒者，正用古方，不再加减也。"这一主张把《千金要方》《外台秘要》中辛温解表药与清热药并用的治法从理论上给予了总结，虽然其基本内容仍没有跳出《伤寒论》立法处方的圈子，未能脱离经方的框框，但这种对经方灵活加减运用的主张，反映了对热性病治疗要求变革的思想。北宋庞安时在其所著的《伤寒总病论》中，不再将风温病作为伤寒误治而导致的坏病，而认为是因感受风、热之邪所致的热病，提出"素伤于风，复伤于热，风热相薄则变风温"。其临床表现为四肢不收、头痛、身热、汗出、身重、常自汗出不解、脉阴阳俱浮。其治疗主在少阴、厥阴，可用《千金要方》中的葳蕤汤及知母石膏汤等治疗。韩祗和在《伤寒微旨论》中也对仲景方"竟不能更张毫厘"的做法进行批驳，提出治疗热病可"别立方药而不从仲景方"的主张。这对突破当时医家墨守经方、拘泥不变的局面，产生了一定的影响。此时期已经出现了善治寒性病医家和善治热性病医家的区分，故患者可根据所患疾病性质的不同而选择合适的医生。在《伤寒类证活人书》中记载："偶有病家，曾留意方书，稍别阴阳，知其热证，则召某人，以某人善医阳病；知其冷证，则召某人，以某人善医阴病。往往随手全活。"由此可见，当时许多医家已经认识到单纯运用治伤寒之法不能适应治疗所有外感热病的需要，势必另辟蹊径，从而造成温病与伤寒在理论证治体系上开始走向分化。

金元时期，中医学界出现了"百家争鸣"的活跃局面，这对温病学的发展起到了有力的推动作用。特别是"金元四大家"之一的刘河间，在热病的治疗方面大胆地创新论、立新法、订新方。他根据实践体会，提出了"六经传受自浅至深，皆是热证，非有阴寒之病"的观点，认为伤寒六经传变皆是热证，六气皆从火热而化，强调阳热怫郁在热性病过程中的重要影响，因而在治疗上强调热病初起不可纯投辛温，对邪热在表者，常用滑石、石膏、葱白、豆豉等辛凉清疏、开发郁热，变革了麻桂辛温解表之旧法。为了克服热性病初起滥用麻、桂辛温之弊，他创制了双解散、防风通圣散等表里双解之剂，将解表药和寒凉清热药配合运用。对于邪热盛于里者，注重清热解毒方剂与通里泄热方剂的运用，每用承气汤合黄连解毒汤苦寒攻下、泻火清热。因其治疗外感病主张以寒凉为主，故被后世称为"寒凉派"。刘氏的这些见解为后世建立以寒凉清热为中心的温病治疗学打下了基础，对促进温病学的发展做出了重大贡献，故后世推崇刘完素为温病学说的创始人，而有"伤寒宗仲景，热病主河间"之说。元代还有医家对温热病的证治进行了规律性的探索。如罗天益在《卫生宝鉴》中按邪热在上中下三焦及"气分""血分"不同分别制方用药，这对后来温病学辨治体系的形成有着一定的影响。首先提出温病应从伤寒体系中分化出来的医家为元末医家王履，他在《医经溯洄集》中较系统地从概念、发病机制和治疗原则上把温病和伤寒明确予以区别。首先为温病正名，指出："夫惟世以温病混称伤寒……以用温热之药。若此者，因名乱实，而戕人之生，名其可不正乎?"强调"温病不得混称伤寒"；对于温病的发病机制，认为温病的病理特点是里热外发，即使有表证，亦多为里热郁表所致，与伤寒的发病机制迥然不同。伤寒初起。寒邪在表，闭束皮毛，故见发热恶寒，口不渴；温病为怫热自内外达，郁闭于腠理，故见发热而渴、不恶寒。伤寒在表，其脉必浮紧；温病之脉多在肌肉之分而不甚浮，且右手反盛于左手。伤寒在表，非辛甘温之剂不足以散之，故当用桂枝汤、麻黄汤；温病之表，乃为里热邪外达，故非辛凉或苦寒或酸苦之剂不足以解之，当用双解散、防风通圣散等。王氏"辨其因，证其名，察其形"，第一次比较明确、系统地把伤寒与温病进行了严格的区分，促使温病从伤寒体系中脱离出来，为后世温病学形成独立体系开创了先河，自此温病学独树一帜，故清代温病学家吴鞠通称其"始能脱却伤寒，辨证温病"。

　　总之，这一时期的特点在于更加关注温病与伤寒的区别，逐步从理论、治法、方药等方面进行变革，创立新说，使温病学渐渐从《伤寒论》体系中分化出来，为以后温病学的自成体系奠定了基础。因此，这一时期是温病学的成长阶段。

三、形成于明清时期

　　温病学发展到明、清时期已渐趋成熟。在继承、总结前人有关温病理论和经验的基础上，许多医家结合各自的实践体会，对温病的认识更趋深化，理论日益完善，治法不断丰富，创造性地总结出一套比较完整的适合于温病的辨证论治体系，从而使温病学真正成了一门独立的学科。

　　明代医家吴又可编著了我国医学发展史上第一部温疫学专著《温疫论》。该书对温疫的病因、发病、治疗等提出了许多独到的见解。在病因方面，提出"温疫为病，非风非寒，非暑非湿，乃天地间别有一种异气所感"，明确了温疫的病因并非风、寒、暑、湿等六气所感，而是自然界中独特的致病物质——"杂气"所致，其中致病暴戾的称为"疠气"或"戾气"。吴氏通过大量的实践观察，提出戾气虽然无象可见，无声可闻，茫然不可测，但并非无物无质，而是肉眼无法辨别其特异致病物质，这是对温病致病因素认识的一大创见；在流行特点方面，他提出了温疫具有较强的传染性，"无问老少强弱，触之者即病"，感染途径为口鼻，较之传统认为外感病邪悉由皮毛而入的观点有了很大发展，为后世叶天士提出"温邪上受"的论点开创了先河；对于温病的传变方式，吴氏不完全拘泥于伤寒六经传变之说，提出了在表、里和半表半里间相互传变的"九传"理论；在治疗方面，强调以祛邪为第一要义，主张"客邪贵乎早逐"，善用攻下，并创疏利透达之法，并欲寻求针对疠气的特效药物。这些认识在当时的历史条件下确实是创新性的见解，直到现在仍不失其现实意义。其后有一些医家继承了吴氏的学术观点并予发扬光大，其中以戴天章、杨栗山、余霖最具代表性。戴天章所著的《广瘟疫论》在对温疫的辨证方面强调了辨气、色、舌、神、脉，将温疫的常见症状分为表证和里证两大类，治疗主用汗、下、清、和、补五法，对温疫的各种兼症、遗症也有详尽的辨治方法，在温疫的辨治方面较吴又可更为全面、系统，并有许多独到的见解。杨栗山所著《伤寒温疫条辨》对吴氏的学术也有发展，提出了杂气为病的"三焦定位"说，病机的"邪热怫郁"说、传变的"自里达外"说，治疗上熔清、下、宣诸法为一炉，倡导"清热解郁，放眼于上下升降、表里开阖，贯之以清下宣大法"，制定了以升降散为总方的治温十五方。余霖所著《疫疹一得》强调温疫的发生是热毒为患，治疗主张大剂清解，创清瘟败毒饮，重用石膏以清胃热，并根据疫病的不同表现而灵活加减变通。上述医家从不同侧面论述了温疫的病因病机和辨证治疗，创制了许多至今仍在运用的有效方剂，使温疫病的理论证治内容得到充实与完善，从而形成了温病学中的温疫学派。在明代，还出现了我国第一部专论暑病的专著《伤暑全书》，作者为张鹤腾（字凤逵），书中较全面地叙述了各种暑病及与暑相关的病证和主治方剂，为当时有关暑病理论证治的集大成之作。

清初医喻昌在温病学理论研究上也有很深的造诣。在《尚论篇》论述了疫病的防治大法："未病前预饮芳香正气药，则邪不能入，此为上也。邪既入，则以逐秽为第一要义：上焦如雾，升而逐之，兼以解毒；中焦如沤，疏而逐之，兼以解毒；下焦如渎，决而逐之，兼以解毒。"这种逐秽解毒的方法实为后世创立芳香化浊法的开端，而瘟疫的治疗应根据上、中、下三焦病位论治的思想，更为吴鞠通三焦辨治体系的创立奠定了基础。此外，喻氏对《内经》中有关"春伤于风，夏伤于暑，秋伤于湿，冬伤于寒"的论述提出了疑义，认为其中未论及燥气，不够全面，故专立"燥气论"，补充了"秋伤于燥"的缺文，论述了燥气致病的临床表现，并自订清燥救肺汤作为燥热在肺的主方。此确为发前人所未发，对温病学发展做出了重要贡献。

温病学在因证脉治方面形成完整体系是以清代叶天士、薛生白、吴鞠通、王孟英等"温病四大家"确立卫气营血辨证、三焦辨证为核心的理论体系为标志的。由"温热大师"叶天士口授，其门人笔录整理而成的《温热论》，是温病学理论的奠基之作。该篇系统阐述了温病的病因、病机、感邪途径、邪犯部位、传变规律和治疗大法等。他指出温邪从口鼻而入，犯于人体肺卫，病情演变有"卫之后方言气，营之后方言血"的规律，其传变又有顺传和逆传的不同，并确立了温病各阶段的治疗大法："在卫汗之可也，到气才可清气，入营犹可透热转气……入血就恐耗血动血，直须凉血散血。"从而创立了卫气营血辨证施治的理论体系，同时也创造性地丰富和发展了温病学的诊断方法，突出了辨舌、验齿、辨斑疹、辨白痦等对于温病的诊断意义。此外，由叶氏门人所撰的《临证指南医案》中还记载了大量治疗温病的病案，为温病的辨证用药提供了范例。叶天士另一篇重要著作《幼科要略》，也称《三时伏气外感篇》，书中对春、夏、秋三季常见的伏气和新感温病发病和证治做了精辟论述，对于指导温病临床实际甚有价值，故徐洄溪赞誉说："此卷议论和平精切，字字金玉，可法可传，得古人之真诠而融化之，不仅名家，可称在家矣！"可见，叶天士作为创立温病学的主要代表人物的确当之无愧。

与叶天士同时代的医家薛生白著有《湿热病篇》，是一部以自述自注的形式全面论述外感湿热病发生发展规律和辨证治疗的专著。内容以湿温、暑湿等夏秋季节的常见病为主，兼及痢疾、夏日感冒、寒湿等病证。主要讲述了湿温病在卫分、气分、营血分及后期化热伤阴、余邪留滞的各种证治，提出湿热病的病机中心是中焦脾胃和阳明太阴两经，主张三焦分治。在治疗中既重视养阴保津，又注意固护阳气，尤其对湿热痉厥、湿热内结等变局的证治亦有精辟的论述。本篇的问世，为后世将温病明确分为温热、湿热两大类奠定了理论基础，特别是薛氏提出的对湿热进行三焦辨治的方法，具有很高的学术价值，起到了承前启后的作用。从内容来看，《湿热病篇》不失为一份较系统、完整而有临床价值的文献，对后世辨治湿热病产生了重要影响，被列为医家必读之本。所以李清俊在《南病别鉴》序中说："薛氏《湿热论》……其见之也确，其言之也详，其治之各得其宜，可为后世法，莫能出其范围者。"

此后，温病学家吴鞠通在叶天士学术成就的基础上，结合自己的临床经验，编著了系统论述四时温病的专著《温病条辨》，用三焦来归纳温病发生发展的三个阶段及其生理、病理间的关系，提出了心肺属上焦，脾胃属中焦，肝肾属下焦，而温病发展一般过程是始于上焦，传入中焦，终于下焦，并提出三焦治则"治上焦如羽（非轻不举），治中焦如衡（非平不安），治下焦如权（非重不沉）"，从而创立了温病三焦辨治纲领，并将三焦辨证与卫气营血辨证一炉而冶，相辅而行，完善了温病的辨证论治体系。吴氏还在大量总结叶天士《临证指南医案》中温热病验案立法用药经验的基础上，整理总结出一套温病的治法和方剂，使温病学的辨证论治内容更趋完善，具有很高的理论水平和实用价值。该书刊行后流传甚广，版本甚多，一直被奉为学习温病学的必读之书，备受后世医家推崇，曾有人评价该书"大江南北，三时感冒，取则有凭焉"，被誉为"治温之津梁"。

清代医家王孟英则"以轩岐仲景之文为经，叶薛诸家之辨为纬"，汇集了一些主要温病学家的著作，并参合自己的实践认识编著成《温热经纬》，对温病学的理论和证治做了较全面的整理，这对温病学的进一步成熟和发展也起到了重要的作用。此外，陈平伯的《外感温病篇》、柳宝诒的《温热逢源》、雷丰的《时病论》以及俞根初的《通俗伤寒论》等，也从不同侧面丰富充实了温病学的内容。

在明清时期，随着温病学理论逐渐脱离《伤寒论》而自成体系，在医学领域中围绕着对温病学理论的评价及与《伤寒论》的关系出现了一场激烈的论争，后世称之为伤寒学派与温病学派之争，简称"寒温之争"。伤寒学派强调伤寒是一切外感热病的总称，温病自然包括其中，《伤寒论》的理法方药同样可以指导温病的证治，故没有必要再另立门户。其代表人物之一，清代的陆九芝在《潜斋医学丛书》中明确提出，张仲景的《伤寒论》已包括了温病证治的完整内容，六经提纲本不独为伤寒设，废伤寒则六经不传，废六经则百病失传。认为《伤寒论》中的阳明病证实际就是关于温病的内容，温病热自内燔，其最重要的只有阳明经、腑二证，经证用白虎汤，腑证用承气汤，称有此两法，无不可治之温病。基于以上认识，其对叶天士、吴鞠通等温病学家大加指责，称其"标新立异，数典忘祖"。温病学派的主要观点是强调温病与伤寒为外感病的两大类别，病因、病机截然不同，概念不可混淆，治疗应严格区别。并指出《伤寒论》虽然是治疗外感病的专书，但内容毕竟"详于寒，略于温"，其阳明证治内容虽可运用于温病，但远远不能概括所有温病的证治，因此主张温病必须"跳出伤寒圈子"，创立新论以"羽翼伤寒"。应该肯定，《伤寒论》在治疗外感病方面是有巨大贡献的，它所确立的辨证施治原则是后世温病学发展的重要基础，其中有许多治法已被温病学家所汲取，一直到现在仍具有很高的临床实用价值。但也应该看到《伤寒论》毕竟成书于东汉末年，由于当时历史条件和对热性病认识的局限，其内容不可能十分完善、全面。随着社会的发展、疾病谱的变化、医疗实践的积累，人们必然要在《伤寒论》的基础上不断总结、不断发展，以适应客观医疗实践的需求。温病学的形成正是中医学在治疗外感病方面的进步与发展，无论在理论上和具体证治方法上较之《伤寒论》都有了很大发展，补充了《伤寒论》的不足，提高了外感病的治疗效果，丰富了中医学理论体系。因此在温病学说形成后，能较快地为多数医家所肯定、接受和运用。总而言之，温病学与《伤寒论》在学术上是一脉相承，不可分割的，《伤寒论》是温病学形成的重要基础，温病学又是《伤寒论》的发展与补充。既不能认为有了《伤寒论》就不再需要温病学，又不可把两者截然对立起来，甚至否定《伤寒论》在外感病治疗中的价值。当然，温病学自身也仍然需要在不断的临床实践和深入研究中加以发展和提高。

　　由此可见，温病学发展到明清时期，通过温病学家的努力，总结了新经验，创立了新理论，制订了新治法，在理法方药方面已经形成一套完整的温病学理论体系，从而创立了新的独立的学科。在中医治疗外感热病方面取得了划时代的成绩。直到现在，其依然有效地运用于临床实践，指导着温病的辨证施治。所以，明清时期是温病学的形成阶段。

第三章　温病学的近代发展

　　温病学在清代形成了较为完整的理论体系后，在晚清、民国时期，随着西医学的传入，西医思维方式、诊疗手段的运用，一些急性感染性疾病的防治方法有了更多的选择。与此同时，西医也为包括温病学在内的中医学的发展带来极大冲击。虽是如此，这一时期温病学的发展仍取得了新的进步，温病学在防治一些急性传染病方面取得了成效，涌现出一批卓有成就的温病学家，对开拓温病学的运用领域做出了贡献。代表性医家和温病学著作有吴瑞甫所著《中西温热串解》《八大传染病讲义》；丁泽周所著《喉痧证治概要》《孟河丁氏医案》；张锡纯所著《医学衷中参西录》；何炳元所著《重订广温热论》《全国名医验案类编》，并勘校《重订通俗伤寒论》等。民国时期，随着中医私人办学的兴起，江苏、浙江、上海、北京、广东、湖南、四川、湖北、江西、山西等省市创办了中医学校、国医学院，编写了温病学教材，如时逸人编著《温病全书》等。

　　20 世纪 50 年代以后，随着国家对中医药的重视及各地中医院校、中医研究机构和中医院的建立，温病学得到了长足发展，进入快速发展阶段，在临床研究、温病文献和理论研究、实验研究等方面都取得了显著成绩，这些均促进了温病学的蓬勃发展。在防治包括急性传染病在内的急性感染性疾病和其他发热性疾病的实践中，广泛地运用温病学的理论和经验，取得了新的成就，显示了中医学在治疗急性热病方面的优势。1954 年，石家庄地区运用温病学理论和方法治疗流行性乙型脑炎，取得了显著的疗效，展示了中医治疗急性传染性疾病的效果，引起了医学界的重视。此后，温病学的理论和经验更广泛地运用于防治流行性脑脊髓膜炎、流行性乙型脑炎、麻疹、白喉、细菌性痢疾、肠伤寒、钩端螺旋体病、肾病综合征出血热（原称流行性出血热）、肺炎、急性胆管及泌尿系统感染等急性传染性和感染性疾病，都取得了较好的效果。不仅如此，近年来运用温病学理论认识一些新发传染病并指导其防治，亦取得显著成效。如对传染性非典型肺炎（SARS）采取中西医结合防治优势明显，温病学理论在指导对人猪链球菌病、人禽流感等突发公共卫生事件的防治中显示出了重要作用。

　　在广泛医疗实践的基础上，通过不断地总结临床经验、探索诊断治疗规律、运用大量现代研究手段，极大地推动着温病学基础研究的深入发展。如有的学者根据卫气营血辨证的理论，联系西医学对传染病的认识，对温病卫气营血的传变规律及其本质进行探讨；有的运用现代生理学、病理学、组织学、生物化学等知识和方法对温病的舌苔变化进行了系统的观察和研究，取得了一定的成绩；有的对包括各种急性传染病在内的急性感染性疾病及其他的一些发热性疾病的辨证分型、治疗规律进行了探索和总结；有的对温病治疗的有效方药，在肯定疗效的基础上，进一步通过实验研究以阐明其药理作用。与此同时，各地总结出一批针对不同疾病特异性病原体的中药和治疗方剂，一些确有疗效的温病方药新剂型不断涌现，如片剂、颗粒剂、口服液等，同时，一些急症用药的静脉给药剂型研制成功，并广泛运用于临床，开拓了温病用药途径和范围，极大地丰富了温病治疗学的内容。

在温病学文献研究方面，对温病学古代文献进行深入、系统整理，重印、校注和译释大量温病古籍，对一些温病重要概念和理论展开了深入、系统的研究和讨论；在整理古代文献、总结临床经验的基础上，编著出版了一批高质量的温病学专著及名老中医研究温病的专著、医案、医话等。以上这些充分体现了对温病学理论的继承和探索，有力地推动着现代温病学理论的发展。

教育方面，1956 年起国家设立高等中医药院校，温病学被列为高等中医教育的必修课程。卫生部（现国家卫生和计划生育委员会）、国家中医药管理局相继组织编写了多版面向不同专业的温病学教材，使温病学的系统性、规范性和科学性逐步提高，确保了温病学的教学质量。1978 年以来，温病学的研究生教育正式启动，我国先后培养了一大批温病学专业的硕士和博士研究生，使学科教育水平向更高层次发展。

在新的历史时期，面对不断给人类带来重大威胁的感染性疾病、病原体耐药性以及抗生素的副作用等现实，如何进一步加强温病的临床研究，提高中医对传染病和急性感染性疾病的诊断、辨证、治疗的水平，挖掘针对温病的特异性治疗方药，深化温病学理论的基础研究，创立新的学术理论，开发更多的疗效确切、能多途径给药的新制剂等，都给温病学提出了更高的要求。温病学已进入了一个新的阶段，应在以下方面有所突破与创新：

1. 深化固有理论　学科发展的重要标志在于理论体系的突破，《伤寒论》对《内经》的发展在于形成了六经辨证施治体系，温病学对《伤寒论》的发展则在于卫气营血和三焦体系的确立。因此，发展温病学的着眼点应放在对温病卫气营血和三焦辨证论治理论的深化与突破上。近年来，随着临床治疗经验的积累，对温病理论的深化方面取得了一定的进展。如对叶天士得出的"在卫汗之可也""到气才可清气""入营犹可透热转气""入血就恐耗血动血，直须凉散血"的治则，有学者提出异议，认为对特殊病原体的重症温病，由于其来势凶猛，逆变也速，就不能按部就班，见证施治，必须要有预见性地先发制病，药先于证，这样不但不会引邪入里，反能主动迎头痛击，顿挫病邪，阻断截止疾病的恶化，称之为"截断扭转"。"截断"学说虽尚有其不完备之处，但针对重症传染病这一独特对象，这种积极的治疗思想是可取的，是对温病传统治则理论的深化与发展，并有其较高临床指导价值。放眼 21 世纪，温病学的发展应在固有理论体系的深化方面有所突破。

2. 揭示运用规律　温病学有自身独特的理法方药运用规律，并随着温病学体系的形成和发展而逐渐积累和完善，从目前而言，虽对温病学代表性医家叶天士、吴鞠通、薛生白和王孟英等的处方用药经验有所研究，但距真正揭示温病学的理法方药规律尚有差距。因此，在今后的研究中，还应加大文献研究力度，不断总结临床治疗经验，尤其是新发感染性疾病的治疗经验，力求在揭示温病理法方药运用规律方面有所突破。

3. 指导各科运用　即要充分重视和发挥温病学理论对临床各科疾病的普遍指导价值。众所周知，历史上的温病学家，如叶天士、吴鞠通、薛生白和王孟英等，在内科杂病、儿科、外科（皮肤科）、妇科等各科的证治方面均有建树，后世及近几十年来运用温病学理论治疗临床各科疾病也取得了很好疗效，特别是对温病学中常用治则治法的研究成果更广泛运用于各科临床。这不仅说明了掌握好温病学知识和技能对于提高中医师临床诊疗水平的重要性，而且也提示温病学的理论证治内容与临床各科有许多共通之处。因此，温病学理论和方法指导临床各科

NOTE

运用的研究,将成为温病学发展的重要领域。

4. 创制新方新药   随着时代的发展,"疾病谱"也随之发生变化,原先对广大民众危害最大、最常见的各种急性传染病,由于卫生条件的改善、防疫措施的广泛实施,其多数发病率和病死率有了显著的下降,有些传染病如天花甚至已经绝迹。与此同时,新出现了许多中医古籍中尚无记载的,如艾滋病、传染性非典型肺炎(SARS)、人禽流感、埃博拉出血热等严重危害人类健康的新发传染病。此外,随着社会的进步,广大民众对防病治病的要求亦不断提高,对医疗的需求也有了新的、更高的要求。如在药物的使用方面,不仅要求治愈率高,而且要疗效迅速、使用方便。因此,一向以"创新论,立新法,订新方"见长的温病学,必须适应"疾病谱"及群众需求的改变,在新方新药方面做出更大贡献。

第一篇　温病病因与发病学说

　　温病的病因与发病是构成温病发生的基本因素，二者缺一不可。温病的病因与自然气候密切相关，其发病则与人的体质、自然因素、社会因素紧密关联；研究温病的病因及其致病特点、了解温病发病的条件和规律，对掌握各种温病的发病特征、病机演变规律、指导临床辨证施治具有十分重要的意义。温病的病因与发病学说是温病"因、证、脉、治"理论体系中的重要组成部分。

第四章　温病的病因

　　温病的病因是温邪。对温邪的认识是建立在"审证求因"基础上的。一方面是基于对人体感受邪气后所表现出临床证候的分析；另一方面是结合四时气候变化与各种温病发生关系的研究，对引起各种温病的邪气种类及其性质做出判断，总结出自然界中具有温热性质的邪气均可导致温病发生的特点，并将这类邪气统称为温邪。

　　对温邪致病的认识，经历了漫长的历史过程。《内经》就有关于温病病因的记载，如《素问·六元正纪大论》曰"初之气，地气迁，气乃大温，草乃早荣，民乃厉，温病乃作"，《素问·热论》曰："凡病伤寒而成温者，先夏至日者为病温，后夏至日者为病暑"，《素问·生气通天论》曰"冬伤于寒，春必温病"等，阐明了温病发生与季节、气候变化密切相关，指出冬令感受寒邪可伏藏体内，至来年春天伏寒化温形成温热病邪而导致温病的发生，这种认识奠定了温病伏邪病因学说的基础，较长时间影响着温病病因的研究方向。晋代王叔和推崇伏邪病因学说，在《伤寒例》中指出"其伤于四时之气，皆能为病，以伤寒为毒者，以其最成杀厉之气也。中而即病者，名曰伤寒；不即病者，寒毒藏于肌肤，至春变为温病，至夏变为暑病……春夏多温热病者，皆由冬时触寒所致，非时行之气也""凡时行者，春时应暖而反大寒，夏时应热而反大凉，秋时应凉而反大热，冬时应寒而反大温，此非其时而有其气。是以一岁之中，长幼之病每相似者，此则时行之气也"。其认为，四时温病由伏寒化温病邪所致，其中具有传染性者由时行之气所致。王氏的病因观可谓是划分伏邪与新感之先河。金元张子和认为，伏邪致病与重感时气有关，并与邪伏部位的浅深关系密切，在《儒门事亲》中指出："人之伤于寒也，热郁于内，浅则发早，为春温；若春不发而重感于暑，则夏为热病；若夏不发而重感于湿，则秋变为疟痢；若秋不发而重感于寒，则冬为伤寒，故伤寒之气最深。"其认为，内伏之邪虽同，但病位浅深可有不同，故所发温病亦不同；伏邪可由新感时邪诱发，因新感时邪性质各异，故四时外感热病有各种不同的病种；这一认识在"伏寒化温"的基础上又有新的见解。清代柳宝诒《温热逢源》指出"邪之初受，盖以肾气先虚，故邪乃凑之而伏于少阴，逮春时阳气内动，则寒邪化热而出"，发为伏邪温病，"常以少阴为据点，或出之阳，或去肺胃，或陷厥阴，或窜太阴，或结少阴，路径多枝，随处可发"，说明伏邪致病的多样性和复杂性。俞根初《通俗伤寒论》指出"伏温内发，新寒外束，有实有虚；实邪多发于少阳募原，虚邪多发于少阴血分、阴分"，说明邪伏部位及其与病证虚实的关系。此外，对伏气学说研究较有影响的医家还有朱肱、王安道、戴天章、喻昌等，均阐发了伏邪温病的形成，既有外因又有内因的发病特点。对新感时令邪气而发温病的认识，当源自宋代郭子和，其在《伤寒补亡论》中曰"冬伤于寒，至春发病，谓之温病；冬不伤寒而春自感风寒温气而病者，亦谓之温"，表明温病的发生不限于"冬伤于寒"之说，发于春季的温病，原因和种类多式多样，其中既有冬季感受寒邪伏而后发者，亦有感受春季时令之邪即时而发者，至此有了新感与伏邪两类病因之说。至明清时期，对新感温病病因的研究有了突飞猛进的发展。明代吴又可在《温疫论》中提出杂气致病说，认为"温疫为病，非风非寒，非暑非湿，乃天地间别有一种异气所感""知其气异，故谓之杂气"。杂气"其来无时，其着无方，众人有触之者，各随其气而为诸病焉"，明确了时行之气有种种的不同，所致疾病多种多样，杂气病因说彻底划清了与传统"伏寒化温"的界限。清代叶天士在《温热论》中首次提出温病是感受温邪而发病，统一了温病病因的称谓，并明确了温邪可夹风、夹湿为患，故温邪的性质有温热与湿热之别，所致疾病有温热类型与湿热类型之不同。薛生白在《湿热病篇》中对湿热邪气致病做了深入的探讨，明确指出湿热之邪十之八九由口鼻而入，十之一二从皮毛而入，其发病与脾胃功能密切相关。吴鞠通《温病条辨》则根据各种温病发生的临床特点及与时令季节的关系，将温病分为风温、温热、温疫、温毒、暑温、湿温、秋燥、冬温八种，明确了不同季节可形成不同的温邪，导致不同温病的发生。

温邪的形成与自然界四时气候密切相关。自然界中的风、寒、暑、湿、燥、火六种气候现象太过或浸淫令人致病者称为邪气，六淫邪气的性质有属阳、属阴的不同，其中风、暑、燥、热（火）为阳邪，寒、湿为阴邪。风善行而数变，常与其他邪气相合为患，故有"风为百病之长"之说；各种邪气侵入机体后，常可郁而化热、化火形成热毒，致使病情加重；湿邪、寒邪虽属阴邪，但可与阳邪相兼为患或入侵机体后郁而化热，而呈现温热性质；正如金元刘河间指出"六气皆从火化""六经传受，由浅至深，皆是热证"。正因为六淫邪气具有化热和兼夹为患的特点，所以温邪多以合邪的形式致病，常表现出双重性质的特点，致使温病的病情多急、重，且复杂多变。四时温邪包括风热病邪、暑热病邪、湿热病邪、燥热病邪、"伏寒化温"之温热病邪，以及疠气、温毒等病邪，有着四时六淫邪气的特性，其中疠气和温毒又有其各自的致病特点。因此，深入研究六淫病因学说、疠气病因学说、温毒病因学说，不断完善对温病病因与发病学说的认识，对指导温病的临床防治工作具有重大意义。

一、六淫病因学说

六淫病因学说是外感热病的主要病因学说，是历代医家在长期的临床实践中运用"辨证求因，审因论治"方法探索而成的。六淫病因学说不但研究致病因素的形成、性质和致病特点，同时也探讨各种病因所致病证的发病规律和临床特征，对外感热病的临床诊断和治疗具有很强的指导性。

（一）六淫病因学说的概念及其源流

"六淫"是外感病邪的统称，是指自然界风、寒、暑、湿、燥、火六种气候现象太过或令人致病者。自然界风、寒、暑、湿、燥、火六种气候现象在《内经》中称为"六气"，《素问·至真要大论》说的"六气分治"是指在一岁之中，有风、寒、暑（热）、湿、燥、火六种气候"分治"于四时，六气的正常变化是万物生长变化的自然条件，亦是人类赖以生存的基本条件，所以《素问·宝命全形论》曰："人以天地之气生，四时之法成。"当气候变化异常，非其时而有其气，如冬应寒反暖，春应温反寒，秋应凉反热等，或气候的剧烈变化，如暴冷暴热时，正气充盛的人可自我调节适应气候变化而不会发生疾病；而正气不足的人抵抗力低下就有可能发生疾病；正气虚弱的人，即使是正常的气候变化也有可能致病，此时的六气就成为致病因素，称为"六淫"，或"六邪"。可见，六淫邪气致病与人体正气的强弱密切相关。《神农本草经疏》曰："所云六气者，即风、寒、暑、湿、燥、火是也。过则为淫，故曰六淫。淫则为邪，以其为天之气，从外而入，故曰外邪。"而在《左传·昭公元年》中记载的"六气"又有另说，医和认为"六气，曰阴、阳、风、雨、晦、明也，分为四时，序为五节，过则为灾。阴淫寒疾、阳淫热疾、风淫末疾、雨淫腹疾、晦淫惑疾、明淫心疾"。此论"六气"虽与《内经》有出入，但以六气来概括一岁中的气候变化及六气太过浸淫成为邪气的认识是一致的。

对"六淫"邪气致病机理的认识经历了漫长的历史过程。在《黄帝内经》中，根据疾病发病的特点可归纳出阴和阳两类病因，《素问·调经论》曰："夫邪之生也，或生于阴，或生于阳。其生于阳者，得之风雨寒暑；其生于阴者，得之饮食居处，阴阳喜怒。"风雨寒暑等六淫邪气袭人，首先侵犯人体肌表，故属于阳；饮食、居处、喜怒等原因所导致的疾病，首先伤及人体的脏腑气机，病起于内，故属阴。《灵枢·百病始生》曰："夫百病之始生也，皆生于风雨寒暑，清湿喜怒。喜怒不节则伤脏，风雨则伤上，清湿则伤下。三部之气，所伤异类。"六淫邪气侵袭人体，不同邪气所影响人体的机能变化不同，所导致的疾病亦不同，故《素问·至真要大论》有"风淫于内""热淫于内""湿淫于内""火淫于内""燥淫于内""寒淫于内"之说。东汉张仲景《金匮要略·脏腑经络先后病脉证》曰："千般疢难，不越三条：一者，经络受邪，入脏腑，为内所因也；二者，四肢九窍，血脉相传，壅塞不通，为外皮肤所中也；三者，房事、金刃、虫兽所伤。以此详之，病由都尽。"这一病因分类方法沿用了相当长的时期；晋代葛洪《肘后备急方·三因论》仍将病因分成"一为内疾，二为外发，三为他发"三类；直至宋代陈无择在《三因极一病证方论》中指出："六淫，天之常气，冒之则先自经络流入，内合于脏腑，为外所因；七情，人之常性，动之则先自脏腑郁发，外形于肢体，为内所因；其如饮食饥饱，叫呼伤气，尽神度量，疲极筋力，阴阳违逆，乃至虎狼毒虫，金疮踒折，疰忤附着，畏压缢溺，有悖常理，为不内外因。"此"三因学说"较为全面地概括了各种致病因素，并进行了较为合理的分类，将六淫邪气归属于外因，为后世研究外感热病的病因奠定了理论基础。后世医家对六淫邪气致病的认识在《伤寒论》的基础上多有发挥，金元刘河间提出"六经传受自浅至深，皆是热证，非有阴寒之病""六气皆从火化"的观点，阐明六淫邪气致病在不同的条件下，或郁滞体内过久、或治疗不当、或患者体质的因素，均可使其所致病证的性质发生转化，表现在邪热怫郁的病变过程中。因此，刘氏的病因观深刻地影响着温病病因学说的研究与发展。

对"六淫"中具有强烈传染性病邪的认识亦早有记载。《素问·刺法论》曰："五疫之至，皆相染易，无问大小，病状相似"；晋代葛洪《肘后备急方》曰"岁中有厉气，兼夹鬼毒相注，名曰温病"；隋代巢元方《诸病源候论》曰"此病皆因岁时不和，温凉失节，人感乖戾之气而生病，则病气转相染易，乃至灭门，延及外人""人有染疫厉之气致死，其余殃不息。流注子孙亲族，得病证状与死者相似，故名为殃注"；明代吴又可在《温疫论》中指出温疫病的发生乃天地间别有一种异气所致，这种异气致病暴戾，又称为"疠气""戾气"，疠气致病"众人有触之者，各随其气而为诸病焉"，每种疠气都有它特定的致病部位，因而每种温病都由特定的"疠气"所致。其首次提出"一病一气"之说，在病因学的发展史上做出了卓越的贡献。

（二）六淫病因学说的学术特征

六淫病因学说既体现了"天人相应"的整体观念，又高度概括了"辨证求因，审因论治"方法对认识疾病的重要性，阐明了外感热病病因的特征性问题。

1. 表象性　六淫邪气有着各自不同的致病性，当六淫邪气入侵人体致病后，不同邪气扰乱人体脏腑机能活动所产生的临床表现是不同的，每种邪气致病均有一定的规律可循，具有某些共性的现象，称之为表象性。外感热病初起的不同临床表现可作为辨别不同邪气的依据；如当六淫邪气侵袭卫表时，风寒邪气为患，可出现恶寒重、发热轻、头痛、无汗、全身疼痛、脉浮紧等表寒证；风热邪气为患，可出现发热、微恶风寒、口微渴、咽痛、咳嗽、舌边尖红、脉浮数等肺卫表热证；湿热邪气为患，可出现身热不扬、胸脘痞闷、身重肢倦、苔腻、脉濡等湿遏卫气证；燥热邪气为患，在肺卫表热证的同时又有口、鼻、咽等干燥症状。这些临床症状就是各种病邪侵犯人体后"形诸于外"的具体表现。在不同病程阶段，不同邪气所导致的临床证候（包括各种症状、体征和实验室检查结果等）又有若干共性的特点。六淫病因学说就是基于这种"有诸内必诸外""藏居于内，形见于外"的思想，通过对人体生命现象的观察和分析对临床症状和体征的综合归纳，并在丰富临床经验积累的基础上逐步发展形成了可资鉴别六淫邪气致病的理论。因此，研究外感热病的病因并不在于研究六淫邪气的形态结构、生活习性、生长繁殖方式等，而主要是从邪气侵袭人体后引起脏腑组织器官的机能变化所表现出来的临床现象入手，分析推演、归纳判断、研究其致病的特点，进而透过临床表象，探析其脏腑组织器官的病理损害，包括功能障碍、代谢异常、结构破坏等，揭示疾病的本质。可见，六淫邪气的表象性是研究外感热病病因学说的立足点，也是其与现代病原微生物学说的重要区别点。

2. 整体性　中医学认为，人与自然、社会是一个有机的整体，"天人合一"是人类生存的最高境界，体现在六淫病因学方面则为邪气的形成、致病的特点与自然环境、社会因素、人的体质因素等紧密相连。六淫邪气性质各异，人体五脏各有所属之气，故不同季节形成的邪气可导致疾病的病位不同、性质不同、病情轻重不同、病程长短不同、预后亦不同；气候的异常变化，地域环境的特殊性均可形成与之相应的致病邪气；社会因素在一定程度上影响着致病邪气的传染与流行。各种病邪虽然种类不同，形成条件和致病性质有一定的差别，但其侵入人体致病后，都会产生全身性的病理变化。六淫邪气中温热性质的邪气致病大多具有起病急骤、传变迅速、变化多端的整体病势，都具有不同程度的发热症状，病程中都会产生热象偏重、易化燥伤阴的病理变化；正是温邪的这种整体属性，使温病的发生发展具有一定的规律可循，大多表现出由表入里、由浅入深、由轻到重的病机传变，临床表现有其特殊性。六淫病因学说强调邪气具有整体性的致病属性，是综合了六淫病因所包含的季节气候、地域环境、致病微生物对机体的作用及机体防御机能、病理表现特征等多方面的概念，是符合临床实际的。

3. 定位性　六淫邪气致病具有明显的定位性，此与外邪侵袭人体有着"同气相求""同类相召"的特性有关。六淫邪气致病，既可导致全身性的病变，也可因其与脏腑组织器官所对应的六气属性而出现相应的特定部位的损伤，即产生相应的定位性病变。如风热病邪性升散而数变，易犯上焦，故风热致病初起以肺卫表热证为主，病程中易致逆传心包等危急重症；湿性黏滞缠绵，湿土之气同类相召，故湿热病邪最易困阻中焦脾胃，导致气机阻滞，升降失常，出现胸闷脘痞、呕恶便泄等证候，且病情缠绵难愈；暑性炎热酷烈，暑气通于心，故暑热病邪可直入阳明或直中厥阴，出现高热、神昏、痉厥等证候；燥热之气与肺脏同属一气，故燥热病邪为患，病位在肺，导致肺气失宣，出现咳嗽、气喘、胸闷等症。正因为各种病邪致病具有特异的定位性和对脏腑组织器官的选择性，因而不同的温邪导致不同温病的发生，如风热病邪导致风温病，湿热病邪导致湿温病，暑热病邪导致暑温病，燥热病邪导致秋燥病；各种温病的病变重心即致病温邪特异的定位所在。正如吴又可在《温疫论》中指出的"盖当其时，适有某气专入某脏腑经络，专发为某病""各随其气而为诸病"。此外，六淫病因的定位性还体现在病邪对动物的种属有一定的选择性，如吴又可说："然牛病而羊不病，鸡病而鸭不病，人病而禽兽不病，究其所伤不同，因其气各异也。"正是这种邪气致病特异的定位性，决定了种属之间发病的差异性。

4. 辨证性　六淫病因学说是通过对临床现象的不断探究、推导，认识到不同的疾病是由不同性质的病邪所导致。由于各种病邪的性质、致病特点不同，机体对致病因素的反应性亦有差异，因而不同病邪致病后所产生的病理变化包括病位、病机特点、病势传变等均不相同，这些各异的临床表现就是进行辨证的客观依据，也是六淫病因辨证性的体现。在临床上，六淫病因不仅是用以解释各种疾病不同的致病因素，更主要的是揭示一切疾病的发生都是机体与某种病邪抗争的结果。如《素问·骨空论》曰"风从外入，令人振寒，汗出，头痛，身重，恶寒"，说明风邪入侵人体，扰乱了腠理、卫气的正常功能。这些症状是临床判断风邪侵犯人体的依据；如临床症见发热、恶风、头痛、汗出、舌淡、苔薄白、脉浮缓，其证与自然界"风"的属性相类似，通过辨证分析得出病因为"风邪"为患；症见身热不扬、头重如裹、胸闷脘痞、神疲肢倦、舌淡苔白腻、脉濡缓，其证与自然界"湿"性黏腻、重浊的属性相类似，通过辨证分析得出病因为"湿邪"为患。这种模拟病因并非真正意义上的原始病因，它已超越了自然因素的范畴，也超越病因学的范畴，而是对疾病发生的病机本质的一种高度概括，具有病因和发病的双重含义。通过对病邪致病特点的分析研究，明确区分不同的证候类型，揭示发病特点，指导辨证论治，既体现了病邪致病的特点，又反映了在病邪作用下机体产生病机变化的特征，这就是六淫病因学说的辨证性。辨证性是研究六淫病因学说的重要内容。

5. 物质性　六淫邪气是个抽象的概念，但六淫病因学说的六淫实质上是有其客观物质属性可寻的。历代医家认为，六淫病因是自然界的六气（风、寒、暑、湿、燥、火）在不正常的情况下，如太过、浸淫，所形成的。随着医学的发展和对外感病因本质探讨的不断深入，人们认识到六淫病因虽然与自然界的气候因素有密切的关系，但二者并不完全等同，于是对致病邪气的认识逐渐从单纯的气候因素，发展为寻找自然界特异致病物质的研究。吴又可在《温疫论》中指出："夫温疫之为病，非风、非寒、非暑、非湿，乃天地间别有一种异气所感。"此

NOTE

气虽然"无形可求，无象可见，况无声复无臭"，但是"气者物之变也""气即是物"，充分强调了温邪的物质性。西医学对病原微生物的研究，为温病病因的物质性提供了可靠的客观依据，毫无疑问，病原微生物是导致温病的直接原因，温病的发生及发病后的各种病机变化取决于病原体的数量、致病毒力、致病特点及人体的免疫状态等因素，因此，病原微生物是构成温邪的基本物质。但同时也不能忽视温邪形成中气候因素的存在，一方面，气候条件在某些情况下就是温病的致病原因，如中暑、夏季热等即由于夏季炎热的气候所造成；另一方面，气候的变化对病原微生物的生长繁殖和传播有重要的影响，对人体正气的防御功能也有一定的影响，从而导致温病的发生具有明显的季节性。所以，对于六淫邪气物质性的认识，应当把病原微生物与自然气候因素有机地结合起来，方才全面。

（三）六淫病因的主要致病特点

六淫邪气（风、寒、暑、湿、燥、火）致病有着各自的特性。例如：风者阳邪，其性轻扬开泄，善行数变，动摇不定，易兼夹其他病邪为患；寒者阴邪，其性寒凉、凝滞、收引，易阻滞气血，伤人体阳气；暑者阳邪，其性炎热升散，致病常不分表里渐次，迅速入里，伤阴耗气，导致各种危急重证，易兼夹湿邪为患；湿者阴邪，其性黏腻、重浊、趋下，以脾胃为病变中心，阻滞气机、困遏清阳，缠绵不化者可化燥化火而伤阴津，亦可从寒化而伤阳，见湿胜阳微等病变；燥者阳邪，其性干燥、涩滞，易耗伤津液，以肺为病变中心；火者阳邪，火性燔灼、炎上、急迫，极易形成热毒为患，而致伤津耗气，生风动血、扰乱心神，或可聚于局部，腐蚀血肉，形成局部的红肿热痛等证。六淫邪气形成于自然界，除了各自的致病特点外，还有许多共同的致病特点：①外感性：六淫之邪袭人多从肌表、口鼻而入，所致疾病为外感病。②季节性：六淫致病多与季节气候变化密切相关。③环境性：六淫致病常与生活、工作地区和环境有关。④相兼性：六淫邪气既可单独侵袭人体发病，又可两种以上邪气相兼同时侵袭人体而致病。⑤转化性：六淫致病在一定的条件下，其所致证候的病理性质可发生转化。

六淫邪气中具有温热性质的邪气称为温邪，因此，温邪具有六淫病邪的致病特点。由于温邪性质属热，且多为相兼为患，其致病后又有许多特殊性，主要表现为：①致病迅速，多由口鼻或皮毛而入。②温邪袭人有"同类相从""同气相引"的特点，不同的邪气入侵部位有别，因而有不同的脏腑定位。③温邪致病后出现以发热为主症的临床表现。④温邪在一定的条件下可以互相影响及转化，致使病情复杂多变。

二、疠气病因学说

疠气病因学说是温疫病的主要病因学说，是历代医家在对温疫病大流行的长期观察、分析的基础上推断出的具有独特致病性的外邪，揭示了各种温疫的发生、传播、流行等规律，对温疫病的预防与治疗具有重要的指导意义。

（一）疠气病因学说的概念及源流

疠，《说文解字》称为"恶疾也"；段玉裁注释云"训疠为疠疫，古多借厉为疠"，包含有暴戾和疫疠之意。疠气，指致病暴戾、具有强烈传染性的致病邪气，又称为"厉气""戾气""疫气"；其致病特点有别于一般的六淫邪气，故又称为"异气"；因其致病特点包含了许多自然界的致病因素，故又称为"杂气"。疠气所致疾病为温疫，温疫大多病情急重，复杂多变。隋代巢元方在《诸病源候论》中指出"人感乖戾之气而生病，则病气转相染易，乃至灭门，延及外人""人有染疫厉之气致死，其余殃不息，流注子孙亲族，得病证状与死者相似"，阐明了疠气致病的暴戾性和传染性。

疠气病因学说形成于明清时期，以吴又可为代表的温疫学家，从理论上揭示了"疠气"致病与一般四时六淫致病的不同，具有致病暴戾、传播迅速、相互传染的特点，阐述了不同疠气所致温疫的临床特点、辨治规律、预防措施等，为温疫病的防治做出了重要的贡献。

1. 吴又可"杂气说"　吴又可在《温疫论》中突破了前贤对温疫病因所持有的"时气说""伏气说"及百病皆生于六气的束缚，创造性地提出"杂气说"，即"疠气说"。《温疫论·原病》曰"病疫之由……伤寒与中暑，感天地之常气，疫者感天地之疠气，在岁运有多寡，在方隅有厚薄，在四时有盛衰""夫疫者，感天地之戾气也。戾气者，非寒、非暑、非暖、非凉，亦非四时交错之气，乃天地间别有一种戾气"，认为疠气不可以年岁四时为拘，盖非五运六气所能定。"疠气者，亦杂气中之一，但有甚于他气，故为病颇重，因名之疠气""此气之来，无论老少强弱，触之者即病""天地之杂气，种种不一"，疠气（戾气）种类繁多，故称为"杂气"。《温疫论·杂气论》曰"实不知杂气为病更多于六气为病者百倍，不知六气有限，现在可测，杂气无穷，茫然不可测也""然气无形可求，无象可见，况无声复无臭，何能得睹得闻？人恶得而知气？又恶得而知其气之不一也？是气也，其来无时，其着无方，众人有触之者，各随其气而为诸病焉"。《温疫论·论气所伤不同》曰"夫物者气之化也，气者物之变也，气即是物，物即是气，知气可以知物，则知物之可以制气也。夫物之可以制气者药物也"，认为杂气是一类客观存在于自然界的，人们不能直接感觉到的致病物质。这在17世纪中叶细菌学出现之前可谓见解独到，是对传染病病原学发展的重大贡献。

吴又可对疠气致病的特点做了深入探讨，初步认识到各种不同的温疫是由各种不同的疠气所致。《温疫论·原病》曰"邪之所着，有天受，有传染，所感虽殊，其病则一。凡人口鼻之气，通乎天气，本气充满，邪不易入，本气适逢亏欠，呼吸之间，外邪因而乘之"，明确了疠气通过空气或密切接触而从口鼻传染，疠气能否入侵或入侵后是否发病均与人体正气的强弱密切相关。《温疫论·杂气论》曰"盖当其时，适有某气专入某脏腑经络，专发为某病"，说明疠气对于某个脏器组织有特异性定位。这与西医学认为，某些病原体可选择性地侵犯某些脏器组织颇相似。《温疫论·论气所伤不同》曰"然牛病而羊不病，鸡病而鸭不病，人病而禽兽不病，究其所伤不同，因其气各异也"，说明疠气具有种属感受的特异性。吴氏还认识到在一定条件下，传染病可以造成程度不同的流行，从散发至大流行，有"疫气盛行之年""疫气衰少之年""疫气不行之年"的区别，温疫病之所以有程度不等的流行是由于"毒气钟有厚薄"之故；以现在的视角来看，温疫的流行程度与周围环境中致病因子（病原体）存在的多少和毒性强弱有关，亦和人群的易感性有关。可见，吴又可的疠气病因学说阐述了疠气致病多方面的特性，较好地揭示了温疫的传染性和流行性，提示人们要重视温疫的预防、控制传播，在温病病因学中独树一帜。

2. 戴天章"时行疠气说"　戴天章推崇吴又可"杂气说"，鉴于吴又可之后诸多医家于外感热病中仍偏重伤寒之说，针对吴又可之论"有未见而不用其法，或虽见其书，而不能信者"的状况，写成《广温疫论》一书。书中指出温疫病的病因是"时行疫疠"之气，"若瘟疫，乃天地之杂气，非臊、非腥、非焦、非腐，其触人不可名状，非鼻观精者，不能辨之"；从时疫与风寒的不同角度，讨论了温疫的诊断和常见兼夹证，突出辨气、辨色、辨舌、辨神、辨脉在温疫辨证中的重要意义；继承吴又可温疫表里辨治的观点，认为"疫邪见证千变万化，然总不出表里二者"。列证分表里以尽其常，又细辨以尽其变，逐证辨析，使各个症状理明心得，再因证立法，以法定方，理法方药，一以贯之。可见，戴氏对"时行疫疠"之气为患的辨证论治颇具心得。

3. 杨栗山"杂气怫郁三焦说"　杨栗山继承吴又可"杂气说"，提出杂气致病的病机特点为"邪热怫郁三焦"，在《伤寒温疫条辨》中列"温病非时行之气辨""温病是杂气非六气辨""杂气所伤不同辨""杂气有盛衰辨"等多篇论述杂气，认为温疫的发生源于杂气，"伤寒得天地之常气""温病得天地之杂气""常气者，风寒暑湿燥火，天地四时错行之六气"，而杂气"非风非寒非暑非湿非燥非火，天地间另为一种，偶荒旱潦疵疠烟瘴之毒气也"。反复强调"杂气之客体无形无声""毒雾之来也无端，烟瘴之出也无时。湿热熏蒸之恶秽无穷无数，兼以饿殍在野，胔骼之掩不厚，甚有死尸连床，魄汗之淋漓自充，遂使一切不正之气升降流行于上下之间，人在气交中无可逃避，加之兵荒旱潦、疵疠烟瘴之毒气，故其伤人则症状繁杂"，是"知其气各异也，故谓之杂气"，对"杂气"内涵做了较为具体的解释。同时，杨栗山认为，"温病得天地之杂气，由口鼻而入，直行中道，流布三焦，散漫不收，去而复合，受病于血分，故郁久而发""杂气伏郁血分，为温病所从出之源，变证之总"，确立了温疫以邪热怫郁三焦为病机关键，以中焦为病变中心，上下表里传变，这一新见解充实了温疫的病因病机理论体系。

4. 刘松峰"杂疫说"　刘松峰上承运气学说，下宗吴又可疠气说，编著的《松峰说疫》将疫病分为温疫、寒疫、杂疫三种，指出疫病是由多种因素相加而成，而疠气是致疫的主要因素。"瘟疫者，不过疫中之一证耳，始终感温热之疠气而发，故以瘟疫别之""疫者民皆疾也……盖受天地之疠气""凡凶年饥岁，僵尸遍野，臭气腾空，人受其熏触，已莫能堪，又兼扶持病疾，敛埋道殣……夫人而曰与此二气相习，又焉得不病者乎"，加之运气之乖违，人事之悖逆等因素，发为疫病。其首次提出杂疫之名，认为杂疫主要由秽浊之气充斥一身上下所致，"其症则千奇百怪，其病则寒热皆有，除诸瘟、诸挣、诸痧瘴等暴怪之病外，如疟痢、泄泻、胀满、呕吐、喘嗽、厥痉、诸痛、诸见血、诸痈肿、淋浊、霍乱等疾，众人所患皆同者，皆有疠气以行乎其间，故往往有以平素治法治之不应，必洞悉三才之蕴而深究脉症之微者，细心人理，一一体察，方能奏效，较之瘟疫更难揣摩"；并一一列出杂疫之名和症状，表现有寒热交作，狂妄不宁，四肢厥逆，皮肤赤肿，或发斑、痧、痘等，"此岂达原饮一方所能疗欤……此皆杂疫之类也"，可见，杂疫是以临床证候特点命名的疫病。因此，可以说松峰杂疫证治，对温疫学说是一大补充。

5. 余师愚"火毒致疫说"　余师愚推崇刘河间火热论、吴又可杂气说，对温疫病辨治积累了丰富的经验，著《疫疹一得》专论发疹性疫病，力主火毒致疫说。"疫症者，四时不正之疠气""疫既曰毒，其为火也明矣"，认为温疫是感受四时不正之疠气为病，疠气为无形之火毒；"火者疹之根，疹者火之苗"，对外发斑疹的辨证析理皆以火毒为本。此外，书中还阐述了疫毒发疮、闷疫、暑热燥疫等火毒内蕴之病证，指出疫毒深伏，可出现真热假寒或淫热内攻脏腑之危候，丰富了温疫病辨证施治的内容。

疠气病因学说突破了"百病皆生于六气"的传统观点，较准确地揭示了温病传染与流行的原因，丰富和发展了温病的病因理论。疠气病因学说虽建立在临床直观分析和推理基础上，但未能更深刻地解释各种疠气致病的机理，无法如六淫病因学说那样揭示各种温病的病机特点，使病机、证候、治法、方药理论贯通，未能形成一套完善的理法方药辨治体系，这是疠气病因学说不能广泛运用于临床的一个重要因素。尽管如此，也不能掩盖其历史作用，事实上在叶天士、吴鞠通等医家的学术思想中已融汇了许多吴又可的观点，并成为温病学的重要组成部分。

（二）疠气的主要致病特点

1. 感邪途径多样性 疠气致病有从口鼻而入、从皮毛而入或由密切接触等途径邪从皮肤、黏膜、肌腠、窍道而入侵人体。吴又可曰："凡人口鼻之气，通乎天气，本气充满，邪不易入，本气适逢亏欠，呼吸之间，外邪因而乘之""邪之所着，有天受，有传染，所感虽殊，其病则一"。所谓"天受"是指通过自然界空气传播，邪气从鼻吸入而致病；"传染"则是指通过密切接触传播，疫疠之邪可经污染的水、食物从口而入，或通过与患者的密切接触、或因不良的生活习惯等邪从体表直接入侵而发病；疠气的感邪途径与西医学传染病的传播途径相吻合。邪从皮毛而入，提示疫邪袭人常有邪气困束肌表的病机存在，其病机演变呈由表入里、由浅入深、由轻到重的特点；邪从口鼻而入，解释了许多温疫病初起即有肺或胃肠症状的机理，亦提示如果素有肺热、胃肠积热或有宿疾者，更易感受疠气而发病，因而疠气致病可表现出个体的差异性。

2. 种属的特异性 疠气致病具有种属的选择性，也就是说在不同物种之间疠气不会互相传染，传染于人的疠气不会传于动物，传染于动物的疠气不会传于人，在动物之间不同种属的疫病也不会互相传染；正如吴又可在《温疫论·论气所伤不同》中所说："至于无形之气，偏中动物者，如牛瘟、羊瘟、鸡瘟、鸭瘟，岂当人疫而已哉？然牛病而羊不病，鸡病而鸭不病，人病而禽兽不病，究其所伤不同，因其气各异也。"这一见解与西医学所称的"种属感受性"或"种属免疫性"颇为相似，在世界传染病学史上占有领先的地位。

随着对温病病因学研究的不断深入，发现某些疠气致病存在人畜共患的特点，即某些疠气可以在人和动物之间传播。例如：流行性乙型脑炎是人畜共患的自然疫源性疾病，家畜家禽（主要是猪）为主要传染源，通过蚊虫叮咬传播，人或动物感染乙脑病毒后均可出现病毒血症，其疠气病因诊断属暑热疫邪或暑湿疫邪为患。流行性出血热是一种自然疫源性疾病，由汉坦病毒引起，以鼠类为主要传染源，病毒由鼠的血液、唾液、尿液、粪便排出污染环境，经各种途径（口、鼻、皮肤、黏膜、血液等）直接传染给易感者，其疠气病因诊断多属暑湿疫邪郁伏为患。

3. 病位的特异性 疠气种类繁多，不同疠气致病具有不同脏腑经络的定位性，导致不同的疫病发生；感受相同的疠气，发病后所影响的脏腑经络也相同，出现的临床症状也大致相同，即有是气则有是病也。吴又可曰"众人有触之者，各随其气而为诸病焉。其为病也，或时众人发颐，或时众人头面浮肿，俗名为大头瘟是也……或时众人瘿疫，俗名为疙瘩瘟是也……为病种种，是知气之不一也"。西医学早已证明，致病微生物不仅有细菌、病毒、衣原体、立克次体、螺旋体等之分，而且每一类型又可分为若干个种属，如细菌又有球菌、杆菌、弧菌属之别，球菌中又有葡萄球菌属、链球菌属、肺炎球菌属、奈瑟菌属等不同，这些不同的病原微生物致病均有其靶器官，无论是病原体本身，或由病原体产生的毒素，均能选择性地侵犯某脏器某组织导致某种疾病的发生；如脑炎病毒、破伤风毒素易侵犯神经系统，痢疾杆菌容易侵害

NOTE

肠道组织，腮腺炎病毒易引起腮腺组织的炎症等。疠气致病的病位特异性决定了其致病病种的特异性，反映了自然界致病微生物的致病特性。

三、温毒病因学说

温毒病因学说是历代医家在长期的临床观察中发现的。有一类温病除了具有一般温病的基本证候外，还有局部红肿热痛甚则溃烂或肌肤斑疹等特征，推导出此类温病的病因为热毒炽盛，易蕴蓄壅结，有别于其他温邪，称之为温毒病邪。

（一）温毒病因学说的概念及源流

《说文解字》称："毒，厚也。"引申意义有聚集、偏胜等含义。据《辞源》记载，毒的本义有三：①恶也，害也。②痛也，苦也。③物之能害人者皆曰毒。可见，邪气聚集或偏亢即为毒邪。尤在泾在《金匮要略心典》百合狐惑阴阳毒病证治的注释中说"毒者，邪气蕴蓄不解之谓"；温毒病邪是六淫邪气蕴蓄不解而形成的一类致病因素，其致病与时令季节有关，并可引起传染、流行，故又称作"六淫时毒"。

"温毒"作为致病因素最早见于《内经》。《素问·刺法论》曰"余闻五疫之至，皆相染易，无问大小，病状相似，不施救疗，如何可得不相移易者？岐伯曰：不相染者，正气存内，邪不可干，避其毒气"，指出毒气致病具有传染性。王叔和《伤寒论·伤寒例》曰"阳脉洪数，阴脉实大者，更遇温热，变为温毒，温毒为病最重也"；巢元方《诸病源候论》曰"四时之间，忽有非切之气……一气之至，无人不伤，长少虽殊，病皆相似者，多夹于毒"；王焘《外台秘要》引《小品方》曰："天行温疫，是毒病之气"；刘完素在解释阳毒病时，称"毒"为阳热亢极之证。吴又可《温疫论》指出，可引起疫病流行的"戾气"，又名"毒气""疫毒"。吴鞠通《温病条辨》曰"温毒者，诸温夹毒，秽浊太甚也"。周杓元《温证指归·治温毒当于痘疹同参》曰："温毒有质皆伤，如枣得雾即枯，蟹得雾即死，人中之无论老幼强弱，一触即病……温毒燎原，势属燃眉。"石寿棠《温病合编·温毒大纲》曰："温毒，即温疫之秽浊最重者也。"雷少逸《时病论》曰"温毒者，由于冬受乖戾之气，至春夏之交，更感温热，伏毒自内而发"。陈平伯《外感温病篇》有"风温热毒""风温毒邪"致病的描述。邵步青撰《温毒病论》专门论述温毒。历代医家认为，温毒炽热致病具有传染性和流行性，且来势凶猛，变化迅速，病情较重；强调热毒易化火，人体感受毒邪后，无论体质强弱，均可迅速传变，易引起变证、坏证，故有"变由毒出"之说。现代有学者提出"毒寓邪中""无邪不有毒，无毒不发病"，认为温病的发生发展，病机演变，证候转化及治疗、转归等，无不与"毒"密切相关。"毒"作为病因学概念的内涵和外延不断地扩大，成了温病病因学理论的重要组成部分。

"温毒"特指能引起局部红、肿、热、痛、甚则溃烂，或发斑等症状的一类温邪。葛洪《肘后备急方》对某些具有肿毒特殊临床表现的温病病因进行了概括，提出"温毒"的概念；吴鞠通《温病条辨》描述"温毒，咽痛喉肿，耳前耳后肿，颊肿，面正赤，或喉不痛，但外肿，甚则耳聋"；雷少逸《时病论》曰"然有因温病而发斑、发疹、发颐、喉肿等证，不可不知"，揭示了温毒致病的临床特征。温毒病邪形成于四季，常与六淫邪气兼夹为患，有"风毒""湿毒""暑毒"之谓，有"风热时毒""温热时毒""湿热时毒"之分。这些"时毒"的概念强调了其所致疾病的局部表现和全身症状的特殊性。由于温毒病邪为六淫邪气蕴蓄不解而形成，因此，温毒病因学说未脱离六淫病因学说的范畴。除了按温病辨证论治原则注重清热解毒外，温毒病因学说的临床意义在于指导具有肿毒特征温病的治疗。

（二）温毒病邪的主要致病特点

1. 具有火热之性 温毒具有显著的火热之性。《疫病篇》曰："疫既曰毒，其为火也明矣。"《时病论》曰："温热成毒，毒即火邪也。"温毒一旦形成就是一种剧烈的致病因素，温毒火热亢盛，致病力强，发病颇急，来势迅猛，初起即热势较高，易化燥化火，伤阴耗液重，极易损伤人体的正气，败坏形体，加剧病情的进展；临床常见高热、烦渴，甚或神昏、斑疹等脏腑功能严重失调和实质损害、气滞血瘀等多种病理变化；局部多见红、肿、热、痛，甚至溃烂等热、毒、瘀蕴结的征象。临床上具有清热解毒功效的药物，均属寒凉之品，亦证实了"毒"的火热之性。

2. 易有兼夹 "毒"具有很强的依附性，往往不单独致病，常与其他邪气相夹为患。《温病条辨》中有"诸温夹毒""毒附湿而为灾""温毒者，秽浊也"之说；温毒随着兼夹邪的性质不同而有温热邪毒与湿热邪毒之分。《诸病源候论》曰"风热入于肠胃，故令洞泄。若夹毒，则下黄赤汁及脓血"，提示温毒为患常见所犯部位热毒肉腐致溃烂等病变；若温毒兼夹秽浊之气为患，临床上会出现秽浊的分泌物或排泄物；若湿毒浸淫肌肤，则可见局部皮肤淫水淋沥、分泌物臭秽等症状。因此，临床上辨证温毒为患时一定要明确其兼夹病邪的性质，以澄其源，指导用药。

3. 攻窜流走，蕴结壅滞 温毒邪气具有攻窜流走的特性，外窜经络、肌腠、皮肤，可见丹痧、斑疹、痈脓、疮毒；流注经脉，可形成结核、包块；上冲头面，可见头颈、颜面红肿疼痛；下注宗筋阴器，则出现阴囊、睾丸肿胀疼痛；内攻脏腑，可出现内痈（如肺痈、肝痈、肾痈等），或可攻肺，致使肺失宣降，或肺气壅滞，甚则化源速绝，其症轻则咳喘，重则呼吸困难，甚则喘喝、时时欲脱；或可攻心，闭塞机窍，症见神昏谵语，甚则引动肝风而发生痉厥等。正如《伤寒温疫条辨》曰："温毒流注，无所不至，上干则头痛目眩耳聋，下流则腰痛足肿，注于皮肤则斑疹疮疡，壅于肠胃则毒利脓血，伤于阳明则腮脸肿痛，结于太阴则腹满呕吐，结于少阴则喉痹咽痛，结于厥阴则舌卷囊缩。"不同性质的温毒致病有不同的病机特点与临床表现，如烂喉痧由温热时毒为患，除了皮肤丹痧、咽喉肿痛糜烂外，还可引发关节、心脏、肾脏等病变；痄腮由风热时毒为患，除了有耳下部位肿痛外，还可导致睾丸、卵巢、脑膜等多部位的病变。此外，温毒病邪可客于脏腑、经络、组织、器官，致使局部血脉阻滞，气血壅滞，毒瘀互结而形成肿毒的特征，局部出现红、肿、热、痛，甚至破溃、糜烂等症状。吴鞠通《温病条辨·上焦篇》曰"温毒，咽痛喉肿，耳前耳后肿，颊肿，面正赤，或喉不痛，但外肿，甚则耳聋，俗名大头瘟、虾蟆瘟者"，就是从临床所见具体描述了温毒导致局部气血蕴结壅滞的特点。

四、温邪与致病微生物的关系

（一）致病微生物是构成温邪的基本物质

如今看来，温邪致病不能仅看成是一种物理性的气象致病因素，而应该是包括了致病微生物在内的多种致病因素。因为，四时季节的气候变化无论是对病原微生物的滋生、繁殖，相关传播媒介的生存条件，还是对人体的防御功能都有不容置疑的影响，简单地用四时气候变化都不足以解释各种温病发生发展的特征。吴又可在《温疫论》中指出"夫温疫之为病……乃天地间别有一种异气所感""是气也,其来无时,其着无方,众人有触之者,各随其气而为诸病焉",不同的温病"究其所伤不同,因其气各异也"。由于历史条件的限制,吴又可尚未认清这种致病杂气究竟是什么样的物质,但其"杂气说"基本上描述了致病微生物的致病特性,其理论的先进性、科学性亦得到广泛的认可。随着医学的发展和对温病病因认识的不断深入,明确了温邪的形成虽然与自然界气候因素密切相关,但二者并不完全等同,现代微生物学的发展为研究温病病因提供了可靠的客观依据。实验室研究亦表明,致病微生物是导致温病的直接原因,温病的发生及发病后的各种病理变化取决于所感染致病微生物的数量、毒力及人体免疫应答等因素。因此,致病微生物是构成温邪的基本物质,但同时也不能忽视温邪形成中的气候因素影响。

(二)温邪与致病微生物的关系

温邪致病离不开六淫,六淫病因学说与致病微生物学有着本质的区别。从感染性疾病的发生发展规律来看,在人体感受邪气而尚未发生临床症状时,按照六淫病因学说是不可能认识外邪是否已侵入机体的,只有在人体发病以后,才能根据其临床症状推断其为六淫中的何种病邪致病。而从致病微生物学的观点出发,在其感受病邪而尚未出现临床症状时,就有可能通过实验室检测手段证实是何种致病微生物感染。由此可见,六淫病因重在临床表现,而致病微生物学重在客观的病原体。

如由细菌感染所导致的细菌性肺炎,初起临床表现可有风寒表证或风热表证之分。从六淫病因角度分析,风寒表证与风热表证是两种完全不同性质的外邪所致,因而治疗方法大不相同,风寒表证治宜辛温发汗,风热表证治宜辛凉解表。而从致病微生物学的角度分析,其二者治疗均应以抗感染为主,并无区别。可见,如果简单地认为温病是由致病微生物引起的,只重视病原学治疗而不"辨证求因,审因论治",这显然是不够全面的。中医学"辨证求因"所求之"因"实际上是对致病因素作用下人体发生病理变化后所出现的临床表现的一种高度概括,中医学的病因包含了病机的意义,是指致病因素作用于机体后邪正消长的结果,而非真正意义上的某种致病因素,这种注重整体反应所认识的病理机制是比较全面而合理的。病原学治疗只是针对病原体的清除,而对出现病理变化之人体的整体调节仍然离不开辨证论治。重视温病的辨证论治不仅能有效地控制疾病的发展、蔓延,而且能明显提高疗效。

(三)温病与致病微生物的关系

致病微生物是构成温邪的基本物质,四时温病的发生与致病微生物的感染有着密切的联系。

1. 流行性感冒　为流感病毒感染引起的呼吸道传染病,一年四季均可发生,以春季多见。其发病急,初起以发热、微恶风寒、头痛、全身酸痛、鼻塞、咳嗽、舌边尖红、脉浮数等肺卫表热证之象为特点,病情较重,发展较迅速,与温病中的风温病较为相似。

2. 流行性脑脊髓膜炎(简称流脑)　为脑膜炎奈瑟菌感染引起的呼吸道传染病,多发于冬春季节。初起即见突起高热、剧烈头痛、频繁呕吐、皮肤黏膜瘀点、烦躁甚则神昏谵语等气营(血)两燔证,病情严重,病势凶险,与温病中的春温病较为相似。

3. 流行性乙型脑炎(简称乙脑)　为乙型脑炎病毒由蚊虫为媒引起的急性传染病,多发于夏季。初起以高热、意识障碍、惊厥、呼吸衰竭等气营两燔证为特征,病情急重,病后可有神经、精神后遗症，病死率较高，与温病中的暑温较为相似。若乙脑病发于秋季则病情相对较轻，相当于温病中的伏暑病。

4. 登革热　为登革热病毒由蚊虫为媒引起的急性传染病，多发于夏秋季节。初起即见发热、皮疹、全身肌肉骨骼疼痛，甚则出现皮肤瘀点或瘀斑、全身多脏器出血、意识障碍、休克等气营（血）两燔证，病情凶险，与温病中的暑温较为相似，若发生于秋季则相当于温病中的伏暑病。

5. 伤寒　为沙门菌属伤寒杆菌感染引起的急性肠道传染病，一年四季均可见，但以夏秋季多见。初起以持续发热、全身酸楚、食欲减退、头痛乏力、腹部不适、便溏、苔白腻等湿遏卫气之象为主，起病相对较缓慢，病情缠绵，后期可有"复发"与"再燃"发生，与温病中的湿温病较为相似。

6. 钩端螺旋体病　为各种不同血清型的致病钩端螺旋体引起的急性传染病，接触的动物带菌尿液、污染的疫水和泥土可经皮肤、黏膜感染，多发于夏秋季节。初起以寒热、身痛、全身乏力、眼红、腿痛、淋巴结肿大为主要表现，可伴有食欲不振、恶心呕吐、腹泻、咳嗽、皮疹、关节症状等表里同病证候，随着病情的发展还可发展为各种临床证型，如流感伤寒型、肺出血型、黄疸出血型、肾衰竭型、脑膜脑炎型等，这与钩端螺旋体尾蚴的侵犯部位有关，病情轻重与感染钩端螺旋体尾蚴的数量、毒力及治疗的及时、恰当与否直接相关，与温病中的暑温病相似，若发于秋冬季则相当于温病中的伏暑病。

7. 埃博拉出血热　为埃博拉病毒引起的急性传染性疾病，其传染源是病人或感染埃博拉病毒的灵长类动物（如黑猩猩等），主要通过接触病人或感染埃博拉病毒动物的体液、呕吐物、分泌物、排泄物等传播。有动物实验表明，埃博拉病毒亦可能经气溶胶传播。目前尚未发现其发病有季节性，临床表现主要为突起发热、出血和多脏器损害，其发病急、重，与伏邪温病的病机变化较为类似。若发生在春夏季节则相当于温病中的春温；若发生在秋冬季节则相当于温病中的伏暑。

可见，不同季节发生的各种传染病，均可在四时温病中找到相似的病种，涉及细菌、病毒、立克次体及螺旋体等致病微生物所导致的疾病。温病的辨证论治理论为各种致病微生物导致的感染病的治疗提供了丰富的、行之有效的方法，为临床疗效的提高立下了汗马功劳。

第五章　温病的发病

温病的发病是研究温病发生的机理和规律，其内容包括发病因素、感邪途径及发病类型等。本章着重讨论温病的发病因素与感邪途径。

一、发病因素

发病因素是指导致温病发生的各种因素，包括体质因素、自然因素和社会因素。体质因素决定温病的发生与发展；自然因素直接影响温邪的形成与传播；社会因素则影响温病的传播与流行。

（一）温邪是温病发生的主要因素

温邪是温病发生的特异致病因素，其形成受自然气候变化、地域环境等条件的直接影响，如"非其时而有其气"，气候的骤冷暴热、疾风霪雨都极易促使各种温邪形成。自然灾害、地域环境条件恶劣，如洪涝灾害、疫水泛溢、污染水源均可造成温邪的传播，极易导致温疫的发生与流行，俗有"大灾之后必有大疫"之说。自然界空气中存在的放射性物质、污染性粉尘、刺激性气体或其他有害物质，对人体免疫功能都会产生明显影响，从而降低抗病能力、增加温邪染易的机会。此外，社会动荡、战乱、人口流动性增加、卫生条件差、防疫措施不到位等，亦可造成温疫的猖獗流行。人们的经济条件、营养状况、卫生习惯、卫生设施、防疫制度等均可影响人体对温邪的易感性，进而影响温病的发生与发展。可见，自然因素、社会因素对温病的发生、传播与流行具有重要影响。

（二）体质是温病发生的重要因素

温邪侵袭人体是否发病，或立即发病，或过时发病，除了取决于感受邪气之强度、性质外，人体的机能状态、正气强弱等体质因素亦起着极为重要的作用。《素问·刺法论》曰"正气存内，邪不可干"，《素问·评热病论》曰"邪之所凑，其气必虚"，《灵枢·百病始生》曰"风、雨、寒、热，不得虚，邪不能独伤人。卒然逢疾风暴雨而不病者，盖无虚，故邪不能独伤人。此必因虚邪之风，与其身形，两虚相得，乃客其形"，《温病条辨》曰"长夏盛暑，气壮者不受也；稍弱者，但头晕片刻，或本日即已；次则即病，其不即病而内舍于骨髓，外舍于分肉之间者，气虚者也"，阐明了当人体正气强盛，阴精固藏时，有足够的能力抵御外邪的侵袭，一般不至于发病；当正气不足时，防御能力低下，或病邪太甚，毒力太强，超过人体正气的防御能力，外邪即可侵入人体而发病。导致人体正气不足的原因，主要包括：①先天禀赋不足，或老年体衰，或罹患慢性疾病等导致正气不足。②起居不慎，寒热冷暖失调，导致卫外功能下降。③饮食不节，暴饮暴食、恣食生冷、肥甘厚味等导致脾胃运化失职，胃肠积热，或生湿蕴热。④过饥、过劳，或用药不当均可耗伤正气，使脏腑气机失调。⑤病邪太甚，致病力强，对人体的伤害超过了正气可能抵御的限度，形成正气相对不足，正不胜邪可致发病。

体质既与先天生长发育过程中形成的代谢、机能与结构等相关，也与后天生活环境与生活方式密切关联，这种机体内在证态往往决定着其对某种致病因子的易感性及其所产生的病变类型的倾向性，也直接影响温病的发展转变与预后。

1. 阳虚之体，脏腑机能低下，产热不足，耐热不耐寒，易感寒邪致病。若平素中阳亏虚，运化失健，水湿内停，痰湿内盛而成湿热体质，易致湿邪侵袭而发为湿温病；正如《湿热病篇》曰"太阴内伤，湿邪停聚，客邪再至，内外相引"，故湿温病的发生与脾失健运或素有湿饮的体质有关。

2. 阴虚之体，正气不足，多有虚热，相对而言，耐寒不耐热，易感受温热邪气而发生温病；如平素气阴不足者，春季易感受风热邪气而发为风温病，秋季易感受燥热邪气而发为秋燥病；夏季易感暑热邪气而发为暑温病。正如《素问·评热病论》曰"阴虚者，阳必凑之"，《泖溪医论选》曰"偏于阴虚，脏腑燥热，易感温病，易受燥气"。阴虚之体，气血亏虚，血液黏稠，血行郁滞极易形成血瘀体质，瘀热可加重脏腑机能的失调，易致温邪内陷营血为患。

3. 素体气阴亏虚者，抵御外邪无力，易致邪气郁伏虚处为患，或邪伏气分，或邪伏营血分，邪热郁滞可化燥化火耗伤正气，当里热渐炽、邪正相持被打破时即可发为伏邪温病，或因感受时令邪气引而发病；发于气分者，病情相对较轻些；发于营血分者，病情较重，且变化多样。六淫邪气中寒邪、湿邪、温热、暑湿病邪均可郁伏体内而致伏气温病。

4. 素体有宿疾，或因摄生不慎、饮食不节等原因，体内出现诸如饮食积滞、痰饮停滞、瘀血阻滞、肝郁气滞等病理现象，这些病理因素可影响肺、脾（胃）、肝、肾等脏腑的正常机能的活动，导致人体正气亏虚，易感受温邪而发为温病。

5. 体质常随年龄而变化，不同年龄体质特点不同，患病特点也就不同。小儿时期脏腑娇嫩，体属纯阳，最易感受温邪而为患；叶天士《幼科要略》曰"襁褓小儿，体属纯阳，所患热病最多"，陆子贤《六因条辨》曰：小儿"体属纯阳，阳与阳合，其感尤易"；而且小儿具有肝常有余、心火有余的特点，感受外邪容易化热内陷厥阴，出现高热、神昏、抽搐等症。老年人由"肝气始衰"到"血气懈惰"以至于"肾气焦"，脏腑衰退，阴阳气血俱衰，尤以肾精亏虚为特点，故老年人易患温病。有些传染性强的疫病，如 SARS、禽流感等以青壮年为多发，这与青壮年在外工作、劳累及生活不良习惯而易感疠气，以及致病的疠气毒力过强等因素有关。

6. 体质因素也可影响既病之后的发病趋势。即使是相同温邪所致的同一种疾病，由于患者内环境证态各异，病变性质和病机趋向也可随之而不同。如湿邪侵袭人体，平素中阳旺者得之，则湿从阳化热，而表现出湿热并重或热重湿轻的湿热证，病位偏于胃；平素中阳不足者得之，则湿易从阴化寒，而表现为湿重热轻或湿蕴热蒸的寒湿证，病位偏于脾。可见，这些因素决定了疾病的发生、发展及其预后。

温病发生除与上述因素有关外，还可与感受邪气过盛、致病力过强、疠气直接伤人等有关，此类温病往往病情重，传变迅速。

二、感染途径

感染途径是指温邪入侵人体的途径，不同性质的温邪侵袭人体的途径是不同的。历代医家对感邪途径的认识是根据发病初起时的临床表现推导得出的，因而具有较强的临床意义。

NOTE

（一）邪从口鼻而入

邪从口鼻而入，"口鼻之气，通乎天气"，外界致病邪气每易通过口鼻入侵人体，吴又可称其为"天受"，叶天士称为"上受"。古代医家很早就认识到"一人病气足充一室"，病室空气被温邪污染，足以感染健康人。若人吸入被温邪污染的空气，邪由鼻窍而入，鼻与肺相通，则经鼻腔吸入之邪多以肺系为中心而发病；若人食用被温邪污染的水、食物，邪随饮食经口而入，口气通于胃，直接侵犯胃肠，导致胃肠功能紊乱而发病。《诸病源候论·食注候》曰："人有因吉凶坐席饮啖，而有外邪恶毒之气，随食饮入五脏，沉滞在内，流注于外，使人肢体沉重，心腹绞痛，乍瘥乍发，以其因食得之，故谓之食注。"邪从口鼻而入者，侧重从肺胃论治，多以脾胃为病变中心。

（二）邪从皮毛而入

在温病学形成之前，对外邪入侵途径的认识，基本上限于邪从皮毛入。皮毛乃一身之表，是卫气敷布所在，具有防御外邪侵袭的功能，一旦人体皮毛失固，卫外功能下降，外邪即可乘虚而入；因而，外感病发病前常有皮毛疏松，受凉感邪的诱因，发病后多有邪气困束肌表，卫阳被郁的病机变化，临床可见恶寒、发热、无汗等卫表症状。邪从皮毛而入者，应重视宣、透、清、泄和扶正祛邪的治疗。

随着人们对温邪病因本质认识的不断深入，发现某些温邪可以通过密切接触，经皮肤、黏膜、肌腠、窍道进入人体，即所谓"邪从肌表而入"。吴又可在《温疫论》中指出"邪之所着，有天受，有传染"，传染即指密切接触所致的感染。如白喉杆菌除了经鼻腔吸入传染外，还可通过手、用具、玩具等日常生活接触，经口腔黏膜、鼻黏膜感染；乙型肝炎病毒以血液、体液、血制品传播为主，还可因不良性行为经破损的口腔黏膜、阴道黏膜等感染；艾滋病病毒主要通过性行为经阴道黏膜、肛门黏膜等感染；疟原虫的传播是由带虫的蚊虫叮咬，使蚊体内的疟邪（疟原虫）经皮肤而注入人体导致感染；流行性斑疹伤寒、地方性斑疹伤寒的传播则分别是由带菌的人虱、鼠蚤叮咬，使普氏立克次体、莫氏立克次体经皮肤感染人体而致病；钩端螺旋体病则是因人接触含有钩端螺旋体尾蚴的疫水，使尾蚴经皮肤钻入人体内而感染；而急性尿路感染主要是因细菌经尿道进入泌尿系统生长繁殖而引起的感染。因此，"邪从皮毛入"应包含邪从皮肤、黏膜、肌腠、窍道等感染的形式。

参考文献：

[1] 杨进. 温病学理论与实践 [M]. 北京：人民卫生出版社，2009.

[2] 彭胜权. 中医药学高级丛书·温病学 [M]. 北京：人民卫生出版社，2000.

[3] 王晓萍，周语平. 浅谈吴又可《温疫论》的"杂气"病因说 [J]. 甘肃中医，2006，19（3）：1-3.

[4] 刘兰林，王灿晖，杨进. 疠气学说创立基础及发展迟滞的原因. [J] 安徽中医学院学报，2003，22（2）：2-4.

[5] 沈凤阁. 温病的理论与临床 [M]. 南京：江苏科学技术出版社，1988.

[6] 吕文亮. 温病"毒"之概念再析 [J]. 中医药研究，1998，14（1）：2-3.

[7] 蔡秋杰，曹洪欣，张华敏. "温毒"浅析 [J]. 中国中医药信息杂志，2009，16（6）：7-8.

［8］张瑾．温邪与"毒"致病学说的研究进展［J］．上海中医药杂志，1997，31（12）：17－20.

［9］江红兵．论体质因素与温病发生发展的关系［J］．广西中医药，1988，11（6）：28－30.

［10］张之文．温病学讲稿［M］．北京：人民卫生出版社，2009.

［11］黄海涛．温病体质学说研究概况［J］．中医文献杂志，1998，16（3）：43－44.

［12］吕文亮．体质因素与温病发病的关系［J］．山东中医杂志，1995，14（9）：390－391.

［13］杨昆蓉．温病发病特点浅析［J］．中医函授通讯，1992，11（4）：7－8.

第二篇　温病辨证研究

　　温病的辨证是以卫气营血和三焦辨证理论为指导，是历代医家在长期的临床实践中总结出来的关于温病病理变化及证候反映的客观认识，温邪入侵可导致人体卫气营血及三焦所属脏腑功能失调及实质损害，并产生一系列的证候变化。以卫气营血和三焦辨证理论为指导，也就是以卫、气、营、血及上、中、下焦所属脏腑作为辨证纲领，对临床表现进行归纳分析，判断其病变的层次、部位、性质、证候类型、邪正消长，以及病程阶段、发展趋势、传变规律等，并用于指导治疗。只有牢固掌握卫、气、营、血及上、中、下焦所属脏腑产生的特异证候，才能对温病进行正确的辨证论治。长期的临床实践证明，卫气营血辨证和三焦辨证是指导温病辨治的行之有效的纲领，是温病学理论的精髓，因此，必须熟练掌握，灵活运用。

第六章　卫气营血辨证理论

　　卫气营血辨证理论是由清代温病学家叶天士为代表的医家所创立。根据温病病机演变的规律性和病程发展的阶段性特点，结合《内经》及前辈医家有关营卫气血生理的论述和丰富的实践体会，将营卫气血理论引申发挥，形成了独特的卫气营血辨证学说。

第一节　卫气营血辨证源流

　　卫气营血概念首见于《内经》，继见于《伤寒论》。在《内经》中已提及卫气营血，但它的含义是指人体生理功能和维持功能活动的营养物质。卫是附于气的，营是附于血的，卫气有卫护和调节机体功能的作用，营血有营养和补充机体物质的作用。到了清代，叶天士用《内经》的卫气营血之名，引申其义，用以阐明温病过程中的病理变化及病变的证候类型，作为温病的辨证纲领，开温病辨证施治之先河，为温病学说奠定了理论基础。

一、渊源于《内经》《难经》卫气营血的生理概念

　　卫气营血是构成机体并维持正常生命活动的基本物质，《内经》《难经》对其形成和生理功能进行了系统阐述，首先提出营卫气血是水谷化生的精微物质，如《素问·痹论》说："荣者，水谷之精气也。"并在《灵枢·营卫生会》篇进一步指明营与卫的区分，云其"清者为

营，浊者为卫。"《灵枢·决气》篇论述了气血的生成："上焦开发，宣五谷味，熏肤，充身，泽毛，若雾露之溉，是谓气……中焦受气取汁，变化而赤，是谓血。"营卫气血与五脏六腑有着密切的关系，《难经·三十二难》说："心者血，肺者气，血为荣，卫为气，相随上下谓之荣卫。"可见，血为心主，气由肺主，血与营同属，气与卫同类，故举气可以赅卫，举荣可以赅血。

二、继承《伤寒论》营卫气血的病理认识

《伤寒论》从病理角度阐述了营卫气血的变化。如《伤寒论·辨太阳病脉证并治》第53条云："病常自汗出者，此为荣气和，荣气和者外不谐，以卫气不共荣气谐和故尔，以荣行脉中，卫行脉外，复发其汗，荣卫和则愈，宜桂枝汤。"第54条说："病人脏无他病，时发热自汗出而不愈者，此卫气不和也，先其时发汗则愈，宜桂枝汤。"第97条说："太阳病发热汗出者，此为荣弱卫强，故使汗出，欲救邪风者，宜桂枝汤。"第114条论述了火劫迫血妄行，如云："太阳病中风，以火劫发汗，邪风被火热，血气流溢，失其常度。"第119条论述了因用灸法导致阴血耗伤，精血亏损，如云："微数之脉慎不可灸。因火为邪，则为烦逆，追虚逐实，血散脉中，火气虽微，内攻有力，焦骨伤筋，血难复也。"

三、汲取元明医家气血的辨治观点

元代医家罗天益《卫生宝鉴》按邪热在气、在血的浅深层次不同而辨证施治，如《卫生宝鉴·卷六·名方类集泻热门》称："气分热柴胡饮子、白虎汤；血分热桃仁承气汤、清凉四顺饮子。"明末吴有性论述了气分、血分病变是浅深轻重不同的两个层次，认为邪在气分正气尚盛，可从战汗顿解；若疫邪传留于血分，阴血耗损，恢复缓慢，故当使邪气从斑透而渐愈。他在《温疫论·发斑战汗合论》中指出："凡疫邪留于气分，解以战汗；留于血分，解以发斑。气属阳而轻清，血属阴而重浊。是以邪在气分则易疏透，邪在血分恒多胶滞。故阳主速而阴主迟，所以从战汗者，可使顿解；从发斑者，当图渐愈。"后世医家叶天士创立卫气营血学说，即从此受到启示，如《温热论》论述其邪始终在气分流连者，可冀其战汗透邪，而邪陷营（血）分，心神不安、夜甚不寐、时有谵语、斑点隐隐、口干反不甚渴饮、舌绛脉数等，当急急透斑为要。

四、创立形成卫气营血辨证理论

中医理论认为，营卫气血为水谷精微所化生，通过脾胃的生化、心肺的布散、肝脾的统藏、脉络的运行，充养周身各处，保证了生理功能的顺利实现。四者又彼此转化，相互依存，相须为用。其中，气血相对，气为阳在表，血属阴在里；而卫为气之一部，专司御外之职；营是血之前身，有荣养滋润作用。卫敷布肌表，气充养全身，营行于脉中，化而为血，运行周身，为体所用。由此可知，卫、气分布的层次较浅，营、血分布的层次较深。卫、气、营、血的作用各有特点，如卫有捍卫肌表、抗御外邪入侵、控制腠理开阖、调节体温等作用，卫的功能活动正常则卫气固密，外邪难以入侵。气是脏腑活动的动力，是整体防御机能的体现，凡外邪入侵，气必聚积病所，与病邪做斗争。营为精微物质，有营养全身的作用。血与营的作用相似，起着奉养和滋润作用。叶天士以卫气营血这一生理功能为基础，以卫气营血的表里层次概

括病变的浅深及病情的轻重程度。外邪侵犯人体而为病，必然导致卫气营血及与之有关脏腑的功能障碍和实质损害，其病程存在轻重不同的发展阶段。在这一纲领中，"卫气营血"的含义不仅有其生理基础，而且概括了它们的病变阶段、病位、病势、病理等方面的内容。

总之，清代叶天士在《内经》《难经》《伤寒论》等前人成就的基础上，结合自己的丰富经验，创立卫气营血辨证理论，有效地指导着温病的辨证论治，对温病学说的发展产生了巨大的影响。

第二节 卫气营血辨证纲领

卫气营血辨证的临床意义在于阐明温病病变浅深层次、确定证候类型、确立正确的治疗原则等。需指出的是，叶天士创立的卫气营血辨证多用于温热性外感病的辨治，用以补充六经辨证详寒略温之不足，重点在于强调热盛伤阴、气津失调和气血失调的病理转机。由于卫气营血辨证简明扼要，切合实际，后世又以此为基础，丰富其内容，从而使之发挥了更强的临床实用性。

一、卫气营血辨证思路

（一）卫分证辨证思路

1. 辨清本证病机特点，紧抓卫分临床主症 卫分证是因温邪初犯人体，引起卫气功能失调而出现的证候。其基本病机变化，一是温邪对机体的作用，即卫受邪郁，肺气失宣；二是正气抗邪，邪正相争。上述两方面病机变化可产生一系列卫分表证，临床以发热恶寒、舌苔薄白、舌边尖红、脉浮数为特征。卫气敷布于体表，因肺合皮毛而内通于肺，有温养肌肤和防御外邪的作用。邪自外袭，肺卫首当其冲，卫与邪争，失其温煦之能，故虽有恶寒，但较短暂或轻微，而以发热为主；卫气郁遏，腠理开阖失司，则无汗或少汗；肺气失宣，或见咳嗽；邪热上扰清窍或见头痛、咽痛；温邪犯卫，其病轻浅，故舌苔薄白而边尖红、脉浮数。总之，卫分证主要表现为发热、微恶风寒、头痛、咽痛、无汗或少汗、咳嗽、口微渴、舌边尖红赤、舌苔薄白、脉浮数。其中以发热、微恶风寒、口微渴，为卫分证的辨证要点。由于外在温邪均可导致本证，而各种温邪的种类有别，所以临床见症又有所不同。

2. 依据温邪病因种类，归纳不同证候类型 由于温邪又分风热、暑湿、湿热、燥热等，故卫分表证表现各有差异。

（1）**卫分风热证** 临床以发热、微恶风寒、咳嗽、咽喉疼痛、舌苔薄白、脉浮数为见症。系由风热病邪侵袭肺卫所致，见于风温病初期。因其邪为风热两阳相合，故发热较著而恶寒轻微，且恶寒往往很快消失；卫气通肺，卫受邪阻则肺失宣畅，故咳嗽；喉为肺之门户，阳邪上扰，则咽喉疼痛。

（2）**表寒暑湿证** 临床以发热恶寒、头胀口渴、脘痞倦怠、小溲短赤为见症。系由暑湿兼寒病邪侵袭卫表所致，见于暑温病初期。本证病邪以暑热为主，故热重寒轻；暑湿上扰清空则头胀；暑湿下阻水道则小溲短赤；暑热伤津而口渴；湿遏气机而脘痞倦怠；夏季乘凉饮冷，每易兼寒为患，则其症恶寒明显，并可见头痛无汗等寒邪束表之象。

（3）卫分湿热证 临床以发热恶寒、头重如裹、肢困酸楚、胸闷脘痞、舌苔腻、脉缓为见症。系由湿热病邪侵袭卫表所致，见于湿温病初期。本证病邪以湿为主，湿属阴邪，故热轻湿重，并随着湿渐化热而转化；湿蒙清阳则头重如裹；湿遏气机则胸闷脘痞；湿性滞着则肢困酸楚；湿性黏浊而苔腻脉缓。本证与卫分暑湿相近，但此以湿为主，化热较慢，见于长夏及多雨季节。

（4）卫分燥热证 临床以发热恶寒、口鼻唇咽干燥、咳嗽少痰或无痰、口微渴、舌苔薄白欠润为见症。系由燥热之邪侵袭卫表所致，先犯肺经而津液不足，故见口鼻唇咽干燥、咳嗽少痰或无痰、舌苔薄欠润诸症。燥为秋令主气，见于早秋久晴无雨，秋阳以曝季节。

（5）卫分温毒证 临床以发热恶寒、咽喉红痛、头目焮肿为见症。系由温热毒邪侵袭卫表所致，常见于大头瘟和烂喉痧的初期。头为诸阳之会，温热阳毒随经上壅，故见咽喉红痛、头目焮肿等症。

3. 分析本证形成原因，推测本证证情转归 卫分证的形成是因温邪的侵犯由口鼻上受，肺卫功能失调而产生。其病变层次表浅，病情一般较轻，正气未至大伤，持续时间较短。邪在卫分，若正能胜邪，并加上及时而正确的治疗，温邪受制而不传变，邪可从表解，病情向愈。但若感邪较重，病邪致病力较强，则可迅速从卫分进入气分；若感邪虽然不重，但是在治疗过程中产生失误，也可促使病邪向更深层次传变而加重病情。体质虚弱的患者，如素有心阴亏虚，温邪可不经气分而径传心营，甚至血分，出现危重证候。

（二）气分证辨证思路

1. 紧扣本证基本病机，掌握本证辨证要点 气分证是外邪入里，正邪剧争，脏腑功能障碍出现的证候：临床以壮热、不恶寒、反恶热、口渴、汗出、舌红苔黄、脉数为特征。表邪入里，化热内传，邪实正盛，正邪剧烈交争，故发热较高而不恶寒；热邪亢炽，必伤阴津而口渴，迫津外泄而汗出；舌红苔黄，脉数为里热之征。邪在气分，已至外感病的中期，以其在里而区别于卫分表证，但又与实质受损的营血里证有明显不同。一般来说，凡卫分证既罢而未及营血者，均属气分证范畴。

温邪进入气分，正气抗邪。邪正剧争，热炽津伤，是气分证的基本病机变化。气分病变广泛，临床类型较多，其中热盛阳明最具代表性。阳明为十二经脉之海，多气多血，抗邪力强，邪入阳明，正气奋起抗邪，邪正剧争，里热蒸迫，外而肌腠，内而脏腑，均受其熏灼，故见壮热；温邪在里不在表，故但见发热而不恶寒；里热炽盛，迫津外泄，故见多汗；热炽津伤而口渴喜凉饮，舌苔黄而燥；气分热盛则见舌红、脉数。因此，热盛阳明的病理特点可概括为邪正剧争，里热蒸迫，热盛津伤；其辨证要点为但发热、不恶寒、口渴、舌红苔黄。

湿热病邪（包括暑湿病邪）深入气分，病机变化较复杂，涉及的主要病变部位包括脾、膜原、胆腑、肠腑等，证候类型不同，临床表现各异，其共有的症状是发热、脘腹痞满、舌苔腻等（详见第七章）。发热类型可据湿、热而异，湿重热轻者，热为湿遏而见身热不扬；热重湿轻者，湿热郁蒸而见身热汗出，热虽盛而不为汗衰。湿热郁阻气机，故见脘腹痞满；舌苔腻为湿热在气分的征象，其邪初入气分，湿多热少，以白腻苔为主，随着湿邪化热，则苔色由白变黄，至转化成湿热俱盛或热重湿轻则舌苔变为黄腻或黄浊。由此可见，身热汗出，脘腹痞满，舌苔腻为气分湿热证的基本表现。腻苔是判断气分有无湿热内阻的标志。

2. 依据脏腑特异表现，确定本证证候类型 气分证涉及的脏腑较多，肺、胃、肠、脾胃、胆腑、三焦、膜原等均可发病。由于脏腑病位和病邪性质的差异，故气分证不仅有正气抗邪的全身性反应，也有各脏腑受病的特异表现，并据之确定不同的证候类型。

（1）热邪壅肺证 临床以发热、口渴、汗出、咳嗽气喘为见症。系由外邪化热入里，壅阻肺经气分所致。肺主气之宣降，热邪壅盛，宣降失常，轻则咳嗽，重则气急而喘；发热、口渴、汗出，标志病不在表而里热已盛。

（2）阳明气热证 本证又称气分大热证，即阳明经热证。临床以壮热、烦渴、汗多、舌红苔黄燥、脉洪大而数为见症。系由邪入阳明之经，里热亢盛弥漫所致。

（3）阳明热结证 本证又称热结胃肠证，即阳明腑实证。临床以日晡潮热、腹满硬痛拒按、大便秘结、舌苔黄燥、脉沉实为见症。系由邪入阳明之腑，燥实结阻不通所致。本证或见自利清水之症，为热迫肠中津液下趋引起，而其燥结仍在，谓之"热结旁流"。

（4）脾胃湿热证 临床以身热不扬、渴不欲饮、脘痞腹胀、舌苔黄腻、脉濡数为见症。系由湿热阻滞中焦，脾胃气机不畅所致。湿热合邪，蕴郁难解，热争于外而发热，湿遏其热而不扬；热伤津液而口渴，湿邪壅阻而不欲饮；湿热困阻，气机不畅，故脘痞腹胀；舌红苔黄腻、脉濡数为湿热合邪的典型表现。

（5）热郁少阳证 临床以发热、头痛、口苦而渴、呕恶、胸胁胀满、小溲黄赤、舌红苔黄、脉弦数为见症。系由温热病邪郁于胆腑气分所致。邪伏胆腑，郁而外发，故身热，因其初起，热尚不盛；胆腑受邪，少阳经气不利，故头痛、胸胁胀满不舒；热蒸胆汁，上泛而口苦；郁热犯胃，胃失和降，上逆而呕恶；热伤津液，则口渴、小溲黄赤；舌红苔黄、脉弦数，为少阳热盛之象。

除上述肺、胃、肠、脾胃、胆腑气分症状外，临床还可见燥热伤肺证、热郁胸膈证、热灼胸膈证、邪留三焦证、邪伏膜原证、肠热下利证、热蕴膀胱证等，临床表现在气分证辨证要点的基础上，还可见有各脏腑病变的特异表现。

3. 分析本证产生来路，推测证情转归趋势 气分证的形成，一是卫分温邪不解而传入；二是某些温邪径犯气分；三是某些引起伏气温病的伏邪始从气分发出；四是营分邪热转出气分。邪在气分，邪气既盛而正气未至大衰，邪正相持，病邪羁留。此时正气若能奋起抗邪，或经及时正确的治疗，可冀邪退病愈；反之，此时若正气不支，或失治误治，温邪因而鸱张，则可由气分深入营分甚至血分，病情趋于危重恶化。

（三）营分证辨证思路

1. 探求营分基本病机，确定邪传营分依据 营分证是热邪深入营分，损耗营阴、扰乱心神所引起的证候，临床以身热夜甚、烦躁或时有谵语、斑疹隐隐、舌绛、脉细数为特征。在外感病过程中，由功能失调到实质损害是其病理发展的客观规律。气分热邪不解，必将进而入营并灼伤营阴。心主营血而司神志。营热既盛，一面邪处营阴而旺于阴时，故身热夜甚；一面营热扰心，神失所养，故心烦躁扰，甚则时有谵语；营行脉中，其热外窜血络，则斑疹隐隐；舌绛是营热特有的舌象，脉细数为热伤营阴之征。营阴为水谷化生的有形精微，温邪传入营分，则以营热阴伤为其基本病机变化。同时营分病变也可导致相关内脏（如心）产生功能失调。

营分病机变化主要有以下四个方面：

（1）营热扰心 心主血属营，营血应心之动而周行全身。营阴受热，循脉过心，扰及心神，则见不同程度神志异常，如心神不安、夜甚不寐、时有谵语等。

（2）营热窜络　营分受热，热窜血络，则见斑点隐隐。

（3）热灼营阴　营分受热，则营阴耗劫，症见身热夜盛、口干、舌质红绛、脉细数；营受热蒸，上潮于口，故见口干反不甚渴饮。夜为阴，营亦为阴，入夜营得天时之助，与邪相争尤甚，也有另一解释，卫气夜行阴分，营分之热与卫气相争，故身热夜甚。口干、舌质红绛、脉细数是营阴耗损的征象。

总之，营分证基本病机是营热阴伤，扰神窜络。以身热夜甚、心烦、谵语、舌质红绛为辨证要点。确定温邪传入营分的依据，一是发热类型为身热夜甚，既有别于卫分发热与恶寒并见，也不同于气分但恶热而不恶寒。二是神志异常，程度轻者心烦不寐，重者时有谵语。气分病变虽然也可见到神志异常，但无舌质红绛。三是舌质红绛，少有苔垢，叶天士说："其热传营，舌色必绛。"可见，舌质红绛是营分证特有的表现，是判断邪入营分的主要标志。但是，营分病变经过治疗后，其邪热虽在营分，而舌质并不红绛，应注意鉴别。

湿热病邪（包括暑湿病邪）只有在气分化燥化火之后才可传入营分。湿热化燥化火过程中，可能出现邪热虽已进入营分，但气分湿邪尚待燥化，而呈现气营同病，既有身热夜甚、时有谵语、斑疹隐隐、舌红绛、脉细数等营热阴伤征象，又有舌苔垢腻、胸闷脘痞等气分湿邪郁阻征象。临床上要注意辨别营热阴伤与气分湿阻二者之轻重，明确病变偏重于气分或是侧重于营分。

2. 掌握营分辨证要点，归纳营分主要证型　营分证辨证要抓住其辨证要点，以归纳证候类型，以便于针对性治疗。营分证的证候类型主要有以下三种：

（1）热伤营阴证　此即营分代表证候，其主症已如上述，以营热灼伤营阴，营热窜络为主要病机，本证为非典型的邪入心包证，故神志异常以心烦不寐、时有谵语为基本表现。

（2）邪陷心包证　临床以发热，神志昏迷为主症；系由邪热内闭引起。神志为心所主，邪热内陷，清窍闭阻，灵机不运，心神对外界失去清醒认识而不能准确地反应，故神志昏迷，此即所谓"热闭"。

（3）热盛动风证　临床以高热、肢体强直、四肢抽搐、舌红绛、脉弦数为见症。系由热邪燔炽，引动肝风所致。肝为风木之脏，主筋而司运动。热灼肝经，极而生风，运动不能自持，故见肢体强直、四肢抽搐等症，其来势急而有力。弦为肝实丰脉。

本证即实风，既可由营血热盛引起，亦可由气分热盛引起，以并见神昏舌绛而有所区别。

3. 重视本证所处阶段，注意本证形成转归　营分证的形成一是气分邪热失于清泄而传入营分，或为气分湿热化燥化火，传入营分；二是肺卫温邪乘心营之虚，径陷心营；三是伏邪始自营分发出；四是某些温邪直犯心营，如暑热病邪径犯心营。

营分证是外感病的极期阶段，处于关键时刻。营分病变介于气分与血分之间，温邪既可转出气分，又可深逼血分，其转归与营热、阴伤程度、治疗是否恰当等密切相关。一般而言，温邪初入营分时，营热不盛或营阴未至大伤，若能由营转气，表示病情好转；邪热久炽营分，营阴耗伤较重，若失治、误治，其邪自营入血，使病情加重转危，预后不良。

（四）血分证辨证思路

1. 辨析血分临床指征，掌握本证辨证要点　血分证是热邪深入血分，迫血耗血所致的证候。临床以高热、斑疹显露、诸窍出血为特征。血为营所化，营血共处脉中。营热及血，两者轻重有异，本质无别。但血热盛而被迫妄行，不仅斑疹转呈显露，并可出现咯血、吐血、衄血、便血、溺血等出血症状，此为血分证之临床指征。与此同时，一方面血为邪热所耗而浓凝，运行不畅则可见血热瘀阻的证候；一方面耗血过甚必渐损真阴，从而形成热耗真阴及阴虚动风等证，这是血热发展的后期结果。

血分证病机变化与营分证相类似，只是血分证比营分证更加严重。血分证的主要病机变化有几方面：

（1）迫血妄行 血分热毒损伤血络，经血沸腾，离经妄行，形成多脏腑、多部位、多窍道急性出血，如呕血、咯血、鼻衄、便血、尿血、阴道出血、斑疹等。

（2）瘀热互结 血为热搏，热迫血行，血溢脉外，瘀血内停，瘀热互结。热盛烁津耗血，于脉络内形成血凝，阻滞血液环周流行，这就是何廉臣所说："因伏火郁蒸血液，血被煎熬而成瘀。（《重订广温热论·验方妙用》）"血分瘀热主要表现唇甲青紫、斑疹紫赤、舌质深绛等。

（3）瘀热扰心 心及血脉均与神志活动变化相关，即《灵枢·本神》篇所说："心藏脉，脉舍神。"脉络瘀热内阻，上扰心神，则见严重神志异常，如躁扰不安、神昏谵语等。

总之，血分证的基本病理变化：动血耗血，瘀热扰心。临床表现为身热、躁扰不安、神昏谵狂、吐血、衄血、便血、尿血、斑疹密布、舌质深绛等。其中以斑疹及多部位、多脏腑、多窍道（腔道）急性出血及舌质深绛为辨证要点。

血分证是营分证病变的加重与发展，使脏腑、经络的损害更加严重和广泛。血分证与营分证的鉴别一是血分证有多部位、多脏腑、多窍道急性出血，并有斑疹显露等，而营分证无多部位、多脏腑、多窍道出血，仅有斑疹隐隐。二是血分证舌质深绛，是由营分证舌质红绛转变加深形成，故血分证舌深绛与营分证舌红绛程度不同。三是血分证神志异常比营分证严重，以神志昏狂谵妄为主，而营分证神志异常多为心烦躁扰或时有谵语。正因为血分证与营分证有上述区别，故将多部位、多窍道急性出血，以及斑疹密布、舌质深绛等列为血分证的辨证要点。利用影像技术，可以观察到胸腔、腹腔等因无窍道脏器出血而形成的液态。

2. 分清血分虚实情况，归纳本证主要证型 血分证证候性质以实为主，但在病变过程中血分热毒易伤阴津，也可见阴血亏虚。

（1）热盛动血证 此即血分代表证候，其主症和病机已如上述。由于血热亢盛，鼓动气血，血热妄行，血溢脉外而见各种出血症。或热扰心神，神志异常较营分更为明显，可见躁扰不眠，甚则昏谵狂乱等。

（2）血热瘀阻证 临床以灼热、斑疹密布紫黑、各种出血晦暗不鲜、舌质青紫或有瘀斑为主症，系由血热凝滞，瘀阻体内所致。本证为热盛迫血发展而成，严重者可气随血脱而亡。

3. 密切观察本证转归，注意严防本证发生 血分证的形成一是营分邪热未能透转气分而羁留，进而深逼血分。二是卫分或气分邪热未从外解，越期进入血分。三是伏邪自血分发出，始发病变即在血分。血分证为外感病的末期，病情严重、凶险，一般预后较差。但是，血分证中病情较轻的病例，若救治及时而正确，可热解瘀通，正气渐复，而病趋痊愈；血分热毒极盛者，邪热猖獗，血脉脏腑严重受损，瘀热煎炼，迫血妄行，精血耗殆殆尽，每因阴血竭绝，乃至阳气外脱而死亡。

上述卫气营血辨证，基本概括了外感病各期的主要证候。卫、气分以功能失调为特征。邪在卫属表，不同病邪有不同的临床表现；邪在气属里，据脏腑病位所在确定证候类型。营血虽均为里证，但已有明显实质损害。在营仍以邪为主，营阴受伤不甚，尚有转气向愈之机；入血

NOTE

则阴血耗损严重，病情更为危急。此外，在卫气营血由此及彼的演变过程中，每可出现两者不同的相间证型，如卫气同病、卫营同病、气营（血）两燔等，则不再赘述。

二、卫气营血辨证注意点

（一）卫分证辨证注意点

卫分证需注意有无里热郁伏，如在恶寒、头痛无汗的基础上，见有高热、烦渴、小便短赤等里热证候，为新感引动伏邪。卫分表证较轻且短暂，很快消失而纯见里热证候。

（二）气分证辨证注意点

气分证辨证要在掌握其辨证要点的基础上，注意脏腑病变特异性表现并加以定位。

（三）营分证辨证注意点

1. 注意气分之邪是否尽解   如舌绛有无兼见黄色、苔垢及有无气分证的表现。

2. 注意是否出现动血症状   如斑疹显露、绛舌变深等热邪深入血分表明病情有加重趋势；由舌鲜绛变为舌绛而干、口干更甚等，说明营阴耗损更严重。

（四）血分证辨证注意点

1. 注意出血情况   可据其性状、部位及伴有其他征象，结合影像学检查而判断。

2. 注意血脉瘀滞的程度   可通过面、舌脉和斑疹来观察，如面部晦暗、舌紫暗有瘀点、脉细涩、斑疹紫黑密布，说明血脉瘀滞较重。

3. 注意有无气脱之象   如出现面色苍白、四肢厥冷、精神委靡、呼吸浅促、脉细弱等，表明正气衰败。

三、卫气营血证候的相互传变

疾病是复杂的、是动态变化的。从温病这一整体看，仅辨清每一证候类型是不够的，还应明确各证在"病"这个整体中的相互关系。从病变部位看，卫气营血各有浅深之别；从病情看，各有轻重程度之分；从演变过程看，有先后顺序的不同。所谓传变，就是指温邪在体内的发展变化。常见的卫气营血证候传变类型有以下几种：

（一）由表入里

温邪循卫气营血层次渐进深入，这就是叶天士所说"大凡看法，卫之后方言气，营之后方言血"的演变顺序。这种自表入里的传变，也是温病的一般规律，多见于新感温病。古代医家常将传变趋向与预后好坏相联系而确定传变的顺逆，以上传变一般俗称为"顺传"。如温邪直接入里，疾病急剧变化，病情骤然加重，甚至引起死亡，称之为"逆传"，与顺传相对而言。

（二）由里外达

即温邪也有自血而营、由营转气、从气达表的演变过程。伏气温病多具有这种传变方式。但温邪在由里达表过程中，也有可能逆向内陷，如邪热已从营分透转出气分，又可再自气分内陷营分，因其邪正消长不断变化，可反复出现。

（三）传变不分表里渐次

即温邪不循卫气营血表里层次的传变。卫气营血证候演变可出现越期或重叠变化，如有卫气同病者，气营（血）两燔者，甚至卫气营血俱病者。正如王孟英所说："然气血流通，经络贯穿，邪之所凑，随处可传，其分其合莫从界限。故临证者，宜审病机而施活变，弗执死法以困生人。(《王孟英医案·风温》)"这种不典型的传变类型，证候复杂多变，应当重视。

温病病证传变方式可受多种因素影响。一是感邪性质不同，传变有异。如风热病邪易发生逆传；湿热病邪传变较慢，呈渐进性深入，多蕴蒸气分不解。二是感邪程度不同影响传变。感邪重者，传变较迅速；感邪轻者，病情较轻，传变缓慢。三是传变与患者体质因素有关。不同类型体质，即使感染同一种温邪，传变方式也可能不尽相同，如阴虚火旺体质，易使温邪内炽，而成燎原之热，证候演变迅速，如吴鞠通说："小儿之阴更虚于大人，况暑月乎？一得暑温，不移时，有过卫入营者，盖小儿之脏腑薄也。(《温病条辨·上焦篇》)"四是传变与治疗情况有关。治疗及时、正确，可使温邪顿挫而向愈，不向深层传变；失治或误治可促进温邪内陷深入，向病情恶化的方向发展。

综上可见，卫气营血辨证，关键是要抓住卫气营血各个阶段的证候特点，做出病理分析，明确各证候间病变部位的浅深，把握其病机变化的出入传变，从而确定相应的治法。

第三节　卫气营血辨证现代研究述要

卫气营血辨证具有广泛的理论和实践意义。特别是近年来，研究的范围和方法逐渐扩大，已涉及卫气营血的生理病理、实验分析、临床观察、治法方药等。以全国温病学专家学者为主成立的中华中医药学会感染病分会，多次举办了卫气营血辨证理论的学术研讨会，大家都认识到 21 世纪的温病学发展，应当从临床实践出发，运用科学技术，对温病的卫气营血辨证从文献、临床应用及动物实验等方面进行深入的研究。

一、以传统理论为基础，进行理论阐释和补充

学者们对卫气营血的辨证纲领进行了论证和补充，使之内容大大超越了叶天士原作的范围，更加丰富和切合实际应用，有的学者引据《内经》等有关营卫气血的论述，从来源、生理意义、病理变化及证候表现等方面与温病学说中关于卫气营血的概念进行分析对比，寻求其源流之异同，进一步探讨卫气营血辨证纲领的实质，还有学者对卫气营血辨证的不同阶段分析病理特点，认识更加深入。如孟澍江认为，卫分证不同于感冒之类的表现，温病的卫分证是温邪侵入体内脏腑所出现在体表的症状，不但有肌表病变，而且有脏腑病变，只是表证显著而脏腑病变的症状较隐匿而已。彭胜权认为：热在气分，里热炽盛，可使体内多个脏腑如肺、脾、胃、肝、胆、大肠、三焦等受到影响，既不像卫分证那样短暂即变，也不如营血分证有较明显的特征可辨。而是寓共性于各种不同之病理变化中，但热毒病邪是其根本原因。热毒病邪可致毒耗营血、毒扰心神、毒发斑疹、热毒动血、热毒致瘀、毒致痉厥等病理变化。另有学者强调，血分证有血热、血瘀、动血、耗血四个方面，其中以血热为中心环节，但在具体患者身上，这四个方面的病理变化可以有轻重、微著。还有学者认为，温病卫气营血证候的相互转变，病邪是主要因素，也可受体质强弱、治疗处理等条件的影响而发生变化。温病的传变因素与发病缓急、高热情况、病邪所犯脏腑、机体正气盛衰、感受温邪热毒强弱、是否耗伤精血、是否采取及时而有效的治疗等因素有关。而这些因素又相互为用，如邪毒盛则必然发病急，热势也比较高，伤津耗气严重，常可损及精血而内传营血，反之则不然。因此，对于卫气营血辨

NOTE

证，其意义是指温邪侵犯人体，导致卫气营血所属脏腑的功能失调和病理损害，把温病的病变过程划分为浅深不同、互有联系的四个阶段，可以区别病情之轻重、证候之不同、预后之吉凶，为确立治疗方法提供理论根据。

二、以现代科学技术为手段，进行实质研究和论证

重庆医学院从病理入手探讨温病卫气营血的传变规律，认为邪在卫分、气分时，患者往往以机能代谢的改变为主；当邪入营分时，主要脏器的结构损害则较为严重，机能紊乱也更加显著。南京中医药大学等通过动物实验对卫气营血各阶段的病理变化进行了观察和研究，亦取得了可喜的成绩。另外，还有研究对卫气营血各阶段所出现的症状从病理角度进行了阐释。

（一）证候模型的研究

有学者将大肠杆菌经兔耳静脉注入，成功地复制了温病卫、气、营、血证候的动物模型，在此模型上可用局部或全部免疫学检测方法动态地观察卫气营血不同阶段在治疗前后的免疫学改变，探讨卫气营血辨证治疗对机体免疫功能产生的影响，从中找出某些方剂和药物对机体免疫水平作用的相关性，从而为温病的辨证治疗提供客观的疗效判断指标。张剑勇、郭谦亨、张学文采用接近于临床实际的复合因素（包括生物因素、化学因素、气候因素、体质因素等），改变了单一静脉注菌的感邪途径，建立了在证候上符合中医临床表现、持续时间较长、比较稳定的模型，并取得了相关性较强的实验指标，对于每一个动物模型进行了中药方剂的治疗性反证。其先后共完成了 10 个动物模型，其中卫分证、气分证、营分证、血分证、气血两燔证的动物模型对卫气营血证候的本质进行了科学的阐明。熊启逯、赵慧业、赵凌云等将适当数量的大肠杆菌经兔耳静脉注入，复制出急性和暴发性败血症温病动物模型，观察动模的发病经过、证候表现都有卫气营血的特点及连贯性，症状以恶寒、发热、渴饮、神志改变、斑疹出血为主，与人类大肠杆菌暴发性败血性温病患者的症状相似，为以温病理论为指导的实验研究探索了一条可行的途径。

（二）生化、病理的研究

有学者从温病卫气营血辨证各个阶段的病理学改变，分析卫气营血辨证的水、电解质的变化等生物化学改变。马健认为，卫分证主要表现是发热、恶寒、咳嗽等，反映在急性传染病的前驱期及症状明显期之早期，以呼吸道炎症与体表神经、血管反应为主；气分证主要表现是发热、便秘、伤津等，是症状明显期，以毒血症状及高热而致体液、电解质代谢紊乱为主，可出现实质脏器浑浊肿胀及功能紊乱，并可见各种传染病的特异性病变；营血分证可见神昏、斑疹、出血等，为极盛期，邪热炽盛步步深入，营阴耗损，心神被扰，表现为中枢神经系统变性、坏死，此时凝血系统紊乱，血管壁中毒性损害较明显，故采用清营透热、清心开窍、咸寒养阴方法，其作用机理除清除营分热、调节酸碱及水电解质平衡外，又突出了强心醒脑、改善微循环、防止弥散性血管内凝血发生等。余海林、刘兰林、侯浩彬等综述温病血分证本质及治法的实验研究进展，认为邪入血分为温热病的后期阶段。此期热盛迫血，神明错乱，致毛细血管的通透性及微循环障碍、脏器的实质严重受损，机体反应性及抗病能力急剧下降以致衰竭，故应清热、凉血、养阴。在阴血不足，虚风内动时则应予养阴息风、填补肾精，以补充水分、糖、维生素以及钾、钙等电解质。

（三）免疫学的研究

许志奇、何春凤、张泰怀等采用放射免疫方法对 51 例气分阶段患者进行了血浆皮质醇检测，发现其含量增高，这符合气分阶段邪正俱盛的理论。程远伦、许志奇、张泰怀等观察 92 例气分阶段患者的免疫功能状况，发现患者血清中 IgG、IgM、E 玫瑰花环形成率在正常范围有显著提高，说明此时正气旺盛，免疫能力较强，容易祛邪外出。

此外，还有许多医家通过血液流变学检测、舌诊学的舌上脱落细胞的研究、放射学的研究等，观察卫气营血证的客观指标。近年来，随着科技的发展，学者们开始从细胞分子、蛋白质、基因水平对卫气营血证候开展研究。

三、以疾病为抓手，开展临床研究

对急性感染病和传染病的辨治，用卫气营血辨证纲领来指导，已被公认有其重要价值。

医家们在叶天士卫气营血治疗大法基础上又进行了深入研究。有学者从临床各方面观察，卫气营血辨证主要见于急性感染病或传染病，卫分证为其初期，以上呼吸道症状表现为主。气分证多见于呼吸系统或消化系统的传染病患者，此时高热是从卫分证阶段发展来，但有时卫分证并未消失，临床上常称其为卫气同病。营分证多见邪热已侵犯或影响脑神经系统者，此时还可见到水、电解质紊乱，并影响循环系统。血分证则为病之后期，可以见到全身脏器的明显病理性损害，且循环、血液系统的为著。

（一）传统治法的系列化

董建华等提出各类急性感染性疾病的里证证候宗卫气营血辨证可以分为 14 个分证，每一分证提出了相应的治则。这 14 个分证治法包括：气分热炽证用清热生津法、热结胃肠证用泻下实热法、痰热壅肺证用清热化痰法、湿热困脾证用宣化湿热法、肝胆湿热证用疏利肝胆法、膀胱湿热证用清热利尿法、湿热下利证用清热止利法、气营两燔证用清气凉营法、邪热入营证用清营透热法、邪入心包证用清心开窍法、热极生风证用凉肝息风法、阴虚动风证用滋阴养血法、血热发斑证用凉血解毒化斑法、阴竭阳脱证用益气滋阴及回阳固脱法。

（二）截断扭转病势

姜春华首先提出温病的"截断扭转"学说，在卫气营血辨证的各个阶段治疗应及早采用截断扭转病势的方法。所谓"截断"，是指采取果断措施，选用具有特殊功效的方药，直捣病巢，迅速祛除病因，杜绝疾病的自然发展和迁移，若不能急速祛除病因，也要断然救危截变，拦截病邪深入。所谓"扭转"是指扭转病势，使之向好的方向发展。概括起来，截断扭转的证治要点有三：其一重用清热解毒；其二早用苦寒攻下；其三及时凉血化瘀。截断扭转病势对起病急，变化快、病情重的热病来说更为适用，对指导临床有重要意义。对重症温病不能仅见症辨证、因证施治、按部就班、因循等待、尾随其后，还要有预见性地先发制病，使药先于证，这样不但不会引邪入里，反能主动迎头痛击，顿挫病邪，阻断疾病的恶化。

（三）治法方药的应用

在治法的应用上，医家们提出苦寒解毒为营血分证重要的治法，而活血化瘀法可用于卫气营血辨证的各个阶段。如戴春福认为："苦寒解毒之品不但能清气分病邪，亦能入营血，且祛除营血分热毒病邪之力较强。"杨爽采用中药清热解毒汤（黄芩、连翘、板蓝根、栀子、金银花、石膏、菊花、草河车、天竺黄、甘草）治疗营血型乙型脑炎获得较好效果。李明江自制犀黄汤加减（水牛角、黄连、板蓝根、大黄、栀子、茵陈、牡丹皮、生地黄、石菖蒲）治疗热入营血型重症肝炎疗效比西药组显著。张之文认为，在对温病范围内的流行性脑脊髓膜炎、流行性乙型脑炎、流行性出血热等病患者运用卫气营血辨证论治的同时，应重视活血化瘀在卫气营血辨证各个阶段的运用。他分析了病变不同阶段症状的表现，提出卫分瘀证、气分瘀证、营血分瘀证的概念。方亚祥、龙爱华认为，卫气营血辨证的任何阶段均为热毒所伤致病。热毒内扰，必伤津耗液，热毒愈甚则气阴耗伤愈重。这类病人之虚，均以邪热壅盛，阻遏气机，灼气耗津为其主要病机，故清热解毒与救阴增液联用是提高疗效的有效措施。对于温邪进入气分及热陷营血阶段的治疗，常以清热解毒与活血化瘀两法联用。故在急性感染过程中，凡出现固定部位的胸痛、胁痛、腰痛、少腹痛，或者鼻衄、咯血、尿血、吐血、发斑、舌绛紫暗等，皆为两法联用的指征。对于病在气分阶段，治疗感染性高热、急性呼吸窘迫综合征、急性弥散性血管内凝血、急性肾衰竭和感染性休克等急症，则应予清解与通下联用，其解热、抗感染、免疫激活的作用和抗休克、抗感染的效果，比两法单用效果明显增强。

此外，药理研究也证实，清热解毒方药不仅本质上可直接作用于病原体，而且还可能通过调节机体免疫功能达到治疗目的。张颖、刘兰林综述近10年温病卫气营血辨治理论在病毒性疾病中的应用研究，提出清热解毒方药可以增强非特异性免疫功能，如生地黄、黄连、黄芩、金银花等可以提高淋巴细胞转化率；生地黄、玄参可以提高人外周血液中的白细胞数；金银花、黄芩、黄连、大青叶可以增进白细胞吞噬能力。在营血分阶段应用的滋阴和化瘀药物也可提高机体非特异性免疫，如白芍、丹参能提高人体淋巴细胞转化率；鳖甲、麦冬、北沙参能延长抗体生成能力。

总之，现代医家对卫气营血理论从基础理论、实验研究和临床应用等方面进行了深入的研究，取得了丰硕的成果，为卫气营血内容的补充和发展，为卫气营血理论的客观化，为热病临床疗效的提高做出了较大的贡献。

第七章 三焦辨证理论

　　三焦辨证是以清代吴鞠通为代表的温病学家在吸取前人经验的基础上创立的，是温病学辨证论治的又一理论体系。吴鞠通《温病条辨》以三焦为纲，病名为目，将温病按上、中、下三焦病位进行辨证，这样就与卫气营血辨证理论一纵一横，较为全面地反映了温病的病变本质，形成了较为完整的温病辨证体系。

第一节　三焦辨证源流

　　三焦辨证理论源于《内经》《难经》对三焦部位的划分，承袭了仲景三焦分治和六经脏腑病机理论，汲取了刘河间等历代医家病从三焦分治的学术观点，引申叶天士温邪当分三焦投药之意。三焦辨证是吴鞠通在卫气营血辨证基础上，结合温病发生发展规律，参以平生治疗温病的丰富经验创立而成的。

一、渊源于《内经》三焦的生理概念

　　《内经》对三焦的脏腑部位和生理功能都进行了阐述，如《灵枢·营卫生会》即将三焦划分为上中下三部："上焦出于胃上口，并咽以上，贯膈而布胸中……中焦亦并胃中，出上焦之后……下焦者，别回肠，注于膀胱而渗入焉。"从中可以看出上焦是指胃上口以上，胸中部位，中焦是指胃腑所在部位，下焦是指大肠、膀胱所在部位。上焦、中焦、下焦合起来，统称三焦。《灵枢·营卫生会》则首先概括上中下三焦的生理功能："上焦如雾，中焦如沤，下焦如渎。"意为三焦是主持人体气化功能，是水谷精微敷布运化和排泄糟粕的通道。《灵枢·本输》认为，三焦是六腑之一，"三焦者，中渎之腑也，水道出焉，属膀胱，是孤之腑也。"指出了三焦是人体传化之腑，具有通行水液的作用，为六腑之一。

二、承袭《伤寒论》三焦分治和六经脏腑病机理论

　　至东汉时期，三焦在生理概念基础上，开始涉及病理概念。如张仲景在《伤寒论》中233条、164条、150条中明确提到了三焦。230条谓："阳明病，胁下硬满，不大便而呕，舌上白苔者，可与小柴胡汤，上焦得通，津液得下，胃气因和，身濈然汗出而解。"159条曰："理中者，理中焦，此利在下焦，赤石脂禹余粮汤主之。"145条指出："妇人伤寒，发热经水适来，昼日明了，暮则谵语如见鬼状者，此为热入血室，无犯胃气及上二焦，必自愈。"故《温病条辨序》有："远追踪于仲景"之说。

三、汲取金元刘河间三焦分治的学术观点

金元时期，三焦的病机研究日臻深入，如金元四大家之一的刘完素将三焦病变作为外感热病的分期，即上焦为初期、中焦为中期、下焦为后期。他在《素问病机气宜保命集·小儿斑疹论》中称斑疹"首尾不可下者，首曰上焦，尾曰下焦"。"首曰上焦"者，指疾病初期定位在上焦；"尾曰下焦"者，指疾病后期定位在下焦。故汪廷珍《温病条辨序》曰："惟金元刘河间守真氏，独知热病超出诸家。所著六书（河间六书）分三焦论治，而不墨守六经。"

四、引申叶天士温邪当分三焦投药之说

清代温热大师叶天士在创立卫气营血理论阐明温病病机的同时，还论述了三焦所属脏腑病机变化及其治疗方法。叶氏虽未明确提出三焦辨证，但在临床上实际运用了三焦辨证。如叶天士在《临证指南医案》中指出："仲景伤寒先分六经，河间温热须究三焦……议三焦分消治，从河间法。"在《温热论》中，他也运用三焦辨证，如"再论气病有不传血分，而邪留三焦，亦如伤寒中少阳病也。彼则和解表里之半，此则分消上下之势，随症变法""再论三焦不得从外解，必致成里结"。叶氏提出的温病当从河间三焦辨治的观点。这一观点对潜心叶学的吴鞠通来说，无疑是使之深受启发的。故《温病条辨序》说："近师承于叶氏。"

五、创立形成了三焦辨证理论

继叶天士卫气营血辨证之后，清代医家喻嘉言强调了温疫的三焦病变定位。他在《尚论篇·详论温疫以破大惑》中说"然从鼻从口所入之邪，必先入中焦，以次分布上下""此三焦定位之邪也"，并提出三焦分治原则对三焦辨证的创立也有启发。温病学家吴鞠通在前人的基础上，结合温病发生发展规律，认识到温病病理变化主要与三焦所属脏腑的病变有关，系统论述了四时温病三焦所属脏腑的病机变化、辨证纲领、传变规律及三焦病证的治疗大法和方药。至此，三焦辨证理论基本形成。

可以说，三焦辨证渊源于《内经》《难经》，发展于温病学派，完善于吴鞠通。

第二节   三焦辨证纲领

三焦辨证是以三焦为纲，病名为目，将温邪作用于三焦所属脏腑导致功能失调，以及实质损害所产生的复杂纷繁的临床症状，归纳为证候类型。它与脏腑辨证，在辨别脏腑病机变化、确定病变部位、病变性质和证候类型等方面，具有相似之处，在此基础之上，三焦辨证还能用于说明温病的发生、发展及传变规律，预测疾病的发展趋向，判断温病的预后。

一、三焦辨证思路

（一）上焦病证

包括手太阴肺和手厥阴心包的病变。一般温邪首先侵犯上焦手太阴肺经。因温病初期，温邪从口鼻而入，侵犯人体，自上而下，鼻通于肺，肺居上焦，所以温邪入侵首先出现手太阴肺

经的病变，内陷则入心包。

1. 手太阴肺病 病位在肺，因此又称手太阴温病。吴鞠通说："凡病温者，始于上焦，在手太阴。"为温病的初期。

（1）重视肺系主症的辨别 邪热在肺无论初起的肺卫表证还是肺热里证，其病位均在肺经。因此临床表现除具有一般全身症状外，同时必有能体现病位在肺的肺系症状，主要有咳嗽、气喘、咳痰及胸闷胸痛等。这些症状的产生，从总的方面说都是邪热侵肺、肺气失却宣降的结果，但具体分析则病机又有差异，反映在主症的表现上就有所差别。如邪在肺卫、肺气失宣时，一般只见咳嗽、痰少，较少见气喘胸闷；当邪热入里，痰热壅肺时则可见咳嗽气喘、痰多黏稠、胸闷胸痛等。认真分析肺系主症的咳、喘、痰的性质，是分析病位浅深、病势轻重的重要环节。

（2）区分表里界限 正确区分肺系证候的表里界限对于正确阐明病机变化以明确治法有着十分重要的临床意义。辨别表里界限主要可根据临床症状和体征，特别要着眼于热势的高低、恶寒与否、出汗情况、咳喘表现、痰液性状及舌脉变化等进行综合分析，同时结合病程阶段及演变过程进行分析亦是不可缺少的环节。不难理解，肺卫证见于温病的起始阶段，而肺热证则多继肺卫证之后出现。

（3）辨察兼夹证候 温病邪在肺系，病位有表里之分，病因多属温热为患，病机多为邪热侵肺导致肺气失宣或壅滞。实践证明，其常因兼夹其他病邪或因其病机变化而形成兼夹证候。常见的如兼湿阻气分、兼血络瘀滞、以及兼阳明腑实等。温病肺热兼湿多与素禀体质脾虚多湿或发病季节雨多湿重等因素有关。其证常伴有湿阻征象，见如胸闷、脘痞、苔腻等；兼血络瘀滞者，除素有"瘀伤宿血"外，更多的是因邪热壅肺不解，肺气壅实太久，进一步导致血络瘀滞使然。其证可见胸闷刺痛或痰中带有瘀血；兼阳明腑实证多是在痰热壅肺、肺气不降的基础上而致腑气不通、燥实内结，故必伴腹满便秘等。临床辨证时，在辨清肺系证候的基础上应根据不同兼证的独特表现辨明其兼证性质，从而在治疗上给予相应的处理，以免贻误病机，影响治疗效果。

2. 手厥阴心包病 病位在心包，因此又称手厥阴温病，为温病的极期，病情较重。

（1）分析主症，辨别类型 以神昏谵语或昏愦不语为主要表现的神志异常是心包证的主要特征。温病过程中所出现的神志异常，常因病机不同而情况有异。因此，分析主症的具体情况是辨别证候类型的首要环节。一般说来，热闭心包证由于清窍被闭，神明活动受阻而表现为神昏谵语或昏愦不语，同时还伴灼热肢厥，舌绛舌蹇等热邪内陷心包的证候。如仅见烦躁不宁、时有谵语，则多属热扰心神，与热闭心包神志昏愦明显不同；其他如血分证瘀热扰心、阳明腑实的胃热乘心，虽然有较严重的神志异常，但具体表现亦与热闭心包有所差异。如瘀热扰心，心神错乱主要表现为躁扰不宁、狂乱谵妄；而阳明腑实的神昏谵语较少持续昏迷，且程度相对较轻。总之，神志异常因病因病机的不同可致临床表现各异，故辨证时应结合伴随证候进行全面分析。

（2）辨察兼证，分析因果 热入心包是温病发病过程中的一个危重证候。它不仅病势深重，而且病机复杂，形成过程中常兼夹其他证候。不少兼证又与邪在心包的主证互为因果、互相影响，从而使病情更加复杂多变。如两厥阴同病，心包证易兼见动风，风火相扇，风动痰生，得热而痰更胶黏，热附痰而热愈留恋，痰热随火上壅更致包络阻闭；心主血脉，热闭心包易致血络瘀滞，瘀塞心窍，则窍闭愈益难开。其他如心包兼腑实，邪在心包、阳明两处，不开心包，徒攻阳明，固然是治不中的；但阳明浊气太甚，则亦可上干包络，加重心包病变。因而临床在识得主证的基础上应注意辨察兼证，并分析其因果联系，实是正确诊治的重要环节。

（3）观察动态，审视突变　热闭心包虽邪热内陷病情危重，但其性质尚属实证，诊治正确及时尤可救治，但如邪闭太甚，正不敌邪，则可在内闭的基础上进一步导致正气溃败，而形成内闭外脱的危重局面。不少患者每在此际死亡。因此，在辨析心包证时，必须密切注意因闭致脱的发生，而患者的面容、气息、脉象等变化则应为临床辨析的着眼点。

（二）中焦病证

为温病的中期阶段，包括足阳明胃、手阳明大肠和足太阴脾的病变。病位在胃、大肠、脾。邪在上焦不解，进一步向下传至中焦。

1. 足阳明胃病　病位在胃，因此又称阳明温病，为温病的中期。

（1）明确病位重心，区分证候类型　中焦阳明温病包括了胃与大肠病变，二者虽均属邪热燥实之证，但病位不同，病机与证治亦迥异。阳明经证病位属胃，虽无形邪热亢炽，但有热无结；阳明腑证病在肠腑，有热有结。因而临证时除应根据发热、舌脉等一些整体性反应进行辨析外，重视胸腹部症状和体征的诊察也是十分必要的。如病在肠者，局部多有胸痞腹胀，甚或硬痛拒按，或有便秘等"结"象可据，而病在胃者则无。需要指出的是，阳明腑证临床上不仅温热之邪可致，湿热夹滞搏结肠者亦每易成。其中大便情况和舌苔表现尤当重视。举凡燥热内结之证，皆大便秘结，即使下利，也是纯利恶臭稀水、不带粪便的热结旁流，且舌苔必见黄燥，甚则焦黑起刺等；湿热夹滞之证，大便必溏而不爽，色如败酱，形似藕泥，其舌苔亦必黄垢而腻。前者应急下存阴；后者只宜轻法频下。鉴于阳明腑证在性质和类型上存在不同，故应予辨析。总之，明确阳明腑证的不同类型，实是临床正确应用下法的依据所在。

（2）注意津伤程度，审察传变趋向　邪传中焦，阳明热盛，轻者燥胃肠津液，重则耗肝肾真阴，因而常易在热灼津伤、口燥烦渴的基础上，导致津气俱伤而伴见背微恶寒、脉洪大而芤等症。若再进一步发展，甚至还可出现身热骤退、汗出不止、喘喝欲脱、脉散大等津气欲脱，化源欲绝之变。《温病条辨》说："温病之不大便，不出热结液干二者之外。"此"液干"既是原因，也指结果。但总而言之，腑实证易伤阴则是临床之实，因而有急下存阴、滋阴攻下等法。但腑实阴伤较之胃热伤津又有其自身的特点。即腑实内结，不仅极易消烁胃津肠液，且阳明大实不通，还可进一步深入下焦克少阴癸水而成"土燥水竭"之变。因此，临床应辨析区分热结与液干之轻重缓急，以选择相应治法。

（3）辨别证候兼夹，分析病机　虚实证之临床，其他脏腑病邪在病变过程中易于内传阳明，阳明腑实内结亦可累及其他脏腑，从而出现各种兼夹证。常见的如兼痰热壅肺、热闭心包、热结小肠等。如兼痰热壅肺者，必有痰涎壅盛、喘促不宁等肺经痰热壅阻之证；兼热闭心包者，由于阳明腑证亦可见身热、神昏、肢厥，故舌蹇而言语不利就成为辨证之关键。其他如热结小肠，下注膀胱而致小便涓滴难解、黄赤而痛等症亦可辨寻。

2. 足太阴脾病　病位在脾，又称足太阴温病，为温病的中期。

（1）分清湿与热孰轻孰重　临床辨证当围绕热象表现、口渴情况、舌苔、脉象等以区分其湿热之孰重孰轻。总之，明确湿热的病变特性，掌握湿热郁蒸的证机，实是正确治疗中焦湿热病证的关键。

中焦湿热病证是湿热困阻中焦所致，有湿与热孰轻孰重的差别，临床表现各异。湿重于热者，脾为湿困，气机郁阻，病变偏重于脾，症见身热不扬、胸脘痞满、泛恶欲呕、舌苔白腻、白苔满布或白多黄少等。热处湿中，热为湿遏，故身热不扬；湿阻气机，故胸闷脘痞；脾失健运，胃失和降，故泛恶欲呕；舌苔白腻、白苔满布或白多黄少，均系湿重热轻征象。若湿渐化热，或热重湿轻者，症见发热持续不退、不为汗解、烦躁不安、脘腹痞满、恶心欲呕、舌苔黄腻或黄浊。病变偏重于胃热炽盛，兼有脾湿。里热偏盛，故发热较盛而持续不退；湿热相蒸，故热势不为汗出而衰；中焦湿热互结，脾胃气机受阻，升降失衡，故脘腹痞满，恶心呕吐；舌苔黄腻或黄浊，为热重湿轻征象。中焦湿热病证的辨证要点为身热不扬、脘痞、呕恶、苔腻。

（2）审察证候的演变趋势　温病的过程是一个不断发展演变的动态过程。太阴湿热经过一定时间的困阻蕴蒸后，亦可发生传变，从而导致证情的变化。它既可以蒙上流下，弥漫三焦，波及其他脏腑，如壅塞清窍，引起神志昏昧；下注小肠，蕴结膀胱，以致小便不利；内蕴肝胆，出现身目俱黄。亦可热蕴湿中，酿毒伤津。既可以湿化热，热化火，内迫营血，灼伤血络而致斑疹、昏谵、便血，甚至有气随血脱之亡阳危证；亦可因湿困日久，从寒而化，阳气受损而致肾阳虚衰，水湿内停的所谓"湿胜阳微"之变。

（三）下焦病证

温邪深入下焦，一般为温病的后期阶段，多呈邪少虚多之候，主要病变部位包括足少阴肾和足厥阴肝。

1. 足少阴肾病　病位在肾，因此又称少阴温病，吴鞠通说"始上焦，终下焦"，为温病的后期。

（1）掌握临床特点，明确证候性质　下焦足少阴的病变多由上、中焦病不愈传变而来。临床辨别这种以阴精欲竭为主要病机变化的证候，必须根据其身热颧红、手足心热甚于手足背、口干舌燥，甚则齿黑唇裂、舌绛少苔、脉虚细数等阴虚内热的证候表现，结合病至后期的病程特点，明确其"邪少虚多"的病机性质。应注意的是对于所见身热、颧红、舌绛等症，不能误为实火所致，否则治疗必犯"虚虚"之戒。

（2）区别轻重程度，审察发展趋向　少阴温病的基本矛盾为热灼真阴，肾阴耗损，虽病势深重，但在程度上仍有轻重可分。一般说，若见身热、心烦不得卧的水不济火、心火亢炽之"虚中夹实"证，或临床仅以阴虚内热之象表现为主者，其真阴耗损尚轻。若并见心中憺憺大动、神倦、脉虚等阴精不能滋养脏器，精不养神的表现，则提示阴伤较重。此证情若进一步发展，常见的演变有阴虚动风和阴竭气脱两种趋向。前者是由"水不涵木"而进一步造成的虚风内动；后者则是在肾阴枯竭的基础上导致心气外脱，临床以汗出淋漓、心中震震、舌强神昏、脉细促欲绝等为辨证要点。

2. 足厥阴肝病　病位在肝，因此又称厥阴温病。肝肾生理上精血同源，病理上相互影响，故吴鞠通将其病证列入下焦，为温病的后期。

（1）掌握证候特点，区分证型类型　动风不离乎肝，但有虚实之分。温病后期的肝风内动属虚风内动，病变的实质为肝肾阴血亏损，不能濡养筋脉，即所谓"水不涵木"。它与下焦热灼真阴证有着内在联系。临床辨证除了根据病程阶段、形成特点进行分析外，重视动风表现的差异（诸如强度、幅度、频率等）以及热象、舌象、脉象进行综合分析是十分重要的。

（2）注意兼证，审视变证　虚风内动证主要见于温病后期，病机以虚为主，证候表现亦呈一派虚象。但在病程中也可兼夹痰瘀留滞经脉、阻闭机窍之变，从而出现虚中夹实证。这时就须根据患者的具体证候，特别是肢体活动和语言表达情况及苔脉等来进行辨析。此外，虚风内动证在证情表现上有轻重缓急之分。其初但觉手指抽动，此为痉厥之渐；继则痉厥并作，并可伴见心中大动，甚则心痛等心失所养之症。临床若在痉厥的基础上，并见神倦脉虚、舌绛苔少、喘而汗出等症，则提示已有时时欲脱之险。

总之，三焦辨证既能阐明其所属脏腑病机变化、病变部位、证候类型等，同时还能反映温病的发生、发展及传变规律，也就是说，能基本反映温病初期、中期、末期的病机变化规律。

二、三焦辨证的注意点

（一）上焦辨证的注意点

1. 邪在上焦，多为病之初期阶段，一般病情较轻，预后良好。但须注意邪在手太阴肺，如病人素体阴虚，或过汗伤津，舌质由红渐转深红，神志时昧，虽未出现神昏谵语之象，但已显示病邪有内陷入营，逆传心包的趋势。手厥阴心包之证较危重，此证发展迅速，证情险恶，若抢救不及时往往导致病人死亡，故尤需多加注意。

2. 邪在肺卫与肺热壅盛，这两类证候虽然一属卫分，一属气分，但其病变与手太阴肺密切相关，故临床上除应注意解表、清里之外，宣肺宜为必用之法。

3. 邪在上焦诸证的临床辨治，可与卫气营血辨证的卫分证或营分证中某些证型参照应用，互相取长补短，使临床辨治更加全面完整。

（二）中焦辨证注意点

1. 一般来说，邪至中焦为病变的中期，此时邪虽盛而正不衰，邪正斗争剧烈，病证表现明显。若能抓住此期，进行正确而及时治疗，则可以阻止病情的发展，逐邪从下而解，达到治愈的目的。所以把好中焦关为治疗温病的关键，也是减少出现动血动风，闭窍神昏，伤阴亡阳的重要环节。

2. 中焦阳明热盛之证，常见上扰心包之神志异常，需与热入心包的神昏加以区别。热入心包的神昏是主症，轻则昏谵并见，重则昏愦不语，且兼肢厥舌蹇。阳明热盛之神志异常是兼证，可见谵语，神昏较轻微，一旦阳明热邪一去，其昏即缓。且以壮热、口渴、腹满、便秘为主症。

3. 邪在中焦的辨证可与卫气营血辨证中的气分证中某些证候相互参照。

（三）下焦辨证的注意点

1. 下焦温病，多系病程后期，一般为邪少虚多之证，其病机重心在于肾阴耗损，并由此导致其他脏腑病变，如由肾阴下亏而致心火上炎、水火不济，或由肾阴不足而致水不涵木、虚风内动等。因此，肾阴亏损是下焦证的病机关键。

2. 下焦证的特点是邪少虚多，故其治疗重点在于滋补真阴。因此判断肾阴耗损的程度及存亡十分重要。如吴鞠通所说："温病死状百端，大纲不越五条……在下焦无非热邪深入，消烁津液，涸尽而死也。"

3. 病入下焦，应以救阴为主，但热病时久，胃之气阴大伤，运化无力，滋阴药多重腻碍胃，故用时必须注意照顾胃之功能，或稍佐以醒脾和胃之药。

三、三焦证候的相互传变

某些温病之所以用三焦辨证的方法辨治，是由于三焦及其所属脏腑的病理变化和证候表现能在一定程度上反映某些温病病程发展的先后阶段。如上焦手太阴肺的病变多为病程初起阶段；中焦足阳明胃的病变多为中期或极期阶段；下焦足少阴肾的病变多为病程后期阶段。吴鞠通说"凡病温者，始于上焦，在手太阴""上焦病不治，则传中焦，胃与脾也；中焦病不治，即传下焦，肝与肾也，始上焦，终下焦"，指出了温病的始发部位及病程发展阶段和传变的一般规律。

由于病邪性质不同，患者的体质类型有异，温病的发生不一定皆始于手太阴肺，如湿温初起，病变重心则在足太阴脾，而兼邪郁肌表；暑温发病即可见中焦阳明热盛；暑风、暑厥，起病即呈足厥阴肝、手厥阴心包之证。故正如王孟英说："夫温热究三焦者，非谓病必上焦始，而渐及中下也。伏气自内而发，则病起于下者有之；胃为藏垢纳污之所，湿温疫毒，病起于中者有之；暑邪夹湿者，亦犯中焦。又暑属火，而心为火脏，同气相求，邪极易犯，虽始上焦，亦不能必其在手太阴一经也。"同理，所谓"始上焦，终下焦"，仅是就温病病程阶段和传变的一般规律而言。人体是一个有机的整体，邪之所感，随处可传，故上焦、中焦、下焦的病变不是截然划分的，有时相互交错、相互重叠。

在温病的传变中，还有顺传与逆传之分：温邪始犯上焦手太阴肺，继则传至中焦阳明胃肠的过程，被称为顺传；温邪自肺卫传至手厥阴心包的过程，被称为逆传。如王孟英说："自肺至胃腑，病机欲出而下行，故曰顺。""肺经不解，则传于胃，谓之顺传。不但脏病传腑为顺，而自上及中，顺流而下，其顺也有不待言者，故温热以大便不闭为易治，为邪有出路也。若不下传于胃，而内陷心包，不但以脏传脏，其邪气入营，更进一层矣，故曰逆传。"可见，顺传的特点为温邪以脏传腑，正气逐邪外出，病情趋于缓解，预后较好；逆传的特点为发病急骤，来势凶猛，病情危急，预后较差。

第三节　三焦辨证现代研究述要

三焦辨证也是温病学基本理论的核心内容。随着对三焦辨证的深入研究，多数学者认为，三焦辨证是脏腑辨证理论在温病辨证上的具体运用，它反映了温病发展过程中病机变化的基本规律，对临床辨证具有规律性的指导意义。因此研究三焦辨证既要正确阐发其固有的含义，又要结合现代研究进展来深化认识，更要在指导实践中不断加以充实和发展。

一、文献研究

王灿晖从三焦辨证的辨析要点角度分析认为，三焦辨证较之卫气营血辨证在内容上更具有病位明确、病机具体、证候表现典型的特点。其所概括的证型亦较卫气营血辨证更为丰富。它既有性质属实的证型，也有性质属虚的证型；既反映了温热性质的病变，也有湿热性质的证候。因而临床在运用卫气营血辨证理论进行分析归纳时，如能结合三焦辨证，且正确掌握其辨析要点和思想方法，便能更清楚地认识每个脏腑病证的特异表现。沈凤阁探讨三焦辨证的实质与三焦辨证学说认为，三焦辨证，实质上就是脏腑辨证：上焦肺与心包，中焦脾与胃，下焦肝与肾。因此，与其说是三焦为纲，实则是以脏腑为纲，较之六经和卫气营血辨证的，从分析外感病的病机变化和证候类型等方面来看，在某些方面是更为系统、更符合临床实际，但它也有不够完善之处，如温病中常见的邪入少阳和热盛动风证，三焦辨证则未论及。关于继承、发展吴鞠通的三焦辨证说，刘兰林、杨进认为，必须突出以脏腑为纲、以气血为辨、以八纲为用，并结合辨湿辨热，这样或可融六经、卫气营血、三焦辨证为一体，也更有助于外感病的辨证施治。邓铁涛论及三焦辨证对温病辨证论治的贡献时认为，从临床实践看来，卫气营血辨证虽比较符合温病的发病规律，又比较容易掌握，但也有其不足之处，而其不足之处，正是三焦辨证之所长。《温病条辨·下焦篇》中指出温病发展到后期，常见肝肾之阴受损的情况，并详细阐述了肝肾之阴受损的证治，这是三焦辨证的一大长处，为温病学派强调的"养得一分阴，保得一分命"的观点提供了较为充足的理论依据和有效治法。许家松对三焦辨证进行了深入研究。她认为，吴氏所述温病的三焦辨证纲领，主要有辨病变的部位和脏腑、辨证候性质、辨病程和病势三方面含义。吴氏对温病的脉、证、治均按三焦深加辨析，不仅对外感热病，且对内伤疾病的辨证也很有意义。

二、实验研究

刘国强在温病学动物实验研究中，对大鼠湿热气分证（属中焦病范围）建立了湿温病湿热中阻证动物模型，这为三焦辨证深入开展实验研究提供了重要条件。王新华、刘仕昌、彭胜权等采用复合因素进行温病三焦证候动物模型的复制，即模拟湿热气候环境、过食肥甘、内毒素感染等综合因素造模，结果兔动模表现出发热、纳呆、少饮、大便软或溏泄、嗜睡懒动、舌苔白而湿润等，与温病湿热证相符合。佟丽、陈江华、吴仕九等用多因素造温病湿热大鼠模型观察其红细胞免疫功能的变化，结果多因素作用下，大鼠红细胞免疫功能显著降低，比较符合临床湿热病的特征。吴仕九、杨运高、佟丽等以中医温病经典理论为指导在五种因素，六种造模方法比较的基础上利用综合因素（饮食、气候环境、致病生物因子）造模方法所复制的湿热模型，具有重复性好及操作简单的特点。

三、临床应用研究

三焦辨证在临床上广泛应用于急性热病、内科和儿科疾病等。有医家认为，所谓"上焦温病"多为呼吸系统感染性疾患，或其他传染病的初期征象。所谓"中焦温病"多为传染病中期症状及消化系统传染病，或高热有毒血症时期（如吴鞠通对天花、麻疹、疟疾等病的治疗放在中焦篇）。所谓"下焦温病"则属于病的末期，身体虚弱，则久疟久痢甚或久热稽留不去，五脏衰弱。华伦荣、刘仕昌、彭胜权根据吴鞠通的理论，对湿热郁阻少阳三焦，留恋气分之证，运用和解三焦法进行治疗，取得了很好的疗效，方药组成：青蒿、黄芩、扁豆花、柴胡、花粉、葛根、车前子、太子参、乌梅、甘草。董建华认为，治上焦如羽，治中焦如衡，治下焦如权三大治则是吴氏通过长期的实践进行综合观察分析后提出来的。梁鹤、李其忠应用脏腑辨证细化分型法研究温病三焦辨证。张腊荣也对三焦辨证的治法进行了探讨。他认为，吴鞠通所倡立的温病三焦辨证治法，是依据病变的部位、病程始终、病因性质、结合中药的气味和性能，对病邪采取因势利导的原则而制定的。杜松、曹洪欣、张华敏从三焦辨证角度探讨了温病理论在当代温疫诊疗实践中的应用。在病毒性肝炎的防治上，邪在上焦：初感湿热毒邪，犯及上焦，侵入手太阴肺卫及手厥阴心包，可见于病毒性肝炎初期阶段及暴发型肝炎。如为湿热毒邪阻遏肺卫，方用藿朴夏苓汤加苍术、垂盆草等；如为湿热毒邪内陷心包，方用犀角散、大承气汤、菖蒲郁金汤合"三宝"。邪在中焦：邪入中焦脾胃，其邪有湿重于热、热重于湿、湿热并重之分，亦有素体脾阳不振，湿邪伤阳从寒而化者，可见于病毒性肝炎的中期。如为湿重于热，方用雷氏芳香化浊法（藿香、佩兰、陈皮、半夏、荷叶、大腹皮、厚朴）；如为热重于湿，方用茵陈蒿汤加减；如为湿热并重，方用甘露消毒丹加减；如为寒湿阻遏，方用茵陈术附汤加减。邪在下焦：邪入下焦肝肾，临床表现复杂多样，可见于病毒性肝炎恢复期及慢性活动性、迁延性肝炎等。如为湿热留恋下焦，方用加味二妙散加减；如为肝肾阴虚，方用一贯煎加减。上述三焦辨治情况不同，如邪在上焦时，病变发展快，病程常不长，若能辨治得当，往往好转向愈。反之，轻者病邪传入中焦，重者即可逆传心包。一般邪犯肺卫，以宣发肺气、疏解卫表为主，使邪从外而解。邪毒内陷心包，以清心凉血、泄热解毒，直折邪毒。邪在中焦者，病变发展虽较缓慢，但邪毒纠缠留恋不出，既能从热化伤阴，又可从寒化伤阳，若能治之得法，可望痊愈。否则，预后不良，或致迁延难愈，或成鼓胀。另外，宋素花以动态思维观探讨温病三焦辨治，任毅、王磊从《温病条辨》三焦辨证论感染性多脏器功能障碍综合征的早期防治等。

　　总之，现代温病学者对温病三焦辨证的研究主要以文献整理结合临床应用为主，对其治疗法则和有关方药做系统的临床观察和现代科学手段研究亦已开展。今后应继续加强实验研究，探索其临床疗效机制，以揭示三焦证候的实质，更深刻地认识其规律，进一步指导临床实践。

第八章 温病辨证纲领的意义与关系

人体的三焦脏腑及卫气营血彼此互相关联而不可分割,因此,反映两者的辨证理论,在内容上是相辅相成、纵横交织的,以共同构成对温病的全面认识。

第一节 卫气营血辨证与三焦辨证纲领的意义

前述卫气营血辨证和三焦辨证纲领都是以温病为认识对象的理论体系,对临床均有重要的指导价值。其基本意义是辨别病变部位、阐释病证属性、表明病理传变、确立治疗法则。

一、辨别病变部位

卫气营血辨证以营卫气血等构成人体的基本物质为重点,结合与之密切联系的脏腑区分病位。在卫属表证,在气及营血均为里证。就内脏而言,肺主卫气,心主营血。但因病邪在里必然影响众多脏腑,故气分还与胸膈、脾、胃、胆、肠及三焦等有关,营血则涉及心包和肝肾。三焦辨证强调上中下三焦所含的脏腑,病在肺心为上焦,病在脾胃为中焦,病在肝肾为下焦;除肺卫属表外,其他皆属里证。综上所述,一则尽管它们各有侧重,实际上都不可能脱离脏腑经络和营卫气血,相互交织之中寓有一致性。二则病位一旦确立,再参照病邪性质,其证候类型即可断定,因此辨别病位还具有归纳证候的重要作用。

二、阐释病证属性

温病是在外邪作用下,正邪斗争的临床反映。正邪盛衰及病邪特性和病变部位,决定着病理的阴阳、寒热和虚实。对于卫气营血辨证而言,卫气病证以功能失调为主,多见卫表和脏腑的正盛邪实证候;营血病证以实质损害为主,多呈邪实伤阴或虚实并见的证候。三焦辨证而言,上焦心肺受病,以实热为主;中焦脾胃受病,有温热、湿热之别;下焦肝肾受病,以阴虚邪恋为常见。

三、表明病理传变

任何温病都有一个由轻至重、自浅及深的发展过程。两种辨证纲领都有说明病理传变的作用,但其形式各有区别。即所谓卫气营血传变和三焦传变(详见第六章、第七章)。

四、确立治疗法则

辨证是确定治则的主要依据。就卫气营血辨证而言,在卫多属表热,治当辛凉轻清,微汗祛邪；在气多为里热，治予清泄气热，兼顾生津；在营则多见热伤营阴，治宜清营泄热，透热转气；在血多为耗血动血，治当在凉血散血的同时，注意滋养阴血。叶天士将此概括为"在卫汗之可也，到气才可清气，入营犹可透热转气……入血就恐耗血动血，直须凉血散血"。后世在广泛应用该理论的同时，又不断地补充。依三焦辨证立论，吴鞠通《温病条辨》有专门论述："治上焦如羽（非轻不举），治中焦如衡（非平不安），治下焦如权（非重不沉）。"病在上焦，心肺至高，治应选取针对病性而质轻气升之品，达于病位以疗疾，此谓之"如羽"；病在中焦，脾胃升降纳运失职，需视具体表现而施纠偏之药，使之归于平调，此谓之"如衡"；病在下焦，其病至深，非重沉滋潜之味不能至于肝肾，此谓之"如权"。由上可见，各种治疗法则的表述虽然有所不同，但都无一例外地体现了扶正祛邪的辨证施治精神。我们应融会贯通，灵活应用，并加以发展提高。

第二节 卫气营血辨证与三焦辨证的关系

卫气营血辨证与三焦辨证都是温病的辨证纲领，其名称虽异，却关系密切，二者既有联系又有区别，各有侧重，互有短长。

一、卫气营血辨证与三焦辨证同中有异，各有侧重

（一）共同点

1. 二者皆是温病的辨证纲领 在归纳证候、阐明病机、辨别病位、明确传变、分清轻重、拟定治则等方面，二者有着共同的意义。

2. 二者皆能概括温病病理及传变 虽然卫气营血辨证是横向概括温病病理变化及传变规律的，三焦辨证是纵向划分所病脏腑部位、病理变化及传变规律，但都客观地反映出病变规律，无论是从横的方向或是从纵的方向都能概括温病病理及传变。

（二）不同点

1. 论证方法不同 卫气营血辨证按卫气营血发展变化，自外而内论述温病的病理及传变，将温病的发展规律概括为四个层次；三焦辨证则按上、中、下三焦发展变化，自上而下论述温病的病理传变，将温病的发展规律概括为三个阶段。故有一纵一横之别。

2. 辨证内容各有侧重 卫气营血辨证与三焦辨证针对证候各有侧重。卫气营血辨证由表入里，三焦辨证由上而下，一纵一横，说明温邪入侵人体后的病理变化，但其实质都应体现在所属脏腑上。如上焦手太阴肺的某些证候类型，相当于邪在卫分，但邪热壅肺而无表证者，则属于气分范畴。邪陷上焦心包的病变，虽属营分范围，但其病机变化又与营分病变不完全相同，前者为邪热内陷，包络阻闭，扰乱神明，可出现严重的神志异常；后者则是营热阴伤，心神被扰，神志异常不显。中焦足阳明胃、手阳明大肠、足太阴脾的病变属于气分范围，但气分病变范围不限于这些脏腑，凡邪不在卫分又未深入营血的病证，皆属于气分范围。下焦肝肾的病变邪在血分，其病理变化和证候表现有别，前者为邪热久羁，深入下焦，耗损肝肾真阴，其证属虚；后者病变不一定涉及下焦，而以血热炽盛，迫血妄行，瘀热互结为主，其证属实，或实中有虚。

卫气营血和三焦辨证研讨的角度不同，但论述的对象一致，均为温病而设。卫气营血辨证主要辨析卫气营血病机变化，卫气营血病机变化不可避免地涉及三焦所属脏腑功能失调；三焦所属脏腑病变也会影响卫气营血变化，但三焦辨证重在揭示三焦所属脏腑功能失常及实质损伤。故两种辨证不能相互替代，不能将卫气营血辨证与三焦辨证相等同或对立。二者之间关系极为密切，又有区别，简而言之就是同中有异，互相渗透，互相补充。

二、卫气营血辨证与三焦辨证有机配合运用

由于卫气营血辨证与三焦辨证既有联系又有区别，故在临床上应将二者结合综合运用。上已论述，三焦辨证所揭示的病变部位密切关联着卫气营血辨证所提示的病变阶段、范围；卫气营血辨证所揭示的病变阶段、范围，可能涉及三焦辨证所确立的病变部位。故在临床上，一般可先以卫气营血辨证确定病变阶段、浅深、病变性质，再用三焦辨证以确定病变部位、证候类型等，二者相辅运用，经纬交错，可将病变浅深层次、阶段、病位、证候类型、病性及病情轻重、病势发展及其转归等辨析准确，为治疗提供可靠的依据。正如秦伯未在《谦斋医学讲稿·温病一得》中所说：温病从发生到痊愈，以上中下三焦和卫、气、营、血为次序，这次序不是一般的分类法，而是根据脏腑和卫气营血在发病变化过程中生理和病理机能紊乱的客观反映。因此，上中下三焦不能离开卫气营血的分辨，卫气营血也不能离开三焦病变部位。温邪自上焦而中焦至下焦，越来越深，自卫分而气分而营分而血分，越来越重，从病邪的发展可以看到生理的损害，临床上要积极阻断其发展，并且要使之由深转浅、化重为轻，以减少疾病恶化的机会。应当将两种辨证方法相辅运用，经纬交错，只有这样，才能更全面地指导温病的辨证论治。

参考文献：

[1] 孟澍江. 温病卫气营血学说若干问题探讨 [J]. 中医杂志，1988（1）：12–14.

[2] 彭胜权. 中医药学高级丛书——温病学 [M]. 北京：人民卫生出版社，2000.

[3] 方药中，许家松. 温病汇讲 [M]. 北京：人民卫生出版社，1986.

[4] 陈锦芳. 温病卫气营血研究概况 [J]. 福建中医学院学报，1993（2）：116–117.

[5] 张剑勇，郭谦亨，张学文. 温病邪热壅肺证的动物实验研究 [J]. 甘肃中医学院学报，1990，7（1）：47–48.

[6] 熊启逮，赵慧业，赵凌云，等. 实验性温病卫气营血证候动物模型复制的研究 [J]. 四川医学，1983，4（2）：65–67.

[7] 马健. 卫气营血证候实质的研究近况 [J]. 上海中医药杂志，1988（4）：32–33.

[8] 余海林，刘兰林，侯浩彬，等. 温病血分证本质及治法的实验研究进展 [J]. 中国实验方剂学杂志，2007，13（12）：59–61.

[9] 许志奇，何春凤，张泰怀，等. 温病气分阶段血浆皮质醇含量的动态观察 [J]. 四川中医，1983（5）：11–11.

[10] 程远纶，许志奇，张泰怀，等. 温病气分阶段免疫功能及血气分析的初步观察 [J]. 四川中医，1983（6）：57–59.

[11] 董建华. 浅谈热性病临床治疗规律 [J]. 云南中医杂志，1981（1）：14–16.

［12］姜春华．扭转截断重祛邪先证而治勿因循［J］．中国社区医师，2003，18（3）：21-23．

［13］戴春福．苦寒解毒是温病营血分证重要治法［J］．福建中医药，1985（6）：2-3．

［14］杨爽．中西医结合治疗乙型脑炎86例［J］．现代中医药，2007，27（2）：10-11．

［15］李明江．急黄证论治浅谈［J］．陕西中医学院学报，1989，12（2）：18-21．

［16］张之文．温病应用活血化瘀法则的探讨［J］．新医药学杂志，1979（1）：34-35．

［17］方亚祥，龙爱华．卫气营血辨证在病毒性肝炎治疗中的运用［J］．江苏中医药，2003，24（11）：55-56．

［18］张颖，刘兰林．近10年温病卫气营血辨治理论在病毒性疾病中的应用研究［J］．安徽中医学院学报，2012，31（5）：91-93．

［19］王灿晖．温病诊断辨病识证基本思路的研究［J］．南京中医药大学学报，1995，11（2）：6-7．

［20］沈凤阁．论吴鞠通的三焦辨证［J］．南京中医学院学报三十周年特刊，1986：40-41．

［21］刘兰林，杨进，倪媛媛．构建外感热病辨证体系的探讨［J］．中华中医药杂志，2005，20（1）：20-22．

［22］邓铁涛．我对《温病条辨》的评价［J］．浙江中医杂志，1982（6）：281-282．

［23］许家松．吴鞠通三焦辨证源流考析［J］．新中医，1989，21（5）：14-15．

［24］刘国强．建立温病证候动物模型中的几个问题［J］．中国医药学报，1989，4（4）：67-69．

［25］王新华，刘仕昌，彭胜权，等．温病湿热证病理造型及实验研究［J］．广州中医学院学报，1990，7（3）：182-185．

［26］佟丽，陈江华，吴仕九，等．多因素所致温病湿热证模型大鼠红细胞免疫功能的变化［J］．中国免疫学杂志，1999，15（8）：366-368．

［27］吴仕九，杨运高，佟丽，等．中医湿热证候模型的应用研究［J］．中医杂志，2001，42（9）：553-554．

［28］华伦荣，刘仕昌，彭胜权．外感热病临床研究述评［J］．广州中医学院学报，1993，10（3）：63-66．

［29］董建华．浅谈热性病临床治疗规律［J］．云南中医杂志，1981（1）：14-16．

［30］梁鹤，李其忠．应用脏腑辨证细化分型法研究温病三焦辨证初探［J］．江苏中医药，2009，41（10）：7-9．

［31］张腊荣．试论吴氏三焦辨证［J］．湖北中医杂志，1982（4）：50-51．

［32］杜松，曹洪欣，张华敏．温病理论在当代瘟疫诊疗实践中的应用［J］．中医杂志，2010，51（3）：205-206．

［33］宋素花．温病三焦辨治的动态思维观探讨［J］．天津中医药大学学报，2011，30（3）：137-138．

［34］任毅，王磊．从《温病条辨》三焦辨证论感染性多脏器功能障碍综合征的早期防治［J］．中国中医急症，2012，21（1）：25-26．

第三篇　温病治法研究

第九章　温病的治疗思想

　　温邪侵入人体，正气抗邪，邪正剧争，其病理演变具有独特的规律，因此在治疗原则和治法上与内伤杂病有明显不同。由于温邪是导致温病的主因，所以治疗温病应把祛除病邪放在首位，同时，邪正相争必然损伤正气，特别是在温病的后期，正气损伤往往是其主要的病理变化，所以扶正也是温病治疗的重要原则。温病病变中常伴有脏腑功能失调，故治疗温病还当注重调整脏腑机能。

一、祛邪

　　所谓祛邪，即祛除病邪，在温病的治疗中主要是指祛除从外界侵入人体的温邪，也包括在温病病变过程中产生的痰热、瘀热、燥屎等病理产物。正如吴又可《温疫论》所说："大凡客邪贵乎早治，乘人气血未乱，肌肉未消，津液未耗，病人不至危殆，投剂不至掣肘，愈后亦易平复。欲为万全之策者，不过知邪之所在，早拔去病根为要耳。"即强调必须在病变早期阶段采取效著力强的祛邪方药，以使侵犯机体的病邪及时外解而不内传，达到早期治愈的目的。祛除病邪，不仅可以解除温邪对人体造成的病理损害，而且可以保护人体的正气免受损害或促使已经受损的正气尽快恢复，有利于机体的康复。祛邪多用泻实之法如发汗、攻下、清热、祛湿、化痰、祛瘀、理气等法，不同性质的病邪、不同部位的病邪，其治法是不一样的。

　　1. 根据邪之所在就近祛之　温邪是外界致病邪气中具有温热性质的病邪，是多种致病邪气的总称，不同的温邪除具有温热属性这一基本特点以外，在侵犯部位、致病毒力、致病属性等方面均有一定的差异。在治疗时必须根据病邪所犯的部位，确定治疗方法，以就近祛除邪气。风热、燥热病邪初起易于侵犯上焦肺卫，所以治疗当遵循"治上焦如羽，非轻不举"的原则，在选方用药方面，注意选择药性轻扬上浮之品，如薄荷、豆豉等；大头瘟主要表现为头面红赤肿大，病位在上，故用清热解毒之普济消毒饮时当配伍升麻、柴胡等升浮之品，以使药达病所。湿热病邪多以中焦脾胃为病变重心，胸闷、脘痞在湿热病变的各个阶段均为常见的临床表现，治疗当注重调理中焦，运脾和胃，半夏、厚朴、陈皮、黄连、黄芩等辛开苦降，调理中焦之品对于湿热病邪的祛除具有重要的作用；病邪犯下，或在肠腑或在膀胱，在肠腑者若属实热燥结，则需承气汤苦寒下夺，若属湿热积滞胶结，则当轻法频下、通导积滞，如枳实导滞汤之类；湿热蕴结膀胱，气化不利，则需淡渗分利，使湿热之邪从小便而去，非五苓散、八正散之辈莫属。

对温病病邪的祛除当注重"透"和"泄"。所谓"透"是使病邪由里向外，特别是通过体表向外透达，用药上注重运用轻清宣透之品，不仅在表之邪可通过"透"而外解，在里之邪热也往往需运用"达热出表""透热转气"等透法而向外透解。所谓"泄"则包括了祛邪外出的各种治法。其中使病邪从下而外出的"泄"法不仅是为了通利二便，更重要的是使邪热等病邪通过二便而得以外泄。

2. 根据邪之性质随性祛之　温病的病因有风热、暑热、湿热、燥热等区别，这些不同性质的病邪各具不同的致病特点。在临床上可以根据症状表现，并结合发病季节等因素，推断出温病的病因性质，这就是"辨证求因"。在此基础上针对不同的病因确定各种治法，即"审因论治"。如温病邪在表时，因病邪性质各异，分别有疏风泄热、清暑化湿透表、宣表化湿、疏表润燥等不同治法。湿热性质的温病在其病变过程中常有湿重于热、湿热并重、热重于湿的不同，祛除湿热病邪，必须权衡湿热的孰轻孰重，或注重祛湿，辅以清热，或清热祛湿并重，或以清热为重，祛湿为辅。病邪阻滞肠腑，有实热燥屎内结，也有湿热积滞胶结，前者治当苦寒攻下，泄热通便，后者治当清化湿热积滞，导滞通便。此外，在温病的过程中，由于热势亢炽，病情演变复杂多变，会形成多种病理产物，如热毒、瘀血、痰饮、积滞等，针对这些病邪也要采取相应的治法，如清热解毒、活血化瘀、化痰逐饮、祛除积滞等。

3. 根据卫气营血辨治祛之　卫气营血和三焦辨证是温病学辨证体系的核心，是温病辨证立法制方的依据，叶天士根据温病卫气营血不同阶段的病理变化，提出"在卫汗之可也，到气才可清气，入营犹可透热转气……入血就恐耗血动血，直须凉血散血"。这些治法是根据温病病变的不同阶段，针对不同病变部位病邪而设的。在卫用"汗"法，是指解表透邪之法，一般说来以辛凉解表为主，而不是主用辛温发汗之品。但对湿邪在表者，当用辛温芳香化湿之剂。同时，对表气郁闭较甚而恶寒较明显、无汗者的表热证，亦每在辛凉之剂中配合少许辛温之品，以增加透邪达表之力。"到气才可清气"强调清气之法应针对邪入气分之证而用，但若温病初起表现为卫气同病，当在辛凉透表之中配合一些清气之品。另外，由于气分证阶段病邪性质和病位各有不同，所以其治疗除了清气法之外，还有化湿、攻下、宣气等法。而营分阶段治以"透热转气"法，是指在清营之剂中配伍轻清宣透之品，如金银花、连翘、竹叶等，以使营分之热能透出气分而解。对于血分阶段的治疗，强调在凉血的同时，注意散血，这一方面是针对血分阶段每有瘀滞形成的病机，另一方面也是为了避免凉血之品有碍血行之弊。

4. 温病祛邪的常用治法　温病治疗用于祛邪的治法甚多，但其中以解表、清热、通下、化湿四法最为常用。

解表法是治疗温病初起，邪在卫分的基本方法。温病卫分证病虽在肌表，但因温邪为患，故解表宜辛凉之剂，解表泄热、透邪外达而忌辛温发散之剂。本证病机虽属卫气失宣、皮毛开阖失司，但肌表皮毛闭塞程度远较风寒束表为轻，所以解表透邪宜轻散宣透，而切忌峻猛发汗之剂，以免助热伤津。叶氏所说"在卫汗之可也"，是指疏通皮毛、透邪外达，并不以发汗为主要目的，即使发汗也只是微汗。根据叶氏治则精神，吴鞠通创制银翘散、桑菊饮，具有辛散而不过汗、凉解而不寒滞的特点，是辛凉解表的代表方剂。

各种温邪虽致病各有特点，但均具有温热属性，且大多都易化燥化火，因此清热法是温病治疗中使用最为广泛的祛邪方法，它基本上贯穿于卫气营血传变的整个治疗过程，即使邪在卫分，也应注重清热祛邪，如银翘散中金银花、连翘即具有清热的作用。现代研究证明，清热法是有效控制多种急性感染性疾病和急性传染病的有效方法，无论是病毒感染还是细菌感染都可应用。

通下法是祛邪外出的重要方法，不仅可攻下肠腑燥结的粪便，而且具有导泄肠腑郁热、邪毒，祛除肠腑垢浊积滞，疏理肠腑气血运行等作用。因此，临床运用不必拘泥于肠腑燥屎之说，凡郁热、湿滞搏结肠腑均可使用。研究证明，阳明腑实证病位虽以肠腑为主，但病变实已涉及全身，不仅邪热壅盛，而且阴液损伤亦很严重，及时应用通下法，不仅可有效地导泄内壅之实热，而且对消除因里热所致的全身病变，保存津液均具有十分重要的意义。

湿热性质的病变是温病的常见病种，所以化湿法在温病治疗中具有重要的意义，对于湿热病变的治疗应注意使湿勿与热相搏、使热势孤立，则其热易祛，湿亦易化，如叶天士说"或透风于热外，或渗湿于热下，不与热相搏，势必孤矣""热自湿中而来，徒进清热不应""热从湿中而起，湿不去则热不除也"。在湿热病变中，湿邪阻滞和气机不畅常并存，且相互影响，湿邪内阻可影响气机流通，气机郁滞亦可致湿邪难以化解。所以治湿当注重理气。

二、扶正

温邪侵入人体，邪正相争，常导致正气受损，特别是津液、阴血的耗损。扶正不仅可以补充人体正气的不足，而且有助于正气的抗邪外出，即所谓正胜邪却。所以治疗温病在重视祛除病邪的同时，也不可忽视正气的调养和固护。

1. 养阴是温病扶正的重要法则　吴鞠通说："温热阳邪也，阳盛伤人之阴也。"阴伤是温病重要的病理损害，特别是在温病后期阴伤尤为突出。在温病过程中，阴液的存亡对病变的发展和预后具有重要的影响，如王孟英指出："耗之未尽者，当有一线生机可望，若耗尽而阴竭，如禾苗之根已枯矣，沛然下雨，亦曷济耶。"吴鞠通亦说："若留得一分津液，便有一分生机。"由于温邪易于伤阴，所以往往在温病初期即有阴液的耗伤，随着病情的发展，阴液的损伤逐步加重，至温病后期阴伤的病理表现尤为突出，常为病变的主要矛盾，因而固护阴液当贯穿于温病的治疗全过程之中，正如吴锡璜所说："治温病宜刻刻顾其津液。"叶霖亦指出："温热存阴，最为紧要。"

（1）温病养阴当分甘寒、咸寒　阴液耗伤是温病主要的病理变化。一般认为，风热病邪和燥热病邪多伤肺胃阴液，而伏寒化温的温热病邪和暑热病邪则易伤肝肾阴液；温病邪在卫分、气分和上焦、中焦阶段，常伤肺胃阴液，邪入营分、血分和邪入下焦，则易伤肝肾阴液。由此可见，温病过程中的阴伤主要表现为肺胃阴伤和肝肾阴伤两大类型。肺胃阴伤者常见身热不甚、口咽干燥、干咳少痰或干呕而不思食、舌苔干燥或舌光红少苔等；肝肾阴伤者常见低热面赤、手足心热甚于手足背、口干咽燥、神倦欲眠或心中震震、舌绛少苔、脉虚细或结代等。肺胃阴伤多见于风温、秋燥等病变后期，病情较轻，易于治愈，治疗当以甘凉濡润之品滋养肺胃津液，常用沙参麦冬汤、益胃汤、五汁饮等，用药主以清润，不可重浊滋腻，如沙参、麦冬、玉竹、生地黄、花粉、石斛等。此类方药多属甘寒凉润之剂，故称之为甘寒养阴法。肝肾阴伤多见于春温、暑温等病变后期，人体真阴耗损，脏腑形体失于充养，机体处于衰竭状态，病情较重。治疗当遵循吴鞠通"治下焦如权，非重不沉"之训，以咸寒重浊滋腻之品填补肝肾真阴。常用加减复脉汤、三甲复脉汤等。用药多味厚质重，咸寒滋腻，常用血肉有情之品或介类重镇养阴之品，如生地黄、白芍、鳖甲、牡蛎、龟甲、阿胶、淡菜、鸡子黄等，此类方药多属咸寒滋腻之剂，故称之为咸寒养阴法。

（2）温病养阴具有综合的作用　温病滋阴法最直接的作用是实其阴以补不足，即生津养液，以补充人体阴液的消耗。但通过滋补阴液可以发挥多方面的治疗作用：补水以制火，可调和阴阳之失调，补不足之水，以制过亢之阳。吴鞠通曾明确指出"以补阴之品为退热之用"，说明养阴可助退热邪，亦即"沃焦救焚"之意。养阴以助透邪，伏气温病初起因阴液不足而内伏之热不能透达，养阴有助于透邪，如柳宝诒说："伏温发于少阴，在肾脏先虚之人，不能托邪外达。"故提出养阴托邪之法。养阴以润下，对于因阴液不足而引起的便秘，可用之以"增水行舟"，若因血耗脉涩而致的瘀血，津液煎熬而成的燥痰，均可用滋阴法以润行之。补阴以敛阳，吴鞠通曾提出热病阴液"耗之尽则阳无以恋，必气绝而死矣"。说明阴阳互根，阴伤甚必致阳气外脱，此时补阴就可有敛阳救脱之功，亦即"阴复则阳留"之意。现代研究也证实，温病滋阴法的作用不仅是补充水分、多种营养素及电解质，还具有促进损伤脏器、组织的修复，抑制病原体或对抗（中和）其毒素，调节机体免疫功能，改善微循环，防治血管内弥漫性凝血，调整神经系统功能等多方面的作用。

（3）温病养阴的运用要点　在温病过程中，邪热与阴伤二者自始至终都存在，但要注意邪热与阴伤的侧重，以确定清热与滋阴之主次。一般而言，在温病的早期和中期阶段病理改变多以邪热亢盛为主，阴伤不甚显著，治疗当以祛邪清热为重，辅以滋阴养液。温病的后期阶段，阴伤大多较为显著而已无邪热或余邪未净，即"邪气已去八九，真阴仅存一二"。此时，治疗以滋阴为主，阴复而热自退。运用养阴法还当注意滋阴，不可忽略阳气，戴天章指出："疫邪为热病，伤阴者多，然亦有用药太过反伤阳者，则补阴补阳又当酌其轻重，不可偏废。"养阴之剂多用滋润之物，特别是咸寒滋补肝肾之品，滋腻之性尤著，药性滋润腻着，药力不易运行，伍以宣散透泄可助滋腻之药充分运行药力，以更好地发挥治疗作用，所以运用时常可伍以豆豉、桑叶等轻散宣透之物；滋腻之品常碍滞脾胃，阻滞气机，运化乏力则药力运行更难，故应用时当注意调畅气机，运脾和胃，砂仁、陈皮等物，常需酌情配用。

2. 温法为温病扶正的变法　"温病最忌辛温"，温燥之品既助温热复燥阴津，温病用温药，犹火上浇油，不唯病不解，反生变证，故温病在治疗上喜寒凉而恶温热。然而，由于温病病因有兼寒夹湿、病理变化具阴虚气弱，亦或治疗中的寒凉过度等，故温病治疗中也常运用温热药物。

（1）温邪在表，佐辛温以透表　温病初起，温邪郁表，腠理闭塞，常见恶寒、少汗或无汗、头身疼痛，治当辛凉解表、透邪外达，然寒凉之品，具凉遏之性，不利于表邪的透散，临证时适当佐以辛温之剂于辛凉之中，可加强其疏表祛邪之力。如治风温初起辛凉平剂银翘散，方中金银花、连翘、竹叶、薄荷、牛蒡子等辛凉宣透，尤恐疏表之力欠弱而加入辛温之荆芥穗、豆豉，以助解表疏表、发散透邪。温邪致病常有兼夹病邪，如暑热病邪致病多有夹湿兼寒之变，盛暑之季，人们每喜恣食生冷，贪凉露宿，以致暑邪常兼寒夹湿为患。常见凛凛恶寒、无汗、头痛，此时辛温之品非用不可，常治之以新加香薷饮透表清暑，方中香薷乃辛温之品，以解表散寒，涤暑化湿。湿温病初起湿中蕴热，湿重热轻，困遏肌表，湿乃阴邪，非温不化，治疗亦当使用温化之品，如藿朴夏苓汤之用藿香、厚朴、半夏等。

（2）湿热为患，注意温化　湿为阴邪，其性黏腻淹滞，湿与热合，如油入面，相互裹结，难分难解。湿热为患，治疗既要考虑热邪，也要顾及湿邪，治热应用寒凉，治湿当用苦温，故吴鞠通说："湿温论中，不唯不忌辛温，且用辛热也。"《温病条辨》中用温热药治湿热的方剂颇多，如湿邪弥漫三焦治用三仁汤，暑温心下痞用小陷胸加枳实汤，阳明湿温、呕而不渴用小半夏加茯苓汤等，常用药物有半夏、厚朴、橘皮、杏仁、藿香、佩兰等。湿热病用温药治疗时，当辨湿热之轻重而用之，湿重于热者，当以温化为主，如三仁汤、雷氏芳香化浊法、茯苓皮汤等；湿热并重者，当清解温化并施，如王氏连朴饮、甘露消毒丹等；热重于湿者，当以清解为主，佐以温化，如白虎加苍术汤。

（3）病损及阳，宜进温补　温为阳邪，易伤人阴津，故养阴是温病的重要治法，然而温病过程中，亦有阳气受损之变，如素体阳气虚弱而患温病者、湿热病中湿胜阳微而伤阳者、寒凉攻伐太过而伤阳者，如此种种，其治疗则又不能拘泥于养阴一法，而当注重温补，如吴鞠通所言："至调理大要，温病后一以养阴为主……间有阳气素虚之体质，热病一退，即露旧亏，又不可固执养阴之说，而灭其阳火……下焦篇又列建中、半夏、桂枝数法，以为阳气素虚，或误伤凉药之用，乃其变也。"如素体阳虚患温，热邪甫退，即露阳虚，脉迟，身凉如水，冷汗自出者，可以桂枝汤复其阳；素体中阳不足，寒凉过剂，导致中焦寒饮内停，可用半夏汤温中化饮，或用半夏桂枝汤调营卫、和中阳、化寒饮等。

可见，以温治温并非温病治疗的绝对禁忌，当根据所感温邪之性质及兼夹、温病过程中病机转变、治疗失当，以及患病体质的不同，合理使用温热药物。

三、调理脏腑，去菀陈莝

人体是一个有机整体，脏与脏，脏与腑，腑与腑之间在生理上是相互协调、相互促进的，在病理上则相互影响。当某一脏腑发生病变时，会影响其他脏腑功能。故在治疗脏腑病变时，不能单纯考虑一脏一腑，而应注意调整各脏腑之间的关系，使其功能协调。如肺的病变，既可因本脏受邪而发病，亦可因心、肝、脾、肾及大肠的病变所引起。气血是各脏腑及其他组织功能活动的主要物质基础，气血各有其功能，又相互为用。在生理上气能生血、行血、摄血，故称"气为血帅"。而血能为气的活动提供物质基础，血能载气，故称"血为气母"。当气血相互为用、相互促进的关系失常，就必须充分考虑调理气血。

温病治疗应在强调祛邪、扶正的同时，注意脏腑气血机能障碍的调整疏理。温病的发展过程虽以邪正相争为基本变化，但具体病机则又表现出脏腑、气血的机能障碍，如热邪壅肺的肺气郁闭、热结肠腑的腑气壅滞、热闭心包的机窍闭塞、热入厥阴的肝风内动、热入血分的迫血妄行、热入下焦的瘀血蓄结等。因此，必须根据具体病机变化参以调整机能、疏理障碍的治法，如宣通气机、化痰祛瘀、开窍息风等。

1. 宣通气机　正邪相争，邪热亢炽，导致脏腑气机壅塞不畅是温病常见的病理变化，气机的升降出入是脏腑功能活动的主要表现形式，温病过程中邪正相争，壅滞脏腑，必然导致脏腑的功能失调，气机的运行障碍，所以宣通气机，调整脏腑功能是温病治疗中不可忽视的环节。如邪热犯肺，壅滞肺气，肺气失于宣肃，常出现咳嗽、气喘、胸闷等表现，清泄肺热之麻杏甘石汤中的麻黄、杏仁则是为宣畅肺气而设；热郁胸膈，气机郁遏，心中懊恼为常见之临床表现，栀子豉汤中栀子与豆豉相伍，即在清泄胸膈之热中寓有宣畅胸膈气机之意；阳明腑实，燥屎内结，腹部硬满胀痛是为腑热壅盛、腑气阻滞不通的指征，承气汤中不但有大黄、芒硝峻下腑实以除燥结，也有枳实、厚朴破气行滞以消胀满；至于湿热为患，气机郁滞更为常见，湿为重浊黏滞有形之邪，湿留体内，阻塞气道，气机郁滞，故胸闷、脘痞、身重等气机郁阻之症常伴随始终，所以宣畅气机是湿热病不可忽视的治疗方法，三仁汤中配杏仁就是宣气化湿的代表，连朴饮中黄芩、黄连、厚朴、半夏相配，辛开苦降，具有开通痞塞、透畅气机之意。

2. 化痰祛瘀　痰浊、瘀血是温病过程中常见的病理产物，特别是邪热传入营血或深入手足厥阴之时，尤易化生痰瘀之邪，所以温病的治疗必须重视清化痰浊、瘀血。温病邪在气分、营血分，邪热炽盛，煎熬津液、阴血，津血黏稠浓缩，则易形成痰浊、瘀血之病理产物；血液、津液运行于经脉中，脉管对津血的循行具有固摄和调节作用，病变中邪正激烈抗争，脏腑功能失调，不能调控经脉，也可形成痰浊、瘀血；邪热亢盛，津血沸腾，不循常道而妄行，津血溢于脉外，停滞不去，则成痰瘀。温病后期脏腑疲惫，元气虚衰，机能减退，不能有效地鼓动气血的运行，以致津血运行乏力，留滞不行，易于形成痰瘀；病后经脉之损未能完全修复，脉道涩涩不利，津血艰涩难行，也易形成痰瘀。因此在温病治疗中应注重化痰祛瘀之法。如犀角地黄汤中运用牡丹皮、赤芍在凉血解毒之中寓有活血化瘀之效，桃核承气汤则为破散下焦蓄结之瘀热而设，小陷胸汤能散胸膈之痰，麻杏甘石汤可清化肺经之痰热，宣白承气汤寓清化肺经痰热于苦寒攻下之中，菖蒲郁金汤寓豁痰开窍于清化湿热之中。

3. 开窍息风　窍闭神昏、动风抽搐是温病发展到危重阶段的常见证候，温病之窍闭多因炽烈之邪热兼夹痰瘀之邪闭阻心包，或因湿热痰浊蒙蔽心窍所致；温病之动风或因亢炽之温邪，熏蒸肝经，筋脉挛急，或因肝肾真阴亏损，筋脉失养，水不涵木所致。窍闭者当分热闭、痰蒙，热闭者常见神昏谵语或昏愦不语、身热、舌蹇肢厥、舌质红绛或纯绛鲜泽，脉细数，重者可见循衣摸床、撮空理线等，常以安宫牛黄丸、紫雪丹、至宝丹等清心化痰、芳香通络、开窍通闭；痰蒙者常见神志昏蒙、时清时昧、似清似寐、问答声中间有清楚之词、时有谵语、舌苔黄腻或白腻、脉濡滑而数等，常用菖蒲郁金汤合至宝丹清化湿热痰浊、宣开窍闭、苏醒神志。热盛动风者，常见灼热肢厥、手足抽搐甚至角弓反张、口噤神迷、舌红苔黄、脉弦数等，常用羚角钩藤汤以清热凉肝、息风定痉；虚风内动者常见手足蠕动、瘛疭、肢厥神倦、舌干绛而痿、脉虚细等，常用大定风珠、三甲复脉汤等育阴潜镇之品培补肝肾真阴、滋水涵木、平息虚风。

第十章　温病常用治法

温病治法很多。以祛邪而言，有解表、清热、攻下、和解、祛湿、化瘀等法，以扶正而言，有滋阴、温阳、益气等法。以下就温病中较为常用的解表、清热、攻下、化瘀、益气养阴等治法进行介绍。

一、解表法

解表法是温病初期主要治法，具有疏泄腠理、透邪外出的作用，主要用于治疗温病初期邪在肌表的证候。

（一）溯源

《内经》中提出表证的治疗方法主要是发汗法，如《素问·阴阳应象大论》所说："其在表者，汗而发之。"所以解表法又称为"汗法"。张仲景《伤寒论》中治疗伤寒邪在太阳的表证时，所用的麻黄汤、桂枝汤等属辛温解表法之例。《伤寒论》中还有在辛温解表法中配合寒凉之品的方剂，如治疗风寒表实证，并有里热的大青龙汤，即以麻黄、桂枝等辛温解表药与石膏辛寒之品相伍，有发汗解表、清热除烦之功。晋代《肘后备急方》中创制了辛温解表与寒凉清热药并用，治疗热性病邪在表者的方剂，如葛根解肌汤治疗伤寒一二日，外寒里热者，药用葛根、芍药、麻黄、大青叶、甘草、黄芩、石膏、桂枝、大枣等。又如黑奴丸（又名水解丸），该方由麻黄、大黄、黄芩、芒硝、釜底墨等组成，治疗伤寒五六日，胸中大热、口噤者。《千金要方》中这类方剂更多，如治肺脏温病阴阳毒热暴气斑点方中用葱须、豆豉、葛根、升麻等配合大青叶、石膏、栀子等。宋代对治疗表证佐以寒凉这一认识又有了进一步的发展。宋代医家韩祗和在《伤寒微旨论》中明确提出，表证有各种不同的类型，其治疗方法各异"邪气在表，阴气独有余，可投消阴助阳发表药治之"，即以辛温为主。但"邪气在表，阳气独有余，可投消阳助阴药以解表"可在柴胡、豆豉、升麻等解表药中加入石膏等寒凉清热药。金元时期，以刘河间为代表的"寒凉派"的崛起，强调"六经传受自浅至深，皆是热证"，将《肘后备急方》《千金要方》中以辛温解表药与寒凉清热药并用之法进一步发展，明确提出热性病初起不可纯投辛温之剂，对邪热在表者，常用滑石、石膏、葱白、豆豉等辛凉疏泄、开发郁热，并创防风通圣散、双解散等方，对热性病的治疗更注重寒凉清热药物的运用。张子和《儒门事亲》中明确提出汗法不仅辛温解表一法："世俗止知惟温热者为汗药，岂知寒凉亦能汗也。"并提出解表有辛凉和辛温两法："南陲之地多热，宜辛凉之剂解之；朔方之地多寒，宜辛温之剂解之；午未之月多暑，宜辛凉解之。子丑之月多冻，宜辛温解之。少壮气实之人宜辛凉解之，老者气衰之人宜辛温解之……"为后世解表法分辛温、辛凉打下了基础。清代随着温病学的成熟，对表证的认识进一步深入。如清初喻嘉言《医学三书·尚论后篇》中说："触冒寒邪之病少，感发温气之病多。寒病之伤人十之三，温病之伤人十之七。"对病在上焦者提出了"升而逐之，兼以解毒"的大法，突出了在发散之中配以寒凉清热解毒的治疗思想。清代叶天士、薛生白、吴鞠通、王孟英等温病学家。强调治疗风热表证时，应运用具辛凉之性的药物来解表祛邪。叶天士在《临证指南医案》中对风温、温热等病的治疗，多用牛蒡子、薄荷、桑叶、连翘、栀子等药。并明确指出："上焦药用辛凉，中焦药用苦辛寒，下焦药用咸寒。"其辛凉所治上焦之证，即指邪犯肺卫。吴鞠通的《温病条辨》创银翘散、桑菊饮等辛凉解表之方，使解表法趋于完善。

（二）临床应用

解表法在温病临床治疗中应用广泛。如桂枝汤不仅为《伤寒论》之第一方，在《温病条辨》中也列为首方，其在临床上运用相当广泛，加减变化可形成许多新的方剂，治疗的病证很多。如用桂枝汤加减治疗流感有较好疗效。但按本方药物性味，所治之证当为风寒性质者，对风寒偏重者，还可加荆芥、防风等，如兼夹湿邪，可加入苍术等。对于元气不足，体虚感冒者可加黄芪。

银翘散是温病学中治疗风热在表的代表方，临床上广泛用于治疗普通感冒、流感、急性扁桃体炎、流行性脑脊髓膜炎、流行性乙型脑炎、钩端螺旋体病、流行性出血热等疾病的初起阶段的治疗。本方在治疗感染性发热方面，其退热效应虽不如西药退热剂迅速，但其退热效应稳定持久。

桑菊饮多用于治疗上呼吸道感染，以咳嗽、痰少、口干、发热不甚为主要临床表现，也可用以治疗百日咳、急性眼结膜炎等。

（三）作用机理

1. 发汗　解表法大多具有发汗作用，一般来说，辛温解表方药的发汗作用较强。如麻黄水溶性提取物的发汗作用在一定范围内呈剂量依赖性，麻黄碱灌胃或静脉注射，也有促进发汗的作用。桂枝配合麻黄，因能扩张末梢血管、促进皮肤表面的血液循环，故可增强麻黄的发汗作用。薄荷可通过兴奋中枢神经系统，使皮肤毛细血管扩张、促进汗腺分泌而起发汗作用。银翘散具有一定的发汗作用。

2. 解热　解表方药大多具有不同程度的解热作用，如柴胡皂苷、麻黄挥发油及其主要成分松油醇、升麻、荆芥油、桂枝及桂皮油、葛根、藁本等，可调动中枢体温调节系统，促进汗腺分泌、使散热增加；改善体表血液循环，使毛细血管扩张而散热。然而，中药的解热作用机理较复杂，有的可能是通过抗感染、减轻病损等作用来发挥解热的效应。

3. 镇静　解表法具有一定的镇静作用，如桂枝中的桂皮醛、生姜油、生姜酚及姜烯酮等，能显著抑制小鼠的自发活动，可对抗甲基苯丙胺所引起的运动亢进、延长环己巴比妥钠的催眠作用时间等。而柴胡、荆芥、防风、藁本、紫苏、木贼等，与巴比妥类药物有协同作用。

4. 镇痛　多数解表方药具有镇痛作用。如柴胡皂苷、白芷煎剂和醚提取物及水提取物、细辛挥发油、荆芥、羌活、蔓荆子、生姜、防风、藁本、辛夷、苍耳子等，都具有一定的镇痛作用。其机理有些可能是中枢性的，如防风的镇痛部位与吗啡相似；有的可能是外周的，如生姜能抑制前列腺素（PG）生物合成作用。

5. 抗感染、调节免疫　解表法具有一定的抗感染作用。如柴胡对多种炎症模型具有抑制作用，麻黄、防风、升麻、荆芥、生姜、羌活、辛夷、苍耳子、蔓荆子等也有抗感染的作用。其机理可能与增强肾上腺皮质功能、抑制组织胺等过敏介质释放、抑制前列腺素的生物合成等多方面因素有关。许多解表方药具有明显的抗过敏作用，如麻黄可通过兴奋β-受体而抑制组织胺等过敏介质的释放。荆芥油具有抗慢反应物质和抗被动皮肤过敏反应的作用。紫苏、辛夷、防风、羌活等具有抗组胺、抗慢反应物质、抗迟发性变态反应性作用。银翘散有较强的抗感染和抗过敏的作用。桑菊饮能提高体内巨噬细胞的吞噬能力，提高吞噬指数。

6. 抗病原微生物 许多解表方药具抗细菌和抗病毒作用，如麻黄、桂枝、紫苏、柴胡、防风、薄荷、藁本、香薷、辛夷、蔓荆子等。另外，荆芥、生姜、羌活、葱白、苍耳子、升麻、桑叶、木贼等具有不同程度的抗菌作用。银翘散在体外有广谱的抗菌和抗病毒作用，对革兰阴性和革兰阳性菌有广泛的抑制作用，银翘散的金银花、连翘、牛蒡子等都具有较强的抗病毒作用，特别对流感病毒的作用较为明显；此外，金银花、连翘也有较好的抗菌作用。银翘散对钩端螺旋体、呼吸道病毒PR$_8$株在体外有不同程度的抑制作用。

7. 其他 麻黄中的伪麻黄碱具有利尿作用，麻黄和麻黄碱均有兴奋心脏、收缩血管和升高血压的作用；麻黄碱对支气管平滑肌有松弛和解痉作用。桂枝具有抗凝和抑制血小板聚集的作用。桂枝汤具有一定的止咳、祛痰作用，可使氨水引起的小鼠咳嗽潜伏期明显延长，咳嗽次数明显减少，吐出的酚红增加，但无扩张小鼠支气管及抗支气管收缩剂的作用。荆芥具有平喘、祛痰和止血等作用。生姜具有抗血小板聚集、抗氧化、止吐、促进胃液分泌等作用。紫苏有止血、止吐、止咳、平喘化痰、抗凝血等作用。羌活有抗急性心肌缺血、抗心律失常、抗癫痫等作用。

二、清热法

清热法是以寒凉药物清除邪热的治法，又称为"清法"。常用的清热法有清热解毒、清热泻火、辛寒清热、轻清宣气、清营泄热、清热凉血等。

（一）溯源

早在《史记》中就有清热法的相关记载，如《史记》中记载仓公用火齐汤（按周魁《温症指归》释，火齐汤即三黄汤，即黄连、黄芩、黄柏）治疗热病的案例。《内经》对清热法的论述较为丰富，如《素问·至真要大论》中提出"热者寒之，温者清之"的治疗原则；对于因阴虚发热的治疗，提出"诸寒之而热者取之阴"的治疗原则，即通过滋养阴液来治疗阴虚而达到清虚热的作用。《伤寒论》中清热法也有较为广泛的运用，该书创制了若干清热方剂，如白虎汤、栀子豉汤、竹叶石膏汤、泻心汤、黄芩汤、葛根芩连汤、白头翁汤、黄连阿胶汤等，这些方剂也是后世治疗温病的常用方。唐代孙思邈所著《千金要方》对治疗温热病的清热方有了新的发展。如重视清热解毒法的应用，在清热方中用了许多《伤寒论》中未曾用过的药物，如大青叶、龙胆、苦参、羚羊角等；另外该书中创制了治疗血分热盛的犀角地黄汤、治疗温病高热神昏痉厥的紫雪丹等。金元时期，对清热法的认识有了新的进展，如寒凉派代表医家刘河间，基于"六气皆从火化"和"六经传受皆是热证"的认识，强调治疗外感温热病当重视运用寒凉清热方药，创制了防风通圣散、双解散等方。明清时期清热法的运用更臻完善，对于温病各个阶段的不同邪热证候都设了相应的清热方药，如上焦气分热盛者主以清宣，肺胃热盛者主以辛寒，里热内郁主以苦寒，热入营分者则主以清营泄热，热入血分即投以凉血解毒，邪热久留于阴分则宜滋阴透热等。并且把清热法运用于开窍、息风、化湿等方面。

NOTE

（二）临床运用

清热法在临床上广泛运用于各种急性感染性疾病和非感染性发热类疾病的治疗。如流行性乙型脑炎、流行性出血热、流感、病毒性心肌炎、急性病毒性肝炎、病毒性肺炎、细菌性肺炎、流行性脑脊髓膜炎、急性菌痢、伤寒、急性阑尾炎、急性胆管感染、急性泌尿系感染、白血病、再生障碍性贫血等。清热法在剂型改革方面进行了深入的研究，形成了一系列有效的中成药制剂，如板蓝根颗粒、小柴胡颗粒等用于感染性疾病早期阶段的治疗；双黄连、莲花清瘟等用于感染性疾病中期邪热亢盛证的治疗；清开灵、紫雪散等用于感染性疾病神昏惊厥等病证的治疗等。青羌颗粒（大青叶、连翘、太子参、羌活、川芎）治疗上呼吸道感染，小儿清热颗粒（连翘、黄芩、大青叶、生甘草）治疗小儿上呼吸道感染，芒果叶颗粒（芒果叶提取芒果苷后的母液）治疗流行性感冒高热等，清热饮（薄荷、蒲公英、紫花地丁、鱼腥草、鸭跖草、陈皮）和风热合剂（黄芩、柴胡、羌活、板蓝根、蒲公英）治疗风热型感冒，清热解毒Ⅰ号（金银花、连翘、大青叶、紫草、甘草）、清热解毒Ⅱ号（石膏、知母、牡丹皮、生大黄）、清热解毒Ⅳ号（草河车、龙胆、金银花、大青叶）等治疗细菌和病毒感染所引起高热病证，热毒清（金银花、大青叶、荆芥、薄荷、桔梗、藿香、神曲、蝉衣、芦根、甘草）治疗小儿外感发热，清热解毒针（虎杖、肿节风、败酱草、鱼腥草）治疗细菌感染性疾病，清温灵注射液（水牛角、珍珠粉、板蓝根、黄芩、栀子、金银花、猪脱氧胆酸等）治疗各种上呼吸道感染等。

（三）作用机理

1. 抗病原微生物　病原微生物是导致感染性疾病发生的主要因素，也是发热的主要原因之一，研究表明，清热方药具有广谱的抗病原微生物活性。

在抗病毒方面，通过人胚肾原代单层上皮细胞培养发现，有150种常用中药对流感病毒、副流感病毒、腺病毒等多种病毒有抑制作用，具有抑制病毒作用的中药多数属于清热药物。清热药中具有较显著抗病毒活性的有黄柏、大黄、虎杖、贯众、连翘、紫草、大青叶、牛黄、螃蜞菊、蒲公英、金银花等。银翘散、荆防败毒散、藿香正气散、玉枢丹、清热解毒Ⅳ号等复方对流感病毒有抑制作用；白虎汤能降低感染乙脑病毒幼鼠的病死率。

在抗菌作用方面，许多清热方药在体外实验中表现出广谱抑菌或杀菌作用，其中清热解毒药占了很大的比例。在此基础上，分离出了一些具有较高抗菌效价的成分，如黄连、黄柏、二颗针等药中所含的小檗碱、小檗胺等，大黄中所含的大黄酸、大黄素和芦荟大黄素等，紫草中所含的萘醌类化合物，白头翁中所含的原白头翁素，鱼腥草所含的癸酰乙醛，连翘所含的连翘酚，金龟莲所含的庆四素及庆四苷，秦皮所含的秦皮乙素，虎杖中所含的白藜芦醇等，这些有效成分有的已被提纯后用于临床。此外，清热方药对其他病原体也有一定的抑杀作用，如千里光中所含的氢醌、大黄素、小檗碱对钩端螺旋体有一定的抑制作用；大蒜油对多种深部致病性霉菌有一定的抑制作用；青蒿素则具有很强的抗疟作用等。

药理实验发现，清热方药配伍常表现出抗菌作用的协同增效、减少耐药性和减轻毒性反应等效应。如金银花与连翘合用，大黄与黄芩、黄连或黄柏合用等，均表现出互相协同的抑菌作用。有报道示，单味黄连的抗菌有效浓度为20%，而泻心汤仅为7%；耐药菌株可在单味黄连之32倍抑菌浓度中生长，但于黄连解毒汤中仅能于4倍抑菌浓度中生长。对于金黄色葡萄球菌，千里光、连翘、大黄、厚朴等各用相当于单味药抗菌有效浓度十分之一的量组成复方，即能显示出较好的抗菌活性。金银花可以增强青霉素对耐金黄色葡萄球菌的抗菌作用，大蒜新素与两性霉素 B 同用，对抗新隐球菌、白色念珠菌有协同作用。

清热方药的作用有时与其抗感染作用又不是完全相符的，清热法的作用并不能简单地用抗病原体作用来解释。如大多数清热方药体外抗病毒、细菌等病原体的有效浓度太高，很难在口服后在体内达到有效浓度。同时，即使少数具有较强抗生作用的方药，其有效成分由于受到人体吸收、代谢和排泄等因素的影响，在体内很难达到或保持有效的血药浓度。如具有较强抗菌活性的蒽醌化合物在与血清蛋白结合后，其抗菌作用大为减弱；黄连素在肠道的吸收很差，所以口服难以达到有效的血药浓度，如作为静注，可迅速分布到全身各组织，但其血药浓度又下降到有效抗菌浓度以下，从而影响了其实际作用。许多清热方药仅具有一定的体外抗病原体活性，但动物实验却没有明显的抗病原体作用。也有些清热方药在实验中并不具有明显的抗病原体活性，但临床上确有疗效。如穿心莲治疗急性菌痢的疗效甚佳，其分离出的内酯及黄酮两种成分，经抗痢疾杆菌试验，黄酮有明显作用而内酯无效，然而在临床上观察，内酯对急性菌痢的疗效较好，黄酮的疗效反而差；又如穿心莲内酯磺化物治疗肺部感染，穿琥宁治疗婴幼儿肺炎均有明显疗效，但药理实验却无法确定其是否具有抗病原体活性；治疗肺脓疡常用的金荞麦、治疗痢疾的苦参、治疗肺部感染的肺炎Ⅳ号（蒲公英、败酱草、半枝莲、虎杖）等都有良好的临床疗效，但却难以证实它们在人体内有直接抗病原体作用。

清热法的抗感染作用可能是通过多种环节而实现的。病原体导致的感染必须经过入侵、附着、繁殖、释放毒素等多个环节，如果能对上述的任何一个环节发生影响，就有可能影响感染的发生、发展。如治疗泌尿系统感染常用的八正散并不能抑制尿道致病性大肠杆菌的生长繁殖，但是能明显抑制其凝集人 P 型红细胞，抵制具有 P 菌毛的尿道致病性大肠杆菌的血凝，抑制其在尿道上皮细胞的黏附，由于大肠杆菌黏附于尿道上皮细胞是造成泌尿道感染的重要始动因素，因而八正散对急性泌尿系统感染的疗效机制，可能主要在于抑制尿道致病性大肠杆菌的 P 菌毛表达或造成表达错误，从而去除细菌对尿道上皮细胞的黏附。其他，如清热方药能降低细菌的毒力及调节免疫功能等，也是发挥抗菌作用的重要环节。

2. 抗毒　微生物毒素包括外毒素、内毒素和其他一些毒性产物，毒素对人体的影响主要表现在两个方面：一是可造成机体功能紊乱和组织损害，甚则可因感染中毒而导致死亡；二是毒素可以损害机体的抗感染防御机制，从而使人体的抵抗力明显下降。清热方药对病原体产生的毒素有一定的对抗或中和作用，可抑制毒素的生成，或使毒素减毒、灭活；可对抗毒素对机体的损害；可加速毒素在体内的廓清。如对白喉有较好疗效的养阴清肺汤及单味玄参、地锦草、马鞭草等，即对白喉毒素有明显的中和作用；小檗碱能拮抗霍乱毒素的致泻作用；射干有抗透明质酸酶的作用；黄连解毒汤、黄连、黄连素、野菊花、金荞麦等均有较明显的抗金葡菌凝固酶、溶血毒素的作用；金银花及其复方制剂可对抗绿脓杆菌内毒素所引起的动物体温升高、白细胞下降及致死作用；清热解毒复方（金银花、连翘、蒲公英、地丁）可减轻内毒素引起的发热，对伤寒杆菌内毒素有一定的解毒作用；黄连解毒汤对内毒素所引起的低血糖和脑、肾等重要脏器灌流不足等，都有一定的对抗作用；由柴胡、黄芩、龙胆、枳实、半夏、金银花、连翘、蒲公英、丹参、大黄等组成的清胆注射液及其中的连翘，具有明显对抗伤寒杆菌内毒素所致内毒素休克的作用；消炎解毒丸、六神丸等可降低内毒素所致的小鼠病死率，减轻对家兔心肌的损害；六神丸可对抗内毒素所致肝溶酶体酸性磷酸酶的释放。由金银花、大青叶、贯众、鱼腥草、赤芍、蚤休、射干组成的清热解毒注射液可增强网状内皮系统的吞噬功能，加速内毒素在机体内的廓清，对大肠杆菌内毒素所致的小鼠休克死亡有明显的保护作用；清胆注射液、龙胆、龙胆泻肝汤、金银花、连翘等可直接中和内毒素，使其灭活；热毒清可直接破坏大肠杆菌内毒素的超微结构，使其崩解。

3. 调节免疫系统 清热方药对免疫系统有较为广泛的影响，可在提高人体抗感染免疫能力及减轻变态反应等方面发挥重要作用。

在非特异性免疫方面，清热方药可提高外周血白细胞数，增强多形核白细胞的吞噬能力，如生地黄、玄参、虎杖、水牛角等，可提升外周血白细胞数量；黄连、黄芩、栀子、金银花、大青叶、穿心莲、野菊花、白花蛇舌草等，可加强白细胞的吞噬能力。复方连翘注射液（连翘、板蓝根、金银花、知母、龙胆、贯众、黄连、钩藤、生石膏、甘草）、肺炎合剂（白果、青黛、地骨皮、钩藤、车前子、车前草、陈皮）、清热解毒注射液、六神丸、龙胆泻肝汤、蒲公英、大黄、金荞麦、野菊花、大青叶等都有增强炎性细胞吞噬活性的作用；大蒜、大黄、复方连翘注射液、白头翁汤、肺炎合剂、野菊花、青蒿素等可增强腹腔炎性巨噬细胞的吞噬能力；黄连解毒汤、白花蛇舌草、山豆根、蟾酥、肺炎合剂等均激活网状内皮系统吞噬功能；鱼腥草素能提高人和动物血清备解素水平，提高患者血和痰中溶菌酶的活力。

在特异性免疫方面，黄柏可增加免疫动物抗原结合细胞数，白花蛇舌草、败酱草、蚤休、山豆根、黄柏、金银花等可促进抗体生成。清胆注射液可使初次体液免疫抑制而使再次免疫反应增强。清热方药可提高外周血 T 淋巴细胞百分率，黄连、黄芩、金银花、蒲公英、紫花地丁等能提高淋巴细胞母细胞转化率，大蒜、白花蛇舌草等能提高淋巴细胞转化率或玫瑰花结形成率。清热方药又可表现出免疫抑制作用，如黄芩苷及黄芩素有抗过敏介质释放的作用，黄连、牡丹皮可抑制肥大细胞脱颗粒；牡丹皮等能抑制免疫溶血反应中补体的下降及Ⅳ型变态反应的阿蒂斯现象，龙胆有抑制抗体生成及抗组胺作用，大黄、茵栀黄液、葛根汤、柴胡清肝汤等都可抑制抗体的生成。

4. 退热 清热法具有较好的退热作用。如石膏、知母、黄连、黄芩、栀子、大青叶、金银花、连翘、芦根、玄参、紫草、牡丹皮、苦参、穿心莲、羚羊角、牛黄、野菊花、大黄、白虎汤、犀角地黄汤、黄连解毒、紫雪丹、葛根芩连汤等。这些方药的解热作用不仅限于对发热、散热机制的调整，还包括对病原体及其毒素等的抑制和对抗，并对前列腺素合成及体温调定点上移等方面有抑制作用，因而其退热效应较稳定，作用较平和，较少出现副作用。清热方药解热的机制较复杂，与西医学中解热药的作用机理有很大的不同。

5. 抗感染 清热方药具有良好的抗感染作用，在炎症的早期阶段，金银花、连翘、射干、蚤休、大青叶、穿心莲、黄连、黄柏、黄芩、紫草、龙胆、牛黄、牡丹皮、秦皮、大蒜、金荞麦、鱼腥草等可抑制多种致炎因子导致的毛细血管通透性增强、抑制渗出和水肿的发展，有助于炎症的消退。在炎症中、晚期，清热方药的作用有不同的表现，如对炎症中期的白细胞游走，清气解毒液有较强的抑制作用；而清热解毒注射液则有显著的增强作用；穿心莲丁素及其琥珀酸半酯即无显著影响。对于晚期炎症，各种清热方药的作用均不显著。清热方药对炎症的作用可能与对垂体肾上腺皮质功能的激活及影响花生四烯酸代谢有关。炎症反应与免疫反应有着密切的关系，一些清热方药虽然可以抑制炎症反应，却不抑制免疫反应，甚至能增强免疫反应，如清热解毒注射液等对炎症早期有抑制作用，但同时却可促进白细胞游走，并增强炎症细胞的吞噬活性。

6. 调节垂体肾上腺皮质功能 清热方药对肾上腺皮质功能的影响主要在于两方面：一是通过兴奋垂体前叶或其以上部位而引起肾上腺皮质活跃；二是影响肾上腺皮质激素的代谢与灭活。如穿心莲、山豆根、大蒜、黄连、三颗针、秦皮、白花蛇舌草、水牛角、养阴清肺汤、清热解毒液等，均有兴奋肾上腺皮质功能的作用；生地黄、知母等可拮抗外源性激素对神经体液途径的反馈性抑制，并能增强肝脏对皮质激素的分解代谢。

7. 调节微循环及血凝系统 在感染过程中，多伴有局部血液循环及血凝状态的改变，许多清热方药可改善微循环，起到类似活血化瘀的作用，如牡丹皮、丹参、赤芍等，能抑制血小板凝聚、抑制血栓形成、扩张血管、改善血液流变学性质及改善微循环等；野菊花、金荞麦、连翘、牡丹皮等可抑制血小板聚集，黄芩有抑制血小板聚集及稳定细胞膜作用，而穿心莲却有显著的增强血小板聚集作用，显示清热方药对血小板聚集的作用并不一致。

8. 抗休克 感染性休克是感染性疾病导致死亡的重要原因。清热方药具有一定的抗休克作用，如清胆注射液对猫的内毒素休克有升压稳压作用；金银花及其复方制剂对绿脓杆菌内毒素休克有明显的保护作用；六神丸、消炎解毒丸、清热解毒注射液、黄连解毒汤等均可降低内毒素所致的小鼠休克病死率。

9. 其他 连翘、黄芩、栀子、蒲公英、黄连解毒汤等具有保肝作用；茵陈、大黄、栀子、黄连、清热注射液（柴胡、黄芩、大黄、茵陈、龙胆、金银花）等有利胆作用；八正散、清热注射液等有利尿作用；牛黄、生地黄、肺炎合剂等有强心作用；牛黄、羚羊角、栀子、芍药、牡丹皮、紫雪丹有镇静抗痉作用。还有一些清热方药兼有镇咳、化痰、平喘、扩张冠脉、提高心肌抗缺氧性损伤等作用。

三、攻下法

攻下法是温病的常用法之一，是祛除有形病邪的主要方法。清末医家柳宝诒指出："胃为五脏六腑之海，位居中土，最善容纳，邪热入胃则不复他传，故温热病热结胃腑，得攻下而解毒十居六七。"强调温病运用攻下法的重要意义。

（一）溯源

攻下法在《内经》中已作为外感热病的主要治法，如《素问·热论》说"已满三日者，可泄而已"，即指以攻下泄热法治疗里热亢盛证。《伤寒论》对攻下法的认识非常深刻，不仅创制了许多攻下方剂，如大承气汤、小承气汤、调胃承气汤、大陷胸汤、三物白散、十枣汤、桃核承气汤等，还论述了攻下法的使用宜忌，为后世运用攻下法治疗外感热病奠定了基础。金元时期的张子和，尤以擅长运用汗、吐、下而闻名于世，被称为"攻下派"的代表医家。而最善于用攻下法治疗温病的医家当首推吴又可，吴氏在《温疫论》中提出，对温病运用攻下"非专为结粪而设"，而是为了祛除病邪，认为"邪为本，热为标，结粪又其标也"，是"邪热致燥结，非燥结而致邪热"。提出"勿拘于下不厌迟""邪未尽可频下""一窍通，诸窍皆通"等观点，对丰富攻下法的理论做出了重要的贡献。此外，吴氏还在《伤寒论》之承气汤的基础上制定了滋阴攻下的承气养荣汤、扶正攻下的黄龙汤等方，为后世攻补兼施法的运用提供了范例。清代叶天士在《温热论》中，对于湿热积滞阻于肠道时使用攻下法的特点进行了阐述，指出"温邪内搏，下之宜轻""湿温病大便溏为邪未尽，必大便硬，慎不可再攻也，以粪燥为无湿矣"。吴鞠通在《温病条辨》中对攻下法在温病中的运用做了全面总结，并在《伤寒论》

NOTE

承气汤的基础上创制了新加黄龙汤、宣白承气汤、导赤承气汤、牛黄承气汤、增液承气汤、护胃承气汤等承气汤加减方，进一步扩大了攻下法的应用范围。

（二）临床运用

攻下法在临床上用以治疗急性胰腺炎、急性胆管感染、病毒性肝炎、急性细菌性痢疾、乙脑、流行性出血热、肺炎、感染性休克等温病具有较好的疗效。临床以大承气汤合清瘟败毒饮治疗有腑实证的感染性休克，以含有大黄、芒硝的柴黄解毒汤、柴黄清痫汤合生脉注射液治疗化脓性胆管炎伴中毒性休克，用承气汤治疗急性呼吸窘迫综合征属里、实、热证者均疗效显著。用大黄、番泻叶、大承气汤加桃仁、牡丹皮、丹参、赤芍、桔梗白散等通腑泻下方药治疗流行性出血热之高热、急性肾衰竭有显著疗效。对重症肝炎、肝性脑病的治疗，常用大黄、承气汤或牛黄承气汤等通腑逐瘀利胆，大黄注射液可明显改善肝功能和临床症状。对急性菌痢及中毒性菌痢的治疗，攻下法可以疏通肠腑气血郁滞，可用导滞散（大黄、芒硝、巴豆霜）配合清化湿热之品，或用承气汤治疗。对于急性胆囊炎的治疗可单用大黄攻下而取得良好疗效，也可在清利湿热方中加入大黄、芒硝等攻下之品，大便一通则症状多显著减轻。对于急性胰腺炎的治疗，十分重视通下法的运用，并主张应及早应用，常用方药如承气汤、大柴胡汤、生大黄、番泻叶等，泻下之后，腹痛呕吐等可明显减轻。从攻下法运用病证来看，以消化系统为多，但对呼吸系统、神经系统等病证也同样可用，其适应证相当广泛的。另外，临床上采用的中药保留灌肠法，多以攻下方药为主，一方面可以通过肠壁吸收部分药物成分而起到治疗作用，另一方面也可荡涤肠道的积滞，对于难以口服用药的患者尤为适用。

（三）作用机理

1. 泻下通便　攻下方药多能增强胃肠蠕动，可通导大便，但不同的攻下方药，其作用机制有所区别。大承气汤可显著促进肠道的推进功能。大黄可兴奋大肠蠕动，其泻下作用与其对大、小肠电解质、水和水溶性化合物吸收的影响有关；大黄中含多种泻下成分，其中以番泻苷类作用最强，番泻苷进入肠道后被肠道细菌之 β-糖苷酶分解，经单葡萄糖苷后进一步水解为苷元，异构化再经肠菌黄素酶的作用还原裂解为大黄酸蒽酮，成为致泻的主要化学成分。芒硝为容积性泻药，主要作用于小肠引起肠管扩张，使肠道积存液体增多，而反射性引起泻下。另外，番泻叶、芫花、巴豆、牵牛、甘遂等属于刺激性水泻药。

2. 利胆保肝　攻下方药对于胆汁泌泄有重要的作用，大黄既可促进胆汁分泌，又可松缓奥迪括约肌；芒硝能促进胆囊收缩，促进胆汁排泄。茵陈大黄汤等攻下方药有一定的保肝作用，如大黄可推迟半乳糖胺所致急性肝损伤动物肝性脑病的发生时间，并可减少肝性脑病动物的病死率和血氨增高的幅度，能改善肝微循环、减少内毒素吸收。

3. 改善肠道缺血　肠道缺血往往是急性感染性疾病发展到较为严重阶段所出现的病理变化，而肠道缺血后可对病情发展起到重要的作用。研究表明，肠道缺血可能是休克产生及恶化的重要原因，因而改善肠道的血液运行，解除其缺血缺氧状况，对于控制病情发展、防治休克有重要的意义。大承气汤能明显增加肠血流量、改善肠管血运状态、增强肠蠕动。

4. 抗病原微生物　大黄有显著的抗病原体作用，其主要有效成分为大黄酸、大黄素、芦荟大黄素等游离蒽醌类物质，对多种致病菌，如白色葡萄球菌、链球菌、枯草杆菌、白喉杆菌、志贺痢疾杆菌、钩端螺旋体等都有较强的抑杀作用。大黄与黄连、黄柏等清热解毒药合用时，其抗菌作用还可大大提高，提示清、下并用对于病原体有直接的治疗作用。大黄还具有较强的抗病毒作用，并对多种致病性真菌、阿米巴原虫、滴虫等有一定的抑制作用。此外芦荟等泻下药也有较好的抗病原体作用。

5. 抗感染 攻下法方药对炎症反应具有广泛的作用，如能对抗多种致炎物及炎症介质所引起的毛细血管通透性增高、渗出和水肿，大黄、芒硝、大承气汤、大黄牡丹汤、桃仁承气汤等均具此作用；化瘀通腑方可抑制胰腺注入自体胆汁所致的胰腺肿胀、充血、变硬、白细胞浸润、出血及坏死、抑制脓肿的形成，并可降低淀粉酶、白细胞、补体。

6. 退热 大黄具有良好的退热效应，能降低内毒素引起的发热幅度、减少发热持续的时间，降低脑脊液中前列腺素 E 的含量，提示大黄可直接作用于发热介质；清胆汤、清解液等都有直接抑制内毒素、酵母菌等所致的实验性发热作用。泄热汤能够扩张外周血管，增加散热，并降低脑室灌流液中前列腺素 E 水平。泻下方药的解热作用还与其可减少或消除肠源性内毒素进入血循环、抗内毒素、抑制细菌生长及其产毒、清洁肠道等作用有关。

7. 调节免疫 生大黄能增加中性粒细胞数量，提高外周血白细胞对金黄色葡萄球菌的吞噬能力，并可提高小鼠腹腔炎性细胞的吞噬活性，提高血中溶菌酶含量及血清总补体水平，促进干扰素的产生，大黄在体外还有抑制 T 淋巴细胞功能及 Fc 受体细胞的作用；芦荟有促进吞噬细胞的功能；清胆液虽然抑菌能力较弱，但临床上用以治疗胆系感染有较好的疗效，其作用机理除了可利胆消炎外，还与该方可增强炎性细胞吞噬活力、提高血溶菌酶含量、促进抗体生长等作用有关。

8. 改善肾功能 通腑泻下法是流行性出血热急性肾衰的重要治法，大黄经静脉、口服和灌肠等三个不同给药途径治疗急性肾衰均有明显的效果。大黄可通过抑制机体蛋白质分解，提高氨酰胺生成的利用率而使尿素氮含量降低。大黄、芒硝为主的复方可减轻肾周围疏松组织水肿，使肾血流量相对增加，改善肾组织缺血缺氧，从而促进肾功能的恢复，可以增加血中尿素、肌酐、钾等的清除率。

9. 止血 大黄可使血液黏度升高，红细胞聚集性增加，微血管血流减速，缩短出血时间、血凝时间和血浆复钙时间，增加纤维蛋白原，缩短血小板及纤维蛋白血栓形成的时间。有研究证实，大黄对血液的凝度、黏度、血小板聚集性等方面有双向调节作用。

四、活血化瘀法

瘀血是温病重要的病理因素，活血化瘀是温病重要的治疗方法。

（一）溯源

我国现存最早的医学方书《五十二病方》中已有活血化瘀方药的记载。《素问·阴阳应象大论》提出："血实者宜决之。"《伤寒论》论述了下焦蓄血的证治，创制桃核承气汤、抵当汤、抵当丸等活血化瘀方。叶天士明确指出温病中有"瘀血与热为伍"的病证，强调其治疗"当加入散血之品"，并提出血分证的治疗原则是"凉血散血"。王清任在《医林改错》中对血瘀证的证治做了深入的论述，创制了解毒活血汤、急救回阳汤、可保立苏汤、通经逐瘀汤、血府逐瘀汤等方，用于温病兼夹瘀血的治疗。

（二）临床运用

复方丹参注射液、犀角地黄汤、桃仁承气汤、二鲜牛角汤（鲜茅根、鲜生地黄、水牛角、栀子、通草、甘草）等活血化瘀方药治疗流行性出血热有较好的疗效。急性感染疾病发生弥散性血管内凝血（DIC）时，活血化瘀法是常用的方法。如在治疗 DIC 伴有休克时，在固脱的基础上，加用血府逐瘀汤，可获得较好的效应；暴发型流脑出现 DIC 者，以丹参静滴或静脉注射，有助于病情恢复。治疗细菌性肺炎时，在运用清热解毒法的同时，配合活血化瘀药（红花、川芎、赤芍）可提高疗效。活血化瘀法可用于重症肝炎的治疗，可改善肝脏微循环，防治急性肝衰竭。如运用虎黄合剂（虎杖、生大黄、白茅根、郁金、黄芩、牡丹皮、苦参）治疗重症病毒性肝炎，其生存率高于单纯用西药治疗的对照组。复方丹参注射液（丹参、降香）已广泛用于防治 DIC，其抗凝作用虽不及肝素强，但较为安全。

（三）作用机理

活血化瘀法的药理作用主要表现在对心血管系统和凝血系统的影响，具体表现在以下几方面：

1. 调节血液系统　许多活血化瘀方药有抑制血小板凝血的作用，川芎、红花、赤芍、丹参可抑制二磷酸腺苷（ADP）及胶原诱导的家兔血小板聚集；川芎嗪、阿魏酸钠、红花黄色素、赤芍总苷、丹参酮在体内外都表现出明显的抑制血小板聚集作用。当归、鸡血藤、牡丹皮、血竭、没药、益母草、苏木、毛冬青、刘寄奴、红藤、姜黄素、三棱、莪术、丹参注射液可使大鼠血小板计数减少，并减弱血小板聚集功能；赤芍、泽兰不降低血小板计数，但可减弱其聚集功能。

活血化瘀方药对血凝系统的作用比较明显，一般多表现为抗凝作用。益母草、赤芍、当归、三棱可使凝血酶原时间、白陶土部分凝血酶时间延长。丹参能明显延长血浆复钙时间；赤芍总苷、红花、姜黄、莪术、三七、川芎体内或体外实验都显示具有抗凝作用，桃仁能明显延长实验动物的出血时间、凝血时间及血浆复钙时间。

活血化瘀方药对于纤溶系统也有一定的影响，多表现为增强纤溶活性，从而溶解新生的血栓，阻止血栓的进一步发展。丹参注射液、赤芍总苷、红花黄色素、姜黄素、水蛭、虻虫均可显著提高纤维蛋白溶解活性；红花、当归、五灵脂、薤白、赤芍、丹参有增强纤溶作用，而党参、黄芪、白术有抗纤溶作用。

活血化瘀方药对血栓的影响主要表现在两个方面：一是预防血栓形成；二是促进血栓的溶解。川芎嗪、川芎总碱、丹参对大白鼠体外特异性和纤维蛋白血栓形成时间、血栓长度、血栓重量均有抑制作用。丹参、红花、川芎、赤芍可明显抑制血小板血栓和纤维蛋白血栓形成；当归及其有效成分阿魏酸钠能明显抑制大鼠颈总动脉、颈外动脉旁路血栓的形成。赤芍、丹参、桃仁、血竭、虻虫、水蛭可活化纤溶系统而促使血栓溶解。

活血化瘀方药大多还可降低血液黏度，改善"高黏"状态。益母草、郁金、桃仁、红花、三棱、当归、川芎具有降低红细胞聚集性作用。丹参、鸡血藤、桃仁可改善血液的黏、凝状态。

2. 调节心血管系统　活血化瘀方药可增强心肌收缩力，如川芎、红花、三七、牛膝、紫草、虎杖。红花、蒲黄在低浓度时呈兴奋心肌作用，而高浓度时则有抑制作用。当归有抑制心脏收缩的作用。蟾蜍离体心脏研究发现，丹参可降低心肌收缩力，并随浓度增加而增强，但低浓度的丹参不损伤心肌细胞，也不影响心功能的恢复。川芎、红花、蒲黄在增强心肌收缩力的同时，可减慢心率；丹参、三七、当归可减慢心率。丹参、三七、玄胡、红花、川芎、赤芍可显著提高小鼠常压和减压缺氧存活率，延长其存活时间。对于心肌氧代谢，活血化瘀药物中以当归的作用为好，其在增加冠脉血流量、降低冠脉阻力的同时，能明显降低麻醉犬的心肌耗氧量。活血化瘀方药对冠状动脉、脑动脉、外周动脉有一定的扩张作用，当归、赤芍、丹参、鸡血藤、红花、牡丹皮、川芎、益母草、五灵脂可增加冠脉的血流量。

活血化瘀方药对微循环、中毒性休克、弥散性血管内凝血、急性呼吸窘迫综合征（ARDS）、急性肾衰竭（ARF）有一定的作用。复方丹参、川芎嗪有抗内毒素休克的作用。归红液（当归、红花）对内毒素所致的血清溶酶活性水平升高有显著的抑制作用。三七对内毒素性DIC有明显的效果，表现为抑制血小板、减少纤维蛋白原量、活化纤溶系统、减少脏器出血性坏死等。川芎嗪可以改善肺微循环、增加肺血流量以改善通气功能，有利于纠正低氧血症。活血化瘀方药可改善肾缺血状态，增加肾血流量，因而可以治疗急性肾衰竭。

3. 抗炎性反应　活血化瘀方药对炎症过程有不同的影响，当归、红花可明显抑制炎症反应，乳香、五灵脂、血竭能明显地增强炎症反应。活血化瘀药物与清热解毒药物合用可起到协同增效的作用。

4. 抗病原微生物　活血化瘀方药特别是凉血化瘀、通下化瘀的方药具有抗病原微生物作用。大黄、牡丹皮、赤芍、紫草对多种病毒有抑制作用。大黄、虎杖所含的大黄酸和大黄酚、牡丹皮酚、丹参酮、地锦草素对多种细菌有抑制作用。

5. 调节神经系统　活血化瘀药物具有镇痛作用，有学者以小鼠醋酸扭体法研究了23种活血化瘀药物的镇痛作用，发现乳香、没药等镇痛作用最强，其他如延胡、三七、莪术挥发油均有明显的镇痛作用。

6. 调节免疫功能　活血化瘀方药对免疫功能的影响是多方面的。如由益母草、当归、川芎、白芍、广木香等组成的方剂对体液免疫有明显的抑制作用。当归、桃仁可抑制抗体的形成。丹参及其复方制剂有显著提高细胞吞噬能力的作用。当归补血汤、当归及其成分阿魏酸钠、红花黄色素、蒲黄可提高单核吞噬细胞系统的吞噬能力。

五、清热祛湿法

清热祛湿法是通过祛除湿邪、清解邪热以清除湿热之邪的一种治法，主要用于治疗湿热性质的温病。

（一）溯源

《素问·至真要大论》认为："湿淫所胜，平以苦热，佐以酸辛，以苦燥之，以淡泄之。"提出"苦燥"和"淡渗"两大法则。王叔和在《脉经》提出湿热病的治疗原则和治禁"治在足太阴，不可发汗，汗出必不能言，耳聋，不知痛所在"。《伤寒论》创制了系列治湿的方剂，如淡渗利水的五苓散、猪苓汤，清热利湿退黄的茵陈蒿汤，温化水湿的苓桂术甘汤，温阳化水的真武汤等。另外半夏泻心汤、生姜泻心汤、甘草泻心汤，创苦辛开降法，为后世治疗湿热蕴阻中焦证开了先河。朱肱《活人书》中提出以白虎加苍术汤为治疗湿温的主方。刘河间在《内经》"淡渗"基础上，提出"治湿不利小便，非其治也"。吴又可《温疫论》对邪伏膜原证所用的达原饮，虽属和解之剂，但也可看作是祛湿热化秽浊的方剂。叶天士提出"热从湿中而起，湿不去则热不除也"，治疗湿热应"渗湿于热下，不与热相搏，势必孤矣"，强调湿热两分。薛生白《湿热病篇》为论述湿热病的第一部专著，该书对湿热病的发生发展规律、湿热之邪在卫表、气分、营血分及后期的病证，做了系统论述，对湿热病证提出了具体的诊断和

NOTE

治疗方药，薛氏按湿热在上、中、下三焦的不同病证提出了辨治方法。强调"热得湿而愈炽，湿得热而愈横，湿热两分，其病轻而缓，湿热两合，其病重而速"。《温病条辨》明确提出了湿热为患"非若寒邪之一汗而解，温热之一凉即退"，强调"徒清热则湿不退，徒祛湿则热愈炽"，并创制了不少有效方剂，如三仁汤、黄芩滑石汤、薏苡竹叶散、加减正气散类方等。

（二）临床运用

清热祛湿法是治疗湿热性温病的主要治法，湿热病证在病变过程中有湿重于热，湿热并重和热重于湿的不同，因此运用清热祛湿法时应根据病证性质在处方用药方面有所侧重，湿重者注重祛湿，可选芳香、苦温、淡渗之品，如藿香、苍术、茯苓等；热重者当注重清热，可选苦寒泄热之品，如黄连、黄芩、黄柏、栀子等；湿热并重者当清热与祛湿并举。湿邪侵犯人体可影响不同的脏腑部位，因此在运用祛湿法时必须根据湿邪在表或在里，湿邪在上焦、中焦或下焦，以及所涉及的脏腑，而选用相应的治法。邪在上焦者注重芳化，邪在中焦者注重燥化、运化，邪在下焦者注重淡渗分利。临床上，清热化湿法主要运用于消化、泌尿、呼吸系统的感染性和非感染性疾病的辨治，如手足口病、流感、伤寒、细菌性痢疾、肠炎、钩端螺旋体病、病毒性肝炎、胆囊炎、胆石症、尿路感染、胃炎、消化性溃疡等。湿邪偏重者可选三仁汤加减治疗，湿热并重者可选甘露消毒丹、王氏连朴饮加减治疗，热重于湿者可选用白虎加苍术汤、三石汤等加减治疗。

（三）作用机理

1. 调整胃肠功能　芳香化湿药多含有挥发油，能增强胃肠的蠕动，促进消化，并祛除胃肠中的积气，所以可用于消化不良引起的腹部胀气和肠绞痛，并能增加消化液的分泌，促进消化、增进食欲。如苍术、厚朴、藿香正气散、不换金正气散（藿香、苍术、陈皮、厚朴、姜半夏、甘草）。

2. 抗病原微生物　用苍术烟熏可对流感病毒、腮腺病毒等多种病毒有灭活作用，对口腔支原体、肺炎支原体、肺炎球菌、乙型溶血性链球菌 A 群、黄曲霉菌等有杀灭作用。厚朴煎剂对多种细菌有抗菌作用，其作用强于黄连、黄芩、大黄，而且不因加热而被破坏，其对多种霉菌有抑制作用，有效成分为厚朴酚。藿香对多种致病性真菌有抑制作用。藿香正气水对金黄色葡萄球菌、大肠杆菌、沙门杆菌、枯草杆菌、痢疾杆菌、绿脓杆菌等多种病菌有杀灭作用。

3. 抗溃疡　苍术的甲醇提取物具有抗溃疡作用。厚朴的乙醇提取物，对大鼠由盐酸 - 乙醇引起的黏膜损伤有保护作用。厚朴酚对应激型胃溃疡有抑制作用，并能抑制应激引起的胃酸分泌，生厚朴比姜炙厚朴作用为强。

4. 调节中枢神经系统　苍术提取物茅术醇和 β - 桉叶醇有明显的镇静作用，二者混合物有剂量依存性的抗痉挛作用，说明苍术提取物对中枢神经系统有抑制作用。厚朴的乙醚提取物能抑制小鼠的自发活动，并能对抗甲基苯丙胺或阿朴吗啡引起的兴奋。厚朴酚及异厚朴酚也有抑制中枢神经系统的作用，可使大鼠脑电波变为高幅慢波。厚朴的乙醇提取物可使脑内 5 - HT 及其代谢产物含量增加，但对儿茶酚胺含量无明显影响。

5. 其他　用苍术浸膏对家兔作皮下注射，有降血糖作用。苍术苷对小鼠、大鼠、兔、犬等都有降血糖的作用，认为是促进糖酵解之故；另外，苍术的水提取物（ARWE）对小鼠灌胃也有降血糖的作用，并能使胰岛素水平升高，提高血清淀粉酶活力。厚朴煎剂对小鼠离体支气管有兴奋作用，厚朴中分离的一种水溶性生物碱对家兔静脉注射，有松弛肌肉的作用。藿香正气水具有镇痛作用，对醋酸引起的扭体反应有明显的抑制作用。

六、益气养阴法

益气养阴属于扶正的范畴。对于温病的治疗，一般来说当以祛邪为主，因为外邪是引起温病的主因，并可因外邪的入侵导致人体功能失调及实质性损害，所以温病的治疗当以祛邪为首务。然而，当人体正气素虚，或病邪耗伤正气之时，扶正则是不可或缺的，而扶正中，以养阴生津法和温阳益气法最为常用。

（一）溯源

《内经》中就有益气养阴法的记载。如《灵枢·热病》提出"实其阴以补其不足"，突出了养阴在温病治疗中的重要性。在《伤寒论》中益气养阴法得到广泛的运用，如《伤寒论》六经病证中的太阴、少阴病证大多属于虚寒证，其治疗多从温补入手，治太阴虚寒证的主方理中丸、治少阴虚寒证的主方四逆汤都是应用人参、附子、干姜、炙甘草等温阳益气。《伤寒论》对滋养阴液也较为重视，除了有猪肤汤之类滋阴润燥方外，在白虎加人参汤、竹叶石膏汤、黄连阿胶汤等方中，配合了养阴生津的药物。明清时期，随着温病学的形成和发展，对温病中阴液耗损和养阴法的认识也有了重要发展。吴又可《温疫论》提出"疫乃热病也，邪气内郁，阳气不得宣布，积阳为火，阴血每为热搏"，因而在治疗中不仅有养阴祛邪的六成汤、黄龙汤等攻补兼施之剂，而且明确提出了"解后宜养阴"。叶天士在《温热论》中进一步指出"热邪不燥胃津，必耗肾液"，把温病的阴伤做了明确的分类，同时提出了甘寒滋胃津与咸寒养肾液的治疗大法，并于《临证指南医案》中记载了许多运用养阴法治疗温病的范例。吴鞠通根据肺胃阴伤和肝肾阴伤的不同属性，创了沙参麦冬汤、益胃汤、加减复脉汤及加减方等养阴名方。柳宝诒在《温热逢源》中针对伏邪温病的治疗提出了"养阴托邪"的方法。俞根初在《通俗伤寒论》中针对阴虚而患风热袭表者，拟定了加减葳蕤汤。温病学在重视养阴生津的同时，也仍然重视固护阳气。如叶天士对素体阳气不足者感受温邪的治疗，强调"须要顾其阳气"。而吴鞠通《温病条辨》指出："间有阳气素虚之体，热病一退，即露旧亏，又不可固执养阴之说而灭其阳火。"对温病过程中气衰阳微者，常用参附汤，四逆汤之类以益气温阳。

（二）临床运用

益气养阴法在温病中运用较为广泛，特别是在温病的后期阶段益气养阴法为其主要的治法。如运用人参注射液静脉注射或穴位注射抢救乙脑等危重病证呼吸衰竭或循环衰竭者；用参附汤治疗肺炎、中毒性痢疾、肠伤寒等病出现中毒性休克及心力衰竭者；用附子、炮姜、炙甘草、白芍、肉桂、黄连、厚朴、山茱萸等水煎服，治疗中毒型痢疾阴虚证者；在流行性出血热休克期，应用参附汤、独参汤、生脉散、复脉汤等益气养阴、回阳固脱之法。

温病早、中期邪热亢盛兼有阴虚者当注意邪正兼顾，常用滋阴解表、清气生津、增液通下、凉营养阴、凉血散血养阴、壮水泻火等法；病变后期，邪退正衰，常用甘寒生津、咸寒滋阴、育阴潜阳、养阴搜邪等法。如在流行性出血热的治疗中，应该早用、重用滋阴生津法，所谓"早"，即在发热期见舌红少苔、口渴、汗出较多时，就可在清热解毒方中加入生地黄、石斛、麦冬、芦根等；所谓"重"即用药量较大，如生地黄可用至 60～120g，玄参可用至 30～60g，其他如西洋参、麦冬、龟甲、鳖甲、阿胶、鸡子黄等，用量亦较大。在流行性出血热低血压期可用生脉散养阴，而在少尿期，由于肾阴受伤，化源枯涸，可用知柏地黄丸加沙参、麦冬等。

（三）作用机理

1. 适应原样作用   是指某些药物所具有的提高机体对物理的、化学的或生物学的多种有害刺激的非特异的抵抗力，以及具有调整至常态的作用。许多益气养阴方药具有这样作用，如人参能显著增强机体对多种恶劣环境和损伤的抵抗力和耐受力，可降低动物于低温或高热环境所致死亡的病死率，既能降低缺氧窒息病死率，又可加强机体对氧张力增加的耐受性；人参可增强机体对感染的抵抗力和耐受力，可增强机体对金黄色葡萄球菌、大肠杆菌、痢疾杆菌、伤寒杆菌、绿脓杆菌及其毒素的抵抗力；人参在保持机体的自稳状态方面有独特作用，如其既可抑制皮下注射牛奶或松节油所致的白细胞增高，又可抵制内毒素所致的白细胞上升；既可防止促肾上腺皮质激素所致的肾上腺肥大，又可防止强的松所致的肾上腺萎缩；对低血压病患者，可升高血压，而对高血压病人则可降血压。由人参、麦冬组成的参麦注射液既可抑制内毒素所致的豚鼠发热，又能抑制其所引起的体温过低。党参可增强机体的非特异性抵抗力，对高温、炎症所致的动物损伤和死亡都有明显的保护作用。黄芪对实验性感染或损伤过程具有保护作用。益气药物的适应原样作用的机制可能与其对核酸蛋白质代谢、环磷腺苷系统、垂体肾上腺皮质系统、免疫系统、神经系统等的影响有密切关系。

2. 调节神经体液   人参、黄芪、白术、茯苓、生脉散有兴奋肾上腺皮质功能的作用。生脉液在兴奋垂体–肾上腺皮质功能的同时，不引起动物胸腺的萎缩，提示其属于特殊的神经体液调节剂。甘草具有肾上腺皮质激素样作用，并能增强和延长糖皮质激素的作用。

3. 调节免疫系统   在非特异性免疫方面，黄芪可提高机体产生干扰素的能力。人参可以防止体内补体水平的下降，人参多糖可提高豚鼠血中的补体水平。人参、黄芪、白术等益气药及生地黄、知母、玄参等养阴药都有升高白细胞，增强中性粒细胞吞噬杀菌能力等作用。黄芪、党参、白术、人参、麦冬、五味子及参麦注射液、生脉注射液对网状内皮系统（RES）的吞噬功能有一定的影响，可激活 RES 的吞噬功能，提高机体的非特异性抗感染能力。黄芪可增强肺泡巨噬细胞的吞噬功能。由黄芪、党参、灵芝组成的灵芝合剂能明显增强动物脾脏对金黄色葡萄球菌的杀菌能力，提高化疗药物对实验性结核感染的疗效。益气养阴方药可通过激活 RES 而清除内毒素，从而减轻内毒素所引起的发热、外周血细胞变化、机体功能紊乱及组织损害，如参麦注射液对于内毒素引起的豚鼠发热、大鼠体温过低、白细胞下降都有明显的抑制作用，可减轻痢疾杆菌内毒素所引起的腹泻，降低钩端螺旋体感染动物肺出血的严重程度和病死率。

在特异性免疫方面，益气养阴方药能增强或调节特异性体液免疫和细胞免疫。四君子汤、六味地黄丸、四物汤、参附汤对细胞免疫功能有一定的促进作用。人参、党参可增加特异性抗菌抗体的生成；黄芪能提高易患感冒者鼻分泌液中 sIgA 和 IgG 的含量；人参、黄芪等益气药和玄参、天冬、麦冬、沙参、黄精、山茱萸、鳖甲等养阴药均可促进免疫球蛋白的形成；益气养阴方药对免疫功能有双向调节作用，黄芪能使抗体形成细胞过高者降低，而过低者则增高；参麦液对 DNGB 攻击所致动物迟发型超敏反应有明显的抑制作用，而对被非特异免疫抑制剂抑制的细胞免疫有增强作用。

4. 调节血液   益气养阴方药对血液调节有一定的影响，人参可使实验动物的红细胞、血红蛋白、白细胞明显增加；党参可增加红细胞及血红蛋白量。人参可降低血小板黏附力，并对 ADP、去甲肾上腺素、胶原所致的血小板聚集有抑制作用，还具有纤溶活性。参芪注射液能抑制 ADP 所致的血小板聚集。由玄参、麦冬、石斛、玉竹组成的养阴方，能减轻家兔静注大肠杆菌内毒素后引起的血小板减少。生地黄在体外试验中显示了良好的抑制血小板聚集的作用，其作用优于川芎、赤芍、牡丹皮、丹参。在对血液凝固性的影响方面，党参能促进血凝过程，使血浆复钙时间缩短；白术具有抗凝血作用，可显著延长凝血酶原时间，同时也有体外抑制血小板聚集的作用。养阴方（玄参、麦冬、石斛、玉竹）可明显减轻家兔静注大肠杆菌内毒素所引起的凝血酶原时间延长、白陶土部分凝血活酶形成时间的延长和纤维蛋白原的减少，对抗注射内毒素后低凝状态的产生。在对血液黏度的影响方面，养阴方可以减轻或避免家兔静注大肠杆菌内毒素后引起的血液全血及血浆黏度的下降。

人参、附子、参附汤、生脉散具有较好的强心作用，人参、生脉散的强心作用表现在增强心脏收缩力、减慢心率，其机制是抑制心肌细胞膜 ATP 酶；人参及生脉液对大出血所致急性循环衰竭的动物，可使心搏振幅及心率均增加，而在心衰时，这一强心作用尤其明显。人参能增强心肌收缩力，扩张外周血管，减轻心脏后负荷，增加心输出量，从而改善心力衰竭。黄芪、茯苓、灵芝、党参有明显的增强心肌收缩力的作用。人参、黄芪、白术、生脉注射液可增加冠状动脉血流量，扩张冠脉，改善微循环。

5. 抗休克、抗 DIC　益气养阴方药对感染性休克、心源性休克及失血性休克都有明显的作用。参附液、复脉汤、四逆汤有明显的抗休克作用，并可改善微循环；四逆汤能使内毒素休克鼠的四肢厥冷得到缓解。生脉散及生脉注射液能改善机体功能紊乱和组织损害，降低休克发生率、病死率，延长致死时间。益气养阴方药抗休克机制与强心、稳压、改善微循环、兴奋肾上腺皮质功能和 RES 吞噬功能、增加机体抗应激能力及对休克时的缺血缺氧的耐受力等作用有关。

养阴方对家兔注射大肠杆菌内毒素所引起的 DIC 有阻断作用，能防止血小板的减少，改善凝血机制，避免低凝状态，减轻出血倾向，减轻细胞组织的损害。人参对内毒素或凝血酶所引起的实验性 DIC 具有防治作用，可抑制 DIC 时血小板、纤维蛋白原的减少和 FDP 的上升，并可明显减轻肝、肾的坏死或纤维蛋白沉着。

6. 抗感染　党参及含党参的复方对绿脓杆菌感染有保护作用。黄芪对滤泡性口腔炎病毒有一定抑制作用。人参可增强实验动物对森林病毒感染的抵抗力。含有党参、黄芪、白术的复方，对小鼠实验性绿脓杆菌、金黄色葡萄球菌性败血症有明显保护作用，可使青霉素、链霉素的抗菌作用增效 2~4 倍。

7. 解毒、中和内毒素　人参、黄芪、白术、茯苓、甘草、灵芝有较好的保肝作用，可增强机体对毒物的耐受力，对抗应激反应引起的大鼠肝脏 RNA 聚合酶活性的降低，促进肝糖原的生成，增强肝脏的蛋白质代谢。参麦液、生脉散对内毒素所引起的大鼠或小鼠的休克死亡具有明显的保护作用。生地黄、玄参、麦冬、养阴清肺汤能对抗和中和白喉杆菌内毒素。

8. 抗炎性反应　人参、党参、甘草对多种实验性炎症有抑制作用。参麦液对炎症早期的毛细血管通透性、渗出和水肿均有抑制作用，但对白细胞向炎灶内聚集及炎性屏障形成无影响。

参考文献：

[1] 沈自尹 . 中医理论现代研究 . 南京：江苏科学技术出版社 . 1988. 8.

[2] 王灿晖，杨进，马健 . 温病学之研究 . 北京：高等教育出版社 . 2001. 6.

[3] 杨进 . 温病学理论与实践 . 北京：人民卫生出版社 . 2009. 1.

第四篇 温病名家及其学术思想概要

在温病学形成和发展的过程中，诞生了一大批著名的温病学家。根据其对温病学的学术贡献及其学术思想，本篇分"温病四大家"、温疫学家、伏温学家、寒温兼容学家和其他医家等五章对其代表性医家及其学术思想进行简要介绍。

第十一章 "温病四大家"及其学术思想概要

在清代众多温病学家中，以叶桂、薛雪、吴瑭、王士雄最为著名，学术成就最为突出，人称"温病四大家"。由于四大家的卓越贡献，温病学形成了以卫气营血和三焦为核心的辨证论治体系，形成了对温热和湿热两大类温病的一整套的辨治原则和治疗方法，使温病的理论和临床达到了前所未有的高峰。

第一节 叶桂及其学术思想概要

一、叶桂及《温热论》主要内容介绍

（一）叶桂简介

叶桂，字香岩，号天士，晚年号上津老人，生于清康熙六年（1667），卒于清乾隆十一年（1746）。安徽歙县人，先世迁至吴县，世居阊门外下塘上津桥畔。其祖及父皆精通医术，尤以儿科闻名遐迩。叶氏少时，日至学塾读书，晚由其父讲授岐黄之术。14岁时，其父逝世，便从其父之门人朱君专心习医。叶氏聪颖勤奋，经常寻师访友，凡闻某医善治某证，即执弟子礼，得其术则更从他师。据传，叶氏在18岁时已求教过17位老师，即使成名之后，尚从师多人。叶氏博采众长，医术精湛，不仅精于内科，而且精于幼科、妇科，最擅长者莫过于温病时疫痧痘等证。叶氏治病多奇中，每起沉疴危症，名著朝野，清代最权威的史书《清史稿》称其"名满天下""大江南北，言医者辄以桂为宗，百余年来，私淑者众。最著者，吴瑭、章楠、王士雄"。

叶氏一生诊务繁忙，其著作多由其门人（或后人）整理而成，其代表著作为《温热论》

和《临证指南医案》。其他还有《幼科要略》《叶氏医案存真》《眉寿堂方案选存》《叶氏医案未刻本》《叶天士晚年方案真本》等存世，这些著作均能真实地反映出叶氏的学术思想和临床经验，均为温病学之不可多得的重要著作。

（二）《温热论》主要内容介绍

《温热论》是温病学理论体系的奠基之作。据唐大烈《吴医汇讲》小引中所记，该著作为"先生游于洞庭山，门人顾景文随之舟中，以当时所语信笔录记"而成，仅四千余字，原无书名，后人冠名并将其分为37条。该著文辞简要，论述精辟，确立了卫气营血辨治纲领及治疗大法，丰富了温病学的诊断内容并阐明了妇幼患温的证治特点。

世传的《温热论》有两种版本，由华岫云收载于《临证指南医案》中的《温热论》，称为"华本"，由唐大烈收载于《吴医汇讲》中的《温证论治》，称为"唐本"。两本内容基本相同，文字略有出入。后章楠依"唐本"将其收于《医门棒喝》中，名《叶天士温病论》，对原文逐条进行详细的注释，并阐发己见。王士雄依"华本"将其收于《温热经纬》中，更名为《叶香岩外感温热篇》，不仅收入了众多医家的注释和论述，本人亦加了精辟的按语。此后，注释本篇的还有凌嘉六、周学海、杨焕之等。而吴贞的《伤寒指掌》等虽非注释本，但对本著内容亦有阐发，可供参考。

二、学术思想概要

叶桂学术思想之概要主要体现在叶桂之代表作《温热论》中。本节《温热论》原文是以华本为据，参考《温热经纬》而来。依据《温热论》原文内容归类分析，提炼精华要旨，冠以标题，予以分述。原文后括号内数字为《温热论》原条文顺序编号。此外，本节还涉及叶氏《临证指南医案》和《幼科要略》中的部分重要内容，其原文出处在正文后的小括号内。

（一）确立卫气营血辨治纲领

卫气营血是温病学的理论核心之一，其学术渊源可上溯到《内经》《伤寒论》等经典著作中有关"营卫气血"的论述。叶氏之前的刘完素、罗天益、吴有性、张璐等对此也有一定的贡献，但叶桂无疑是确立卫气营血辨证纲领的医家。

1. 卫气营血的辨证纲领　叶氏最大的学术贡献就是提出并确定了卫气营血辨证纲领。这是他的学术精髓，主要反映在《温热论》第1条和第8条。

【原文】

温邪上受，首先犯肺，逆传心包。肺主气属卫，心主血属营，辨营卫气血虽与伤寒同，若论治法则与伤寒大异也。（1）

【释义】

温病的发生发展规律、病机变化、与伤寒辨治的区别：温病的病因是"温邪"，其病因性质属温热。温邪侵入人体的途径多为"上受"，即由口鼻而侵入人体。首发病位是"首先犯肺"。温病初起邪在肺卫，病情轻浅，如及时正确地诊治，病邪即可外解，可谓不传。若邪不外解，肺卫病变传至阳明气分，称为顺传，病势相对较轻；肺心同居上焦，若手太阴肺卫病变直接进入手厥阴心包即谓之逆传。逆传相对顺传而言，其传变迅速，病势较重。

温病全过程表现为卫气营血的功能失常和实质损害。卫气分病变主要与肺相关，多属功能失常，营血分病变主要与心相关，多属实质损害。故叶氏云"肺主气属卫，心主血属营"，此处与原文第8条："卫之后方言气，营之后方言血"可相互印证。此为卫气营血辨证纲领重要阐释，文字简练，内涵丰富。一般说来，卫气营血的病位浅深及病程先后是按卫气营血的顺序依次发展的，邪在肺卫者，病情轻浅；传气则病情较重；逆传心包及病在营分者病情更重；深入血分者则病情最重。

伤寒与温病同属外感热病，其发生发展及传变均符合由表入里、由浅入深的一般规律，均有人体功能的失调和实质的损害，故叶氏言"同"。但是，此"同"并非完全相同。温病以卫气营血辨证，初起邪在肺卫时主以辛凉，入气方可清气，入营主以清营泄热，入血则需凉血散血。温病全病程均易耗伤津液，故须重视养阴生津。伤寒以六经辨证，初起寒伤太阳主以辛温解表，进而邪入阳明则或清或下，邪在少阳则和解表里，而太阴之脾胃虚寒，少阴之心肾阳虚，厥阴之寒热错杂等均有不同之治法。伤寒易伤阳气，故需重视固护阳气。故叶氏云若论治法则与伤寒"大异"也。

2. 卫气营血的治疗原则 叶氏在确立卫气营血辨证纲领的同时，还制定了卫气营血的治疗原则。

【原文】

大凡看法，卫之后方言气，营之后方言血。在卫汗之可也，到气才可清气，入营犹可透热转气，如犀角、玄参、羚羊角等物，入血就恐耗血动血，直须凉血散血，如生地、丹皮、阿胶、赤芍等物。否则前后不循缓急之法，虑其动手便错，反致慌张矣。（8）

【释义】

卫气营血病机的深浅层次及病程的先后阶段和治疗原则：一般来说，温病初起邪在卫分，病情轻浅，继之入里传入气分，病情加重，进而深入营分，病情更重，最后邪陷血分，病情最为深重。卫气分病变以功能失调为主，营血分病变以实质损害为主。

"在卫汗之可也"的"汗之"，一般认为是主以汗法。华岫云言"辛凉开肺便是汗剂，非如伤寒之用麻桂辛温也"，即治疗卫分证宜辛凉透汗，使邪从外解，用药既忌辛温，以免助热耗阴，又忌过用寒凉，以免凉遏冰伏，邪不外透。

"到气才可清气"，是指气分证的治疗应当清气泄热。初入气分者多用轻清透邪之品，热毒深重者则用苦寒清降之药，使邪热外透。叶氏用"才可"二字，强调清气之品不可早投滥用，须在温邪确实入气之后方可用之，以防寒凉遏邪不利于透邪。

"入营犹可透热转气"，是指邪热入营，治宜清营热、滋营阴，佐以轻清透泄之品，使营分邪热透转到气分而解的治疗方法。药如玄参、羚羊角等清泄营热，再配合金银花、连翘、竹叶等清泄之品，以达透热转气之目的。

"入血就恐耗血动血，直须凉血散血"，耗血指耗伤血液，动血指血溢脉外而出现的出血及瘀血症状。针对血分证热盛迫血，耗血动血，热瘀交结的病机特点，治用凉血散血之法。该法具有清、养、散三方面的作用。清，指清热凉血，药如羚羊角、牡丹皮等；养，指滋养阴血，药用生地黄、阿胶等；散，指消散瘀血，药用赤芍等。

辨清卫气营血的前后顺序、证候病机及轻重缓急等，是确立治疗大法、选方用药的依据。

3. 卫气营血的具体证治 叶桂《温热论》中对卫气营血具体证治均有论述，虽用语不多，但言简意赅，对临床有重大指导意义。经后世医家章楠、王士雄、陈光淞等的补充，形成了完备的辨治体系。

（1）卫分证治

【原文】

盖伤寒之邪留恋在表，然后化热入里，温邪则热变最速。未传心包，邪尚在肺，肺主气，其合皮毛，故云在表。在表初用辛凉轻剂，夹风则加入薄荷、牛蒡之属，夹湿加芦根、滑石之流。或透风于热外，或渗湿于热下，不与热相搏，势必孤矣。（2）

【释义】

伤寒由外感寒邪所致，初起寒邪束表而为表寒证，必待寒郁化热后逐渐内传阳明而成里热证候，化热传变的过程相对较长。温病由外感温邪所致，初起温邪袭表而见肺卫表热证，热邪枭张，传变迅速，邪热每易内传入里，或逆传心包，或内陷营血而致病情骤然加剧，故曰"热变最速"。

温邪从口鼻而入，初起多有肺卫分过程，邪热未传心包尚在肺卫，病仍在表。温邪在表，治宜辛凉宣透、轻清疏泄，用辛凉轻剂。切不可误用辛温发汗，助热伤津，而致生变。温邪每易兼夹风邪或湿邪为患，治疗夹风者，在辛凉轻剂中可加入薄荷、牛蒡等辛散之品，使风从外解，热易清除；治疗夹湿者，在辛凉轻剂中加入芦根、滑石等甘淡渗湿之品，使湿从下泄，不与热合，分而解之。

【原文】

不尔，风夹温热而燥生，清窍必干，谓水主之气不能上荣，两阳相劫也。湿与温合，蒸郁而蒙蔽于上，清窍为之壅塞，浊邪害清也。其病有类伤寒，其验之之法，伤寒多有变证，温热虽久，在一经不移，以此为辨。（3）

【释义】

风与温热均属阳邪，两阳相合，风火交炽，势必耗劫津液，无津上荣，必然会出现口鼻咽等头面清窍干燥之象。湿为阴邪，热为阳邪，湿与热合，湿热交蒸，蒙蔽于上，清阳之气被其阻遏，必然出现耳聋、鼻塞、头目昏胀，甚或神志昏蒙等清窍壅塞之象，揭示了温热夹风与夹湿致病的不同病机特点和辨证要点。

温热夹湿证初起与伤寒类似，然传变各有特点。"伤寒多有变证"，初起邪气留恋在表，然后化热入里，传入少阳、阳明，或传入三阴，随着病程的进展，病证的性质从表寒到里热到虚寒发生变化。温热夹湿证，湿邪涩滞黏腻，病位以中焦脾胃为主，病程中湿热缠绵交蒸于中焦，上蒙下流，弥漫三焦，流连气分不解的时间较长，相对来说传变较慢，变化较少，故曰"温热虽久，在一经不移"。

（2）气分证治　气分证治的内容主要载于原文的第6、7、9、10、11、12条，分别论述流连气分、邪留三焦、湿邪致病和里结阳明。

【原文】

若其邪始终在气分流连者，可冀其战汗透邪，法宜益胃，令邪与汗并，热达腠开，邪从汗出。解后胃气空虚，当肤冷一昼夜，待气还自温暖如常矣。盖战汗而解，邪退正虚，阳从汗泄，故渐肤冷，未必即成脱证。此时宜令病者，安舒静卧，以养阳气来复，旁人切勿惊惶，频频呼唤，扰其元神，使其烦躁。但诊其脉，若虚软和缓，虽倦卧不语，汗出肤冷，却非脱证；若脉急疾，躁扰不卧，肤冷汗出，便为气脱之证矣。更有邪盛正虚，不能一战而解，停一二日再战汗而愈者，不可不知。(6)

【释义】

温邪始终流连于气分者，说明正气尚未虚衰，邪正相持于气分，通过"益胃"之法可宣通气机、补足津液，借战汗而透达邪热。所谓"益胃"，即以轻清宣透之品，疏通气机，并灌溉汤液，促使正气来复，热达于外，腠开汗泄，邪随汗解。

温病中出现战汗是正气祛邪外出的佳兆，临床可见全身战栗，甚或肢冷脉伏，继而身热大汗。战而汗解者，脉静身凉、倦卧不语，这是大汗之后，胃中水谷之气亏乏，卫阳外泄，肌肤一时失却温养所致的短暂现象，虽"肤冷一昼夜"，一俟阳气恢复，肌肤即可温暖如常。此时，应保持环境安静，让患者安舒静卧，以养阳气，切不可见其倦卧不语，误认为"脱证"，以致惊慌失措，频频呼唤，反扰其元神，不利机体恢复。

战汗而解与脱证的鉴别要点在于脉象与神志的不同表现。若战汗后脉象急疾、或沉伏、或散大、或虚而结代、神志不清、躁扰不卧、肤冷汗出者，为正气外脱、邪热内陷的危象。临床上还可见一次战汗后病邪不能尽解，一二日后战汗而痊愈的情况，其原因主要是邪甚而正气相对不足，一次战汗不足以祛逐全部病邪，往往须停一二日，待正气渐复后战汗再作而获愈。

【原文】

再论气病有不传血分，而邪留三焦，亦如伤寒中少阳病也。彼则和解表里之半，此则分消上下之势，随证变法，如近时杏、朴、苓等类，或如温胆汤之走泄。因其仍在气分，犹可望其战汗之门户，转疟之机括。(7)

【释义】

温邪久羁气分，邪留三焦，气机郁滞，水道不利，形成温热夹痰湿证：邪留三焦与伤寒少阳病均属半表半里证，但伤寒为邪郁足少阳胆经，枢机不利，症见寒热往来、胸胁苦满、心烦喜呕、默默不欲食、口苦咽干、目眩等，治宜小柴胡汤和解表里；邪留三焦为湿热阻遏三焦，气化失司，见寒热起伏、胸满腹胀、溲短、苔腻等症，治宜分消走泄，宣通三焦，用杏仁、厚朴、茯苓，或用温胆汤宣通三焦气机、化痰清热利湿，此即分消上下之势。邪留三焦者应"随证变法"，辨清热与湿孰轻孰重，邪滞上、中、下焦的程度，为选方用药提供依据。

湿热病邪在气分，正盛邪实，如治疗得法，气机宣通，痰湿得化，可望通过战汗或转为疟状使邪与汗并出，逐邪外达而解。因此，邪留三焦阶段转归之关键在于能否促使邪随汗解，即所谓"战汗之门户，转疟之机括"。当然，邪留三焦的转归并不仅限于以上两种情况，还可因湿热留滞于三焦日久而成水饮里结、痰热蒙蔽清窍、湿热下注膀胱等病变，甚则化燥化火，深入营血等。

【原文】

且吾吴湿邪害人最广，如面色白者，须要顾其阳气，湿胜则阳微也，法应清凉，然到十分之六七，即不可过于寒凉，恐成功反弃，何以故耶？湿热一去，阳亦衰微也；面色苍者，须要顾其津液，清凉到十分之六七，往往热减身寒者，不可就云虚寒，而投补剂，恐炉烟虽熄，灰中有火也，须细察精详，方少少与之，慎不可直率而往也。又有酒客里湿素盛，外邪入里，里湿为合。在阳旺之躯，胃湿恒多；在阴盛之体，脾湿亦不少，然其化热则一。热病救阴犹易，通阳最难。救阴不在血，而在津与汗；通阳不在温，而在利小便，然较之杂证，则有不同也。(9)

【释义】

"吾吴湿邪害人最广"，指吴地（今苏州一带）气候潮湿，患湿热病者较多，指出湿邪致病具有地域性。湿邪伤人有"外邪入里，里湿为合"的特点，里湿的产生多因脾失健运所致，叶氏举"酒客里湿素盛"为例，说明凡恣食生冷、素体肥胖、过饥过劳等均可伤及脾气，导致水湿不运，成为里湿。里湿素盛一旦再感受外湿，则必然内外相合而为病。

湿热病邪致病多以脾胃为病变中心，且随着人体体质的差异而有不同的病机变化。在"阳旺之躯"，胃火较旺，水湿易从热化，见热重于湿之证候，即叶氏所谓"胃湿恒多"；在"阴盛之体"，脾气亏虚，水湿不化，多见湿重于热之证候，即所谓"脾湿亦不少"。随着病程的发展，湿邪逐渐化热化燥，是其病机发展的共同趋势，故"然其化热则一"。

湿热既能化燥伤阴，亦可损伤阳气。凡面色白而无华者，多属素体阳气不足，再感湿邪更伤阳气，可致湿胜阳微，治疗应固护阳气，即使湿渐化热，需用清凉之法，但只能用至十分之六七，恐造成湿热虽去而阳气衰亡的恶果。凡面色苍而形体消瘦者，多属阴虚火旺，再感受湿热病邪，每易湿从燥化而更伤阴液，治疗应固护阴液，用清凉之剂至十分之六七，患者热退身凉后，切不可误认为虚寒证而投温补，须防余邪未尽而致炉灰复燃。

温热最易伤阴，治疗总以清热保津、滋养阴液为基本原则。清热、滋阴之品性偏寒凉或甘凉，用于温热病，正合"热者寒之""燥者润之"的原则，属正治法，容易掌握运用，故"热病救阴犹易"。而湿热易困遏阳气，阻滞气机，治疗既要分解湿热，又要宣通气机。且化湿之品，多芳香苦燥可助热；清热之药多苦寒凉遏而助湿。因此，掌握好清热、祛湿、宣通之药的合理配伍，才能祛邪不伤正，否则非但邪气不解，反而加重病情，故"通阳最难"。

温邪伤阴是温病的病机特点，其治疗重心在于祛邪以救阴，在祛邪的同时要固护阴津，慎用发汗，防止汗泄太过伤阴津。因补血药厚重滋腻，如用其救阴，不但血不能生，津难得充，反而会恋邪助邪，故"救阴不在血，而在津与汗"。湿热蕴蒸，阻滞气机，阳气不通，治宜清热化湿，宣通气机，使湿去而阳无所困自然宣通，又因湿热之邪以小便为其外泄之路，故叶氏云"通阳不在温，而在利小便"，强调淡渗利湿法在祛湿中的重要性。非指通阳时完全不用温性药物。通常，祛湿药物中也不乏温性之品，如理气化湿、苦温燥湿、芳香化湿等药，只是此等药物与辛热温阳药物作用不同而已。因此，温病治疗中"救阴""通阳"的意义与杂病有所不同。

【原文】

再论三焦不得从外解，必致成里结。里结于何？在阳明胃与肠也。亦须用下法，不可以气血之分，就不可下也。但伤寒邪热在里，劫烁津液，下之宜猛；此多湿邪内搏，下之宜轻。伤寒大便溏为邪已尽，不可再下；湿温病大便溏为邪未尽，必大便硬，慎不可再攻也，以粪燥为无湿矣。(10)

【释义】

湿热邪留三焦，经治疗仍不能外解者可形成湿热积滞胶结胃肠之证，其临床表现为大便溏而不爽、色黄如酱、其气臭秽较甚等，伴见身热不退、腹胀满、苔黄腻或黄浊等症状，治疗亦需用下法。

伤寒阳明里结证为里热炽盛，燥屎搏结于肠，以大便秘结为特征，故下之宜猛，急下存阴。湿温病里结阳明多系湿热与积滞胶结肠腑，临床以大便溏而不爽为特点，故下之宜轻宜缓，且需反复导滞通便，祛除肠中湿热积滞。伤寒攻下后见大便溏软为燥结已去，腑实已通，不可再用攻下法；湿温病里结为湿热积滞胶结肠腑，轻法频下后见大便成形，为湿热积滞已尽，即所谓"以粪燥为无湿矣"，不可再下。

【原文】

再入之体，脘在腹上，其地位处于中，按之痛，或自痛，或痞胀，当用苦泄，以其入腹近也。必验之于舌：或黄或浊，可与小陷胸汤或泻心汤，随证治之；或白不燥，或黄白相兼，或灰白不渴，慎不可乱投苦泄。其中有外邪未解，里先结者，或邪郁未伸，或素属中冷者，虽有脘中痞闷，宜从开泄，宣通气滞，以达归于肺，如近俗之杏、蔻、橘、桔等，是轻苦微辛，具流动之品可耳。(11)

【释义】

胃脘居于上腹，位处中焦，若胃脘按之疼痛，或自痛，或痞满胀痛，当用苦泄法治疗，以泄为顺。

脘痞疼痛的原因有多种，可依据舌苔加以鉴别。舌苔黄浊者，为湿热痰浊互结之证，用苦泄法，即清热化痰祛湿。其中偏于痰热者，用小陷胸汤；偏于湿热者，用泻心汤。若舌苔白而不燥者，为痰湿阻于胸脘，邪尚未化热；若舌苔黄白相兼者，为邪热已入里而表邪未解；若舌苔灰白且不渴者，为阴邪壅滞，阳气不化，或素禀中冷。后三证虽见胃脘痞胀，但非湿热痰浊互结，不可轻投苦泄，宜用开泄法，即以轻苦微辛，流通气机之品，开泄上焦，宣通中焦，药如杏仁、蔻仁、橘皮、桔梗之类。至于"宣通气滞，以达归于肺"，乃强调湿热互结胃脘、宣通气机的重要性。因肺主一身之气，能通调水道，肺气得宣，气机得畅，湿浊自去，痞闷自消，即所谓气化则湿化。

【原文】

再前云舌黄或浊，须要有地之黄。若光滑者，乃无形湿热中有虚象，大忌前法。其脐以上为大腹，或满或胀或痛，此必邪已入里矣，表证必无，或十只存一。亦要验之于舌，或黄甚，或如沉香色，或如灰黄色，或老黄色，或中有断纹，皆当下之，如小承气汤，用槟榔、青皮、枳实、元明粉、生首乌等。若未见此等舌，不宜用此等法，恐其中有湿聚太阴为满，或寒湿错杂为痛，或气壅为胀，又当以别法治之。(12)

【释义】

前条湿热痰浊结滞胃脘之痞症见舌苔黄浊，此种黄浊苔"须要有地之黄"，即苔黄而腻浊有根，苔垢紧贴舌面刮之不去。若舌苔黄而光滑，松浮无根、刮之即去者，则是湿热内阻而中气已虚，治宜清热利湿、健脾益气，大忌苦泄，以免更伤中气。

脐上大腹部位见胀满疼痛，是邪已入里，表证已解或仅存十之一二，此时也要依据舌苔来分辨其因：若见舌苔黄甚、或如沉香色、或如灰黄色、或老黄色、或中有断纹，为里结阳明之征象，宜用小承气汤苦寒攻下，或选用槟榔、青皮、枳实、玄明粉、生首乌等导滞通腑之品。

若虽腹满胀痛，未见上述种种舌苔表现，则说明病变非阳明腑实证，可因太阴脾湿未化，或寒湿内阻，气机壅滞等引起，当以其他方法辨证施治。

（3）营血分证治　营血分证治的内容主要载于原文的第4、5条。

【原文】

前言辛凉散风，甘淡驱湿，若病仍不解，是渐欲入营也。营分受热，则血液受劫，心神不安，夜甚无寐，或斑点隐隐，即撤去气药。如从风热陷入者，用犀角、竹叶之属；如从湿热陷入者，犀角、花露之品，参入凉血清热方中。若加烦躁，大便不通，金汁亦可加入，老年或平素有寒者，以人中黄代之，急急透斑为要。（4）

【释义】

前论温邪在肺卫，夹风者辛凉散风、夹湿者甘淡祛湿，若病仍不解，则是邪热已渐渐传入营分。心主血属营，营气通于心，营热内扰，则心神不安而夜甚无寐，营热窜扰血络，则见斑点隐隐等。

热入营分的治疗，应即撤去治疗邪在卫气分时所用之药，重心放在清营泄热、透热转气方面。营分热盛，以犀角为主药，如风热邪陷营分，加竹叶之类透泄热邪；如湿热化燥陷入营分，加花露之类清泄芳化；若兼见烦躁不安，大便不通，则为热毒壅盛，锢结于内，治宜加入金汁以清火解毒，但因其性极寒凉，老年阳气不足或素体虚寒者当慎用，可用人中黄代之；邪热入营而见斑点隐隐者，病虽深入，但邪热仍有外泄之势，故治疗总以泄热外达为急务，即所谓"急急透斑为要"。"透斑"指的是用清热解毒、凉血透邪的治法，促使营热得以随斑外透，而非升散透发之法。

【原文】

若斑出热不解者，胃津亡也，主以甘寒，重则如玉女煎，轻则如梨皮、蔗浆之类。或其人肾水素亏，虽未及下焦，先自彷徨矣，必验之于舌，如甘寒之中加入咸寒，务在先安未受邪之地，恐其陷入易易耳。（5）

【释义】

温病发斑为阳明热毒，内迫营血，且有外透之机的表现。斑出之后，热势应逐渐下降。若斑出而热不解者，则为邪热消烁胃津的表现，治宜以甘寒之剂清热生津。热盛伤津较重者，可用玉女煎之类清气凉营、泄热生津；轻者用梨皮、蔗浆之类甘寒滋养胃津。若患者素体肾水不足，则邪热最易乘虚深入下焦而劫烁肾阴。因此，若见舌质干绛甚则枯萎，虽未见到明显肾阴被灼的症状，也应于甘寒之中加入咸寒之品兼补肾阴，使肾阴得充则邪热不易下陷，此即叶氏所谓"先安未受邪之地"，以达到未病先防之作用。

（二）丰富温病学的诊断内容

在温病的诊断方面，叶氏不但系统地总结了前人的成果，而且多有创新和发展，从而使温病学的诊断内容更加充实和完善。尤其在辨舌验齿、辨斑疹白㾦方面更是经验丰硕。

1. 辨舌　在辨舌验齿方面，叶桂《温热论》的37条中，辨舌者占14条，验齿者占4条。

（1）白苔

【原文】

再舌苔白厚而干燥者，此胃燥气伤也，滋润药中加甘草，令甘守津还之意。舌白

而薄者，外感风寒也，当疏散之。若白干薄者，肺津伤也，加麦冬、花露、芦根汁等
轻清之品，为上者上之也。若白苔绛底者，湿遏热伏也，当先泄湿透热，防其就干也。
勿忧之，再从里透于外，则变润矣。初病舌就干，神不昏者，急加养正透邪之药；若
神已昏，此内匮矣，不可救药。（19）

【释义】

舌苔薄白为外感初起，病邪在表。苔薄白而润，舌质正常为外感风寒，治宜辛温疏散。若
苔薄白而干、舌边尖红，为温邪袭表，肺卫津伤，治宜辛凉疏泄方中加入麦冬、花露、芦根汁
之类，既能轻宣泄热，又能生津养肺，因其作用偏上，故称之"上者上之"。

舌苔白厚而干燥，为胃津不足而肺气已伤，治宜生津润燥药中加入甘草，取其甘味可补益
肺胃之气，津液生成与敷布功能得复而津液自生，即所谓"甘守津还"。白苔绛底，指舌质红
绛，苔白厚而腻，为"湿遏热伏"之征，治当开泄湿邪。但泄湿之品多偏香燥，用之有耗津
之弊，当防其温燥伤津。然也不必过于忧虑，湿开热透，津液自复，舌苔自可转润，故"勿忧
之"。

温病初起即见舌干燥，是为温邪伤津的表现。如未见神昏等险恶证候者，预后尚好，当急
予养正透邪之剂，补益津气、透达外邪；如已见神昏者，属津气内竭，正不胜邪，邪热内陷，
预后不良。

【原文】

舌苔不燥，自觉闷极者，属脾湿盛也。或有伤痕血迹者，必问曾经搔挖否？不可
以有血而便为枯证，仍从湿治可也。再有神情清爽，舌胀大不能出口者，此脾湿胃热，
郁极化风而毒延口也。用大黄磨入当用剂内，则舌胀自消矣。（21）

【释义】

"舌苔不燥"中的舌苔是指白厚而腻之苔，乃脾湿内盛，气机阻滞之征象。治当以苦温芳
化之剂化湿泄浊。如兼见有伤痕血迹，须问明是否因搔挖所致，不可一见血迹便认为是热盛阴
伤之证，仍可用化湿泄浊法治之。若见患者神情清爽，舌体胀大不能伸出口外，是脾湿胃热郁
极化风，湿热秽毒之气循脾络上延于舌所致，治疗只需于清化湿热方中加入大黄以泻火解毒，
舌体肿胀便可消除。

【原文】

再舌上白苔黏腻，吐出浊厚涎沫，口必甜味也，为脾瘅病。乃湿热气聚与谷气相
搏，土有余也，盈满则上泛，当用省头草芳香辛散以逐之则退。若舌上苔如碱者，胃
中宿滞夹浊秽郁伏，当急急开泄，否则闭结中焦，不能从膜原达出矣。（22）

【释义】

舌苔白而黏腻，口吐浊厚涎沫，口有甜味，此即《素问·奇病论》中所论之脾瘅病，
多见于湿热性质温病。脾主涎，开窍于口，在味为甘。因湿热蕴脾，水谷不化，湿热与谷气
相搏，蒸腾于上所致。"土有余"指脾胃为湿热所困，湿浊内盛盈满上泛于口，治以省头草
芳香辛散、化浊醒脾，以祛湿浊之邪。"舌上苔如碱"即苔垢白厚粗浊、状如碱粒、质地坚
硬，为"胃中宿滞夹秽浊郁伏"，临床可伴见脘腹胀满疼痛、拒按、嗳腐呕恶等症，治宜
"急急开泄"，即开秽浊之闭，泄胃中宿滞，以免湿浊闭结中焦不能外达而加重病情。

NOTE

【原文】

若舌白如粉而滑，四边色紫绛者，温疫病初入膜原，未归胃府，急急透解，莫待传陷而入，为险恶之病。且见此舌者，病必见凶，须要小心。（26）

【释义】

舌苔白滑如积粉，舌边尖呈紫绛色，乃秽湿内阻，遏伏膜原所致，见于湿热疫邪初入膜原，病在半表半里，秽湿之邪尚未化热，此时治宜"急急透解"，使邪有外达之机。因疫病传变极速，治疗不及时每易造成邪陷内传而致病情恶化，故叶氏提醒"须要小心"。

（2）黄苔

【原文】

再黄苔不甚厚而滑者，热未伤津，犹可清热透表；若虽薄而干者，邪虽去而津受伤也，苦重之药当禁，宜甘寒轻剂可也。（13）

【释义】

黄苔主热主里，据其厚薄润燥，可判断气分热炽与津伤的程度。凡黄苔不甚厚而滑润者，热虽传里，但尚未伤津，病尚属轻浅，治宜清热透邪，冀邪从表而解。若苔薄而干燥者，则为邪虽已解或邪热不甚，但津液已伤，治宜甘寒轻剂，以濡养津液，兼以清热，禁用苦寒沉降的药物。

（3）黑苔

【原文】

若舌无苔而有如烟煤隐隐者，不渴肢寒，知夹阴病。如口渴烦热，平时胃燥舌也，不可攻之。若燥者，甘寒益胃；若润者，甘温扶中。此何故？外露而里无也。（23）

【释义】

舌上无明显黑色苔垢，仅现一层薄薄的黑晕，有如烟煤隐隐之状，是黑苔的一种类型。若见不渴，肢寒，舌面湿润者为中阳不足，阴寒内盛之征，属虚寒证，治宜"甘温扶中"，以温补中阳。若见口渴，烦热而舌面干燥者，为中阳素旺，胃燥津液不足之象，属阳热证，治宜甘寒濡润之剂，养胃生津润燥。黑苔极薄者，表示里热盛但无实邪内结，故曰"不可攻之"。

【原文】

若舌黑而滑者，水来克火，为阴证，当温之。若见短缩，此肾气竭也，为难治。欲救之，加人参、五味子勉希万一。舌黑而干者，津枯火炽，急急泻南补北。若燥而中心厚痞者，土燥水竭，急以咸苦下之。（24）

【释义】

若舌苔黑而滑润的，为阴寒内盛，"水来克火"之征，必伴有四肢寒冷、下利清谷、脉微细无力等虚寒之证，治宜温阳祛寒之剂。若兼见舌体短缩，为肾气竭绝，病情险恶难治，可在其他急救药中加入人参、五味子等敛补元气之品，以期挽回于万一。若舌苔黑而干燥，属"津枯火炽"，即肾阴枯竭，心火亢盛，多见于温病后期，治宜清心泻火、滋肾救阴，即"急急泻南补北"。若见舌苔黑而干燥、舌中心有较厚苔垢者，是阳明腑实燥热太盛而下竭肾水，即"土燥水竭"，急投滋阴攻下之剂。

（4）芒刺

【原文】

又不拘何色，舌上生芒刺者，皆是上焦热极也。当用青布拭冷薄荷水揾之，即去者轻，旋即生者险矣。（20）

【释义】

舌上有芒刺，无论舌苔为何色，均为上焦热极的表现。治疗除内服药物外，局部可用青布拭冷薄荷水揾之。揾之芒刺即能除去者，说明热邪尚未锢结，病情较轻；揾后芒刺旋即复生的，为热毒极盛，锢结难解，病情重险。

（5）红绛舌

【原文】

再论其热传营，舌色必绛。绛，深红色也。初传绛色中兼黄白色，此气分之邪未尽也，泄卫透营，两和可也。纯绛鲜泽者，包络受病也，宜犀角、鲜生地、连翘、郁金、石菖蒲等。延之数日，或平素心虚有痰，外热一陷，里络就闭，非菖蒲、郁金等所能开，须用牛黄丸、至宝丹之类以开其闭，恐其昏厥为痉也。（14）

【释义】

邪热传营，舌质颜色多由红转绛，即深红色，这是营分证的一个重要指征。邪热初传营分，舌色虽已转绛，但常罩有黄白苔垢，此为气营同病，气热未尽，病情较轻，治宜于清营药物中佐以清气透泄之品，两清气营，即"泄卫透营"。若热入心营，包络受邪，则见舌质纯绛鲜泽、神昏谵语等，治宜清心开窍，用犀角（水牛角代）、鲜生地、连翘、郁金、石菖蒲之类。若治不及时，延之数日，或患者平素心虚有痰湿内伏，则热邪必与痰浊互结而闭阻包络，其神志症状更为严重，甚至出现昏愦不语等危症，此时已非菖蒲、郁金等一般芳香开窍之品所能胜任，当急予安宫牛黄丸、至宝丹之类清心化痰开窍，否则可造成痉厥等险恶局面。

【原文】

再色绛而舌中心干者，乃心胃火燔，劫烁津液，即黄连、石膏亦可加入。若烦渴烦热，舌心干，四边色红，中心或黄或白者，此非血分也，乃上焦气热烁津，急用凉膈散，散其无形之热，再看其后转变可也。慎勿用血药，以滋腻难散。至舌绛望之若干，手扪之原有津液，此津亏湿热熏蒸，将成浊痰蒙蔽心包也。（15）

【释义】

舌绛为心营热盛之征，而舌中心为胃之分野，故绛而舌中心干，为热在心营兼胃火烁津之象，属气营两燔证，治宜在清心凉营透热药中加入黄连、石膏等清胃泻火之品，以两清气营。若口渴烦热，舌中心干，四边色红，或舌中心有或黄或白苔垢者，此非邪在营血分，而是上焦气分热炽燔灼津液所致，治宜急用凉膈散清散上焦无形邪热，其后再随证治之，不可误认为是邪已入营血，而用凉血滋阴之药，致邪热锢结不解。若舌绛而望之若干，用手扪之却有津液，则为湿热蕴蒸酿痰将发生湿热痰浊蒙蔽心包之证。

【原文】

舌色绛而上有黏腻似苔非苔者，中夹秽浊之气，急加芳香逐之。舌绛欲伸出口，而抵齿难骤伸者，痰阻舌根，有内风也。舌绛而光亮，胃阴亡也，急用甘凉濡润之品。

若舌绛而干燥者，火邪劫营，凉血清火为要。舌绛而有碎点，白黄者，当生疳也；大红点者，热毒乘心也，用黄连、金汁。其有虽绛而不鲜，干枯而痿者，肾阴涸也，急以阿胶、鸡子黄、地黄、天冬等救之，缓则恐涸极而无救也。（17）

【释义】

邪热进入营血，其舌多绛而无苔垢。若兼舌面上罩有黏腻似苔非苔者，为邪在营分而中焦兼夹秽浊之气所致，治宜清营透热的同时配合芳香化浊之品以开逐秽浊。若舌质红绛而舌体伸展不利，欲伸舌出口却抵齿难以骤伸，是热邪亢盛，内风欲动而有痰浊内阻之象。舌绛光亮是胃阴衰亡的表现，应急投重剂甘凉濡润之品救其胃阴。舌质红绛而舌面干燥无津者，为营热炽盛，劫灼营阴之征，治宜大剂清营凉血泻火之剂。若舌绛而舌面布有碎点呈黄白色者，系热毒炽盛，舌将生疳疮的征象。舌绛呈大红点者，为热毒乘心，心火炽盛的表现，治宜急进黄连、金汁等清火解毒。另有舌绛不鲜，干枯而痿者，为肾阴枯涸的表现，宜大剂咸寒滋肾补阴之品，如阿胶、鸡子黄、地黄、天冬等以救欲竭之阴，否则精气涸竭，危局难回。

【原文】

其有舌独中心绛干者，此胃热心营受灼也，当于清胃方中，加入清心之品，否则延及于尖，为津干火盛也。舌尖绛独干，此心火上炎，用导赤散泻其腑。（18）

【释义】

舌独中心干绛，属胃经热邪亢炽，心营被其燔灼，治宜清胃泄热方中加入清心凉营之品，否则心胃热毒更伤津液，舌之干绛可由中心扩展到舌尖。若仅有舌尖红绛而干者，是心火上炎之征，心与小肠相表里，故可予导赤散泻小肠以清心火。

（6）紫舌

【原文】

再有热传营血，其人素有瘀伤宿血在胸膈中，夹热而搏，其舌色必紫而暗，扪之湿，当加入散血之品，如琥珀、丹参、桃仁、丹皮等。不尔，瘀血与热为伍，阻遏正气，遂变如狂、发狂之证。若紫而肿大者，乃酒毒冲心。若紫而干晦者，肾肝色泛也，难治。（16）

【释义】

若热传入营血而素体有瘀伤宿血在胸膈者，可致瘀热相搏，舌呈暗紫色，扪之潮湿，治宜清营凉血方中加入活血散瘀之品，如琥珀、丹参、桃仁、牡丹皮等，以防瘀血与热邪互结，阻遏机窍，扰乱神明而出现如狂、发狂等凶险证候。若见舌紫而肿大者，为平素嗜酒，酒毒冲心所致。若见舌紫而晦暗干涩者，为邪热深入下焦，劫烁肝肾之阴，肝肾脏色外露的表现，甚难救治。

（7）淡红舌

【原文】

舌淡红无色者，或干而色不荣者，当是胃津伤而气无化液也，当用炙甘草汤，不可用寒凉药。（25）

【释义】

"舌淡红无色"在温病多见于病程后期。舌质淡红干燥而色泽不荣润，为胃津耗伤之象，脾胃不能化生气血津液，舌本失充，治宜炙甘草汤滋养阴血，气液双补。不可因舌面干燥即作热盛伤津而投寒凉，徒伤胃气。

2. 验齿

【原文】

再温热之病，看舌之后亦须验齿。齿为肾之余，龈为胃之络。热邪不燥胃津必耗肾液，且二经之血，皆走其地，病深动血，结瓣于上。阳血者色必紫，紫如干漆；阴血者色必黄，黄如酱瓣。阳血若见，安胃为主；阴血若见，救肾为要。然豆瓣色者多险，若证还不逆者，尚可治，否则难治矣。何以故耶？盖阴下竭阳上厥也。（31）

【释义】

肾主骨，齿为骨之余，龈为阳明经脉所络，胃津与肾液的耗伤程度可以反映在齿、龈上。温病邪热伤阴，早期以耗伤胃津为主，后期以伤及肾液为主。

胃热和肾火均能迫血妄行而动血，血从上溢致齿龈出血，血凝结于齿龈部可形成瓣状物。胃热属实，肾火属虚。凡齿龈瓣色紫，甚则紫如干漆，为"阳血"，治宜清胃泄热以止血。若瓣色发黄，或黄如酱瓣者，为"阴血"，治宜滋养肾阴以降虚火。龈血结瓣呈豆瓣色者，病已深入下焦，真阴耗竭而虚火上炎，证多凶险，若无衰败之象，尤可救治，若已见衰败之象，则属真阴下竭而虚阳上逆，即"阴下竭阳上厥"之逆候。

【原文】

齿若光燥如石者，胃热甚也。若无汗恶寒，卫偏胜也，辛凉泄卫，透汗为要。若如枯骨色者，肾液枯也，为难治。若上半截润，水不上承，心火上炎也，急急清心救水，俟枯处转润为妥。（32）

【释义】

牙齿光燥如石，多属胃热炽盛，胃津受伤。如兼见无汗恶寒等表证，则为阳热内郁，津不布化所致，治宜辛凉透表，表开热散则津液可以布化，牙齿自可转润。若牙齿干燥无光泽，色如枯骨者，为肾液枯竭，证属难治。若齿上半截润，下半截燥，为肾水不足，不能上济于心，心火燔灼上炎之征，治宜清心滋肾并进，使水火相济，则牙齿干燥部分自可逐渐转润。

【原文】

若咬牙啮齿者，湿热化风，痉病。但咬牙者，胃热气走其络也。若咬牙而脉证皆衰者，胃虚无谷以内荣，亦咬牙也。何以故耶？虚则喜实也。舌本不缩而硬，而牙关咬定难开者，此非风痰阻络，即欲作痉证，用酸物擦之即开，木来泄土故也。（33）

【释义】

咬牙指上下牙齿咬定，啮齿指牙齿相互磨切。咬牙啮齿并见多见于湿热化燥化火致风火内动者。若仅咬牙而不啮齿，胃热邪气走窜经络所致者为实证，胃之津气亏虚不能上荣者为虚证，称为"虚则喜实"。辨其虚实主要从脉证鉴别：胃热而咬牙者脉证皆实，必有胃热炽盛或胃腑热结之证；胃虚而咬牙者脉证皆虚，必有中虚而脾胃不足之证。若见舌体不短缩而硬，牙关咬定难开者，一为风痰阻络，一为热盛动风欲作痉证，需四诊合参而定。可用酸物擦齿龈，往往可使牙关得开。酸属木，齿龈属土，故称"木来泄土"。

【原文】

若齿垢如灰糕样者，胃气无权，津亡湿浊用事，多死。而初病齿缝流清血，痛者，

胃火冲激也;不痛者,龙火内燔也。齿焦无垢者,死;齿焦有垢者,肾热胃劫也,当微下之,或玉女煎清胃救肾可也。(34)

【释义】

齿垢多由热邪蒸腾胃中浊气上泛而结于齿。若齿垢如灰糕样,即枯燥而无光泽,为胃中津气两竭,湿浊上泛所致,预后不良。若齿焦无垢,为胃肾气液已竭,预后亦不良。若齿焦有垢,属胃热炽盛,劫烁肾阴,气液尚未枯涸。治当据情而定,或微下其胃热,或用清胃滋水之法。

齿缝流血有虚实之别。凡齿缝流血而痛者,多为胃火冲激而属实;凡齿缝流血而不痛者,多为肾阴亏虚,虚火上炎,即"龙火内燔"所致,属虚证。

3. 辨斑疹

【原文】

凡斑疹初见,须用纸撚照看胸背两胁,点大而在皮肤之上者为斑,或云头隐隐,或琐碎小粒者为疹。又宜见而不宜见多。按方书谓斑色红者属胃热,紫者热极,黑者胃烂,然亦必看外证所合,方可断之。(27)

【释义】

斑疹初现时,以胸背及两胁最为多见。凡点大成片,平摊于皮肤之上者为斑;如云头隐隐,或呈琐碎小粒,高出于皮面者为疹。斑疹外发,标志着营血分邪热有外达之机,故"宜见";如斑疹外发过多过密,表明营血分热盛毒深,故"不宜见多"。温病发斑为阳明热毒,内迫营血,外溢肌肤所致。色红为胃热炽盛;色紫为邪毒深重;色黑则为热毒极盛,故称"胃烂"。但仅凭斑色尚不全面,须结合全身脉证才能正确诊断。

【原文】

若斑色紫,小点者,心包热也;点大而紫,胃中热也。黑斑而光亮者,热胜毒盛,虽属不治,若其人气血充者,或依法治之,尚可救;若黑而晦者,必死;若黑而隐隐,四旁赤色,火郁内伏,大用清凉透发,间有转红成可救者。若夹斑带疹,皆是邪之不一,各随其部而泄。然斑属血者恒多,疹属气者不少。斑疹皆是邪气外露之象,发出宜神情清爽,为外解里和之意;如斑疹出而昏者,正不胜邪,内陷为患,或胃津内涸之故。(29)

【释义】

斑疹皆以红活荣润为顺。斑色发紫,为热邪深重,若紫而点小,为心包热盛;紫而点大,为阳明热炽。若斑色黑,为热盛毒甚,其预后与人体气血盛衰相关。黑而色泽光亮者,为热毒深重,气血尚充,及时正确治疗,尚可转危为安;黑而晦暗者,热毒极重而气血呆滞,正不胜邪,预后不良;黑而隐隐,四旁呈赤色者,为热毒郁伏不能外达之象,须用大剂清热凉血解毒之剂,使郁伏之邪透达于外,成为可救之候。

斑为阳明热毒内迫血分,外溢肌肉所致,疹为太阴气分热炽波及营络,外发肌肤而成,若斑疹同见,则为热毒盛于气营血分。斑疹透发后见神色清爽、脉静身凉,为邪热外解、脏腑气血渐趋平和之征。若斑疹外发、身热不解而神昏者,属正不胜邪,邪热内陷,或胃中津液枯涸,水不制火,预后不良。

【原文】

然而春夏之间，湿病俱发疹为甚，且其色要辨。如淡红色，四肢清，口不甚渴，脉不洪数，非虚斑即阴斑。或胸微见数点，面赤足冷，或下利清谷，此阴盛格阳于上而见，当温之。（28）

【释义】

原文中第2句中"湿"疑为"温"。温病发斑疹者，要从其形态色泽并结合全身证候进行鉴别。虚斑由阳气虚衰，虚火浮越所致，特点是斑呈淡红色，并有四肢清冷、口不甚渴、脉不洪数等症状；阴斑由阴寒内盛，格阳于上而成，特点是仅胸前微见数点，面赤足冷或下利清谷等症状，治"当温之"，以温阳散寒，引火归原。

4. 辨白㾗

【原文】

再有一种白㾗，小粒如水晶色者，此湿热伤肺，邪虽出而气液枯也，必得甘药补之。或未至久延，伤及气液，乃湿郁卫分，汗出不彻之故，当理气分之邪。或白如枯骨者多凶，为气液竭也。（30）

【释义】

白㾗是一种凸出于皮肤表面的细小白色疱疹，形如粟米，内含浆液，呈水晶色，消退后有很薄的脱屑，多由气分湿热郁蒸，汗出不畅而成，治宜清泄气分湿热为主。

白㾗每随发热汗出而分批外发。反复透发，邪气虽得以外解，气液亦必受损耗伤，故治宜甘平清养，增补气液。若气液耗伤过甚以致枯竭而见㾗出空壳无浆，色如枯骨，谓之枯㾗，为正虚已极的危候，预后大多不良，当急予养阴益气。

（三）阐明妇幼患温的证治特点

叶氏不仅擅长内科，而且精通妇、幼各科，叶氏对于妇女、小儿患温的证治特点有深刻的认识，在治疗上也颇具特色。

1. 妇人患温 《温热论》中对妇人患温有如下论述：

【原文】

再妇人病温与男子同，但多胎前产后，以及经水适来适断。大凡胎前病，古人皆以四物加减用之，谓护胎为要，恐来害妊。如热极用井底泥，蓝布浸冷，覆盖腹上等，皆是保护之意，但亦要看其邪之可解处。用血腻之药不灵，又当省察，不可认板法。然须步步保护胎元，恐损正邪陷也。（35）

【释义】

妇女患温病，其证治一般与男子相同，但在怀孕等特殊情况下，则须谨慎处理。古人治疗孕妇胎前病，多在四物汤的基础上加减用药，热势极盛时，用井底泥或凉水浸泡蓝布覆盖腹部，局部降温，减少邪热对胎元的影响。但在保护胎元的同时"亦要看其邪之可解处"。若邪热在表，治宜辛凉宣透，使邪从表解，以免内陷伤胎等。若一味强调护胎，滥用养血滋腻药，非但不能祛除病邪，反易恋邪滞病，病更难解，即"不可认板法"。总之，无论运用何法，均须步步保护胎元，防止正气损伤，邪气内陷。

【原文】

至于产后之法，按方书谓慎用苦寒，恐伤其已亡之阴也。然亦要辨其邪能从上中解者，稍从证用之，亦无妨也，不过勿犯下焦。且属虚体，当如虚怯人病邪而治。总之，无犯实实虚虚之禁。况产后当气血沸腾之候，最多空窦，邪势必乘虚内陷，虚处受邪，为难治也。（36）

【释义】

产后不仅阴血耗损，阳气亦不足，故历代医家认为，应慎用苦寒之品，以免苦燥伤阴、寒凉伤阳而使虚者更虚，但这仅指一般产后调理常法。若产后感受温邪发为温病，邪热充斥上、中二焦，为了及时祛邪外出，可酌量使用苦寒药以清热祛邪并无妨碍，但须注意勿使下焦阴血受损。

产后病温当按虚人病温治疗，防止邪热乘虚内陷而生变，而且还须慎用补益药，以免滋腻恋邪，总之勿犯"实实虚虚"之禁。

【原文】

如经水适来适断，邪将陷血室，少阳伤寒言之详悉，不必多赘。但数动与正伤寒不同，仲景立小柴胡汤，提出所陷热邪，参、枣扶胃气，以冲脉隶属阳明也，此与虚者为合治。若热邪陷入，与血相结者，当从陶氏小柴胡汤去参、枣加生地黄、桃仁、楂肉、丹皮或犀角等。若本经血结自甚，必少腹满痛，轻者刺期门，重者小柴胡汤去甘药，加延胡、归尾、桃仁，夹寒加肉桂心，气滞者加香附、陈皮、枳壳等。然热陷血室之证，多有谵语如狂之象，防是阳明胃实，当辨之。血结者身体必重，非若阳明之轻旋便捷者。何以故耶？阴主重浊，络脉被阻，侧旁气痹，连胸背皆拘束不遂，故去邪通络，正合其病。往往延久，上逆心包，胸中痛，即陶氏所谓血结胸也。王海藏出一桂枝红花汤加海蛤、桃仁，原为表里上下一齐尽解之理，看此方大有巧手，故录出以备学者之用。（37）

【释义】

妇人感受温邪适值月经来潮，或将净之时，因血室较平时空虚，邪气容易乘虚内陷，易形成热入血室证。

如经水适来适断之时受寒将陷血室，或初陷而未深，见寒热往来而脉弦者，可用小柴胡汤清透少阳，此《伤寒论》中论述较详。血室、冲脉隶属阳明，寒邪逐渐化热将内陷时，往往胃中空虚，故于小柴胡汤中加入人参、大枣，扶助胃气，祛邪外出。温病热入血室与血搏结，脉证与伤寒不同，不可用小柴胡汤原方。若神昏谵语如狂，少腹拘急而痛，或经行不畅，舌绛或有瘀点，当用陶氏小柴胡汤去人参、大枣等甘温助热之品，加生地黄、桃仁、山楂、牡丹皮或犀角（水牛角代）等凉血祛瘀的药物；若血室及其经络血结较甚，见少腹满痛，轻者可刺期门以行气活血，重者用小柴胡汤去参、草、枣等甘味壅补之品，加延胡、归尾、桃仁等活血散瘀药物；如兼寒凝小腹畏寒者，加肉桂心温散寒邪；兼气滞而胁腹作胀明显者，加香附、陈皮、枳壳等理气行滞。

热入血室的谵语如狂，易与阳明胃热的谵语相混淆。前者瘀血内阻，周身经络气血运行不畅，故可见身体困重，胁及少腹痞痛不舒，牵连胸背部亦拘束不遂，治宜凉血解毒祛邪、活血化瘀通络之法。后者无瘀血内阻，气血流畅，故肢体活动较为轻便。二者鉴别，还需结合具体脉证及月经情况全面分析。

热入血室证，瘀热日久不解，上逆致使胸膈气血郁结，甚至内扰心包，形成血结胸，症见胸胁胀满硬痛、谵妄如狂、大便黑、小便利等症，治宜凉血解毒、活血祛瘀，王海藏用桂枝红花汤加海蛤、桃仁治疗，调和营卫，通行上下，为"表里上下一齐尽解"之剂。

2. 幼儿患温 小儿的体质异于成人，叶氏在《幼科要略》中指出"襁褓小儿，体属纯阳，所患热病最多"，治疗上应固护脾胃，慎用攻伐，因为"幼稚谷少胃薄，表里苦辛化燥，胃汁已伤，复用大黄大苦沉降丸药，致脾胃阳和伤极，徒变惊痫，莫救者多矣"。对小儿麻疹的辨治，叶氏在《幼科要略·痧疹》中提出了，须三焦认证用药："须分三焦受邪孰多，或兼别病累瘵，需细体认。上焦药用辛凉，中焦药用苦辛寒，下焦药用酸寒。上焦药气味宜轻，肺主气，皮毛属肺之合。外邪以辛胜，里甚以苦胜。若不烦渴，病日多，邪郁不清，可淡渗以泄气分。中焦药，痧火在中，为阳明燥化，多气多血，用药气味苦寒为宜。若日多胃津消烁，苦则助燥劫津，甘寒宜用。下焦药咸苦为主，若热毒下注成痢，不必咸以软坚，但取苦味坚阴燥湿。"

上述叶氏对妇人、幼儿患温治疗的不同，体现了叶氏因人论治的思想，体现体质不同用药亦不同的思想。这与《温热论》中第九条中对素体阳虚者慎用苦寒，对素体阴虚火旺者重视防止炉灰复燃的学术思想正可相互说明。叶氏在《临证指南医案·卷五》中还强调"高年热病……深怕液涸神昏""瘦人之病，虑涸其阴""酒客中虚……水谷不运，中焦之湿内聚"，说明体质不同，治疗亦不能完全相同，应采取有针对性的治疗措施。

（四）创新温病学的治疗大法

《内经》云"热者寒之"，金元四大家之一的刘完素提出"六气皆从火化"，为温病以寒凉清热为主的治疗大法奠定了理论基础。后吴有性等医家在温病的治疗方面也都有所发展。而叶氏在前人的基础上不但制定了卫气营血的治疗原则，还创造性地提出了治疗温病的一系列大法。

1. 透邪外出 叶氏在温病治疗方面最重要的学术思想之一就是强调"透""泄"，这是祛除病邪的重要原则。在《温热论》中，叶氏论及了"透风于热外"（第2条）、"急急透斑为要"（第4条）、"战汗透邪"（第6条）、"透热转气"（第8条）、"清热透表"（第13条）、"泄卫透营"（第14条）、"泄湿透热"（第19条）、"养正透邪"（第19条）、"急急透解"（第26条）、"清凉透发"（第29条）、"透汗为要"（第32条）等。

叶氏所谓"透""泄"，就是在祛除病邪方面强调要给邪气以出路。所谓"透"，就是使病邪由里向外透达，以阻止病邪向里深陷进而祛邪外出。由此可见，不仅邪在表时当透其邪，既使邪已深入，往往仍需用透法。不同的病证所用的透法不尽相同，但透法几乎贯穿了温病的全过程。至于"泄"，旨在使病邪外出的通道畅通无阻。它也包括了一定的"透"的意义，但主要是指以清热、攻下、化湿、利尿等法促使病邪由里外达，或从二便而出。对清热一法，叶氏云，病在上者用药当轻清，慎用苦寒沉降，气分热盛津伤者每先投辛寒，日久不解方酌用苦寒。用下法时少用峻下，《温热论》第12条中以其舌象为重要依据，若舌苔"黄甚，或如沉香色，或如灰黄色，或老黄色，或中有断纹"，所用方药为"小承气汤，用槟榔、青皮、枳实、元明粉、生首乌等"。《温热论》第10条中对湿温病湿热积滞胶阻于里者"亦须用下法"，确有临床依据。叶氏还善用分消走泄、开泄、苦泄之法来治疗湿热性温病。其中分消走泄法是指选用宣畅肺气、理气化湿、淡渗分利之品以分消三焦之温邪痰湿；开泄之法为运用轻苦微辛之

NOTE

品宣气化湿；苦泄之法则用苦寒辛开之品清化中焦湿热，三法各有适应证，不得混淆。以上各种具体治法虽有不同，但均贯穿有"透""泄"的含义。

2. 养阴顾阳　叶氏在温病治疗方面有一最重要的学术思想就是养阴顾阳。温病最易消烁津液，所以叶氏对养阴尤为重视，叶氏养阴可分为益胃津和滋肾液两大法。一般甘寒之剂侧重于益胃津，如《温病条辨》益胃汤、沙参麦冬汤均源于叶氏《临证指南医案·卷五》。如肾液耗伤则多在甘寒药之中加入咸寒、酸寒药，叶氏《临证指南医案·卷一》中以炙甘草汤去其参、桂、姜、枣等温补之品，加入白芍等养阴药来进行治疗，《温病条辨》中加减复脉汤即来源于此。养阴之法还多用于温病气热而兼津液耗伤证，如叶氏在《叶天士医案精华》中提出："甘寒清气热之中必佐存阴，为法中之法。"对病后阴伤而余热不清者，亦有通过养阴而阴复热退者，如叶氏在《幼科要略》中论及风温治法时说："病减后余热，只甘寒清养胃阴足矣。"

叶氏对人体之阳气也十分重视，在《温热论·第9条》中论述湿热为患时提出了"须顾其阳气"，用寒凉药时也应十分慎重，"法应清凉，然到十分之六七，即不可过于寒凉，恐成功反弃"。叶氏医案中载有许多湿热为患而致阳虚湿阻的病证，每投用温补之法。

3. 分消湿热　治疗湿热类温病，叶氏强调必祛其湿，湿去热孤，邪热易除。叶氏在《温热论》中第2条云"渗湿于热下，不与热相搏，势必孤矣"，又在《叶氏医案存真》中云"热自湿中而出，当以湿为本治"，强调"湿不去则热不除"。对于祛湿之法，叶氏重视疏理气机，气畅则水湿不易聚而为患，已有之湿亦易祛除。疏理气机以理肺气为主，叶氏在《临证指南医案·卷五》中云"先论上焦，莫如治肺，以肺主一身之气化也"，常用药物如杏仁、瓜蒌皮、白豆蔻、川厚朴、陈皮等。叶氏还强调湿邪具秽浊之性，多用芳香理气化湿之品，即《临证指南医案·卷五》所谓"清热开郁，要佐芳香，以逐秽为法"，常用藿香、白豆蔻、郁金等。

叶氏治湿已寓有三焦分治之法。如邪留三焦时，《温热论》第7条云"分消上下之势，随证变法，如近时杏、朴、苓等类"，提示当分别采用开上、畅中、渗下之法。湿邪所在病位不同，其治疗亦有不同。《临证指南医案·卷五》中有具体用药的范例，湿在上焦，主以宣气化湿，每用杏仁、薏苡仁、通草、滑石等药，《温病条辨》中三仁汤即源于此。如湿阻中焦，主以清热化湿，即以辛开苦降之法，用厚朴、黄芩、黄连、枳实、陈皮、半夏之类，同时辅佐以淡渗及理气化湿之品。如湿阻下焦，主以通利导下。其中湿热阻于膀胱者，每用薏苡仁、茯苓皮、泽泻、猪苓、通草、大腹皮、竹叶以清热渗湿理气，《温病条辨》茯苓皮汤即源于此。

叶氏对温病的治疗还充分体现了"治未病"思想，在《温热论》第5条中提出"务在先安未受邪之地"，其具体解释详见本节前文，此不赘述。

第二节　薛雪及其学术思想概要

一、薛雪及《湿热病篇》主要内容介绍

（一）薛雪简介

薛雪，字生白，自号一瓢，又号扫叶老人。生于清康熙二十年（1681），卒于清乾隆三十五年（1770）。江苏吴县（今江苏省苏州市）人，家居南园俞家桥，出身于书香门第，有深厚

的家学渊源。薛自幼聪颖刻苦，成年后博学多才，工画兰，善拳勇，精于医学，尤擅湿热病辨治。相传其与诗词理论家袁枚是莫逆之交。淡薄功名，朝廷两征"鸿博"不就。潜心岐黄之术，以医为毕生之业。

薛氏医学方面的著作有《医经原旨》《扫叶庄医案》《自讲日记》《三家医案合刻》中的《薛氏医案》等，名传于世影响最大的著作是《湿热病篇》。在文学方面的著作有《吾以吾集》《扫叶庄诗稿》《一瓢诗存》《一瓢诗话》等。

（二）《湿热病篇》主要内容介绍

《湿热病篇》是论述湿热病的专著，该篇采用自述自注、自条自辨的著作体例，对湿热病的病因病机、传变规律、辨证论治等进行了系统而全面的论述。内容以湿温、暑湿等夏秋季节的常见病为主，主要讲述了湿温病在卫气营血及后期化热伤阴、余邪留滞的各种证治。篇中还讲述了湿热致痉、神情呆钝等变证及暑病、寒湿等类证的辨治。本篇从理论到临床都具有很高的应用价值，尤其是对湿热类病证进行三焦辨治的方法，起到了承前启后的作用，达到了极高的学术水平，对诊治湿热类病证有重要的指导意义，故广为后世所宗。《湿热病篇》丰富发展了温病学的内容，使湿热病证治在温病学中自成体系。

《湿热病篇》至今未见原本，其成书年代亦未有记载。一般认为，此书在清乾隆三十五年（1770）前已成，后由薛氏弟子们传抄。载有本篇的版本有35条本、31条本及46条本三种。舒松摩重刻李言恭所著《医师秘笈》为35条本，章楠《医门棒喝》等宗之；由江白仙鉴定的《温热病指南集》为31条本，吴子音《温热赘言》等宗之；民间将上述两种版本合二为一，得46条本，王士雄《温热经纬》所载，就是据吴人陈秋坨抄本而来。本教材根据《温热经纬》初刻本（咸丰二年刻本）所辑，予以归类叙述。

二、学术思想概要

薛雪的学术思想主要体现在他的代表作《湿热病篇》中。根据该书46条本的内容归类分析，提炼出薛氏学术思想之精华，并冠以标题，将相关条文及部分自注内容列串于标题之下，并附以释义。原文后小括号内数字为《湿热病篇》原条文顺序编号。

（一）湿热病之提纲

薛雪在《湿热病篇》第1条自注中所称的"湿热证之提纲"的"湿热证"乃是指湿热性质的病证。该篇的第1条条文及自注中重点阐明的是湿热病的初发主症及湿热病病变过程中的病机演变规律。

【原文】

湿热证，始恶寒，后但热不寒，汗出，胸痞，舌白，口渴不引饮。（1）

【自注摘要】

此条乃湿热证之提纲也。湿热病属阳明太阴经者居多，中气实则病在阳明，中气虚则病在太阴。病在二经之表者，多兼少阳三焦，病在二经之里者，每兼厥阴风木。以少阳厥阴同司相火，阳明太阴湿热内郁，郁甚则少火皆成壮火，而表里上下充斥肆逆，故是证最易耳聋、干呕、发痉、发厥。而提纲中不言及者，因以上诸证，皆湿热病兼见之变局，而非湿热病必见之正局也。始恶寒者，阳为湿遏而恶寒，终非若寒伤于表之恶寒，后但热不寒，则郁而成热，反恶热矣。热盛阳明则汗出，湿蔽清阳则胸痞，湿邪内盛则舌白，湿热交蒸则舌黄，热则液不升而口渴，湿则饮内留而不引饮。然所云表者，乃太阴阳明之表，而非太阳之表。太阴之表四肢也，阳明也；阳明之表肌肉也，胸中也。故胸痞为湿热必有之证，四肢倦怠，肌肉烦疼，亦必并见。其所以不干太阳者，以太阳为寒水之腑，主一身之表，风寒必自表入，故属太阳。湿热之邪从表伤者，十之一二，由口鼻入者，十之八九。阳明为水谷之海，太阴为湿土之脏，故多阳明太阴受病。膜原者，外通肌肉，内近胃腑，即三焦之门户，实一身之半表半里也。邪由上受，直趋中道，故病多归膜原。要之湿热之病，不独与伤寒不同，且与温病大异。温病乃少阴太阳同病，湿热乃阳明太阴同病也。

太阴内伤，湿饮停聚，客邪再至，内外相引，故病湿热。此皆先有内伤，再感客邪，非由腑及脏之谓。

【释义】
薛氏自注中云"此条乃湿热证之提纲也"，突显了本条对湿热病的提纲挈领的作用。

（1）条文中列举了湿热病初起的典型症状，即"始恶寒，后但热不寒，汗出，胸痞，舌白，口渴不引饮"六大主症，薛氏在自注中解释了其产生的机理，此处不赘。

（2）自注从以下几个方面分析了湿热病的病机演变规律及病变特点：

1）病因、受邪途经、病变中心　湿热病的病因是"湿热之邪"；受邪途径多从口鼻而入；病变中心在中焦脾胃，因体质差异，有"中气实则病在阳明，中气虚则病在太阴"之不同。而且薛氏认为，"邪由上受，直趋中道，故病多归膜原"，故邪阻膜原可作为湿热病初起的另外一种形式。

2）发病机理　薛氏强调"内外合邪"的发病机理，即自注云"太阴内伤，湿饮停聚，客邪再至，内外相引，故病湿热"。

3）病机演变规律　湿热病发病之初，多为湿热之邪阻遏于卫气分而表现湿热表象，其表现多为本条文所列之主症，临床有"阴湿"与"阳湿"的区别；或者邪归于膜原出现邪阻膜原证。湿热之邪的进一步演变可出现气分证候，素体阳气较盛者，易于化热，多表现为阳明胃热较盛，热重于湿；素体阳气较虚者，易从湿化，则表现为湿重于热。即湿热证的变化有湿化与热化两大类。

4）正局与变局　湿热病的病机演变中还有正局与变局之分。正局指湿热病过程中的一般证候，病变在脾胃气分，薛氏提纲所列六种症状为湿热病正局的症状，自注阐释了正局的病机且补充了湿热病兼见之变局。变局指湿热病过程中发生的特殊证候，病变涉及心、肝、肾等，或出现了营血分的病变。若阳明太阴湿热内郁化火，表里上下充斥肆逆，可窜及少阳或厥阴。因胆经循环过耳，胆火上冲而见耳聋、干呕，火郁心包而发厥，引动肝风则发痉。

5）湿热病与温病、伤寒之异　湿热病的"表"乃太阴阳明之"表"，即四肢、肌肉与胸中，初起必见四肢倦怠，肌肉烦疼，胸痞等脾胃病变。伤寒为寒邪束表而发病，初起时邪犯太阳而表现为表寒证。湿热病与伏气温病的春温的区别：湿热病为太阴阳明同病，春温为少阴太阳同病，病因为"伏寒化温"，故薛氏说："要之湿热之病，不独与伤寒不同，且与温病大异。"其意义是通过寒、温、湿辨异，使湿热病自成体系。

（二）湿热病卫、气分证治

薛氏论湿热，将湿热病与卫气营血有机地融为一体，充实了卫气营血辨证的内容，是其对温病学的重要贡献之一。最重要的是薛氏《湿热病篇》中所贯穿的"湿热三焦辨证"的内容及临证诊治特色。此为辨治湿热性疾病理论和经验的精华，是《湿热病篇》全书中的亮点。

湿热三焦辨证是对湿热之邪在人体上、中、下三焦所导致的各种证候的辨治体系，它主要体现在湿热性疾病的气分阶段，卫分阶段也体现有部分内容。

薛氏湿热三焦辨证将湿热证候所在的三焦部位尽量地具体化，证候部位不同治法亦不尽相同，而且特别注重湿热证候中湿与热的孰轻孰重，在治疗上特别注重分解湿热、三焦同治的治疗原则。薛氏发展和完善了湿热性疾病的辨治方法，在温病的辨治上具有非常重要的意义。

1. 邪在卫表

【原文】

湿热证，恶寒无汗，身重头痛，湿在表分。宜藿香、香薷、羌活、苍术皮、薄荷、牛蒡子等味。头不痛者，去羌活。（2）

【原文】

湿热证，恶寒发热，身重关节疼痛，湿在肌肉，不为汗解。宜滑石、大豆黄卷、茯苓皮、苍术皮、藿香叶、鲜荷叶、白通草、桔梗等味。不恶寒者，去苍术皮。（3）

【原文】

湿热证，胸痞发热，肌肉微疼，始终无汗者，腠理暑邪内闭。宜六一散一两，薄荷叶三四分，泡汤调下，即汗解。（21）

【释义】

此三条为湿热病邪伤在卫表证治，分别为阴湿伤表、阳湿伤表、暑湿伤表。阳湿与阴湿相对而言，一指湿邪伤表而尚未化热之候，一指湿邪伤表，已经化热之候。薛氏以汗之有无来区别阴湿与阳湿，一般临床常以无热无汗为阴湿伤表、有热有汗为阳湿伤表、有热无汗为暑湿郁表来区分三者异同。

第2条为阴湿伤表。湿邪伤表，卫阳被遏，故恶寒无汗；湿为阴邪，阻滞气机，故头痛身重；湿未化热，病又在表，故用藿香、苍术皮、香薷等芳香辛散，佐以羌活祛风胜湿，薄荷、牛蒡子宣透卫表。湿热病头重头胀者居多，头痛常为夹风之征，故头不痛者去羌活。

第3条为阳湿伤表。湿已化热，故发热；湿着肌肉，故身重关节疼痛；湿性黏滞，与热交蒸，故不能随汗而解。本证湿已化热，故用滑石、大豆黄卷、茯苓皮、白通草、鲜荷叶等利湿泄热。湿着肌表，故仍用藿香叶、苍术皮芳香宣化，卫表郁闭不甚而又不恶寒者则去苍术皮。

第21条症见发热而无恶寒，知湿已化热；但仅见肌肉微疼、胸痞等症状，知为邪犯阳明之表轻证；暑湿郁表，不能外泄，故无汗。薛氏用六一散加薄荷叶（即鸡苏散）、滑石以解肌清热、滑窍利湿；甘草清热和中；薄荷叶透解风热。薛氏提出少量泡汤调服，以取其轻清宣透之妙，达到轻可去实的目的。历代医家有湿病禁汗之说，本条却强调汗解，是因本条所论为以轻清宣透之品，使郁闭之腠理通达，湿开热透，则邪随汗解。

2. 邪在气分　湿热病邪在气分阶段包括上、中、下三焦病证，涉及肺、膜原、脾、胃、膀胱、三焦等脏腑。

（1）邪在上焦

【原文】

湿热证，咳嗽昼夜不安，甚至喘不得眠者，暑邪入于肺络。宜葶苈、枇杷叶、六一散等味。（18）

【释义】

暑湿伤肺而咳喘证治。暑湿滞于肺络，肺气失于肃降，则上逆为咳嗽气喘，咳喘频繁，以致昼日不安，夜难成寐。治宜清热利湿、宣肺平喘。用葶苈泻肺逐痰，枇杷叶清肺和胃、降气化痰，六一散清热祛暑利湿，使湿热消、肺气降，则咳喘自平。

【原文】

湿热证，初起壮热口渴，脘闷懊恼，眼欲闭，时谵语，浊邪蒙闭上焦。宜涌泄，用枳壳、桔梗、淡豆豉、生栀子，无汗者加葛根。（31）

【释义】

湿热浊邪蒙闭上焦气分则壮热口渴，胸闷懊恼；湿热蕴蒸，扰及神明，邪郁心包则眼欲闭而时谵语，属轻度神志异常，故以栀、豉、枳、桔清热化湿、豁痰开窍，轻开上焦之气，使气化则湿化。薛氏所云"涌泄"可理解为清宣上焦气分郁热，条文中"无汗加葛根"取其解肌透表。

【原文】

湿热证，初起即胸闷，不知人，瞀乱大叫痛，湿热阻闭中上二焦。宜草果、槟榔、鲜菖蒲、芫荽、六一散各重用，或加皂角，地浆水煎。（14）

【释义】

湿热秽浊阻闭上中二焦，清阳闭阻不行则闷乱叫痛，浊邪害清、机窍闭塞，气机逆乱则胸闷、不省人事，是湿热证一种特殊证候，发病急骤，病情较重。治宜辛开理气化湿、芳香辟秽解毒。用草果、槟榔辛开理气，鲜菖蒲、芫荽芳香辟秽，六一散清热利湿，皂角、地浆水辟秽解毒。

（2）邪在中焦　湿热在中焦的演变最能体现湿热之邪由湿重逐渐向热重转化的病机演变规律。

【原文】

湿热证，寒热如疟，湿热阻遏膜原，宜柴胡、厚朴、槟榔、草果、藿香、苍术、半夏、干菖蒲、六一散等味。（8）

【释义】

湿热阻遏膜原证治。本证虽表现寒热如疟，但又不似疟之寒热发有定期，而是寒热交替或寒热起伏，当仔细鉴别，尚可见到舌苔白腻甚或满布垢浊，苔如积粉，脘腹满闷等湿浊内盛的症状。治应宣透膜原、辟秽化浊，用柴胡透达少阳膜原之邪，厚朴下气宽中，苦温燥湿，草果芳香辟秽、燥脾祛湿，槟榔疏利壅滞，半夏散逆降气，苍术健脾燥湿，藿香、干菖蒲芳香化浊，六一散清热利湿，共奏疏利透达膜原之效。

【原文】

湿热证，舌遍体白，口渴，湿滞阳明，宜用辛开，如厚朴、草果、半夏、干菖蒲

等味。(12)

【原文】

湿热证，初起发热，汗出胸痞，口渴舌白，湿伏中焦。宜藿梗、蔻仁、杏仁、枳壳、桔梗、郁金、苍术、厚朴、草果、半夏、干菖蒲、佩兰叶、六一散等味。(10)

【原文】

湿热证，舌根白，舌尖红，湿渐化热，余湿犹滞。宜辛泄佐清热，如蔻仁、半夏、干菖蒲、大豆黄卷、连翘、绿豆衣、六一散等味。(13)

【释义】

此3条同属中焦湿热而湿重于热之证，主要以舌诊来辨别。即分别为"舌遍体白""舌白"及"舌根白，舌尖红"，以此来判定湿与热的偏盛程度，正如第13条自注云"凭验舌以投剂，为临证时要诀"，足见验舌对于湿热病辨治的重要性，临证时还当四诊合参，全面分析。

第12条为湿邪极盛，阻滞中焦气分，尚未化热证治。舌遍体白，即舌苔满布白腻，为湿浊极盛的重要标志。湿邪阻遏，液不上升，故虽口渴而不欲饮。湿邪尚未化热故治用"辛开"，即用辛燥之品，燥能祛湿，湿化则气机得开，辛可理气，气机得畅，又可助湿邪之化，即自注所谓"辛泄"。用厚朴、草果、半夏、干菖蒲等苦温燥湿，辛开理气，使湿邪得化，气机得畅，上焦得通，津液得下。

第10条为湿伏中焦，始见化热，湿重于热证治。其所列症状基本类同于提纲所述之典型症状。但无恶寒，说明湿邪已不在表，已内阻中焦。湿热交蒸，虽汗出而热不除。湿热上干，影响肺气之宣化则胸痞。湿阻津液不得上升则口渴，但多渴不欲饮。湿重于热，故舌苔白滑、白腻。本证系湿邪偏重，始有化热之象，故以化湿为主。所用杏仁、桔梗、枳壳轻宣肺气，气化则湿亦化；藿香、佩兰、菖蒲、蔻仁、郁金芳香运脾化湿；苍术、厚朴、草果、半夏辛苦温以燥中焦之湿；因湿已化热用六一散淡渗清热利湿。此条集宣湿、化湿、燥湿、渗湿四法于一方，体现了薛氏治湿之基本大法，对临床颇具指导意义。

第13条为湿渐化热，余湿犹滞证治，实际仍属湿重热轻之候。舌根虽仍白腻，但舌尖红，揭示湿渐化热。临床尚可见到胸痞，口渴，口苦或发热汗出不解，甚或小便短赤，脉濡数等症。治疗用蔻仁、半夏、菖蒲辛散开泄，用大豆黄卷、连翘、绿豆衣、六一散清热利湿，为湿热两解之法。

【原文】

湿热证，壮热口渴，自汗，身重，胸痞，脉洪大而长者，此太阴之湿与阳明之热相合。宜白虎加苍术汤。(37)

【释义】

热多湿少证治。阳明热盛则见壮热口渴、自汗、脉洪大而长，太阴脾湿未化则身重胸痞，此即"太阴之湿与阳明之热相合"。本证热重湿轻，治以清热为主兼以化湿，方中以白虎汤清阳明之热，佐以苍术燥太阴之湿，相得益彰，方简效宏。薛氏在本条自注中极尽白虎汤加减变化，颇适临床：若阳明热盛，兼津气两虚，见身热而渴，背微恶寒者，用白虎加人参汤，清热益气生津；若阳明热盛，兼经脉痹阻，见热渴汗泄，肢节烦疼者，用白虎加桂枝汤，清热通络行痹；若阳明热盛，兼表里失和，见寒热往来者，用白虎加柴胡汤，清热和解表里。至于自注

NOTE

又云"苟非热渴汗泄，脉洪大者，白虎便不可投"，临证时当灵活对待，不必拘泥于四大证是否俱全，只要确属阳明热盛者便可应用。

（3）邪在下焦

【原文】

湿热证，数日后自利，溺赤，口渴，湿流下焦。宜滑石、猪苓、茯苓、泽泻、萆薢、通草等味。（11）

【释义】

湿流下焦，泌别失职证治。湿热病虽已数日，仍阻滞气机，津不上承，则胸痞、口渴；湿流下焦，小肠泌别失职、大肠传导失司，膀胱气化失常则大便溏泄、小便涩滞。本条自注提出"独以分利为治"，即治当分利湿邪，药物取淡渗利湿之品，即所谓"治湿不利小便，非其治也""利小便所以实大便"，湿邪去则诸证可愈。自注针对口渴、胸痞，佐入桔梗、杏仁、大豆黄卷，开泄中上，使肺气得化、脾气得运，则如自注云"源清而流自洁"。

【原文】

湿热证，四五日，忽大汗出，手足冷，脉细如丝或绝，口渴，茎痛，而起坐自如，神清语亮。乃汗出过多，卫外之阳暂亡，湿热之邪仍结，一时表里不通，脉故伏，非真阳外脱也。宜五苓散去术加滑石、酒炒川连、生地黄、芪皮等味。（29）

【释义】

湿热蕴阻下焦，卫阳暂亡证治。本证"忽大汗出，手足冷，脉细如丝或绝"，极似阴盛阳亡之象。但未见神疲倦卧、欲寐郑声，而见"起坐自如，神清语亮"，知非其证。实乃一时汗出过多，卫阳随汗泄越，在里之阳气未达于肌表而见卫阳暂亡之象。湿热结于下焦则茎痛、汗出过多，阴液耗伤则口渴。药用五苓散去术，加滑石、黄连以清热利湿、通利小便；生地黄滋阴养液，芪皮固护卫气。

3. 卫、气分证诊治特色　薛氏在诊治湿热病卫、气分证时有其独到的经验。

薛氏对舌诊尤为重视。他在第13条自注中提出"凭验舌以投剂，为临证时要诀"。舌象由原文第12条的"舌遍体白"，到第10条的"舌白"，再到第13条的"舌根白，舌尖红"，根据舌象的变化来辨别由湿邪偏重向湿渐化热的转化过程。其治疗用药也由"辛开"逐步转为"辛泄佐清热"，体现了舌诊在湿热病诊治中的重要作用。

薛氏非常重视症状和病机的描述。如三焦的定位症状：上焦有"咳嗽""喘"等；中焦有"口渴""身重""胸痞"等；下焦有"自利""溺赤"等。又如三焦的病机描述：上焦有"暑邪入于肺络"等，中焦有"湿伏中焦"等，下焦有"湿流下焦"等。为辨证三焦的部位和确定治疗方法奠定了基础。

薛氏在治疗湿热病时所确立的祛湿清热、分解湿热，使湿去热孤的原则，时至今日仍然是治疗湿热性温病最佳治则。临证时应根据湿和热的孰轻孰重确定祛湿和清热的主次。祛湿的方法，在上焦者应芳香化湿，中焦者应苦温燥湿，下焦者应淡渗利湿，即开上、畅中和渗下。但无论湿热在三焦何部位，开上、畅中和渗下的药物均有应用，只是有主次的不同。

（三）湿热化燥进入营血分证治

湿热病在卫气分阶段未治或治而未愈，湿热化燥可进入营血，出现纯热无湿的营血分证候。

【原文】

湿热证，壮热口渴，舌黄或焦红，发痉，神昏谵语或笑，邪灼心包，营血已干。宜犀角、羚羊角、连翘、生地、玄参、钩藤、金银花露、鲜菖蒲、至宝丹等味。（5）

【释义】

湿热化燥，内陷心营，气营两燔证治。湿热化燥，气分里热亢盛，则壮热口渴、舌黄；邪热劫灼营阴则舌焦红，引动肝风则发痉；热灼心包则神昏谵语或笑。故用金银花露、连翘清气散热；犀角（水牛角代）、生地黄、玄参清心凉营，兼滋阴液；羚角、钩藤凉肝息风止痉；至宝丹、鲜菖蒲芳香开窍，解毒苏神，共奏清气凉营、祛除余湿之效。

【原文】

湿热证，壮热烦渴，舌焦红或缩，斑疹，胸痞，自利，神昏痉厥，热邪充斥表里三焦。宜大剂犀角、羚羊角、生地、玄参、金银花露、紫草、方诸水、金汁、鲜菖蒲等味。（7）

【释义】

湿热化燥，热邪充斥表里三焦证治。热燔气血分则壮热烦渴、舌焦红或缩，甚则外发斑疹，热毒充斥于上则胸痞，下迫大肠则自利，窜入手足厥阴则见神昏痉厥，病情甚重，急需凉血解毒、清热生津、开窍息风为治。故用犀角（水牛角代）、羚羊角凉血息风，金银花、紫草、金汁清热解毒，生地黄、玄参滋养阴液，方诸水清热止渴除烦，菖蒲化痰开窍。薛氏自注"独清阳明之热，救阳明之液为急务"，说明本证确有阳明气热，当清胃救阴。

【原文】

湿热证，上下失血或汗血，毒邪深入营分，走窜欲泄。宜大剂犀角、生地黄、赤芍、牡丹皮、连翘、紫草、茜根、金银花等味。（33）

【释义】

湿热化燥深入营血，热盛动血证治。湿热化燥，热盛动血，迫血外溢，病势极危。阳络伤则血从上溢为吐血、衄血；阴络伤则血从下溢，为便血、溺血；表络伤则血从肌肤而出，为汗血，又名肌衄。本条自注提出"大进凉血解毒之剂，以救阴而泄邪"，故用犀角地黄汤加金银花、连翘、紫草清热凉血散瘀。本条自注又云："《内经》谓'热淫于内，治以咸寒'，方中当增入咸寒之味"，因出血过多必伤阴，咸味入肾，如玄参、知母、阿胶之类咸寒可清热养阴，达到"救阴而泄邪"的目的。薛氏强调"邪解而血自止"，即认为不可"见血止血"，此为治疗血热出血之要领。

【原文】

湿热证，经水适来，壮热口渴，谵语神昏，胸腹痛，或舌无苔，脉滑数，邪陷营分。宜大剂犀角、紫草、茜根、贯众、连翘、鲜菖蒲、金银花露等味。（32）

【释义】

湿热化燥化火，热入血室证治。妇女患湿热病，经水适来，壮热口渴，谵语神昏，似阳明经证。但阳明经证必舌苔黄燥。本证舌无苔，则知病邪不在气而在营血。血热扰心，则神昏谵语；血行凝滞，则胸腹痛；热毒陷于血分，则舌无苔而质必深绛，口虽渴而必不甚饮。薛氏主张以凉血解毒、活血散瘀重剂治之，用药如犀角（水牛角代）、紫草、连翘、金银花露、贯众、茜根等，另加鲜菖蒲辟秽开窍。

（四）湿热病的变证和类证

薛氏在湿热病提纲自注中云："病在二经之表者，多兼少阳三焦，病在二经之里者，每兼厥阴风木……故是证最易耳聋、干呕、发痉、发厥，皆湿热证兼见之变局。"可见湿热病虽以阳明太阴为主，但多兼见少阳厥阴之证，即为湿热证之变证。

由寒湿或暑湿所导致的暑病、寒湿和下利的证候，称为湿热病类证。

1. 湿热病变证

（1）湿热致痉

【原文】

湿热证，三四日即口噤，四肢牵引拘急，甚则角弓反张，此湿热侵入经络脉隧中。宜鲜地龙、秦艽、威灵仙、滑石、苍耳子、丝瓜藤、海风藤、酒炒黄连等味。（4）

【释义】

湿热夹风，侵入脾胃经络脉隧而致痉证治。阳明经夹口环唇，脾主四肢，湿邪夹风，侵入阳明经脉，则口噤，走窜太阴脾经，则四肢牵引拘急，甚则角弓反张。故重用祛风清热胜湿之品，如地龙、秦艽、威灵仙、苍耳子祛风胜湿，丝瓜藤、海风藤宣通络脉，配合滑石、黄连利湿清热，正如本条自注所云"故药不独胜湿，重用息风，一则风药能胜湿，一则风药能疏肝也"。

【原文】

湿热证，发痉，神昏笑妄，脉洪数有力，开泄不效者，湿热蕴结胸膈，宜仿凉膈散。若大便数日不通者，热邪闭结肠胃，宜仿承气微下之例。（6）

【释义】

湿热化燥，阳明里结而发痉厥证治。发痉、神昏笑妄，似热入厥阴之象，但脉洪数有力，而非脉细数，且大便数日不通，可知本证为湿热化燥，阳明里结，波及厥阴而发痉厥。不同于湿热病化火化燥，陷入心包，而神昏发痉。薛氏云开泄不效，是指用安宫牛黄丸、至宝丹等清心开窍之剂无效。治疗上，若热结胸膈，则仿凉膈散，清除膈上实热；若热邪闭结肠胃，大便数日不通，宜承气法微下以泄热。

【原文】

湿热证，发痉撮空，神昏笑妄，舌苔干黄起刺或转黑色，大便不通者，热邪闭结胃腑。宜用承气汤下之。（36）

【释义】

本条为第6条的补充，病机均为阳明热结，窜及厥阴而发痉厥。撮空一症，其表现为神志昏糊时两手无意识地抓空而动，为腑实邪热扰于厥阴所致。舌苔干黄起刺或转黑色，大便闭而不通，较之第6条所述病证，阴液耗伤更甚，故用承气急下存津。若阴津耗伤较甚者，当配合养阴生津之品以滋阴攻下。若邪热已深入手足厥阴，当须配合清心开窍、凉肝息风之品，如安宫牛黄丸、紫雪丹、羚角钩藤汤等。

【原文】

湿热证，口渴，舌黄起刺，脉弦缓，囊缩舌硬，谵语，昏不知人，两手搐搦，津

枯邪滞。宜鲜生地黄、芦根、生首乌、鲜稻根等味。若脉有力，大便不通，大黄亦可加入。（35）

【释义】

口渴，苔黄起刺，神昏谵语，为阳明腑实伤津之象；脉弦、囊缩舌硬、搐搦，为肝经热盛动风之征。综合本证，当为湿热化燥，热结阳明，津液枯涸，邪热留滞，引动肝风，证属危重。药用鲜生地黄、芦根、生首乌、鲜稻根滋养阴液，冀肠中阴液得复而热结自下，即所谓"增水行舟"。若腑实较甚，脉有力而便秘者，大黄亦可用之。

【原文】

湿热证，数日后，汗出热不除，或痉，忽头痛不止者，营液大亏，厥阴风火上升。宜羚羊角、蔓荆子、钩藤、元参、生地、女贞子等味。（20）

【释义】

湿热化燥，内入营分，营阴耗伤，肝风窜扰而致发痉，其病机属虚中夹实之候。薛氏本条自注提出"以息风为标，养阴为本"，以羚羊角、钩藤凉肝息风，治其标，玄参、生地黄、女贞子滋养阴液，治其本，蔓荆子疏风止头痛。

【原文】

湿热证，发痉神昏，足冷阴缩。下体外受客寒，仍宜从湿热治，只用辛温之品煎汤熏洗。（30）

【释义】

湿热化燥化火，邪热内陷手足厥阴而致痉厥；阳气郁闭，不能达于肢末而足冷；厥阴肝经热极则筋脉挛急而前阴内缩。"仍从湿热治之"，是指按湿热化火化燥内陷厥阴证施治，即内服清热开窍、凉肝镇痉之剂为主。薛氏提出的"辛温之品煎汤熏洗"仅为针对足冷阴缩采用的治标之法，临证时当仔细斟酌。

（2）湿热致神情呆钝

【原文】

湿热证，七八日，口不渴，声不出，与饮食亦不却，默默不语，神识昏迷，进辛香凉泄，芳香逐秽，俱不效。此邪入厥阴，主客浑受。宜仿吴又可三甲散，醉地鳖虫、醋炒鳖甲、土炒穿山甲、生僵蚕、柴胡、桃仁泥等味。（34）

【释义】

湿热病病发七八日，当为湿热进入营血之时，里热不盛，阴液亦未大伤故口不渴；因湿热日久不解，"先伤阳分"，又由阳分伤及阴分，由气分入于营血，而致阴阳两困，气血呆滞，邪无出路而内陷厥阴，血络瘀滞，而灵机不运，遂成意识模糊、神情呆钝，故进辛香凉泄、芳香逐秽俱不效。治当活血通络，破滞通瘀，仿吴有性三甲散，去龟甲之滋、牡蛎之涩，而易以土鳖虫破瘀通滞之品，用桃仁引其入血分，使血分之邪泄于下；鳖甲破积消瘀，用柴胡作引，使阴中之邪外达于表；山甲搜风通络，用僵蚕引其出络，使络中痰瘀之邪消散而解。本证不仅见于湿热病中，亦可见于湿热病后，常为湿热病后遗症或后发症的一种，其治疗可在本方基础上配合醒神开窍之品。

（3）湿热致呕

【原文】

湿热证，四五日，口大渴，胸闷欲绝，干呕不止，脉细数，舌光如镜，胃液受劫，胆火上冲。宜西瓜汁、金汁、鲜生地汁、甘蔗汁，磨服郁金、木香、香附、乌药等味。（15）

【释义】

本证属首条提纲所论病在二经之表多兼少阳，易发干呕变证的一种。湿热化燥，耗劫胃阴，故见口大渴、舌苔如镜、脉细数；液枯水亏则木旺气逆，壅塞于胸，而见胸闷欲绝；胆火上冲则干呕不止。证属阳明少阳同病，治当清阳明之热，散少阳之邪，用西瓜汁、生地黄汁、甘蔗汁以滋养胃津；郁金、木香、香附、乌药疏通肝胆气机。

【原文】

湿热证，呕吐清水或痰多，湿热内留，木火上逆。宜温胆汤加瓜蒌、碧玉散等味。（16）

【释义】

痰热内阻，胆火上逆证治。证属湿热证阳明少阳同病的一种变证。痰饮内阻则呕吐清水或痰多；湿热内阻，木火上逆则口苦、苔黄腻、脉弦滑。治以温胆汤化痰涤饮，和胃降逆，加瓜蒌清化痰热，碧玉散清利湿热兼利肝胆。诸药共奏"一以涤饮，一以降逆"之效。

【原文】

湿热证，呕恶不止，昼夜不瘥，欲死者，肺胃不和，胃热移肺，肺不受邪也。宜用川连三四分，苏叶二三分，两味煎汤，呷下即止。（17）

【释义】

肺胃不和，胃逆呕恶证治。"呕恶不止，昼夜不瘥，欲死"，是形容呕吐剧烈，并不代表病情危重。本条仅为湿热余邪在胃，胃失和降，胃气上逆所致，病势较轻浅。治宜川连清除湿热，降胃火，苏叶降逆顺气，且以极轻之分量，以除余湿。

2. 湿热病类证

（1）暑病

【原文】

湿热证，湿热伤气，四肢困倦，精神减少，身热气高，心烦溺黄，口渴自汗，脉虚者，用东垣清暑益气汤主治。（38）

【释义】

暑热兼湿、津气已伤证治。暑热炽盛，则身热息高、心烦溺黄；津气耗伤，则口渴自汗、神倦脉虚；湿滞肌腠，则四肢困倦。治宜补益津气，清暑泄热，佐以祛湿，方用东垣清暑益气汤。方中人参、黄芪补气，当归、麦冬、五味子养阴生津敛液，青皮、陈皮、神曲、甘草调气和中，升麻、葛根解肌热而使清气上行，二术、泽泻、黄柏燥湿利湿。适于暑热兼湿或湿热为病，而偏于气伤者。

【原文】

暑月热伤元气，气短倦息，口渴多汗，肺虚而咳者，宜人参、麦冬、五味子等味。

（39）

【释义】

暑伤元气，津气两虚证治。暑热虽解，元气亏虚，津伤较甚，故气短倦怠、口渴；汗多为气虚不能固外所致；咳为肺气虚所致，表现为气短而咳，属肺虚咳喘，与18条之肺实咳喘有虚实之别。治宜益气救阴敛肺，方中人参、麦冬益气生津，五味子敛肺止汗，共收甘酸敛津、益气养阴之功。本证除本条所列证候外，临床上还可见身热骤降、脉虚软或散大，甚或脉虚欲绝等症。薛氏本条自注云"方名生脉，则热伤气之脉虚欲绝可知矣"，即生脉散可使虚而欲绝之脉得以复生之意。

【原文】

暑月乘凉饮冷，阳气为阴寒所遏，皮肤蒸热，凛凛畏寒，头痛头重，自汗烦渴，或腹痛吐泻者，宜香薷、厚朴、扁豆等味。（40）

【释义】

夏月外感寒湿兼表证治。"暑月乘凉饮冷"，感受寒湿之邪，"阳气为阴寒所遏"，表里并困，故外则恶寒发热，头痛头重，内则腹痛吐泻，自汗烦渴。自汗烦渴，当是汗泄不畅，渴亦不甚，乃是暑月寒湿外袭之证。故用三物香薷饮，以香薷辛温散寒，兼能宣化湿邪，扁豆祛暑和脾渗湿，厚朴理气燥湿和中。本方为治疗夏月乘凉饮冷，外感寒湿而致发热恶寒，或兼腹痛吐泻之常用方剂。

（2）寒湿

【原文】

湿热证，身冷脉细，汗泄胸痞，口渴舌白，湿中少阴之阳。宜人参、白术、附子、茯苓、益智等味。（25）

【原文】

暑月病初起，但恶寒，面黄，口不渴，神倦，四肢懒，脉沉弱，腹痛下利，湿困太阴之阳。宜仿缩脾饮，甚则大顺散、来复丹等法。（26）

【释义】

此两证均为湿热证转化而成的寒湿证，当与后面几条论述寒湿证治相鉴别。25条为湿从寒化，阳气大伤证治。素体阳气不足，或湿邪久滞，损伤阳气，或治疗时寒凉太过，均可致湿从寒化，而呈寒湿之象。寒从中生则身冷、脉细，津不上承则口渴，寒湿内阻则舌白、胸痞。本证为湿邪累及肾阳之证，用人参、附子、益智仁温补脾肾之阳，白术、茯苓健脾运湿，共奏扶阳逐湿之功。26条为寒湿困遏脾阳证治。夏月起病初无发热，而见恶寒，神倦肢懒，面黄，口不渴、腹痛下利、脉沉弱等，为湿邪较甚困阻脾阳之寒湿证，治当宜温宜散，轻者用缩脾饮，重者用大顺散，或用来复丹。缩脾饮方中以砂仁、草果理气化湿，扁豆、甘草培土和中，葛根升胃气，乌梅制砂仁、草果之燥。诸药相伍，以治湿重于寒而脾气虚者。大顺散方中以干姜、肉桂温中散寒，杏仁、甘草理气调脾。各药相配，以治寒重于湿而阳气虚者。来复丹方中以硫黄之纯阳，伍硝石之苦寒，有阴阳相济之妙。另有玄精石制硫黄之火性，青、陈二皮健胃理气，五灵脂引石性之药走肝胆之经。诸药配伍，温热助阳，苦温香燥，以祛湿化浊，使阴寒湿浊得开而阳气来复，以治上盛下虚、心腹冷痛、大便泄泻等症。薛氏本条自注云："热邪伤阴，阳明消烁，宜清宜凉。太阴告困，湿浊弥漫，宜温宜散"。这实际上是指出了夏月感受湿热后的两种不同转归，或从热化，或从寒化，治法大异。

【原文】

暑热内袭，腹痛吐利，胸痞脉缓者，湿浊内阻太阴，宜缩脾饮。（44）

【原文】

暑月饮冷过多，寒湿内留，水谷不分，上吐下泻，肢冷脉伏者，宜大顺散。（45）

【原文】

腹痛下利，胸痞，烦躁，口渴，脉数大，按之豁然空者，宜冷香饮子。（46）

【释义】

此三条为寒湿内伤脾肾所致腹痛吐利，甚则损伤肾阳而致虚阳外越之证。44条腹痛吐利轻者，用缩脾饮（方见26条释义）温脾化浊，用于湿盛暑微或湿重于寒而脾气虚之轻证。45条吐利重兼肢冷脉伏者，用大顺散（方见26条释义）温脾祛寒化湿，适用于寒重于湿而阳气虚者。或用来复丹（方见26条释义）祛湿化浊，使阴寒湿浊得开而阳气来复，治上盛下虚、心腹冷痛、大便泄泻等症。若见肢冷脉细，则考虑遵仲景姜附理中之法。46条所见之证极似湿热内盛之候，但脉数大却按之豁然而空，可知乃寒湿内伤脾肾，阴寒内盛，格阳于外所致真寒假热之象。薛氏治以冷香饮子（《张氏医通》），药用附子补阳益火、温肾散寒止痛，草果祛寒湿温脾阳，陈皮理气健脾利湿，生姜安脾和中。又因虚阳外越，投以热药恐被虚阳格拒而致呕吐，故薛氏采用热药冷服之法，使药气与病气不发生抵触，即"药气与病气无扞格之虞"。

（3）下利

【原文】

湿热证，十余日后，左关弦数，腹时痛，时圊血，肛门热痛，血液内燥，热邪传入厥阴之证，宜仿白头翁法。（23）

【原文】

湿热证，十余日后，尺脉数，下利，或咽痛，口渴心烦，下泉不足，热邪直犯少阴之证，宜仿猪肤汤凉润法。（24）

【释义】

此两条均表明了湿热证十余日后，湿热化燥化火的病机演变过程。23条是血液内燥，热邪传入厥阴证治。湿热化燥，深入营血，损伤肠络而见便血，燔灼肝经而致左关弦数，腹时痛，治以白头翁汤，用白头翁、黄柏、黄连清热解毒，秦皮入肝胆大肠经清肝凉血。24条为湿热化燥，热邪直犯少阴证治。湿热化燥，劫灼肾阴，水亏火浮，故见咽痛、口渴、心烦；肾阴被劫，阴津外泄而下利；热灼少阴故尺脉数。薛氏以猪肤滋肾养阴，佐白蜜甘寒润肺，制上炎之虚火，白粉，即米粉，淡渗利水、和脾止利。

【原文】

湿热内滞太阴，郁久而为滞下，其证胸痞腹痛，下坠窘迫，脓血稠黏，里急后重，脉软数者，宜厚朴、黄芩、神曲、广皮、木香、槟榔、柴胡、煨葛根、金银花炭、荆芥炭等味。（41）

【释义】

湿热痢疾证治。"湿热内滞太阴，郁久而为滞下"，说明夏月正值暑湿或湿热疫毒病邪炽盛，复因内伤食积或生冷不洁，相互搏结，壅滞胃肠，损伤肠络，壅遏气机，而致气伤血败，蒸为败浊脓血而发痢疾。气机被阻，脾运升降失常，则见胸痞腹痛、下坠窘迫、里急后重；湿热内蕴，气血腐败则利下脓血黏稠；脉软数多为痢疾之脉，软乃脾气伤，数为内有热。治疗应清热除湿、调气和血。方用张洁古芍药汤，以黄芩、黄连清热燥湿，厚朴、木香、广陈皮、槟榔调气，柴胡、葛根升气，神曲消导积滞，金银花炭、荆芥炭入营清热止血，未用方中君药芍药，因自注云"因其味酸性敛，终非湿热内蕴者所宜服"，是虑其芍药酸敛滞邪之故，颇具指导意义。

【原文】

痢久伤阳，脉虚滑脱者，真人养脏汤加甘草、当归、白芍。（42）

【原文】

痢久伤阴，虚坐努责者，宜用熟地黄炭、炒当归、炒白芍、炙甘草、广皮之属。（43）

【释义】

此两条指出湿热痢疾日久有伤阴、伤阳的两种转归。42条为痢久伤脾阳证治。痢疾迁延不愈，损伤脾阳，而致虚寒内盛，中气下陷，可见大便滑脱不禁、脉虚，或伴有腹痛喜按、形寒肢冷、舌淡苔白润等。治当温中补肾、涩肠固脱。方选真人养脏汤，方中参、术、草补脾益气，归、芍、木香和血行气止痛，肉桂、肉豆蔻温中止泻，粟壳、诃子固肠止泻，共治痢久伤阳，虚寒滑脱之证。若症见五更泄泻、滑脱不禁，除依自注原方加附子外，还可考虑与四神丸合用，尚应考虑气滞、血虚的存在，综合辨证用药。

43条为痢久伤阴证治。湿热痢迁延日久，不仅可损伤阳气，更易耗伤阴液，多表现为虚坐努责、里急欲便但又坐久不得解出、潮热、口干而渴、舌光红或剥、脉细数等症。治宜和营养阴，佐以和中理气，方用熟地黄滋阴补血，当归补血和血，白芍和营调血，且三药均炭用或炒用，防止其润下，伍以甘草、广陈皮和中理气，补而不滞。若伤气者，可加人参、黄芪。

（五）湿热病的后期证治

湿热病在发生、发展过程中，无论曾经历何种证候，其后期的证治大多不外以下几种。

【原文】

湿热证，数日后，脘中微闷，知饥不食，湿邪蒙绕三焦。宜藿香叶、薄荷叶、鲜荷叶、枇杷叶、佩兰叶、芦尖、冬瓜仁等味。（9）

【释义】

湿热病后期"湿邪蒙绕三焦"证治。湿热病后期，余湿蒙蔽上中焦肺胃清气，脾气不舒，胃气未醒，故脘中微闷、知饥而不欲食。治宜轻清芳化、涤除余邪。薛氏用"五叶"轻清芬芳宣开上焦阳气，再配芦尖、冬瓜仁淡渗余湿，使气机畅通，清阳四布，余湿得除，诸症皆愈。不涉一味重浊之药，因过用攻伐或滋补之剂则有损正碍胃之弊，故本条自注云："若投味重之剂，是与病情不相涉矣。"

【原文】

湿热证，十余日，大势已退，唯口渴，汗出，骨节痛，余邪留滞经络。宜元米汤泡于术，隔一宿，去术煎饮。（19）

【释义】

余邪留滞经络，阴液受伤证治。湿热证后期，余湿未净，阴液受伤，故汗出、口渴；余阻滞经络，故骨节痛。自注云"救液则助湿，治湿则劫阴"，故用元米补肺健脾、滋养强壮，养阴不碍湿；白术补脾和中，化湿不伤阴。药虽二味，而养阴祛湿，两擅其长。在本方煎服方法上，仿用仲景泻心汤以麻沸汤浸泡之法，既取其气香入经络祛湿，又避其性燥伤阴之弊，取气而不取味。

【原文】

湿热证，按法治之，数日后，或吐下一时并至者，中气亏损，升降悖逆。宜生谷芽、莲心、扁豆、米仁、半夏、甘草、茯苓等味，甚则用理中法。（22）

【释义】

湿热病后期，中气亏损升降逆乱证治。湿热病后期中气亏损，脾胃升降失和，可出现吐下一时并至，治宜轻补中虚，降逆和胃，以莲心、扁豆、甘草健脾，生谷芽、半夏和胃降逆，米仁、茯苓渗湿。吐泻之属脾胃虚寒甚者，用理中汤温中散寒。

【原文】

湿热证，按法治之，诸证皆退，惟目瞑则惊悸梦惕，余邪内留，胆气未舒，宜酒浸郁李仁、姜汁炒枣仁、猪胆皮等味。（27）

【释义】

余邪内留肝胆而致惊惕证治。湿热证经治疗后，诸证皆退，但出现闭目则惊悸、入睡则多梦惊恐的症状，此为湿热余邪内留胆热内扰，肝魂不安之候。用酒浸郁李仁，性滑以泄邪下行，借酒气引药入胆，酸枣仁养肝安神宁心，以姜汁炒，兼取能散邪之用，用猪胆皮清泄肝胆余热，以防姜、枣温散太过。

【原文】

湿热证，曾开泄下夺，恶候皆平，独神思不清，倦语不思食，溺数，唇齿干。胃气不输，肺气不布，元神大亏。宜人参、麦冬、石斛、木瓜、生甘草、生谷芽、莲子等味。（28）

【释义】

肺胃气液两虚证治。"曾开泄下夺，恶候皆平"，说明已用化湿攻下等方法治疗凶险证候，病已取得良效。然邪去正已伤，出现气阴亏虚之证。表现为神不清爽、倦怠不欲言语的一种精神委靡不振的状态，为元气大伤，气虚未复；不思食为胃气虚弱，胃阴亦伤，溺数为肺阴不足，肺气不得通畅所致，唇齿干乃胃津不得上承。自注提出当"清补元气"即清养肺胃，两补气阴，故用人参大补元气，甘草、木瓜酸甘化阴，麦冬、石斛滋养肺胃阴液，生谷芽、鲜莲子和中醒胃，此方即后世所谓"薛氏参麦汤"。

（六）《湿热病篇》立法遣方用药特色

薛氏治疗湿热病，在立法、遣方、用药方面具有独特的风格和独到的经验。

1. 侧重立法，不列方名　《湿热病篇》未再立新的方名，而是注重立法，依法遣药。薛氏每列一证，常于证后明确病机（或病位），再明申其法，依法举药，虽无方名，但有法可循。

全篇所列立法中用辛味开泄之法占较大比例，如治疗"湿热阻闭中上二焦"用辛通开闭法（第14条），治"湿热浊邪蒙闭上焦气分"用涌泄法（第31条），治"湿热极盛，阻滞中焦，尚未化热"则重用辛开法（第12条），治"湿伏中焦，湿渐化热，湿盛于热"用开中焦气分法（第10条），治"湿渐化热，余湿犹滞"用辛泄佐清热法（第13条），治"湿流下焦，泌别失职"用开泄中上、淡渗分利法（第11条）等。

对于湿热化燥，深入营血后的用药，薛氏认为对"气营两燔"当清热救阴，泄邪平肝（第5条），"气血两燔"当独清阳明热，救阳明之液为急务（第7条），"热盛动血"当凉血解毒（第33条），以清热救阴为其本，随症加减，发痉者加羚羊角、钩藤凉肝息风；昏厥者用菖蒲、至宝丹芳香辟秽化痰开窍；斑疹出血证者，加赤芍、牡丹皮、紫草、茜根等凉血解毒，活血行瘀，并认为应增咸寒之品，而不提倡用苦寒，防其化燥伤阴，旨在"留得一分阴液，便有一分生机"。

而在治疗湿热病的变证痉证时，薛氏指出"湿热夹风，侵入经络脉隧"而致痉证当重用息风之法（第4条），而在治疗"湿热化燥，营阴亏耗，肝风上逆"而致痉证当息风为标、养阴为本（第20条）等。可见，其深谙"法"是指导用药的主要原则。

2. 善用古方，师古不泥 《湿热病篇》中源自古方者占较大比例，薛氏既善于继承原方，又能按病证的变化而进行灵活加减。

（1）直接引用古方 对于临床疗效可靠而又方证相符者，即可沿用古人原方，篇中此类方剂有10处。用"宜""仿"字表示。如第36条"宜用承气汤"、第37条"宜用白虎加苍术汤"、第39条"宜人参、麦冬、五味子等味"（生脉散）、第6条"仿凉膈散或承气微下"、第23条"仿白头翁汤"、第24条"仿猪肤汤"、第26、44、45、46条"仿缩脾饮""大顺散""来复丹""冷香引子"等。

（2）师其法而不泥其方 薛氏对古人的成法结合自己的临床经验加减化裁，原文中共有11处，如第22条用"理中法"、第38条用"东垣清暑益气汤"、第29条用"五苓散加减"、第8条"仿达原饮之例"、第35条"仿承气之例"、第34条用"仿吴又可三甲散"、第16条用"温胆汤加减"、第42条用"真人养脏汤加减"、第40条"香薷饮加味"、第19条"宗麻沸汤法"等，据证加减，使方药更切合病机。

3. 据证遣药，不拘禁忌 湿热病自古就有禁汗、禁下、禁润之说。

东汉·张仲景曾言："湿家忌投发汗。"薛氏在第21条自注中云："湿病发汗，昔贤有禁。"薛氏亦在第29条指出误汗的例证"湿热证，四五日忽大汗出，手足冷，脉细如丝或绝……乃汗出过多，卫外之阳暂亡……"，此为误汗所致的阳气耗失之势。但湿热证也有用汗法之时，21条所见因湿热阻闭腠理，气机受阻而始终无汗，发热，而无恶寒，知湿已化热。然而仅见肌肉微疼、胸痞等邪犯阳明之表邪轻证，故用六一散加薄荷叶（即鸡苏散），泡汤调下、轻清宣透，使卫气通畅、湿开热透，邪随微汗而解，此微汗与湿温初起禁辛温发汗不同。另薛氏妙用滑石非单纯利水，而是上达腠理，下行水液，通达表里三焦，其利毛窍开腠理的作用与薄荷叶辛凉透表相合，使蕴遏肌表之邪得微汗而解。故章楠在注中提出"湿证固非一概禁汗"，也强调了滑石利毛窍的作用。

湿热证还有禁下之戒，因湿热证乃由"太阴内伤，湿饮停聚，客邪再至，内外相引"而发病，本已太阴内伤而致脾胃虚弱，若再用下法，更伤脾气，则易致下利不止等证。薛氏在第6条中揆度"阳明之邪仍假阳明为出路"的时机，依证遣药，对湿热化燥，阳明里结，因腑热见大便数日闭而不通者，仍仿承气微下之例。然后又在第36条自注中认为："徒事清热泄邪，止能散络中流走之热，而不能除胃中蕴结之邪，故假承气以通地道，然舌不干黄起刺者，不可投也。承气用硝、黄，所以逐阳明之燥火实热，原非湿热内滞者所宜用，然胃中津液为热所耗，甚至撮空撩乱，舌干苔黄起刺，此时胃热极盛，胃津告竭，湿火转成燥火，故用承气以攻下。"可见，湿未化燥，而下之是谓误下；湿已化燥耗伤津液则应急下存阴，不必拘于一方，当断则断。

湿病尚有慎用滋阴之说。薛氏在第19条自注中指出："救阴则助湿，治湿则劫阴。"即用滋补阴柔之品则碍湿，用苦燥渗利之品祛湿则伤阴。薛氏认为：湿热未化燥前，应注意及早护津，湿热证初起即注重清热保津，多用豆卷、荷叶、连翘、绿豆衣、滑石、通草等轻清宣散、淡渗利湿之品，而慎用苦寒以防苦燥伤津之弊；一旦湿热化燥，则应当机立断，急下存阴，"承接未亡之阴气于一线也"，继而注意观察津伤情况，使用养阴之药。本篇选用养阴药有十余味之多，如芦根、生地黄、玄参、西瓜汁、甘蔗汁、石斛、鲜稻根、鲜莲子、麦冬等，均具有滋而不腻的特点，可见薛氏对"润"之一法颇有见地，对养阴药的选用亦极尽心思。

4. 药量轻重，依证变通　根据湿热病的轻重缓急，薛氏在用药的味数、药物的选择、剂量、药材选用方面十分灵活。

在用药的味数方面，全篇用药大多为六到十味药，少则一味，多则十余味；重证则重药猛投，不惜多味并用，轻证则多主轻清，以轻去实。

在用量方面，全篇用药基本不标用量，只有用药有独到之处时，才加以注明，示人以度。用药的剂量，少则用分，多则用两，如第17条"宜用川连三四分，苏叶二三分，两味煎汤，呷下即止"。第21条用"六一散一两、薄荷三四分，泡汤调下，即汗解"。而对痉厥重症及热盛动血、热入血室之重症，则以"大剂""大进""重剂"行之，所列药物不仅数量多，而且以多性味、多功能配伍而成，以求"重剂乃可奏功"之效。

5. 取材炮制，独具特色　薛氏用药擅选皮、叶、藤、鲜、汁之品，取其专长，做到药尽其用。

用药物之皮治疗在表之邪，如苍术皮、茯苓皮等祛表湿，生黄芪皮固表止汗。

用药物之叶起轻清宣化作用，常用藿香叶、佩兰叶、薄荷叶、荷叶、枇杷叶、苏叶等轻芳之品，宣通上、中焦阳气，以舒脾醒胃。

用藤类药物宣通络脉。常用海风藤、丝瓜藤等治疗湿热侵入经络脉遂引起的痉证。

用药之鲜品化湿养阴，如鲜生地黄、鲜稻根、鲜菖蒲、鲜莲子等。鲜生地黄更具清热凉血、养阴而不腻滞之性；鲜稻根、鲜莲子重养胃阴；鲜地龙较干品更擅于祛风止痉。菖蒲在该篇中运用亦有干鲜之分：湿浊偏盛或湿热参半之证用菖蒲干品，而湿热俱盛，自早期即见胸闷不知人事，神志昏乱而大叫疼的重症，宜用菖蒲鲜品且应重用，取其芳香辟秽开窍之力益强。金银花的运用也有金银花与金银花露之别：气分证壮热烦渴未除，又兼营分证之际，虑其尚有余湿存留，用金银花露，可进一步发挥其清泄芳化的特长。而在深入血分热盛动血之际，又用以大剂金银花凉血解毒。

用汁类药物滋养阴液，如第15条用鲜西瓜汁、生地黄汁等，磨服郁金、木香等药，以诸汁滋胃液，辛香散气逆，寓香散于滋补之中，香散而不耗津，滋阴而不壅滞，磨服不用煎者，取其气不散。

对药物炮制方法，薛氏亦独具匠心。篇中药物有酒制、炒用、炭用等。在酒制中，如第 4 条有酒炒黄连，取其入络清热而不伤胃，且性兼疏通，防其守而不走；第 27 条用酒浸郁李仁，取酒气独归于胆，与治疗胆气未舒之证相合。炒用中，第 27 条有姜片炒枣仁，取其安神而散邪；第 34 条用醋炒鳖甲则易入肝经，且酸涩之性具潜阳作用；土炒穿山甲可减少药物刺激性，增强疗效；第 41～43 条用炒金银花、荆芥，熟地黄为炭用者，可收涩止血痢，且使药性更为缓和。

6. 择优选药，主次分明 《湿热病篇》选用单味药 103 味，包括解表药、泻下药、清热药、温里药、补益药、收涩药、安神药、开窍药、理气药、活血药、止血药、平肝息风药、祛风湿药、化湿药、利水渗湿药、祛痰止咳平喘药、消食药、驱虫药等 18 类。但药物的实际应用并非全部按分类使用，如槟榔属驱虫药，在篇中用于理气；桔梗、半夏属化痰药，而在篇中用于"开泄"；菖蒲属于开窍药，在篇中用于化湿等。从用药频率分析，亦可体现出薛氏择优选药、主次分明的用药特点。

此 18 类药物中，以祛湿药、清热药应用最多，符合湿热证祛湿清热为主的治疗原则。

祛湿药包括了利水渗湿药（滑石、茯苓、白通草、薏苡仁、冬瓜仁、泽泻、萆薢、猪苓）8 种，化湿药（苍术或苍术皮、藿香叶、厚朴、草果、白蔻仁、佩兰叶、荷叶）7 种，祛风湿药（木瓜、丝瓜络、秦艽、威灵仙、海风藤）5 种。其中在利水渗湿方药中，首选的是六一散，应用 7 次（原文第 8、10、13、14、16、18、25 条）之多。滑石甘寒味淡，质重而滑，寒能清热，甘则理脾，淡可渗湿，重能下降，滑可利窍，故可上清水源，下利水道，荡涤六腑之邪热。少佐甘草清热和中，又可缓滑石寒凉太过之性。尤其在"邪至中焦"阶段，用此方最多。而在湿流下焦时，以淡渗利湿为主，用滑石而不用甘草，可见薛氏选药之谨慎。在化湿药中用菖蒲 8 次之多，其次为苍术（皮）、藿香（叶）各用 5 次。以下依次为厚朴、草果各 4 次，佩兰、白蔻仁、荷叶各 2 次。更为精心之处体现在针对临证湿热的轻重不同对此类药物择优选用：如湿重时多用苍术、厚朴、草果等辛苦温燥烈之品，而当观察到湿已化热，呈现湿热参半之势时，则仅取蔻仁、半夏、菖蒲之辛通，避免辛温过烈之品劫阴之弊。

清热药中以清热解毒药（连翘、金银花、金汁、绿豆衣、猪胆皮、贯众）及清热凉血药（生地黄、犀角、玄参、紫草、牡丹皮、赤芍）选用最多，各为 6 种。其中薛氏最喜用生地黄。生地黄性味甘苦寒，具清热凉血、养阴生津之效，滋润而不腻滞，且养阴药多用在湿已化燥，热入营血之时，故生地黄常为首选；紫草凉血活血、解毒透疹，适用于湿热化燥深入营血分见斑疹、出血证，更因性味甘寒，兼可养阴；对于清热薛氏还擅用大剂犀角（水牛角代）、羚羊角、玄参等咸寒之品清营解毒，咸味可入肾，能滋阴养液而无苦寒化燥伤阴之弊。虽然篇中也有用苦寒之药如黄连，但只采用轻剂或酒炒，足见薛氏对苦寒用治湿热之慎。其他如辛凉解表药以薄荷、柴胡多频次使用；理气药首用桔梗升提肺气，以达气化则湿化，其次为枳壳、广陈皮、木香等。

第三节　吴瑭及其学术思想概要

一、吴瑭及《温病条辨》主要内容介绍

（一）吴瑭简介

吴瑭，字佩珩，号鞠通。清代著名温病学家，一般认为其生于清乾隆二十三年（1758），卒于清道光十六年（1836），江苏淮阴人。吴氏少习儒学，后因父、侄身亡而慨然弃举子业，发愤习医，专事方术，终至一代医学巨匠。吴氏的著作主要有《温病条辨》《医医病书》《吴鞠通医案》等。

（二）《温病条辨》主要内容介绍

《温病条辨》是吴瑭的代表作，是作者汇集历代医家精华，尤其是张仲景和叶桂的学说，结合自己的临床经验于清嘉庆三年（1798）著成的温病学巨著。全书共6卷，并卷首1卷，计265条，附方208首。该书以三焦为纲，病名为目，贯穿卫气营血内容。分别论述了风温、温热、温疫、温毒、冬温、暑温、伏暑、湿温、秋燥、寒湿，以及疟、痢、疸、痹等病证之证治。书中并附论说若干则，以对三焦分证加以补充。在体裁上采用"自条自辨"的写作方法，逐条叙证，简明扼要，并在每一条后自加注释以阐述其未尽之义。

《温病条辨》确立了四时温病的病名及病因病机，完善了温病的辨治体系，丰富了温病的证治内容，详备了温病病证的理、法、方、药，具有很高的理论水平和实用价值。

《温病条辨》于1813年由问心堂初刻付梓刊行，后流传甚广，版本甚多，翻印、增批评注者近百家。一直被奉为学习温病学必读之书，备受后世医家推崇，被誉为"治温之津梁"，并有将该书与《黄帝内经》《伤寒论》《金匮要略》合称为"四大经典"者。

本教材节选了《温病条辨》部分重要条文60条，用"【原文】"表示，有部分自辨内容较为重要者也一并引用，用"【自注】"或"【自注摘要】"表示。并按其主要内容分门别类，冠以标题，标题下列出相关原文及部分自注摘要，内容涉及上、中、下三焦，三焦治疗大法，温病治禁等，按温热湿热的顺序进行类编，并简要释义，以供参考。原文后括号内数字为《温病条辨》原条文顺序编号。

二、学术思想概要

吴瑭学术思想之概要主要体现在他的代表著作《温病条辨》中。本节以《温病条辨》问心堂本之影印本为据，将其内容分门别类，分析总结，提炼出吴氏学术思想之精华要旨。

（一）提出九种温病病名，揭示三焦传变规律

《温病条辨》上焦篇第1条说明了一年四季常见的9种温病的病名及病因病机，上焦篇第2条论述了温病发病的部位及受邪途径，中焦篇第1条的自注中重点阐述了温病三焦的传变规律，凡此均可认为是温病之大纲，正如吴氏所言"是编首揭诸温之大纲，而名其书曰《温病条辨》"。

1. 九种温病的病名及病因病机　温病之病名及病因病机，前人虽多有论述，但多是单一

的病种，且其内涵与现今多有出入。吴瑭根据四季气候之变化，详细观察和成功治疗了许多四季的常见温病，积累了丰富的临床经验，从而确定并命名了九种温病的病名，揭示并阐明了九种温病的病因病机。

【原文】

温病者：有风温、有温热、有温疫、有温毒、有暑温、有湿温、有秋燥、有冬温、有温疟。

【自注摘要】

风温者，初春阳气始开，厥阴行令，风夹温也。温热者，春末夏初，阳气弛张，温盛为热也。温疫者，厉气流行，多兼秽浊，家家如是，若役使然也。温毒者，诸温夹毒，秽浊太甚也。暑温者，正夏之时，暑病之偏于热者也。湿温者，长夏初秋，湿中生热，即暑病之偏于湿者也。秋燥者，秋金燥烈之气也。冬温者，冬应寒而反温，阳不潜藏，民病温也。温疟者，阴气先伤，又因于暑，阳气独发也。

按：诸家论温，有顾此失彼之病，故是编首揭诸温之大纲，而名其书曰《温病条辨》。（上焦篇1）

【释义】

初春感受风热，以肺卫表热证为主者称风温；春末夏初感受温热，以里热证为主者称为温热；温疫是一种由厉气秽浊导致的，互相传染，引起流行的温病；温毒则是除温病一般症状外，尚有局部肿毒特征的温病；暑温是盛夏发生的以热盛为主的暑病；湿温是长夏初秋发生的湿热性温病；秋燥是秋季感受燥热病邪而致的温病；冬温为冬季感受温热之气而致的温病；温疟是阴气先伤，夏伤于暑，阴伤而阳热亢盛的一种疟疾。

除上述9种温病外，吴氏还在《温病条辨》中论述了伏暑、疟、痢、疸、痹、寒湿等病证的证治。

2. 温病发病的部位及受邪途径

【原文】

凡病温者，始于上焦，在手太阴。（上焦篇2）

【释义】

温病的病因是温邪，温邪侵犯人体一般是从口鼻而入，而鼻气通于肺、肺合皮毛，因而温病发病多始于肺卫。然温病的起病部位较为复杂，不限于手太阴一途，只不过手太阴证较常见而已。

3. 三焦病证的传变规律

【自注摘要】

温病由口鼻而入，鼻气通于肺，口气通于胃。肺病逆传则为心包，上焦病不治，则传中焦，胃与脾也，中焦病不治，即传下焦，肝与肾也。始上焦，终下焦。（中焦篇·第1条·自注）

【释义】

温病的受邪途径及病位的论述可与上焦篇第2条相互印证。关于三焦病证传变规律的论述是吴瑭学术思想的精髓之一。温病初期邪在上焦肺卫，其传变有顺传、逆传两种情况，或顺传

NOTE

中焦胃与脾，或逆传上焦心包；中焦是胃与脾的病变，有偏胃偏脾、温热湿热两种类别；下焦病是肝与肾的病变，主要是肝肾阴精的耗伤。始上焦、终下焦的传变规律反映了温病由实致虚的病理性质的演变规律。

（二）构建三焦辨证纲领，详论四时温病证治

吴瑭最突出的学术贡献就是构建并完善了三焦辨证纲领。三焦辨证理论是温病学的理论核心之一，它源于《内经》《难经》，金元时期的刘完素，清代的喻嘉言及叶桂等都对三焦辨证理论的形成有过重要贡献。然贡献最大的当是吴瑭，他完善了三焦辨证的理论，并与卫气营血辨证一炉而冶，将二者融合构建成了温病较为完备的核心辨证理论体系。

三焦辨证的主要内容大致包括以下几个方面：一是温病的发生、发展和传变规律，详见本节"揭示三焦传变规律"部分；二是温病的治疗大法，详见本节"创制三焦治疗大法"部分，为突出这两部分的重要性，故另立标题加以专门阐述；三是四时温病所涉及的三焦所包括的主要脏腑的理法方药，这部分内容非常丰富，以下按吴氏《温病条辨》上、中、下三焦之顺序，分为温热、湿热两大类，将涉及的主要温病病种的理法方药分述于下。

1. 上焦篇　上焦篇主要包括肺和心包的病变，分温热和湿热两大类。

（1）温热类

【原文】

太阴之为病，脉不缓不紧而动数，或两寸独大，尺肤热，头痛，微恶风寒，身热自汗，口渴，或不渴，而咳，午后热甚者，名曰温病。

【自注摘要】

不缓，则非太阳中风矣；不紧，则非太阳伤寒矣；动数者，风火相扇之象，经谓之躁；两寸独大，火克金也。尺肤热，尺部肌肤热甚，火反克水也。头痛、恶风寒、身热自汗，与太阳中风无异，此处最足以相混，于何辨之？于脉动数，不缓不紧，证有或渴、或咳、尺热，午后热甚辨之。太阳头痛，风寒之邪，循太阳经上至头与项，两项强头痛也。太阴之头痛，肺主天气，天气郁，则头亦痛也，且春气在头，又火炎上也。（上焦篇3）

【释义】

手太阴病的主要临床表现为脉象不浮缓、不浮紧，以别于太阳中风和太阳伤寒，而是躁动快速，或两手的寸部脉比关、尺部明显大而有力，尺肤部发热，还有头痛，轻微的怕风寒，全身发热，有汗，口渴也可不渴，发热在午后较明显等症，而最重要的症状是咳嗽，是手太阴肺的定位症状。

上述表现，乃因温邪首犯卫表，肺卫失宣，开阖失常所致。然此处论脉不可拘泥，动数者，突出风火相扇之象，两寸独大，为火克金也。余证吴氏自注有详细说明可参。

【原文】

太阴风温、温热、温疫、冬温，初起恶风寒者，桂枝汤主之；但热不恶寒而渴者，辛凉平剂银翘散主之。温毒、暑温、湿温、温疟，不在此例。

【自注摘要】

桂枝汤方：桂枝六钱，芍药（炒）三钱，炙甘草二钱，生姜一片，大枣（去核）

二枚。

煎法服法，必如《伤寒论》原文而后可，不然，不惟失桂枝汤之妙，反生他变，病必不除。

辛凉平剂银翘散方：连翘一两，银花一两，苦桔梗六钱，薄荷六钱，竹叶四钱，生甘草五钱，芥穗四钱，淡豆豉五钱，牛蒡子六钱。

上杵为散，每服六钱，鲜苇根汤煎，香气大出，即取服，勿过煮。肺药取轻清，过煮则味厚而入中焦矣。病重者，约二时一服，日三服，夜一服；轻者三时一服，日二服，夜一服；病不解者，作再服。（上焦篇4）

【释义】

风温等4种温病初起，皆可以表现为邪在卫分。以"恶风寒"和"不恶寒"作为药用辛温和辛凉的依据，恶风寒较著系表邪偏盛，可借辛温之剂暂解其表，恶寒较轻而热重者，用银翘散之辛凉以疏解之。银翘散是温病初起，邪在卫分的代表方，是治疗温病上焦证的首方，从其药物组成来看，是辛凉为主，而稍佐辛温、芳香之品，药性平正不偏，故称辛凉平剂。银翘散的煎服方法甚为讲究，应细心体会。至于暑温等病，因初起邪犯部位不一，而治法自异，故曰："不在此例。"

【原文】

太阴风温，但咳，身不甚热，微渴者，辛凉轻剂桑菊饮主之。

【自注摘要】

辛凉轻剂桑菊饮方：杏仁二钱，连翘一钱五分，薄荷八分，桑叶二钱五分，菊花一钱，苦梗二钱，甘草八分，苇根二钱。

水二杯，煮取一杯，日二服。（上焦篇6）

【释义】

风热犯肺以咳为主证证治。"但咳"乃强调咳嗽是本条主症，不甚热而口微渴，说明邪热津伤不重，病情较轻，故用桑菊饮宣肺清热止咳。因其宣透表热的作用较"辛凉平剂"银翘散为轻，故称"辛凉轻剂"。桑菊饮中桑、菊，甘凉轻宣。且菊华于秋，味芳香，能宣上清肺。桑叶经霜，其纹如络，故入肺络而宣肺。二药合用疏散上焦风热，清肃肺中热邪，是为主药。辅以薄荷辛凉，连翘苦寒，杏仁、桔梗辛宣，苇根入肺生津止渴，甘草调和诸药，共奏疏风清热，宣肺止咳之效。因方中用了杏仁、桔梗等宣肺止咳药物，所以更适宜表热不甚，咳嗽较明显者。

【原文】

太阴温病，脉浮洪，舌黄，渴甚，大汗，面赤恶热者，辛凉重剂白虎汤主之。

【自注摘要】

辛凉重剂白虎汤方：生石膏（研）一两，知母五钱，生甘草三钱，白粳米一合。

水八杯，煮取三杯，分温三服，病退，减后服，不知，再作服。（上焦篇7）

【释义】

热入气分，肺胃热盛证治。脉浮洪是邪在气分的实证脉象，热甚伤津，故口渴苔黄，热迫津外泄，故大汗，热邪上炎，故面色潮红，时时厌热。病重邪盛，桑菊饮、银翘散轻、平之剂已不能胜任，故用辛凉重剂白虎汤辛透退热、甘寒保津。方用生石膏透热解肌、清热降火；知母清热保津；甘草、粳米养胃、滋阴生津。药虽四味，确有清热、除烦、止渴的功效。太阴温病邪入气分，多表现为肺热亢盛或肺热郁闭而兼见阳明热盛。单纯的阳明热盛证，在临床较为少见。

【原文】

太阴温病，血从上溢者，犀角地黄汤合银翘散主之。有中焦病者，以中焦法治之。若吐粉红血水者，死不治；血从上溢，脉七八至以上，面反黑者，死不治；可用清络育阴法。

【自注摘要】

犀角地黄汤方（见下焦篇）。银翘散（方见前）。（上焦篇11）

【释义】

手太阴温病血分证证治。血从上溢是指血从面部诸窍道而出，乃温邪入血，逼血上出清道所致。病在上焦，肺络受伤，故以银翘散引经走上，病属血分，热迫血行，故用血分证的代表方犀角地黄汤凉血散血。二方相合，治上焦手太阴血分证最为恰当。如果出现吐粉红色血水，或血从上溢，脉七八至以上，面反黑这两种情况，均为死不治。"清络育阴法"，即凉血安络，甘寒养阴的法则，可选用犀角地黄汤合黄连阿胶汤加减。

【原文】

太阴温病，寸脉大，舌绛而干，法当渴，今反不渴者，热在营中也，清营汤去黄连主之。

【自注摘要】

清营汤（见暑温门中）。（上焦篇15）

【释义】

温病始于上焦手太阴，今寸脉大，知上焦热重，也是手太阴温病应有之脉象。舌干燥、色绛知病位虽在上焦，但病邪已不在卫、气，而已经深入营分。口反不渴是邪入营分，蒸腾营阴，上泛于口所致，与卫分证之微渴、气分证之大渴显然有别。

病在营分，当以清营泄热为主，当用营分证的代表方清营汤治疗。今去黄连，是据"舌绛而干"，知营阴耗伤较甚，而黄连苦燥，恐更伤阴液。

【原文】

邪入心包，舌蹇肢厥，牛黄丸主之，紫雪丹亦主之。（上焦篇17）

【释义】

邪入心包证治及厥证产生的机理治法。邪入心包，窍机阻闭，则舌体转动不灵，神昏谵语；气血运行郁滞，肢体失于温煦，则四肢厥冷。故急用牛黄丸、紫雪丹清心化痰开窍。

厥证有寒热之分，病位有手足厥阴之异。寒厥多见于伤寒，乃因阳气大衰，阴寒内盛所致，可见囊缩；热厥多见于温病，乃因邪热内闭，阳气不能外达所致，可见舌蜷。但上述之区分是相对而言的，伤寒中也有邪热内郁而致热厥者，温病中也不乏阳气外脱而致寒厥者，临证时应予详别。

【原文】

脉虚夜寐不安，烦渴舌赤，时有谵语，目常开不闭，或喜闭不开，暑入手厥阴也。

手厥阴暑温，清营汤主之。舌白滑者，不可与也。

【自注摘要】

清营汤方（咸寒苦甘法）：犀角三钱，生地五钱，元参三钱，竹叶心一钱，麦冬三钱，丹参二钱，黄连一钱五分，银花三钱，连翘（连心用）二钱。

水八杯，煮取三杯，日三服。（上焦篇30）

【释义】

暑温病营分证治。暑热深入心包，扰及心神，必出现神志症状，其夜寐不安，心中烦乱，时有谵语皆是。舌赤是暑热深入心营的标志。暑热耗气伤阴，故脉虚弱。至于口渴，当是口渴而不欲饮，乃热蒸营阴，上泛于口所致。目常开不闭者，吴氏认为，"目为火户"为窗户打开而使火热得以外泄。又喜闭不开者，乃暑热耗伤阴液，阴伤则怕见阳光，故闭而不开。开与不开，皆暑热或阴伤所致，这与营分证热灼营阴，心神被扰的病机是一致的。清营汤是营分证之主方，方中犀角（水牛角代）、黄连清营热，生地黄、玄参、麦冬养营阴，丹参引诸药入心包以清心安神，金银花、连翘、竹叶宣通气机，合奏清心凉营之效。若舌苔白腻而滑，湿邪较盛，当忌用滋阴清热等阴柔药物，清营汤不可与也。

【原文】

小儿暑温，身热，卒然痉厥，名曰暑痫，清营汤主之，亦可少与紫雪丹。（上焦篇33）

【释义】

小儿暑痫证治。小儿脏腑娇嫩，稚阴稚阳，若感受酷烈之暑邪，极易过卫入营，深入厥阴，热闭心包，引动肝风，出现身热、神昏、发痉等症，称为暑痫。治疗用清营汤清营泄热，保护阴液，并用紫雪丹开窍息风止痉。但从临床角度而言，小儿暑痫并非皆属营分证，卫分、气分、血分阶段都可见到，治疗时应根据病情立法选方。

【原文】

大人暑痫，亦同上法。热初入营，肝风内动，手足瘛疭，可于清营汤中，加钩藤、丹皮、羚羊角。

【自注】

清营汤、紫雪丹（方剂用法并见前）。（上焦34条）

【释义】

成人暑痫证治。成人为成熟满壮之体，若患暑痫，也可以用上述方法（33条）治疗。如热邪初入营分，肝风内动，手足抽搐，可以在清营汤中，加钩藤、牡丹皮、羚羊角。

【原文】

燥伤肺胃阴分，或热或咳者，沙参麦冬汤主之。

【自注摘要】

沙参麦冬汤（甘寒法）：沙参三钱，玉竹二钱，生甘草一钱，冬桑叶一钱五分，麦冬三钱，生扁豆一钱五分，花粉一钱五分。

水五杯，煮取二杯，日再服。（上焦篇56）

【释义】

秋燥肺胃阴伤证治。燥伤肺胃，原文"或热或咳"症的热多为低热，咳多为干咳，且少痰或无痰，此皆燥热耗伤肺胃津液所致。沙参麦冬汤是治疗温病肺胃阴伤的代表方，方中多为甘寒生津、滋养肺胃之品，同时具有轻清宣透、宣散肺热之功，本方不仅可用于秋燥之燥伤肺胃证，各种温病所引起的肺胃阴伤证皆可使用。

【原文】

燥气化火，清窍不利者，翘荷汤主之。

【自注摘要】

翘荷汤（辛凉法）：薄荷一钱五分，连翘一钱五分，生甘草一钱，黑栀皮一钱五分，桔梗二钱，绿豆衣二钱。

水二杯，煮取一杯，顿服之。日服二剂，甚者日三。（上焦篇57）

【释义】

所谓清窍不利，如耳鸣目赤，龈肿咽痛之类，临床尚可有苔薄黄而干、脉数等症。治疗用翘荷汤清火润燥。方中连翘、黑栀皮、绿豆皮清解燥火，薄荷辛凉清利头目，桔梗、甘草利咽而消龈肿。

（2）湿热类

【原文】

手太阴暑温，如上条证，但汗不出者，新加香薷饮主之。

【自注摘要】

新加香薷饮方（辛温复辛凉法）：香薷二钱，金银花三钱，鲜扁豆花三钱，厚朴二钱，连翘二钱。

水五杯，煮取二杯。先服一杯，得汗止后服；不汗再服；服尽不汗，再作。（上焦篇24）

【释义】

新加香薷饮证，乃暑、湿、寒三气交感，表里并困之证。本证特点是"汗不出"，属暑湿内蕴，寒束于表的表实证。治当疏表散寒、涤暑化湿，方选新加香薷饮。方中香薷解表散寒，厚朴燥湿和中，以金银花、连翘、鲜扁豆花清热涤暑。

【原文】

手太阴暑温，或已经发汗，或未发汗，而汗不止，烦渴而喘，脉洪大有力者，白虎汤主之；脉洪大而芤者，白虎加人参汤主之；身重者，湿也，白虎加苍术汤主之；汗多脉散大，喘喝欲脱者，生脉散主之。

【自注摘要】

白虎加苍术汤方：即于白虎汤内加苍术三钱。

生脉散方（酸甘化阴法）：人参三钱，麦冬（不去心）二钱，五味子一钱。

水三杯，煮取八分二杯，分二次服，渣再煎服。脉不敛，再作服，以脉敛为度。（上焦篇26）

【释义】

本条"手太阴暑温"证的发展规律乃是由暑入阳明发展为暑伤津气，最后发展到津气欲脱。

本条虽冠以"手太阴暑温",然其病位不局限于肺,肺胃经脉相连,生理病理密切相关,故白虎汤和白虎加人参汤所主治者每为肺胃热盛。无论是否用过发汗之法,病人表现为汗出不止、心烦口渴、呼吸粗大而喘、脉象洪大有力者,即为肺胃热盛,当用白虎汤治疗。如出现洪大而中空无力的芤脉,乃是热盛津伤之证,用白虎加人参汤治疗。

若兼见身体困重等症,属阳明热盛兼太阴脾湿,方选白虎加苍术汤,加苍术以兼燥太阴脾湿。若身热虽退而汗出不止、脉象散大、呼吸急促如喘等,乃因阳泄太过,阴伤严重,阳失依附而不能收敛,致津气外脱,用生脉散以酸甘化阴、固守阴液。

【原文】

按:暑温、伏暑,名虽异而病实同,治法须前后互参,故中下焦篇不别立一门。

暑兼湿热,偏于暑之热者为暑温,多手太阴证而宜清,偏于暑之湿为湿温,多足太阴证而宜温;湿热平等者两解之,各宜分晓,不可混也。(上焦篇35)

【释义】

暑温、湿温和伏暑均兼具湿与热的双重性质,在治疗方法上有许多可互参之处。暑温与湿温的区别在于暑兼湿热,偏于暑热者为暑温,多为手太阴肺经热盛的病证,治疗以清为主;偏于湿者为湿温,多为足太阴脾经湿盛的病证,治疗以温燥祛湿为主。如感受的病邪湿与热并重,则应清热与祛湿同时施用。上述病证应通晓其不同之处,不能互相混淆。

【原文】

太阴伏暑,舌白口渴,无汗者,银翘散去牛蒡、元参加杏仁、滑石主之。(上焦篇38)

【释义】

伏暑是由暑湿邪气引起的发于秋冬的一种急性热病,初起多为表里同病。本条发病之初既有口渴、舌白等气分里热和里湿之证,又有无汗等表实之证,即邪在气分兼表实。治疗当表里同治,用银翘散加杏仁、滑石等宣肺利湿之品,以顾及与暑相合之湿邪,去牛蒡、玄参者,乃因二药具阴腻之性,有碍于湿。

【原文】

太阴伏暑,舌赤口渴,无汗者,银翘散加生地、丹皮、赤芍、麦冬主之。(上焦篇39)

【释义】

伏暑初起多为表里同病,其里有气分、血分之别。上条论及气分兼表实证,本条则为血分兼表实证。发病之初既有口渴、舌赤等血分之证,又有无汗等表实之证,故用银翘散辛凉解表以治其表实,加生地黄、牡丹皮、赤芍、麦冬滋阴清热凉血以培其汗源而治其血热。

【原文】

头痛恶寒,身重疼痛,舌白不渴,脉弦细而濡,面色淡黄,胸闷不饥,午后身热,状若阴虚,病难速已,名曰湿温。汗之则神昏耳聋,甚则目瞑不欲言,下之则洞泄,润之则病深不解,长夏深秋冬日同法,三仁汤主之。

【自注摘要】

三仁汤方:杏仁五钱,飞滑石六钱,白通草二钱,白蔻仁二钱,竹叶二钱,厚朴二钱，生薏苡仁六钱，半夏五钱。

　　甘澜水八碗，煮取三碗，每服一碗，日三服。（上焦篇43）

【释义】

　　湿温病多发于夏秋之交，有起病缓、传变慢、病情缠绵难愈等特点。该病初起，病偏上焦，卫气同病，症见头痛恶寒、身重疼痛、面色淡黄、胸闷不饥、午后身热、舌白不渴、脉弦细而濡等。这是湿温的主要脉证，凡见此者称为"湿温"。

　　湿温初起有三大禁忌。一则禁汗：若见恶寒头痛、身重疼痛，误认为伤寒而用辛温发汗之药，则会耗伤心阳，湿浊随辛温之品上蒙清窍，可致神昏、耳聋、目闭等症。二则禁下：若见胸闷不饥等湿热阻滞脾胃之证，误以为胃肠积滞而妄用苦寒攻下，则脾阳受损，脾气下陷，湿邪下趋而为洞泄。三则禁润：若见午后身热等而误认为阴虚，妄用滋腻阴柔之药，势必使湿邪锢结难解，病情加重而难以治愈。

　　2. 中焦篇　　中焦篇主要包括胃肠和脾的病变，亦分温热和湿热两大类。

　　（1）温热类

【原文】

　　面目俱赤，语声重浊，呼吸俱粗，大便闭，小便涩，舌苔老黄，甚则黑有芒刺，但恶热，不恶寒，日晡益甚者，传至中焦，阳明温病也。脉浮洪躁甚者，白虎汤主之；脉沉数有力，甚则脉体反小而实者，大承气汤主之。暑温、湿温、温疟，不在此例。

【自注摘要】

白虎汤（方见上焦篇）

大承气汤方：大黄六钱，芒硝三钱，厚朴三钱，枳实三钱。

水八杯，先煮枳、朴，后纳大黄、芒硝，煮取三杯。先服一杯，约二时许，得利止后服，不知，再服一杯，再不知，再服。（中焦篇1）

【释义】

　　阳明温病提纲。阳明温病的共同表现：面目俱赤，语声重浊，呼吸俱粗，大便闭，小便涩，舌苔老黄，甚则黑有芒刺，但恶热不恶寒，日晡益甚。但其中又有经证和腑证的不同，其区别的主要依据是原义中所提出的脉的不同。还可参考腹诊和大便状况，如腹软无压痛、大便不秘者，多属经证，如腹部胀满疼痛、便秘或热结旁流，则属腑证。

【原文】

　　阳明温病，诸证悉有而微，脉不浮者，小承气汤微和之。（中焦篇3）

【释义】

　　在阳明腑实证中，如已符合前一条阳明腑实证的诊断，但病情较轻，可用小承气汤。因肠内燥结不太甚，所以吴氏自注云"无庸芒硝之软坚也"。

【原文】

　　阳明温病，无汗，小便不利，谵语者，先与牛黄丸；不大便，再与调胃承气汤。（中焦篇5）

【释义】

　　大便不燥结而谵语，则可能是阳明胃热熏灼心包所致，当用牛黄丸清心开窍，窍开则谵语止。不大便者，再予调胃承气汤。但在临床上可不分先后而是将二方合并应用。至于无汗而小便不利的机理，吴氏自注有"大便未定成硬，谵语之不因燥屎可知"的明释。

【原文】

阳明温病，无上焦证，数日不大便，当下之，若其人阴素虚，不可行承气者，增液汤主之。服增液汤已，周十二时观之，若大便不下者，合调胃承气汤微和之。

【自注摘要】

增液汤方（咸寒苦甘法）：元参一两，麦冬（连心）八钱，细生地八钱。

水八杯，煮取三杯，口干则与饮，令尽，不便，再作服。（中焦篇11）

【释义】

温病无上焦证，数日不大便者，属阳明温病，应当攻下。如病人素体阴亏，不可滥投承气，可用增液汤润肠通便。方中玄参壮水润肠，麦冬能润能通，生地黄滋液不腻，三药合用，寓泻于补，增水行舟，所谓以补药之体作泻药之用。药后一昼夜，如大便仍然不通，说明热结尚存，可配合调胃承气汤轻下之，以使胃气调和而大便通畅。

【原文】

（中焦篇17）

详见本节"创制三焦治疗大法"。

【原文】

阳明温病，下后汗出，当复其阴，益胃汤主之。

【自注摘要】

益胃汤方（甘凉法）：沙参三钱，麦冬五钱，冰糖一钱，细生地五钱，玉竹（炒香）一钱五分。

水五杯，煮取二杯，分二次服，渣再煮一杯服。（中焦篇12）

【释义】

下后伤阴，汗出又复伤阴。故治疗上"当复其阴"为主。"复阴"，是指复其胃阴而言。胃为水谷之海，十二经脉皆禀气于胃，胃阴复则能食，全身的阴液可得以恢复。用益胃汤，方中沙参、麦冬、冰糖清养胃阴，细生地黄、玉竹生津养液，滋而不腻，为益胃养阴之良方。

【原文】

阳明温病，干呕口苦而渴，尚未可下者，黄连黄芩汤主之。不渴而舌滑者属湿温。

【自注摘要】

黄连黄芩汤方（苦寒微辛法）：黄连二钱，黄芩二钱，郁金一钱五分，香豆豉二钱。

水五杯，煮取二杯，分二次服。（中焦篇19）

【释义】

阳明温病，只有干呕口苦而渴，这是阳明胃热郁结，邪热兼夹秽浊，扰乱脾胃升降，气机上逆所致。如此时未有可攻之征，宜用黄连黄芩汤治疗。若不渴而舌滑，属于湿温病，当用别法治疗。

【原文】

阳明温病，舌黄燥，肉色绛，不渴者，邪在血分，清营汤主之。若滑者，不可与也，当于湿温中求之。

【自注摘要】

清营汤方（见上焦篇）。（中焦篇20）

【释义】

阳明温病苔黄燥、舌质绛说明邪热已由气分而深入营分，用清营汤治疗。苔黄燥，一般为邪热在气之象，然病家不渴，表明并非气分邪热。邪热入营蒸腾营阴上泛于口，故口不渴，这是营分证的主症之一。如果舌苔白滑、灰滑或淡黄、口不渴，应是湿气蒸腾之象，清营汤不可用，当按湿温论治。

【原文】

阳明温病，无汗，实证未剧，不可下。小便不利者，甘苦合化，冬地三黄汤主之。

【自注摘要】

冬地三黄汤方（甘苦合化阴气法）：麦冬八钱，黄连一钱，苇根汁半酒杯（冲），元参四钱，黄柏一钱，金银花露半酒杯（冲），细生地四钱，黄芩一钱，生甘草三钱。

水八杯，煮取三杯，分三次服，以小便得利为度。（中焦篇29）

【释义】

阳明温病而无汗，则非阳明无形热盛证，此与吴氏另处所言"汗不出者，不可与也"可相互佐证。实证未剧，则言里实症状并不显著，下证并不俱备，因而不可下。温病出现小便不利，有小肠热结，清浊失司者，也有肺受热灼，不能肃降者。治疗当用甘苦合化的冬地三黄汤。

（2）湿热类

【原文】

暑温蔓延三焦，舌滑微黄，邪在气分者，三石汤主之；邪气久留，舌绛苔少，热搏血分者，加味清宫汤主之；神识不清，热闭内窍者，先与紫雪丹，再与清宫汤。

【白注摘要】

三石汤方：飞滑石三钱，生石膏五钱，寒水石三钱，杏仁三钱，竹茹（炒）二钱，金银花三钱（花露更妙），金汁一酒杯（冲），白通草二钱。

水五杯，煮成二杯，分二次温服。

加味清宫汤方：即于前清宫汤中加知母三钱，金银花二钱，竹沥五茶匙冲入。（中焦篇41）

【释义】

暑温蔓延三焦，是指暑湿弥漫，三焦俱病之证，可出现身热、面赤足冷、脘部痞满、小便短涩、大便呈黄色稀水而肛门灼热等症状，治以三石汤。方中杏仁、竹茹等开上焦，石膏清上、中二焦，滑石、寒水石等渗利下焦。合奏清暑化湿、宣通三焦之效。

至于本节所说的热入血分，仅举出舌绛一症，显然是邪入营分之象。而所用的加味清宫汤，实际上对营分证更为适用，如果确实以神昏为主，可用清宫汤配合紫雪丹之类以清心开窍。

【原文】

吸受秽湿，三焦分布，热蒸头胀，身痛呕逆，小便不通，神识昏迷，舌白，渴不多饮，先宜芳香通神利窍，安宫牛黄丸；继用淡渗分消浊湿，茯苓皮汤。

【自注摘要】

安宫牛黄丸（方法见前）。

茯苓皮汤（淡渗兼微辛微凉法）：茯苓皮五钱，生薏仁五钱，猪苓三钱，大腹皮三钱，白通草三钱，淡竹叶二钱。

水八杯，煮取三杯，分三次服。（中焦篇56）

【释义】

湿热弥漫三焦证治。湿热蒙闭于上，清窍失灵则见热蒸头胀、神志昏迷。郁滞于中，升降失司则见呕恶、渴不多饮、舌白。湿热下注，阻于膀胱，则小便不通。因小便不通与神昏并见，故吴氏以开窍苏神为先，先予安宫牛黄丸开窍，再用茯苓皮汤淡渗利尿。

【原文】

三焦湿郁，升降失司，脘连腹胀，大便不爽，一加减正气散主之。

【自注摘要】

一加减正气散方：藿香梗二钱，厚朴二钱，杏仁二钱，茯苓皮二钱，广皮一钱，神曲一钱五分，麦芽一钱五分，绵茵陈二钱，大腹皮一钱。

水五杯，煮二杯，再服。（中焦篇58）

【释义】

"三焦湿郁"，字面之意似指上、中、下三焦皆被湿郁，但从主症"脘连腹胀，大便不爽"来看，病变中心实偏中焦，湿阻胃肠所致。方用一加减正气散。原文虽称为"苦辛微寒法"，但该方清热之力甚微。

【原文】

湿郁三焦，脘闷，便溏，身痛，舌白，脉象模糊，二加减正气散主之。

【自注摘要】

二加减正气散（苦辛淡法）：藿香梗三钱，广皮二钱，厚朴二钱，茯苓皮三钱，木防己三钱，大豆黄卷二钱，川通草一钱五分，薏苡仁三钱。

水八杯，煮三杯，三次服。（中焦篇59）

【释义】

条中"脉象模糊"指脉象至数来去模糊不清，乃湿热病邪阻滞经络之象。脘闷为气机阻滞，苔白、便溏为湿胜于脾，身痛、脉象模糊为湿阻经络，治宜宣湿渗湿、理脾通络，方用二加减正气散。

本证与上证（58条）均属湿郁中焦气分为主，但病机重点不同，上条重在中焦升降失司，本证病机偏于湿阻气机，外滞经络，且本条湿象重于前条。

【原文】

秽湿着里，舌黄脘闷，气机不宣，久则酿热，三加减正气散主之。

【自注摘要】

三加减正气散方（苦辛寒法）：藿香（连梗叶）三钱，茯苓皮三钱，厚朴二钱，广皮一钱五分，杏仁三钱，滑石五钱。

水五杯，煮二杯，再服。（中焦篇60）

【释义】

本条与58条病机相类，亦为湿郁中阻，气机失畅为主。独见"脘闷"，可知气机郁滞亦轻，又见"舌黄"则"预知其内有伏热""久则酿热"，已有化热之象，治以化湿清热，方用三加减正气散。

【原文】

秽湿着里，邪阻气分，舌白滑，脉右缓，四加减正气散主之。

【自注摘要】

四加减正气散方（苦辛温法）：藿香梗三钱，厚朴二钱，茯苓三钱，广皮一钱五分，草果一钱，楂肉（炒）五钱，神曲二钱。

水五杯，煮二杯，渣再煮一杯，三次服。（中焦篇61）

【释义】

"秽湿着里"，阻滞气机，邪从湿化而湿重无热，故见苔白滑，脉右缓。本条详于苔脉而症状从略。治以苦辛温法，以温运化湿为主，用四加减正气散治疗。

【原文】

秽湿着里，脘闷便泄，五加减正气散主之。

【自注摘要】

五加减正气散（苦辛温法）：藿香梗二钱，广皮一钱五分，茯苓块三钱，厚朴二钱，大腹皮一钱五分，谷芽一钱，苍术二钱。

水五杯，煮二杯，日再服。（中焦篇62）

【释义】

本条继上条（61条）继续讨论湿热阻滞中焦，湿重无热证治，即"秽湿着里"。但本条详于症状之脘闷、大便溏泄，而舌脉从略。治疗仍应温运化湿，用五加减正气散。临证时只有将以上二条的舌、脉、症结合起来，才能全面地认识病情，准确地进行辨证用药。

以上五条，病机均以秽湿着里，阻滞气机，脾胃升降失调为重点，故其均具有"脘闷"之主症。然首条湿阻脾胃，以脘连腹胀为重点；次条湿滞经络，以身痛较显要；第三条湿渐化热，以舌苔色黄为特色；第四、五条湿浊内盛，以舌白滑，脉右缓、脘闷便泄为主症。

五加减正气散均属宣气化湿、调畅气机为主的方剂，均以藿香、广陈皮、厚朴、茯苓四味为基本药物，以芳香化浊、理气化湿。余则随症加减。一、二、三加减正气散均为治疗湿重于热的方剂。但首方尚有神曲、麦芽苏醒脾胃之气；次方有防己、薏苡仁、通草、豆卷等疏通经络之湿；再方重用滑石取其渗利湿热；四方有草果以温运脾阳；五方赖苍术以燥脾湿，后二方作用基本相同。吴氏从湿邪入里的证候变化进行分析，抓住湿阻气滞的共同点，又列出热化与寒化之不同，极尽变化，随证而异，其辨证用药之细微可见一斑。

【原文】

脉缓身痛，舌淡黄而滑，渴不多饮，或竟不渴，汗出热解，继而复热。内不能运水谷之湿，外复感时令之湿，发表攻里，两不可施，误认伤寒，必转坏证。徒清热则湿不退，徒祛湿则热愈炽，黄芩滑石汤主之。

【自注摘要】

黄芩滑石汤（苦辛寒法）：黄芩三钱，滑石三钱，茯苓皮三钱，大腹皮二钱，白蔻仁一钱，通草一钱，猪苓三钱。

水六杯，煮取二杯，渣再煮一杯，分温三服。（中焦篇63）

【释义】

湿热蕴阻中焦气分证治及治禁。本条对湿热病症状的论述更为完整，是湿热蕴阻中焦气分的主要证候。对其病机，强调是"内不能运水谷之湿，外复感时令之湿"，与薛雪"太阴内伤，湿饮停聚，客邪再至，内外相引，故病湿热"之说意义相同，正可相互印证。条文中重点说明了湿热病的治疗原则是化湿清热，"湿热两伤，不可偏治"，不可用一般的发表攻里之法，也不可徒清热或徒祛湿，黄芩滑石汤既可祛湿，又能清热，是治疗湿热病的代表方之一。

3. 下焦篇 下焦篇主要包括肝和肾的病变，多为肝肾阴伤，邪少虚多之候。

【原文】

风温、温热、温疫、温毒、冬温，邪在阳明久羁，或已下，或未下，身热面赤，口干舌燥，甚则齿黑唇裂，脉沉实者，仍可下之；脉虚大，手足心热甚于手足背者，加减复脉汤主之。

【自注摘要】

温邪久羁中焦，阳明阳土，未有不克少阴癸水者，或已下而阴伤，或未下而阴竭。若实证居多，正气未至溃败，脉来沉实有力，尚可假手于一下，即《伤寒论》中急下以存津液之谓。若中无结粪，邪热少而虚热多，其人脉必虚，手足心主里，其热必甚于手足背之主表也。若再下其热，是竭其津而速之死也。故以复脉汤复其津液，阴复则阳留，庶可不至于死也。去参、桂、姜、枣之补阳，加白芍收三阴之阴，故云加减复脉汤。在仲景当日，治伤于寒者之结代，自有取于参、桂、姜、枣，复脉中之阳；今治伤于温者之阳亢阴竭，不得再补其阳也。用古法而不拘古方，医者之化裁也。（下焦篇1）

【释义】

温病后期真阴耗伤证治。吴氏所云"阳明久羁"和"阳明阳土"，乃指阳明邪热留连过久，伤及少阴。治当详审脉证，若脉沉实，并见身热面赤，口干舌燥，甚则齿黑唇裂者，仍属阳明腑实，仍用攻下。若脉虚大，手足心热甚于手足背，邪热少而虚热多，中无结粪，则属肾阴大伤，当用加减复脉汤以滋养肾阴。

加减复脉汤是从仲景复脉汤（炙甘草汤）中衍化而来，为治疗温病邪入下焦，真阴耗伤之主方。吴氏自注对该方之组方意义及与复脉汤的区别均有交代，简明扼要，一目了然。

【原文】

下焦温病，但大便溏者，即与一甲复脉汤。（下焦篇10）

【释义】

温病深入下焦，损伤阴液，当以救阴为急务。然救阴药物，大多质地润滑，有滑肠之弊，故下焦温病出现大便溏时，不问其次数多少，可用一甲复脉汤治疗。该方是加减复脉汤去麻仁，加牡蛎一两，既可救阴，又可固涩。

【原文】

少阴温病，真阴欲竭，壮火复炽，心中烦，不得卧者，黄连阿胶汤主之。

【自注摘要】

黄连阿胶汤方（苦甘咸寒法）：黄连四钱，黄芩一钱，阿胶三钱，白芍一钱，鸡子黄二枚。

水八杯，先煮三物，取三杯，去滓，内胶烊尽，再内鸡子黄，搅令相得，日三服。（下焦篇11）

【释义】

肾阴亏，心火旺证治。温病后期，肾阴亏于下，心火亢于上，水火失济，心肾不交。症见心烦不得卧，除此之外，尚可见到身热不甚，舌红苔薄黄而干或薄黑而干，脉细数等症。治当育阴清热，方用黄连阿胶汤。以黄连、黄芩苦寒清泻心火，以阿胶、白芍滋补而养真阴，以鸡子黄交通心肾，合为清心火、滋肾水之剂。

【原文】

夜热早凉，热退无汗，热自阴来者，青蒿鳖甲汤主之。

【自注摘要】

青蒿鳖甲汤方（辛凉合甘寒法）：青蒿二钱，鳖甲五钱，细生地四钱，知母二钱，丹皮三钱。

水五杯，煮取二杯，日再服。（下焦篇12）

【释义】

本条发热见于温病后期，邪入阴分。尚有能食、形瘦、舌红苔少、脉沉细数等表现。此时阴液已亏，余邪留伏阴分，往往病情迁延，经久不解，病虽不重，但其余邪消耗阴血，要注意善后。治以滋阴透热，方选青蒿鳖甲汤。

【原文】

热邪深入下焦，脉沉数，舌干齿黑，手指但觉蠕动，急防痉厥，二甲复脉汤主之。

【自注摘要】

二甲复脉汤方（咸寒甘润法），即于加减复脉汤内，加生牡蛎五钱、生鳖甲八钱。（下焦篇13）

【释义】

阴亏痉厥的防治。温病后期，肾阴耗伤，津不上承而见舌干齿黑，脉沉数是邪热深入下焦的表现，阴虚则筋脉失养，故见手指微微抽动，此症便是痉厥之先兆，需立即育阴潜阳，方选二甲复脉汤，以防痉厥之发生。

【原文】

下焦温病，热深厥甚，脉细促，心中憺憺大动，甚则心中痛者，三甲复脉汤主之。

【自注摘要】

三甲复脉汤方（同二甲汤法），即于二甲复脉汤内，加生龟甲一两。（下焦篇14）

【释义】

虚风内动证治。本条之"厥"是热灼于内，阴竭于下而发生的一种"热厥"。其"痉"乃是热邪久留，真阴耗伤，水不涵木之"虚风"。其"心中憺憺大动，甚则心中痛"乃是肾阴下竭，不能上养心神所致。再结合"脉细促"，也足以证明是热入下焦，肾阴耗伤，筋脉心神失养所致。本条治法以二甲复脉汤之滋阴潜阳加上龟甲交通心肾，合为三甲复脉汤，以息内动之虚风。

【原文】

即厥且哕（俗名呃忒），脉细而劲，小定风珠主之。

【自注摘要】

小定风珠方（甘寒咸法）：鸡子黄（生用）一枚，真阿胶二钱，生龟甲六钱，童便一杯，淡菜三钱。

水五杯，先煮龟甲、淡菜得二杯，去滓，入阿胶，上火烊化，内鸡子黄，搅令相得，再冲童便，顿服之。（下焦篇15）

【释义】

厥哕并见证治。脉"劲"，是指由于阴亏而脉稍失柔和之象。厥逆，乃热郁肝肾，阴亏液耗，气血营运艰涩，不能通达四末所致。呃逆和"热厥"并见，多与热扰"任脉"，引动胃气冲逆有关，其呃逆特点为声低而短频。脉"细而劲"是本条辨证之要点，细是阴亏液耗的征象，"劲"是肝阳横逆的征象。故全条病机是肾阴耗竭，肝阳横逆。治当滋阴息风，方选小定风珠。方中鸡子黄养胃液，协同阿胶滋水涵木，平息内风，龟甲养胃阴，补任脉，降冲逆，淡菜潜真阳，童便降虚火，全方共奏养阴潜阳、息风平冲之效。

【原文】

热邪久羁，吸烁真阴，或因误表，或因妄攻，神倦瘛疭，脉气虚弱，舌绛苔少，时时欲脱者，大定风珠主之。

【自注摘要】

大定风珠方（酸甘咸法）：生白芍六钱，阿胶三钱，生龟甲四钱，干地黄六钱，麻仁二钱，五味子二钱，生牡蛎四钱，麦冬（连心）六钱，炙甘草四钱，鸡子黄（生）二枚，鳖甲（生）四钱。

水八杯，煮取三杯，去滓，再入鸡子黄，搅令相得，分三次服。喘加人参；自汗者加龙骨、人参、小麦；悸者加茯神、人参、小麦。（下焦篇16）

【释义】

误治阴衰，风动欲脱证治。热邪久羁，吸灼真阴，又误用汗下之药，更劫夺肝肾阴液，因而神倦脉弱，舌绛苔少，虚风内动，时时欲脱，病多危重。本方是在三甲复脉汤的基础上增加了五味子、鸡子黄之血肉有情之品，复阴恋阳，对于肾精亏虚已甚而即将虚脱者更为适宜。方中加减复脉汤填补真阴，三甲潜阳，五味子、白芍、甘草酸甘化阴，鸡子黄养阴息风。本方滋阴息风，为治纯虚无邪，虚风内动，风动欲脱的救急之方。

【原文】

痉厥神昏，舌短，烦躁，手少阴证未罢者，先与牛黄、紫雪辈，开窍搜邪，再与

复脉汤存阴，三甲潜阳。临证细参，勿致倒乱。（下焦篇18）

【释义】

邪入厥阴，痉厥神昏证治。神昏为邪入手厥阴之象，痉厥则为足厥阴肝经病变的特征。若患者手足厥阴同时受累，其治疗当先治手厥阴，后治足厥阴，先祛邪，后扶正。患者痉厥神昏，若伴舌短、烦燥等症状，为心包邪热尚盛，应先用牛黄丸、紫雪丹之类以清热开窍搜邪。后再用复脉汤养阴，三甲潜阳。此治疗之先后顺序，临证时应认真审别，不可颠倒混乱。

【原文】

暑邪深入少阴消渴者，连梅汤主之；入厥阴麻痹者，连梅汤主之；心热烦躁神迷甚者，先与紫雪丹，再与连梅汤。

【自注摘要】

连梅汤方（酸甘化阴酸苦泄热法）：云连二钱，乌梅（去核）三钱，麦冬（连心）三钱，生地三钱，阿胶二钱。

水五杯，煮取二杯，分二次服。脉虚大而芤者，加人参。（下焦篇36）

【释义】

暑邪深入少阴厥阴证治。暑邪深入少阴，暑、心属火，二火相搏，则肾阴消灼，故呈大量饮水之消渴证。暑邪深入足厥阴，肝主筋，依赖肾水的滋养，今肾阴亏而使筋脉失却濡养，故现肌肤麻痹征象。连梅汤中乌梅生津止渴，黄连酸苦泄热，生地黄、麦冬酸甘化阴，阿胶色黑沉降专救肾阴，合为滋肾、养肝、清火之剂。肾阴复则肝阴亦复，筋脉得养，消渴、麻痹自除。如有心热烦躁神迷者，为暑入心包，可先予紫雪丹清包络，再以连梅汤直入病所。

【原文】

温病愈后，或一月，至一年，面微赤，脉数，暮热，常思饮不欲食者，五汁饮主之，牛乳饮亦主之。病后肌肤枯燥，小便溺管痛，或微燥咳，或不思食，皆胃阴虚也，与益胃、五汁辈。

【自注摘要】

五汁饮、牛乳饮方（并见前秋燥门）。

益胃汤（见中焦篇）。（下焦篇35）

【释义】

温热病后，胃阴耗伤太过的，可见暮热、面微赤、口干、常想喝水、不思食等症。此乃胃阴未复、胃阳偏亢之征，用五汁饮或牛乳饮生津润燥，以复胃阴。五汁饮取梨汁、荸荠汁、鲜苇根汁、麦冬汁和藕汁等五种汁液，用于邪去津伤最为适宜。牛乳饮即用牛乳一杯，重汤炖热服之。牛乳滋润胃肠、润燥生津，用于病后津伤甚佳。

若胃阴耗伤过度，则津难外荣，肌肤枯燥，不能上输润肺，则微燥咳。无液下渗膀胱，则小便时自感尿道疼痛。这些亦是胃阴虚所致，故亦用益胃汤等滋胃阴为主。益胃汤有沙参、麦冬、冰糖、细生地黄、玉竹五味药组成，有养胃生津、益阴润燥的作用，为调养胃阴之良方。

（三）创制三焦治疗大法，发展温病下法内容

吴瑭在其深厚的中医理论基础和丰富的临床经验的基础上，高度概括了外感内伤治则的区别及三焦病证的治疗大法，在温病的具体治法尤其是下法方面，也达到了前人所未达到的

水平。

1. 创制三焦治疗大法

【原文】

治外感如将（兵贵神速，机圆法活，去邪务尽，善后务细，盖早平一日，则人少受一日之害）；治内伤如相（坐镇从容，神机默运，无功可言，无德可见，而人登寿域）。治上焦如羽（非轻不举）；治中焦如衡（非平不安）；治下焦如权（非重不沉）。（卷四·杂说）

【释义】

本条即吴氏原著中的"治病法论"，论述外感内伤治则的区别及三焦病证的治疗大法。治疗外感疾病如同将军用兵一样，贵在神速，机动灵活，主动彻底地祛除一切病邪，善后治疗也务必细致周到，因为疾病早一天治愈，人就可以少受一日的伤害。而治疗内伤杂病就如同宰相治理国家一样，要从容镇静，善于策划运筹，虽然短期内看不到明显的功德，但能使病人得以长寿。

对于三焦分证的治疗大法，吴氏指出治疗上焦病证之药物要如同羽毛那样轻，因为非轻浮上升之品就不能达到在上的病位。而治中焦病证要如同秤杆那样保持平衡，不平衡就不能平安。治疗下焦病证则如同秤砣一样，如果不用性质沉重的药物就不能直达在下之病所。吴氏用"羽""衡""权"三字，突出了三焦治疗上的主要特点。即治疗上焦病证要用轻清升浮的药物，用药剂量也要轻，煎煮时间也要短，不要过用苦寒沉降之品。治中焦病要讲究平衡，如湿热之在中焦，应予分消湿热，脾胃升降失常，当升脾降胃。治下焦病，要用重镇滋潜味厚之品，使之直达于下，如滋补肾阴、潜阳息风之药就都具有重沉的特点。

2. 发展温病下法内容

吴瑭在温病的具体治法方面，有许多见解超越了前人的认识，今仅以通下法为例说明。

吴氏全面继承了张仲景《伤寒论》中关于承气法的运用（内容详见本节中焦篇），而且在具体运用上较仲景及其他前辈医家更加充实、更加切合临床。吴氏温病下法的具体证治有：

【原文】

阳明温病，下之不通，其证有五：应下失下，正虚不能运药，不运药者死，新加黄龙汤主之。喘促不宁，痰涎壅滞，右寸实大，肺气不降者，宣白承气汤主之。左尺牢坚，小便赤痛，时烦渴甚，导赤承气汤主之。邪闭心包，神昏舌短，内窍不通，饮不解渴者，牛黄承气汤主之。津液不足，无水舟停者，间服增液，再不下者，增液承气汤主之。

【自注摘要】

新加黄龙汤（苦甘咸法）：细生地五钱，生甘草二钱，人参一钱五分（另煎），生大黄三钱，芒硝一钱，元参五钱，麦冬（连心）五钱，当归一钱五分，海参（洗）二条，姜汁六匙。

水八杯，煮取三杯。先用一杯，冲参汁五分、姜汁二匙，顿服之，如腹中有响声，或转矢气者，为欲便也；候一、二时不便，再如前法服一杯；候二十四刻，不便，再服第三杯；如服一杯，即得便，止后服，酌服益胃汤一剂（益胃汤方见前），余参或

NOTE

可加入。

宣白承气汤方（苦辛淡法）：生石膏五钱，生大黄三钱，杏仁粉二钱，栝蒌皮一钱五分。

水五杯，煮取二杯，先服一杯，不知再服。

导赤承气汤：赤芍三钱，细生地五钱，生大黄三钱，黄连三钱，黄柏二钱，芒硝一钱。

水五杯，煮取二杯，先服一杯，不下再服。

牛黄承气汤，即用前安宫牛黄丸二丸，化开，调生大黄末三钱，先服一半，不知再服。

增液承气汤，即于增液汤内，加大黄三钱，芒硝一钱五分。

水八杯，煮取三杯，先服一杯，不知再服。（中焦篇17）

【释义】

五加减承气汤证治。"下之不通，其证有五"，应理解为使用攻下法未能取效，或不能单纯使用攻下法的五种证候。

一曰邪正合治法：适用于腑实应下失下，邪气留连，正气内虚，不能运药。当扶正逐邪，邪正合治。用新加黄龙汤，方中以增液承气滋阴攻下，海参补液，人参补气，姜汁宣通气分，当归宣通血分，甘草调和诸药，共奏补益气阴，攻下腑实之效。

二曰脏腑合治法：适用于痰热阻肺，腑有热结者。此时须一面宣肺气之闭，一面逐肠胃之结。方用宣白承气汤，药用杏仁、蒌皮宣肺化痰，石膏清肺热，大黄逐热结。

三曰二肠同治法：用于阳明腑实，小肠热盛证。此时当通大便之秘，泄小肠之热，用导赤承气汤，方中大黄、芒硝攻大肠腑实，黄连、黄柏泄小肠之热，生地黄、赤芍滋膀胱之液。属大小肠合治之法。

四曰两少阴合治法：用于热入心包，阳明腑实。此时须同时开少阴心窍方。方选牛黄承气汤，以牛黄丸清心开窍，以大黄攻下泄热，以急消肾液亡失之虞。

五曰一腑中气血合治法：由于阴液亏耗，大便不通，有如江河无水，治用"增水行舟"的增液汤滋阴通便。服二剂后大便仍不下者，乃因邪入阳明，阴液损伤太重，可用养阴荡结的增液承气汤，此为一腑之中，进行"气血合治"的方法。

【原文】

下后数日，热不退，或退不尽，口燥咽干，舌苔干黑，或金黄色，脉沉而有力者，护胃承气汤微和之；脉沉而弱者，增液汤主之。

【自注摘要】

护胃承气汤方（苦甘法）：生大黄三钱，元参三钱，细生地三钱，丹皮二钱，知母二钱，麦冬连心，三钱。

水五杯，煮取二杯，先服一杯，得结粪，止后服，不便，再服。

增液汤（方见前）。（中焦篇15）

【释义】

攻下数日后，病人身热仍不退，或者尚未完全退尽，并伴有口燥咽干等症者，这是胃阴耗伤，余邪未尽之象，当用护胃承气汤轻下以调和胃气。方中增液汤以补胃阴，生大黄、牡丹皮、知母以清余邪。如果脉象沉而弱者，可用增液汤治疗。

【原文】

温病三焦俱急，大热大渴，舌燥，脉不浮而躁甚，舌色金黄，痰涎壅甚，不可单行承气者，承气合小陷胸汤主之。

【自注摘要】

承气合小陷胸汤方（苦辛寒法）：生大黄五钱，厚朴二钱，枳实二钱，半夏三钱，栝蒌三钱，黄连二钱。

水八杯，煮取三杯，先服一杯，不下，再服一杯，得快利，止后服，不便再服。（中焦篇10）

【释义】

三焦俱急，谓上焦未清，已入中焦阳明，出现大热大渴等症。胃热炽盛则耗损阴液，煎熬肾水，若不及时攻下则阴液立见消亡。若下之则可能使上焦未清之余邪乘虚内陷形成结胸之证，故以小陷胸合承气汤荡涤三焦之邪，既能清热化痰，又能攻下腑实。

【原文】

湿温久羁，三焦弥漫，神昏窍阻，少腹硬满，大便不下，宣清导浊汤主之。

【自注摘要】

宣清导浊汤（苦辛淡法）：猪苓五钱，茯苓五钱，寒水石六钱，晚蚕砂四钱，皂荚子去皮，三钱。

水五杯，煮成两杯，分二次服，以大便通快为度。（下焦篇55）

【释义】

"少腹硬满，大便不下"为湿热久羁，肠道气机痹阻所致，湿浊蒙窍则神昏，另可有苔垢腻等。宣清导浊汤中猪茯苓渗湿，寒水石宣湿清热，晚蚕砂化肠道湿浊，皂荚子畅气通肠，共治湿郁气结，传导失常之候。

上述吴氏将通下法与补气、养阴、宣肺、化痰、淡渗、开窍、理气、清热等法灵活配合，以适应于温病各种腑实证，其疗效更为明显。

（四）细察温病脉证之异，明确临床治疗禁忌

吴氏在温病临床治疗禁忌方面阐述颇多，举例如下：

1. 白虎汤四禁

【原文】

白虎本为达热出表，若其人脉浮弦而细者，不可与也；脉沉者，不可与也；不渴者，不可与也；汗不出者，不可与也；常须识此，勿令误也。（上焦篇9）

【释义】

白虎汤为辛寒清气、达热出表之名方，是热炽气分的代表方。在应用时应详察脉证，以免"用之不当，祸不旋踵"。若脉浮为病在表，脉弦为病在少阳，脉细为阴虚，脉沉为热结肠腑或阳气虚弱；不渴为津液未伤；汗不出为表气郁闭或无作汗之源。这些情况均非白虎汤适应证，故均"不可与也"，体现了"有是证便用是药"的辨证思想。

2. 湿温三禁

详见上焦篇43。

3. 温病忌汗

【原文】

太阴温病，不可发汗，发汗而汗不出者，必发斑疹；汗出过多者，必神昏谵语。发斑者，化斑汤主之；发疹者，银翘散去豆豉加细生地、丹皮、大青叶、倍元参主之。禁升麻、柴胡、当归、防风、羌活、白芷、葛根、三春柳。神昏谵语者，清宫汤主之，牛黄丸、紫雪丹、局方至宝丹亦主之。（上焦篇16）

【释义】

温病忌汗的道理及误汗后引起的斑疹、谵语等的治疗。太阴温病不可辛温发汗，若误用而汗不出者，乃由于辛温助热，耗伤阴液，作汗无源，故汗不得出，且邪热动血，外出血络而发为斑疹。因斑为阳明热毒从肌肉外溢所致，故用化斑汤以清胃泄热，凉血化斑。疹为太阴风热内窜营分而外达于肌肤，故用银翘散去豆豉加细生地、丹皮、大青叶、倍玄参方以宣肺达邪、清营透疹。无论斑或疹，均禁用或慎用升麻、柴胡等辛散之品。

太阴温病，卫表疏松。若误用辛温发汗，汗出过多，必然损伤心阳心阴，邪热乘虚而入，热闭心包，痰热闭窍，出现神昏谵语等症。此时可用清宫汤清心开窍，也可随证选用牛黄丸、紫雪丹等方。

4. 斑疹之禁

【原文】

斑疹，用升提则衄，或厥，或呛咳，或昏痉，用壅补则瞀乱。（中焦篇23）

【释义】

陆子贤云："斑为阳明热毒，疹为太阴风热。"故治斑应清胃泄热、凉血化斑；治疹应宣肺达邪、清营透疹。如果用具有升散提举作用的方药进行治疗，就会引起衄血，或导致肢体厥冷，或发生呛咳，有的甚至会造成神昏痉厥。此处所言"升提"，是指用辛温升散之品，其机理可参吴氏自注。如果用滋补壅滞的方药进行治疗，就会导致神志昏乱。

5. 斑疹下法宜忌

【原文】

斑疹阳明证悉具，外出不快，内壅特甚者，调胃承气汤微和之，得通则已，不可令大泄，大泄则内陷。

【自注摘要】

调胃承气汤方（方见前）。（中焦篇24）

【释义】

斑疹透发不畅快，且阳明证已俱，症见腑气壅滞而大便不通者，可用调胃承气汤缓下热结，调和胃气，使腑气得降，邪热得以外泄，则斑疹也可透发。外发斑疹使用攻下法时首先要掌握其使用指征，即阳明证和斑疹内壅之表现悉具；其次是要适可而止，除了只用缓下之剂外，得下后又不可再下，以免发生内陷之变。吴氏自注中治疗斑疹使用宣泄法的分寸及选用调胃承气汤的道理，应细心体会。

6. 淡渗之禁

【原文】

温病小便不利者，淡渗不可与也，忌五苓、八正辈。（中焦篇30）

【释义】

温病患者症见小便不利，忌用五苓散、八正散之类淡渗利湿的方剂。因为温病中出现小便不利，大多由于阴液亏耗，故治当养阴清热为大法，不可滥用淡渗利尿之剂，如误用会进一步耗伤阴液。

7. 苦寒之禁

【原文】

温病燥热，欲解燥者，先滋其干，不可纯用苦寒也，服之反燥甚。（中焦篇31）

【释义】

温病患者有燥热之象，欲解除这些症状，须先滋润其欲干之津液，主要投以甘寒之品，不可纯用苦寒。若纯用之，则燥热不除，反而燥甚。此因苦寒之品能化燥而更伤其阴。

对温病燥热的治疗，一般采用甘苦合化之法，即清热与养阴并施。自注中所云冬地三黄汤（见中焦篇29条），"甘寒之十之八九，苦寒仅十之一二耳"，是以甘寒为主之方矣！

8. 诸方之禁

【原文】

壮火尚盛者，不得用定风珠、复脉。邪少虚多者，不得用黄连阿胶汤。阴虚欲痉者，不得用青蒿鳖甲汤。（下焦篇17）

【释义】

大小定风珠、加减复脉汤、黄连阿胶汤、青蒿鳖甲汤四方均具有滋养肾阴之用，对于病邪亢盛者均不适宜。大小定风珠、加减复脉汤属填补真阴之剂，适用于邪少虚多或纯虚无邪者，故壮火尚盛者禁用。黄连阿胶汤证属阴伤而火盛之证，治当育阴清热，故对邪少虚多者禁用。青蒿鳖甲汤证亦属邪少虚多，但其邪虽少，而深伏混处于气血之中，故用之滋阴透邪，对水不涵木之虚风内动者并非所宜。

第四节 王士雄及其学术思想概要

一、王士雄及《温热经纬》主要内容介绍

（一）王士雄简介

王士雄，字孟英，号潜斋，晚号梦隐。一般认为，其生于清嘉庆十三年（1808），卒于清同治七年（1868）。祖籍安化（今甘肃庆阳县），后移居浙江盐官（今海宁市盐官镇），乾隆年间迁钱塘定居。

王氏曾祖王学权是一位名医，著有《医学随笔》二卷，祖、父也都精通医学，曾对该书作过补充和校注。王氏14岁时，父重病不起，临终前曾嘱咐："人生天地间，必期有用于世，汝识斯言，吾无憾矣。"王氏遵父遗训刻苦研医，白天曾在婺州（今浙江金华市）孝顺街佐理

NOTE

盐务，以谋食养家，晚上披览医书，乐此不疲。后又历经艰辛，终成温病大家。

王氏生平著述甚丰，但半数以上毁于兵火。其著有《温热经纬》《霍乱论》《潜斋医话》《回春录》《仁术志》《王氏医案正续编》《王氏医案三编》《归砚录》。此外，他编辑的《潜斋简效方》《四科简效方》《鸡鸣录》等，均辑录了民间单方验方、历代效方及经其亲自验证疗效确切者，深受同道欢迎。《随息居饮食谱》一书中详述330多种药食的性能和治疗作用，并记载了许多民间食疗便方，是较为系统的食品营养和食疗专书，影响颇深。他还对其曾祖《医学随笔》、徐灵胎《医砭》、史典《愿体医话良方》、俞震《古今医案按》、沈尧封《女科辑要》、魏之琇《续名医类案》及吴瑭《温病条辨》等书进行了诠注、选评及校勘，并多有阐发。

（二）《温热经纬》主要内容介绍

王氏著作中以《温热经纬》一书影响最大，该书初刊于清咸丰二年（1852），它是一部集19世纪60年代以前温病学说之大成的巨著。该书将《内经》《难经》《伤寒论》论述温热病的有关内容作为"经"；选录叶桂《外感温热篇》（即《温热论》）与《三时伏气外感篇》（节录自叶桂《幼科要略》）、薛雪《湿热病篇》、陈平伯《外感温病篇》、余霖《疫病篇》（即《疫疹一得》）等温病学名著作为"纬"，将上述内容一一收集并加以评注。《温热经纬》的卷一为内经伏气温病篇，卷二分别为仲景伏气温病篇、仲景伏气热病篇、仲景外感热病篇、仲景湿温篇、仲景疫病篇，卷三为叶香岩外感温病篇、叶香岩三时伏气外感篇，卷四分别为陈平伯外感温病篇、薛生白湿热病篇、余霖疫病篇及疫证条辨，卷五为方论。王士雄一方面选择前人注释之善者，另一方面也参入个人的见解，对温病的理论证治进行深入阐述。其"经"能溯本求源，其"纬"则涵盖了新感与伏气温病、温热类与湿热类温病、卫气营血理论、暑邪为病、温病证治方法及温疫等温病学的重要内容，由此经纬交织，呈现出较为系统、完整的温病学理论体系。本教材根据咸丰二年刻本所辑，予以归类叙述。

二、学术思想概要

（一）兼收并蓄集温病之大成

如本节上述，王氏对此前的温病学理论兼收并蓄、荟精萃要、客观总结，使《温热经纬》成为一部集19世纪60年代以前温病学说之大成的巨著。

王氏认为，《温病条辨》尽管具有很高的学术价值，但至少存在三个方面的缺陷，如其在《归砚录》中评论《温病条辨》曰："不过将《指南》（即《临证指南医案》）温热、暑湿各案穿插而成，惜未将《内经》《难经》《伤寒论》诸书溯本穷源，即叶氏《温热论》《幼科要略》亦不汇参，故虽曰发明叶氏，而实未得其精奥也。至采附各方，不但剪裁未善，去取亦有未当。"可见，王氏编纂《温热经纬》的初衷是为了更全面地弘扬叶氏学术思想，弥补吴瑭《温病条辨》之不足。由此可窥见叶桂、吴瑭、王士雄三家学术思想是一脉相承的。

【原文】

兹雄不揣愚昧，以轩岐、仲景之文为经，叶薛诸家之辨为纬，纂为《温热经纬》五卷。其中注释，择昔贤之善者而从之，间附管窥，必加"雄按"二字以别之。（《温热经纬·自序》）

【释义】

王氏采取上述编纂原则，上溯《内经》《伤寒论》，下及叶薛诸家，有关温病的学术著作大都收集于书内，辑录各家医论，阐发自己见解，使温病学说系统完整，为后人学习温病学提供了重要参考，故后世将他列为"温病四大家"之一。

《温热经纬》一书还精选了若干名家对上述"经""纬"内容的注释与阐发，如在《温热经纬·卷一》中关于"冬伤于寒，春必病温"的观点，下面就附加了张仲景、章楠等人的注释，从而更全面地展示了当时温病学的研究成果，极大地丰富了该书的内容。

（二）继承发扬明温病之传变

王氏详细观察和深入研究了温病的顺传和逆传、新感温病及伏气温病的传变，进一步明确、补充和完善了前人对温病传变规律的认识。

1. 顺传和逆传 王氏在叶桂"卫、气、营、血"传变的理论基础上，对顺传和逆传有着进一步发挥。

【原文】

盖温邪始从上受，病在卫分，得从外解，则不传矣。第四章云不从外解，必致里结，是由上焦气分及中下二焦者，为顺传。惟包络上居膻中，邪不外解，又不下行，易于袭入，是以内陷营分者，为逆传也。然则温病之顺传，天士虽未点出，而细绎其议论，则以邪从气分下行为顺，邪入营分内陷为逆也。（《温热经纬·卷三》）

若伏气温病，自里出表，乃先从血分而后达于气分……更有邪伏深沉，不能一齐外出者，虽治之得法，而苔退舌淡之后，逾一二日舌复干绛，苔复黄燥，正如抽蕉剥茧，层出不穷，不比外感温邪，由卫及气，自营而血也。（《温热经纬·卷三》）

【释义】

王氏之说别具特色，是对温病传变特点的客观概括，对于临证全面认识、正确处理一些温热类疾病有指导作用，值得重视。在新感温病由表入里的基础上，王氏又揭示了伏气温病自里而发，由深而浅的传变特点，并在文中多处指出其病证与治法的特殊性。

2. 新感温病的传变 新感与伏邪是温病病因与发病学说的两大类型。王氏确认两类温病的客观存在。他在编著《温病经纬》时按新感伏邪分类，如书中既有"仲景伏气温病篇"，又有"仲景外感热病篇"；将叶桂的《温热论》改名为《外感温热篇》，意在突出该篇所论是新感温邪而发为温病者；将节选叶氏《幼科要略》的内容命名为《三时伏气外感篇》，表明所讨论的病种是以伏气温病为主。陈平伯《外感温病篇》专论新感而抨击伏邪，王氏在将其收录入《温热经纬》时，做了一些删减，将伏气温病与新感温病相提并论，持论较为公允而不偏执一方，使温病学的内容较为全面。

王氏对吴瑭所述的三焦传变规律有不同见解。他指出：新感温病，始在上焦，其传变有顺逆之异；伏气温病，自内而发，病起于下，不在上焦。如把温病都看成起于上焦，"此等界限不清，而强欲划界以限病，未免动手即错"。

【原文】

肺胃大肠，一气相通，温热究三焦，以此一脏二腑为最要，肺开窍于鼻，吸入之邪，先犯于肺，肺经不解，则传于胃，谓之顺传，不但脏病传腑为顺，而自上及中，

顺流而下，其顺也有不待言者。故温热以大便不闭者易治，为邪有出路也。(《温热经纬·卷四》)

【释义】

本条又诠释了顺传的传变规律。王氏以病邪由肺及胃、自胃至肠为顺传，相较于叶氏的卫气营血传变及吴氏的三焦传变，别具特色，丰富了温病学传变的内容。

【原文】

以邪从气分下行为顺，邪入营分内陷为逆也。(《温热经纬·卷三》)

若不下传于胃，而内陷于心包络，不但以脏传脏，其邪由气分入营，更进一层矣，故曰逆传也。因叶氏未曾明说顺传之经，世多误解逆传之理，余已僭注于本条之后，读此可证管窥之非妄。(《温热经纬·卷四》)

【释义】

王氏不仅赞同叶桂"逆传心包"的见解，还提出了病邪不经气分，直入营分也为逆传，使温病"逆传"的内容更加丰富。

3. 伏气温病的传变   伏气温病是指感邪后未即发病，邪气伏藏，过时而发的温病。《内经》有"藏于精者，春不病温"和"冬伤于寒，春必病温"之说，指出伏气温病发生的内外因素，而王氏对此有独到的见解。

【原文】

藏于精者，春不温病，小儿之多温何耶？良以冬暖而失闭藏耳。(《温热经纬·卷三》)

【释义】

王氏对冬不藏精的解释突出了冬失闭藏的多种原因。他认为，将息失宜肾精亦可暗耗，而致感受邪气后伏藏于内。伏藏之邪可到春季发病，其原因有二大类：一是因春阳升动而引发，二是因新感时邪而激发。王氏云"新邪引动伏邪者，初起微有恶寒之表证"，指出了两者的区别。

【原文】

若伏气温病，自里出表，乃先从血分而后达于气分……不比外感温邪，由卫及气、自营而血也。(《温热经纬·卷三》)

【释义】

王氏认为，伏气温病的传变不同于新感温病，而是自里内发，由深而浅。

【原文】

故起病之初，往往舌润而无苔垢，但察其脉，软而或弦或微数，口未渴而心烦恶热，即宜投以清解营阴之药，迨邪从气分而化，苔始渐布，然后再清其气分可也。伏邪重者，初起即舌绛咽干，甚有肢冷脉伏之假象，亟宜大清阴分伏邪，继必厚腻黄浊之苔渐生，此伏邪与新邪先后不同处。更有邪伏深沉，不能一齐外出者，虽治之得法，而苔退舌淡之后，逾一二日舌复干绛，苔复黄燥，正如抽蕉剥茧，层出不穷。(《温热经纬·卷三》)

【释义】

王氏从舌象的变化审视邪伏的深浅、病邪外达的层次，并以此与新感温病做出鉴别，作为治疗的依据。

王氏还指出小儿伏气温病的证治，云"人有大小，感受则一也"，又云"感受既一，治法亦无殊"。由此可见，不论新感或者伏邪，都有卫气营血的病理演变，但卫、气、营、血的深浅层次变化不是截然分开的，往往有交错重叠之处，所以王氏在《王氏医案》中说："故临证宜审病机而施活变，弗执死法以困生人。"

（三）探幽析微辨暑性并证治

王氏在对前人理论的继承和本人长期的临床实践中，探幽析微，对暑邪的性质和致病特点有深入的研究和独到的认识，对暑邪所导致的暑病证候和治疗也多有发挥。

1. 六气不同，皆能化火　王士雄对六气的属性辨析甚精，他根据《内经》将六气归为阴阳两种属性。

【原文】

所谓六气，风、寒、暑、湿、燥、火也。分其阴阳……暑统风火，阳也。寒统燥湿，阴也。言其变化，则阳中惟风无定体，有寒风，有热风，阴中则燥湿二气，有寒有热。（《温热经纬·卷三》）

【释义】

王氏认为，六气也有阴阳属性，暑统风火属阳、寒统燥湿属阴。风为阳邪，性无定体，常兼他邪为病，如风寒、风热；燥、湿为阴邪，有凉燥、温燥，寒湿、湿热之别。

【原文】

至暑乃天之热气，流金烁石，纯阳无阴。或云阳邪为热，阴邪为暑者，甚属不经。经云：热气大来，火之胜也。阳之动，始于温，盛于暑。盖在天为热，在地为火，其性为暑，是暑即热也，并非二气。（《温热经纬·卷三》）

在天为暑，在地为热，故暑即热之气也。昔人谓有阴暑者，已极可笑。其分中热、中暑为二病者，是析一气而两也。（《温热经纬·卷三》）

【释义】

王氏认为，暑性纯阳，暑火热同为一气。他又提出"暑为日气"，认为"故暑也、热也、暍也，皆夏令一气之名也"，他还指出，自然界的气候变化，阳热未盛则曰温，阳热大盛而曰暑，即温为热之渐，暑为热之气。暑邪致病，皆是热证，从而对暑邪的属性做了明确的规定。

【原文】

寒、暑、燥、湿、风乃五行之气合于五脏者也。惟暑独盛于夏令，火则四时皆有，析而言之，故曰六气。然三时之暖燠，虽不可以暑称之，亦何莫非丽日之煦照乎？须知暑即日之气也，日为众阳之宗，阳燧承之，火立至焉。以五行论，言暑则火在其中矣，非五气外另有一气也。若风、寒、燥、湿悉能化火，此由郁遏使然，又不可与天之五气统同而论矣。（《温热经纬·卷三》）

【释义】

王氏认为，六气皆能化火，暑则火在其中，只不过在夏称暑，在三时称火热，称谓不同而已。

2. 暑中无湿，暑多夹湿 叶桂云"暑必夹湿"；吴瑭云"暑兼湿热"；喻嘉言云"热蒸其湿是为暑"；王氏则认为，暑中无湿，但强调暑病多兼夹湿邪为患。

【原文】

暑令湿盛，必多兼感，故曰夹。犹之寒邪夹食，湿证兼风，俱是二病相兼，非谓暑中必有湿也。故论暑者，须知为天上烈日之炎威，不可误以湿热二气并作一气。而治暑者，须知其夹湿为多焉。(《温热经纬·卷三》)

【释义】

王氏意指，暑与湿容易相合而为病，不是暑中必有湿邪，也不可将湿热合病称为暑病。

【原文】

然暑字从日，日为天气。湿字从土，土为地气。霄壤不同，虽可合而为病，究不可谓暑中原有湿也。(《温热经纬·卷二》)

长夏湿旺之令，暑以蒸之，所谓土润溽暑，故暑湿易于兼病，犹之冬月风寒，每相兼感。(《温热经纬·卷三》)

【释义】

王氏又强调暑病多夹湿邪为患，在盛夏季节，天暑下逼，地湿上腾，暑湿氤氲交感，人处气交中，可既受暑，又复感湿，可合而为病。

【原文】

若谓暑必兼湿，则亢旱之年，湿难必得，况兼湿者何独暑哉？盖湿无定位，分旺四季，风湿寒湿，无不可兼。(《温热经纬·卷二》)

【释义】

王氏进一步指出暑病未必兼湿，虽然暑与湿可合为病，但并非暑中必定有湿，不能将二者混为一谈，从而澄清了暑温与湿温二类疾病在概念上的混乱。

3. 暑无阴阳，暑寒大异 王氏认为，"暑为日气"，暑之属性为热，纯阳无阴，若妄立阴暑、阳暑之名，则会因名乱实。

【原文】

更有妄立阴暑、阳暑之名者，亦属可笑……设云暑有阴阳，则寒亦有阴阳矣。不知寒者水之气也，热者火之气也，水火定位，寒热有一定之阴阳。寒邪传变，虽能化热，而感于人也，从无阳寒之说。人身虽有阴火，而六气中不闻有寒火之名。暑字从日，日为天上之火；寒字从仌，仌为地下之水。暑邪易入心经，寒邪先犯膀胱，霄壤不同，各从其类，故寒暑二气，不比风、燥、湿有可阴可阳之不同也。(《温热经纬·卷三》)

不但寒伤形，暑伤气，截然分明，而寒为阴邪，暑为阳邪，亦如水火之不相射。(《温热经纬·卷一》)

【释义】

王氏从辨暑无阴阳着手，阐述了寒与暑的阴阳属性。寒暑分别为冬夏令之主气，冬寒地冰，夏热天暑，寒热截然相反，寒暑之阴阳迥然大异。寒为阴邪，暑为阳邪，应区别对待。

【原文】

因畏热贪凉而反生寒湿之病，乃暑月之伤寒也。虽在夏令，实非暑证，昔人以阴暑名之，谬矣。（《温热经纬·卷三》）

【释义】

王氏认为，暑病不分阴阳，暑性纯阳无阴。其实前人所称之"阴暑"，实因畏暑贪凉而恣嗜生冷，或袒胸露腹，夜间露宿或睡卧湿地，以至感寒湿之邪而病。夏月因暑热贪凉而致病者甚多，多有恶寒、身疼、无汗等表寒症状，治疗时须用辛温之品外散寒邪。

4. 暑病气分阶段的治疗 王氏对暑病的治疗多有发挥，他认为，暑多夹湿为患，治疗也应因有湿无湿而异。

【原文】

无湿者白虎汤，夹湿者六一散，须别。（《温热经纬·卷三》）

六一散既能清暑热，又行瘀血，当此酷暑之令，诚为产妇第一方。（《王氏医案续编·卷一》）

【释义】

王氏极赞同叶氏所云"暑热深入，伏热烦渴，白虎汤、六一散"之说，用白虎汤以清透外达。若夏日贪凉饮冷而致寒邪束表，则用白虎汤加香薷、苏叶，散表寒、清暑热。若暑热耗伤津气者，则用白虎汤加人参，既可解热又能补气生津。暑湿阻滞气分的病证，王氏喜用六一散，特别是妇女在夏季新产，暑热内逼，又有瘀血，最易患此病证。然临床上暑湿内蕴的病证甚为复杂，用六一散多须与其他药物配合。

【原文】

此脉此证，自宜清暑益气以为治，但东垣之方，虽有清暑之名，而无清暑之实……故临证时须斟酌去取也。余每治此等证，辄用西洋参、石斛、麦冬、黄连、竹叶、荷秆、知母、甘草、粳米和西瓜翠衣等，以清暑热而益元气，无不应手取效也。（《温热经纬·卷四》）

【释义】

对于暑热耗伤元气，津气虚甚之热渴自汗、脉虚神疲的之症，王氏用白虎汤化裁方进行治疗，此方用药结构严谨，后世称为王氏清暑益气汤。若见元气大伤，暑热骤退而津气欲脱者，王氏主张用生脉散益气敛津固脱。

5. 暑风治疗

【原文】

令取蕉叶铺于泥地，与儿卧之，投以辰砂六一散，加石膏、知母、西洋参、竹叶、荷花露一剂而瘳。（《王氏医案续编·卷一》）

暑风，取净黄土铺地上，饮以益元散、鲜竹叶汤立效。（《潜斋简效方》）

【释义】

暑风多见于小儿，是因暑热之邪直接犯于厥阴而引起的，清暑息风是其主要治法，王氏根据小儿体质特点及暑风特性，采用了上述独到的治疗方法。

6. 暑厥治疗

【原文】

受热而迷，名曰暑厥……暑是火邪，心为火脏，邪易入之，故治中暑者，必以清心之药为君。（《温热经纬·卷三》）

神犀丹……温热暑疫诸病，邪不即解，耗液伤营，逆传内陷，痉厥昏狂、谵妄发斑等证，但看病人舌色干光，或紫绛，或圆硬，或黑苔，皆以此丹救之。若初病即觉神情昏躁而舌赤口干者，是温暑直入营分，酷暑之时，阴虚之体，及新产妇人，患此最多，急须用此，多可挽回。（《温热经纬·卷五》）

【释义】

王氏认为，暑与心同气相求，暑邪直中心包而致昏厥。暑厥属危急病证，首先应将病人移到清凉之地，避免暑热继续危害。治疗以清心开窍之药为君，辅以凉营（血）解毒之品。清心开窍多用紫雪，凉营（血）解毒多用叶氏神犀丹。

（四）承古拓新别温病之诊断

王氏在古人"四诊"的基础上，吸收并继承了叶桂等温病大家关于温病诊断方面的认识，且有所发扬和创新，别具一格，甚有创意。

1. 凡视温证，必查胸脘

【原文】

凡视温证，必察胸脘，如拒按者，必先开泄。若苔白不渴，多夹痰湿。轻者，橘、蔻、菖、薤，重者枳实、连、夏，皆可用之。虽舌绛神昏，但胸下拒按，即不可率投凉润，必参以辛开之品，始有效也。（《温热经纬·卷三》）

【释义】

王氏在诊断温病时非常重视胸脘症状，他主张以审查胸脘作为确定病性、立法用药、判断预后的重要依据，可与叶桂、薛雪等有过论述互参，此不赘述。

2. 渴喜热饮或不多饮，多属痰饮

【原文】

渴喜热饮，渴不多饮，温热证多有之，皆属痰饮阻遏气机。《重庆堂随笔》

胸中有痰……而痰饮乃水之凝结，故虽渴而不能饮也。（《温热经纬·卷二》）

【释义】

口渴是温病常见症状，口渴的程度常反映津伤的程度。王氏根据临证经验，提出口渴并非均属热盛津伤、渴喜热饮并非均属寒证，而多为痰饮阻遏气机所致，颇具临床指导价值。

3. 阴证宜温，还须察其二便

【原文】

但口渴而兼身冷，脉细，汗泄，舌白诸证者，固属阴证宜温，还须察其二便，如溲赤且短，便热极臭者，仍是湿热蕴伏之阳证，虽露虚寒之假象，不可轻投温补也。（《温热经纬·卷三》）

【释义】

察二便是临床常用诊断方法，王氏从排泄物来判断病性的寒热，由此可见其诊疗方法之独特。

4. 舌色有别，白苔不尽属寒　辨舌察苔是温病学诊法中的主要内容。王氏继承了叶氏察舌用药，辨苔施治的内容。

【原文】

舌心是胃之分野，舌尖乃心之外候，心胃两清，即白虎加生地、黄连、犀角、竹叶、莲子心也。津干火盛者，再加西洋参、花粉、梨汁、蔗浆可耳！心火上炎者，导赤汤入童溲尤良。（《温热经纬·卷三》）

【释义】

王氏通过舌象来辨别病位、分析病性、确定治法、方药。以舌心、舌尖分别诊断胃、心疾患，并确定具体治疗的重要依据。

【原文】

苔白不渴，须询其便溺，不热者，始为宜温之的证也。（《温热经纬·卷四》）

【释义】

苔白不尽属于寒证，白苔不属寒有三种情况，若是痰湿蕴阻或湿未化热，则苔白而厚或腻；若湿热阻遏膜原或疫毒邪侵则苔白满布；若邪热伤阴化燥则苔白而燥，不能再从寒论治，可见其对白苔诊治的审慎。

【原文】

然苔虽白而不燥，还须问其口中和否？如口中自觉黏腻，则湿渐化热，仅可用厚朴、槟榔等苦辛微温之品。口中苦渴者，邪已化热，不但大温不可用，必改用淡渗、苦降、微凉之剂矣。或渴喜热饮者，邪虽化热而痰饮内盛也，宜温胆汤加黄连。（《温热经纬·卷三》）

【释义】

王氏辨舌察苔还重视口中的自我感觉，并以之为根据选方用药。

5. 脉可凭，宜潜心体察

【原文】

沉细之脉，亦有因热邪闭塞使然。形证实者，下之可生，未可概以阴脉见而断其必死。凡热邪壅遏，脉多细软迟涩，按证清解，自形滑数，不比内伤病服凉药而脉加数者为虚也。（《温热经纬·卷一》）

【释义】

王氏非常重视对脉象的潜心体察，他对细脉的审察主张不能全部视为虚证，应注意辨析有无邪气闭阻，从本求治。如他描述浮芤相搏之脉时说"凡见浮芤相搏之脉，多是暑热伤津"，可见其体察之细致。

（五）辨证论治述治温之心得

王士雄诊治温病，在辨证论治上可谓机圆法活，在方药选用上可谓灵活变通，颇有心得体会。

1. 卫、气分宜轻清　王士雄诊治温病时强调要遵循叶桂的卫气营血辨证理论而论治。他对叶桂的卫气营血治则有进一步阐发，对于温病各阶段的治疗，王氏在前人论述的基础上提出

NOTE

了自己的见解。

【原文】

上焦温病，治必轻清，此一定不易之理法。（《温热经纬·卷三》）

若风温流连气分，下文已云到气才可清气，所谓清气者，但宜展气化以轻清，如栀、芩、蒌、苇等味是也。（《温热经纬·卷三》）

【释义】

"治必轻清"是上焦温病的治疗大法。邪传气分，虽以清气为主，但病性有温热、湿热之异，其治也不同。风温等温热类温病，初入气分时，易抑郁气机，当主用轻灵清透之品展化气机，用药不可过凉，以免窒滞气机，邪气不透。湿热流连气分者，应根据湿热之偏盛或邪在部位而辨证施治。若湿热之邪久恋气分，王氏主张先疏瀹气机，再令饮水，通过资助汗源，而助成战汗之势，汗后病邪常可得解。若三焦痰热（或湿热）阻滞，可用分消走泄之法。若湿热秽浊之邪郁伏膜原，则用开达膜原法。若气分邪热不解而传入营血，王氏继承了叶桂"入营犹可透热转气"的治疗思想，临证时强调邪气的透泄。如火邪劫营，舌色干绛者，王氏喜用王晋三犀角地黄汤［犀角（水牛角代）、连翘、生地黄、生甘草］加玄参、丹参、紫草、花粉、莲子心、金银花和竹叶之类，力求轻灵透发。对气血（营）两燔者，王氏认为，不可专治一边，在叶氏"治以甘寒"的基础上提出用白虎汤加生地黄、黄连、犀角（水牛角代）、竹叶和莲子心等，以心胃两清，亦即气营两清。

2. 战汗宜益胃

【原文】

可见益胃者，在疏瀹其枢机，灌溉汤水，俾邪气松达，与汗偕行，则一战可以成功也。即暑疫之邪在膜原者，治必使其邪热溃散，真待将战之时，始令多饮米汤或白汤，以助其作汗之资。（《温热经纬·卷三》）

【释义】

王氏对叶桂之"法宜益胃"做了深入的阐释。他论治温病，强调斡旋枢机，尤注重展宣肺气。温邪上犯，首先伤肺，肺气受郁，气机壅滞，或郁热炼津或水湿停聚常酿生痰浊，因而对在肺之邪的治疗又注重祛痰除湿以肃清气道，他常用苇茎汤、小陷胸汤、温胆汤、瓜蒌薤白汤、雪羹汤等清热化痰之剂，舒展气机、疏通经络，则痰去而邪热自退。

3. 治温宜使邪有出路

【原文】

温热为阳邪，火必克金，故先犯肺，火性炎上，难得下行。若肺气肃降有权，移其邪由腑而出，正是病之去路……温热病之大便不闭为易治者，以脏热移腑，邪有下行之路，所谓腑气通则脏气安也。（《温热经纬·卷四》）

若阳明之邪，假阳明为出路一言，真治温热病之金针也。盖阳明以下行为顺，邪既犯之，虽不可孟浪攻泻，断不宜截其出路。故温热自利者，皆不可妄行提涩也。（《温热经纬·卷四》）

温热由肺及胃，虽不比疫证之下不嫌早，而喜其便通，宜用清凉，故结成燥屎者较少耳。（《温热经纬·卷四》）

【释义】

王氏治温,注重应使邪有出路,针对陈平伯论温邪由肺胃下注大肠应治以升泄的观点,他特别指出要使邪有下行之路,应保持大便的通畅。王氏对薛雪"阳明之邪,仍假阳明为出路"之说极为推崇,认为在凉解的同时,当常配以竹茹、枇杷叶、花粉、瓜蒌等凉润之品,导邪下泻,使大便畅、腑气通、脏气和。

4. 治温宜固护津液

【原文】

耗之未尽者,尚有一线之生机可望,若耗尽而阴竭,如旱苗之根已枯矣,沛然下雨,亦曷济耶。(《温热经纬·卷一》)

【释义】

温病最易伤津耗液,阴液之盈亏存亡影响病情的发展和预后。因而在温病的治疗过程中,固护阴津非常重要。

【原文】

凡治感证,须先审其胃汁之盛衰,如邪渐化热,即当濡润胃腑,俾得流通,则热有出路,液自不伤,斯为善治。(《温热经纬·卷四》)

疫证初起……此证专宜甘寒以充津液,不当参用苦燥。余如梨汁、蔗浆汁、竹沥、西瓜汁、藕汁,皆可频灌。如得蕉花上露更良。若邪火已衰,津不能回者,宜用鲜猪肉数斤,切大块,急火煮清汤,吹净浮油,恣意凉饮,乃急救津液之无上妙品。(《温热经纬·卷四》)

【释义】

暑热之性易耗伤津液,治疗常须用养阴生津之品。条文中诸品皆取生鲜之品,性甘寒而养阴力胜,是治疗暑伤胃津的对症良药。

一般来说,温病初起伤肺阴,继则伤胃津,后期伤肾精。王氏在《温热经纬》中多次提出"甘寒以养津液"。王氏常用的养阴药有一定的规律可循。滋养肺阴,多用沙参、玄参、麦冬、玉竹、知母、梨汁和百合等。固护胃津,善用石斛、沙参、西洋参、花粉、麦冬、西瓜汁、梨汁、蔗浆等甘凉濡润之品。他还常用瓜蒌、芦根、冬瓜仁等濡润胃腑,导邪下泄,以防胃燥而致腑实之证。胃阴衰亡,见舌光绛无苔者,则用炙甘草汤去姜、桂,加石斛,以蔗浆易饴糖来滋养胃阴。对于肝肾阴伤之证,王氏认为,《温病条辨》中所列的加减复脉汤、大小定风珠等,性味滋腻浓浊,恐胃难受纳,而喜在犀角地黄汤内佐入女贞子、旱莲、枸杞子、阿胶、肉苁蓉,或龟甲、鳖甲和牡蛎等,用以峻滋肝肾之阴。王氏尤其推崇集灵膏(人参、枸杞子、麦冬、天冬、熟地黄、生地黄、怀牛膝,甜水砂锅熬膏,将成加炼白蜜),认为其滋补肝肾的效果较好。王氏还善于利用一些常见的食品以养阴生津,如在《随息居饮食谱》中用青果、萝卜汁(名青龙白虎汤)清养肺胃;用梨汁(名天生甘露饮)养胃阴;用甘蔗汁(名天生复脉汤)养肺胃阴津等。

5. 治温方药宜灵活变通 王氏之《温热经纬》卷五共载方113首并附方论,以补吴瑭选方用药去取失当之不足。王氏首先强调选方用药必须精选。历代治疗温病的方剂,数以万计,若不详加审查选录,恐致纷繁叠杂,茫然而无定见。其次在方论中提要钩玄,推陈出新。

NOTE

【原文】

考古惟叶桂甘露消毒丹、神犀丹二方，为湿温、暑疫最妥之药，一治气分，一治营分，规模已具，即有兼证，尚可通融。（《王氏医案续编·卷六》）

【释义】

王氏认为，甘露消毒丹、神犀丹两方可作为湿温、暑疫的基本方，如此则由博返约，执简驭繁，予后学者以很大的便利。

第十二章　温疫学家及其学术思想概要

第一节　吴有性及其学术思想概要

一、吴有性及《温疫论》主要内容介绍

（一）吴有性简介

吴有性，字又可，生于明万历十年（1582），卒于明永历六年（1652），姑苏洞庭（今江苏吴县）人，著名温病学家。吴氏的生活年代正值战乱频频、灾荒连绵、温疫流行，如崇祯辛巳年（1641）全国大疫，河南、山东等地最为严重，常阖门获病，十病九亡。然时医多以伤寒治之，或待其自愈，由此而亡者不计其数。吴氏认为，温疫与伤寒大异，故在继承前人学术的基础上，结合自身临床经验，"格其所感之气，所入之门，所受之处，及其传变之体，平日所用历验方法"著成《温疫论》。

（二）《温疫论》及其主要内容介绍

《温疫论》为中医学史上第一部传温疫专著，完成于1642年。该书阐释了吴有性对温疫病因及感染途径的认识，讨论了温疫发展及传变规律，提出了相应的治疗原则与方法。不少观点具有创新性：如提出"杂气"致病说，阐述邪传膜原的病机特点；重视特异性治疗，"以物制气，一病只有一药"；创立温疫初期以疏利膜原为目的的达原饮；拓展了下法应用范围，认为"逐邪勿拘结粪"；强调温疫后期治疗及调护的重要意义。吴瑭在《温病条辨》序中赞其"实有发前人所未发"。《温疫论》是一部具有划时代意义的温病专著，开温疫学说之先河，不仅对后世温疫学家如戴天章、杨璇、余霖等有深刻的影响，对叶桂、吴瑭等亦有重要的影响。

二、学术思想概要

（一）对温疫的认识

1. 温疫的病因

【原文】

夫温疫之为病，非风、非寒、非暑、非湿，乃天地间别有一种异气所感。（《温疫论·自叙》）

所谓杂气者，虽曰天地之气，实由方土之气也……况杂气为病最多，然举世皆误认为六气。（《温疫论·论气所伤不同》）

NOTE

夫疫者，感天地之戾气也。戾气者，非寒、非暑、非暖、非凉，亦非四时交错之气，乃天地别有一种戾气。（《温疫论·伤寒例正误》）

【释义】

吴有性认为，温疫的成因非传统的六气致病，乃"天地间别有一种异气所感"。然"异气"即"杂气"，来源于"方土之气"。杂气致病思想跳出了"六气（六淫）致病"的固有认识，具有创新性。

2. 发病与致病特点

【原文】

此气之来，无论老少强弱，触之者即病……邪之所着，有天受，有传染，所感虽殊，其病则一。凡人口鼻之气，通乎天气，本气充满，邪不易入，本气适逢亏欠，呼吸之间，外邪因而乘之……若其年气来盛厉，不论强弱，正气稍衰者，触之即病，则又不拘于此矣。（《温疫论·原病》）

有是气则有是病……然牛病而羊不病，鸡病而鸭不病，人病而禽兽不病，究其所伤不同，因其气各异也……能知以物制气，一病只有一药之到病已，不烦君臣佐使品味加减之劳矣。（《温疫论·论气所伤不同》）

而惟天地之杂气，种种不一……然气无所可求，无象可见，况无声复无臭……大约病偏于一方，延门阖户，众人相同，皆时行之气，即杂气为病也……或时众人发颐……或时众人咽痛……或时众人疟痢……为病种种，难以枚举。（《温疫论·杂气论》）

是以知温疫四时皆有，常年不断，但有多寡轻重耳。（《温疫论·论气盛衰》）

【释义】

杂气（疠气）致病受正气强盛影响，但若疠气强盛，则不论平素体质强弱，触之都即病，其传变速度快、传染性强，易于流行。疠气流行有盛行、衰少、不行等不同程度。其感染途径可以是空气传播（天受），也可以是直接接触传播（传染），以口鼻为主要感染途径。邪气感染具有种属的特异性，即"牛病而羊不病，鸡病而鸭不病，人病而禽兽不病"。杂气种类多样，难以枚举，"有是气则有是病""各随其气而为诸病焉"。杂气侵犯人体后可专入某经，专发某病，即致病具有病位的选择性。止由于各种杂气存在致病差异，所以可以"一病只有一药之到病已"，即杂气温疫的治疗需采用具有针对性、特异性的治疗。

3. 邪犯部位与传变

【原文】

邪自口鼻而入，则其所客，内不在脏腑，外不在经络，舍于伏脊之内，去表不远，附近于胃，乃表里之分界，是为半表半里，即《针经》所谓横连膜原是也……凡邪在经为表，在胃为里，今邪在膜原者，正当经胃交关之所。（《温疫论·原病》）

夫疫之传有九，然亦不出乎表里之间而已矣。所谓九传者，病患各得其一，非谓一病而有九传也……有但表而不里者；有但里而不表者；有表而再表者；有里而再里者；有表里分传者，有表里分传而再分传者；有表胜于里者；有里胜于表者；有先表而后里者；有先里而后表者；凡此九传，其去病一也。（《温疫论·统论疫有九传治法》）

【释义】

吴有性认为,疠气进入人体后首犯"膜原"。膜原既非在表之经络,也非在里之胃腑,而是在半表半里,即"经胃交关之所",由此异气既可向表传,出现"先憎寒后发热"等症状,入里可以"脉不浮不沉而数,昼夜发热,日晡益甚,头疼身痛"等众多表现。吴氏归纳了邪出膜原的九种传变规律,即但表不里、但里不表、表而再表、里而再里、表里分传、表里分传再分传、表胜于里、里胜于表、先表后里、先里后表,反映出邪气离开膜原后可出现表证、里证、表里先后传、表里同病等复杂变化。在其后的条文中还提出了相应的治法。

(二)邪伏膜原的治疗

【原文】

温疫初起,先憎寒而后发热,日后但热而无憎寒也。初得之二三日,其脉不浮不沉而数,昼夜发热,日晡益甚,头疼身痛。其时邪在伏脊之前,肠胃之后,虽有头疼身痛,此邪热浮越于经,不可认为伤寒表证,辄用麻黄桂枝之类强发其汗。此邪不在经,汗之徒伤表气,热亦不减。又不可下,此邪不在里,下之徒伤胃气,其渴愈甚。宜达原饮。

达原饮:槟榔二钱,厚朴一钱,草果仁五分,知母一钱,芍药一钱,黄芩一钱,甘草五分。

上用水二钟,煎八分,午后温服。(《温疫论·温疫初起》)

【释义】

杂气初入人体,伏于膜原,浮越于表,可见憎寒壮热等症;内侵入里,出现呕恶、头痛、烦躁、苔白厚如积粉等一派秽浊之候。邪客半表半里之处,既不可发汗透邪,也不可攻下逐邪,需开达膜原、辟秽化浊。方用槟榔辛苦燥湿、破积行滞;厚朴芳香化浊、行气消积;草果辛香燥烈、辟瘴除湿、透达伏邪。槟榔、厚朴、草果性温燥热,易助热伤津。虽上述三药已可开达膜原、祛除邪气,但仍要加用知母清热滋阴,白芍凉润和血,黄芩燥湿清热,甘草解毒调和诸药。知、芍、芩、草四味仅为调和之品,不为攻邪之药,但非必要之时仍不可缺。七药同用,清热毒、化湿邪、辟秽浊、复阴津,膜原得开,疫邪外达,故名"达原饮"。

吴有性认为,温疫中三阳经症状出现,并非如伤寒少阳之证,邪气停聚于少阳经等,而是疠气由膜原游弋波及少阳经(加柴胡)、太阳经及阳明经,影响经气运行所致,疠气本位仍在膜原。所以,在治法上只是稍加引经药,使药气可随经走行,攻击疫邪。如杂气在少阳经加柴胡,在太阳经加羌活,在阳明经加葛根。此三阳经加减法常用于治疗临床表证发热。

自吴有性提出"今邪在膜原者,正当经胃交关之所"之后,后世的医家,如叶桂、薛雪、雷丰、刘奎、俞肇源等在一些用药治法上都受其启迪。薛雪仿吴有性达原饮,用于治疗湿热阻遏膜原证,以达原饮为主要结构,在厚朴、槟榔、草果三味主药的基础上加用柴胡、藿香、苍术、半夏、干菖蒲、六一散,增强芳香化湿的作用。雷丰《时病论》的宣透膜原法将达原饮中芍药、知母酸敛苦寒之品去除,加入芳香醒脾的藿香、燥湿止呕的半夏、温燥湿邪的生姜,用来治疗寒甚热微的湿疟。刘奎治疗温疫兼湿热,创除湿达原饮,将黄芩换为黄柏,主清下焦湿热,知母转为栀子除滋阴敛邪之弊,增清三焦火毒之功,更加茯苓健脾利湿,但刘奎的温疫概念更偏重于如今的"湿毒疫"。俞肇源在《重订通俗伤寒论》立柴胡达原饮,去达原饮中芍药、知母，改生甘草为炙甘草，增柴胡、生枳壳、青皮、苦桔梗、荷叶梗五味药，在透达膜原邪气外，更增行气宣湿的功效。以上四人，仍将温疫病位定在"膜原"，以达原饮为主方，加减治疗湿热疫或者其兼（变）证。但叶桂用达原饮加减，所治邪气便由"疠气"变为"温热"，将使用厚朴、槟榔、草果的意义转变为分消走泄。

（三）善于攻下逐邪

【原文】

大凡客邪贵乎早治，乘人气血未乱，肌肉未消，津液未耗，病患不至危殆，投剂不至掣肘，愈后亦易平复。欲为万全之策者，不过知邪之所在，早拔去病根为要耳……是以仲景自大柴胡以下，立三承气，多与少与，自有轻重之殊。勿拘于下不厌迟之说，应下之证，见下无结粪，以为下之早，或以为不应下之证，误投下药，殊不知承气本为逐邪而设，非专为结粪而设也。（《温疫论·注意逐邪勿拘结粪》）

【释义】

吴有性认为，温疫发热的原因不仅是单纯感邪之后的气机郁滞，还由于疫邪本身具有热的性质。邪气聚于体内，有生热之源，故而发热。如文中所言"邪之与热，犹形影相根据"。因此，不专门治疗发热症状，只是祛除邪气，便可以达到"不治其热，而热自已"。结合张从正攻邪学说，吴有性提出祛邪为第一要义，特别是"邪客于胃"时，当用攻下，使从口鼻而入之邪气从魄门出，才为从根本而治。若论下法攻邪，吴有性首推张仲景三承气汤，认为"承气本为逐邪而设，非专为结粪而设也"。所以在《温疫论》中，针对呕吐、四肢厥冷等30余种症状，吴有性均用承气汤治疗。在下法使用的时机上，"因邪而发热，但能治其邪，不治其热，而热自已"，吴有性提倡"早拔去病根为要""客邪贵乎早治"，在人体气血调和，筋骨肌肉充实，未损及阴阳根本，病情尚轻，用药选择犹有余地之时，明确病位，抓住根源，峻猛逐邪。攻邪之猛，用药之准可如《松峰说疫》所言之"单刀直入，批隙导窾"。若迟迟不下，邪、粪、热互结，病势弛张，动血扰心，则难以治疗。至于本虚标实，病情复杂，不可下，也不可不下，"下亦死，不下亦死"，踌躇犹豫之际，也当果断补泻兼施，仍可能有一线生机。

【原文】

总之，邪为本，热为标，结粪又其标也……须用大黄逐去其邪，是乃断其生积之源，营卫流通，其积不治而自愈矣……三承气汤，功用仿佛。热邪传里，但上焦痞满者，宜小承气汤；中有坚结者，加芒硝软坚，惟存宿结而有瘀热者，调胃承气宜之。（《温疫论·注意逐邪勿拘结粪》）

【释义】

既然"客邪贵乎早治""承气非专为结粪而设"，那么攻下何药最佳、三承气汤如何辨证使用，已成为亟待解决的问题。吴有性根据其自身经验认为，三承气汤发挥攻下逐邪效果的关键在于苦寒通降、破结行走的大黄，其既可以清疫邪之热、除瘟毒之湿，更能导邪气从下而出，最为符合温疫病机，故颇为褒赞。大黄为治本，余药皆为治标。故疫邪入胃，兼上焦气滞痞闷加用枳实、厚朴行气消痞；兼中焦宿积坚结，则用芒硝润燥软坚。

（四）温疫后期重在养阴

【原文】

夫疫乃热病也……暴解之后，余焰尚在，阴血未复，大忌参、芪、白术，得之反助其壅郁，日后必变生异证……凡有阴枯血燥者，宜清燥养荣汤。若素多痰，及少年平时肥盛者，投之恐有腻膈之弊，亦宜斟酌。大抵时疫愈后，调理之剂，投之不当，莫如静养节饮食为第一。表有余热，宜柴胡养荣汤。里证未尽，宜承气养荣汤。痰涎涌甚、胸膈不清者，宜蒌贝养荣汤。(《温疫论·解后宜养阴忌投参术》)

【释义】

疫邪性热，久郁体内，化热伤阴。温疫虽然初愈，但耗伤的阴液难以迅速恢复，若为补益而使用人参、黄芪、白术等温燥药物，不仅不能起到益气培本的作用，反而可能更伤阴血，余邪复燃。如此，调情志、少食辛燥油腻之品未必不如调理药物。即使依靠药物调理，也要辨证对待。若阴亏血虚者，可用知母、芍药、当归、生地黄等清热滋阴养血之品，吴有性定清燥养荣汤（知母、天花粉、当归身、白芍、地黄汁、陈皮、甘草、灯心草煎服）为基本。但平素痰盛之人，恐甘凉生湿，反有不当，故慎重。兼上焦余热，用柴胡养荣汤（柴胡、黄芩、陈皮、甘草、当归、白芍、生地黄、知母、天花粉、姜、枣煎服）；兼中焦气滞，用承气养荣汤（知母、当归、芍药、生地黄、大黄、枳实、浓朴、水姜煎服）；兼胸膈痰盛，用蒌贝养荣汤（知母、花粉、贝母、瓜蒌实、橘红、白芍、当归、紫苏子、水姜煎服）。

第二节 戴天章及其学术思想概要

一、戴天章及《广瘟疫论》主要内容介绍

（一）戴天章简介

戴天章，字麟郊，晚号北山，学者尊称其为北山先生，生于清顺治元年（1644），卒于清康熙六十一年（1722），江苏上元（今江苏南京江宁县）人。戴氏擅长温病，医术高明，救人无数，且医德高尚，声名远播。为弘扬吴有性之学，戴氏以《温疫论》的学术思想为本，结合自己的多年临床经验，著《广瘟疫论》。

（二）《广瘟疫论》主要内容介绍

《广瘟疫论》分四卷，首卷主要论瘟疫与伤寒的辨证，而以辨气、辨色、辨舌、辨神、辨脉五个方面为两者之大纲，论瘟疫的五兼证和十夹证的证候与治疗；卷二、卷三分别从表里两方面详列了瘟疫的不同症状表现（表证31个症状，里证40个症状）及部分方药；卷四除了介绍汗、下、清、和、补五种治疫大法之外，还简要介绍了四损、四不足、三复之当补者，及寒热虚实真假的辨识和后遗症（不表不里、妇人、妊娠、小儿病）的辨治等；卷末则主要是列举了83首治疗瘟疫的常用方药。《广瘟疫论》既继承了《温疫论》的主要学术思想，又在瘟疫理论及辨证论治方面续有增广发挥，比《温疫论》更适宜临床使用。

二、学术思想概要

（一）温疫辨识要领

1. 辨气

【原文】

瘟疫气从中蒸达于外，病即有臭气触人，轻则盈于床帐；重则蒸然一室，且专作尸气，不作腐气……瘟疫，败气也，人受之，自脏腑蒸出于肌表。（《广瘟疫论·辨气》）

【释义】

杂气（戾气）具有腐败人身气血津液之特性。"人身脏腑气血津液得生气则香，得败气则臭"，这是《广瘟疫论》辨气的主要依据。瘟疫乃感受天地杂气为病，故起病即作尸气，人一旦患瘟疫之后，即有臭气从体内散发出来，轻微的在床帐四周，重则充满屋室，十分难闻。瘟疫是一种败气，非一般燥、腥、焦、腐之气。

2. 辨色

【原文】

瘟疫主蒸散，散则缓，面色多松缓而垢晦……或如油腻，或如烟熏，望之可憎者，皆瘟疫之色也。（《广瘟疫论·辨色》）

【释义】

戴氏发展了吴有性的戾气学说，阐明了这种戾气具有"蒸散"的特性，并将这一特性与临床表现联系起来，解释其病机。就病人色泽而言，他认为，疫邪主蒸散，故面色多松缓而垢晦，如油腻、烟熏，此乃"人受蒸气则津液上溢于面"所致。

3. 辨舌

【原文】

瘟疫一见头痛、发热，舌上即有白苔，且厚而不滑；或色兼淡黄；或粗如积粉。若传经入胃，则兼二三色，又有白苔即燥与至黑不燥者。大抵疫邪入胃，舌苔颇类风寒，以兼湿之故而不作燥耳。惟在表时，舌苔白厚，异于伤寒，能辨。（《广瘟疫论·辨舌》）

【释义】

辨舌即辨舌苔。戴氏推阐吴氏之说，指出"瘟疫一见头痛发热，舌上即有白苔且厚而不滑；或色兼淡黄；或粗如积粉"，并强调"在表时舌苔白厚异于伤寒"，进一步阐述了瘟疫初起特征性的舌苔表现。伤寒由表渐入里，舌苔由白而黄、而燥、而黑。瘟疫后期入胃，会现黑苔，疫热极盛，急需攻下。如果疫邪传入胃经，舌色类似风寒，则要仔细辨认。

4. 辨神

【原文】

瘟疫初起，令人神情异常而不知所苦。大概烦躁者居多，或如痴如醉，扰乱惊悸。及问其何所苦，则不自知。即间有神清而能自主者，亦多梦寐不安，闭目即有所见，有所见即谵妄之根。缘瘟疫为天地邪气，中人人病，中物物伤，故其气专昏人神情也。

（《广瘟疫论·辨神》）

【释义】

至于辨神，他发现瘟疫有"专昏人神情"的特点。瘟疫不同于伤寒，其初期就会神情异常，不知所苦，多烦躁惊悸；间有神志不清楚者，也多梦寐不安，闭目即有所见。这一特点不仅揭示了瘟疫病变的危重性，而且为早期诊断提供了宝贵的经验。

5. 辨脉

【原文】

瘟疫从中道而变，自里出表，一二日脉多沉。迨自里出表，脉始不沉，乃不浮不沉而数，或兼弦、兼大而皆不浮，其至数则模糊而不清楚。（《广瘟疫论·辨脉》）

【释义】

戴氏认为，"瘟疫之脉，传变后与风寒颇同，初起时与风寒迥别"。疫邪自口鼻而入，由中道而分传表里，故初起一二日脉多沉，继而不浮不沉而数，或兼弦、兼大而皆不浮，但到传变之后，瘟疫与伤寒脉象颇同。戴氏还强调指出"初起脉沉迟，勿作阴寒断"，虽脉象同于阴寒，但需结合辨气、色、舌、神，精审详察。

（二）时疫治疗方法

1. 汗法

【原文】

时疫汗不厌迟。时疫发汗，必兼辛凉、辛寒以救阴……治表必通里。（《广瘟疫论·汗法》）

【释义】

戴氏认为，瘟疫由湿温二气而成，热而不冷，温热由里出表，故见表证时，未有不兼见里证者。治邪在肌表，宜凉解（取辛凉、辛寒药），用大青龙汤等，若里证兼见，可兼通其里。戴氏提出："疫邪汗法，不专在乎升表，而在乎通其郁闭，和其阴阳。郁闭在表，辛凉辛寒以通之；郁闭在里，苦寒攻利以通之。阳亢者，饮水以济其阴；阴竭者，滋润以回其燥。气滞者开导，血凝者消瘀。"强调瘟疫汗法，关键在于"通其郁闭"，以便于祛除表里之邪，逐邪时兼顾养正。

2. 下法

【原文】

时疫下不厌早；时疫在下其郁热……不论表邪罢与不罢，但兼里证即下……上焦有邪亦可下，若必待结至中、下二焦始下，则有下之不通而死者……时疫用下药至少三剂，多则有一二十剂者。（《广瘟疫论·下法》）

【释义】

瘟疫本身受病部位在里，有里热就应当用下法，故下不厌早，用药"至少三剂，多则有一二十剂者"。

3. 清法

【原文】

时疫为热证，未有不当清者也。其在表宜汗，使热从汗泄，汗法亦清法也；在里

NOTE

宜下，使热从下泄，下法亦清法也……清法可济汗、下之不逮，三者之用，可合而亦可分。(《广瘟疫论·清法》)

【释义】

清法是治疗瘟疫的重要方法之一。戴氏提出清法是为补充汗、下法之不逮，故而可以分用或者合用来治疗瘟疫。同时，当热邪处于不同部位，如邪浅者在荣卫，深者多在胸膈、胃肠、心及心包，运用清法的常用药物皆为寒凉之药以直挫其邪。

4. 和法

【原文】

寒热并用之谓和，补泻合剂之谓和，表里双解之谓和，平其亢厉之谓和。凡此和法，虽名为和，实寓有汗、下、清、补之意，疫邪尤有宜和者。(《广瘟疫论·和法》)

【释义】

戴氏在《广瘟疫论》中的和法是指两种相互对立的治法同用。疫热夹寒邪者，寒热并用；邪实正虚者，补泻合用；表证兼里证者，表里双解；疫势虽去余邪未除者，平其亢厉。寒热并用、补泻合用、表里双解、平其亢厉皆属和。此处的和法，虽名为和，实则寓意有汗、下、清、补之意，也是病在常与变过程中所采用的治疗手段，具有"乱中整合，调营卫，和阴阳"之理。

5. 补法

【原文】

时疫本不当补……凡屡经汗、下、清、和而烦热加甚者，当补阴以济阳。所谓寒之不寒，责其无水者，是六味、四物、生脉、养荣诸方酌用。屡经汗、下、清、和，热退而昏倦痢利不止者，当补阳。所谓养正以却邪者，是四君、异功、生脉、六君、理中、建中、附子等方酌用。(《广瘟疫论·补法》)

【释义】

正气充足之时，疫热之邪本不当补。疫邪多热证，伤阴者多；本不可补阳，然而当用清热太过时，也可适当取补阴补阳之法。屡经汗、下、清、和而热邪加甚者，当补阴以济阳；屡经汗、下、清、和热退而倦痢利不止者，当补阳养正以祛邪。

第三节　杨璿及其学术思想概要

一、杨璿及《伤寒瘟疫条辨》主要内容介绍

(一)杨璿简介

杨璿，字玉衡，别号栗山。生于清康熙四十四年(1705)，卒于清乾隆六十年(1795)。杨氏原籍亳州，明代永乐年间迁居夏邑，以"读书力田"为业。杨氏自幼诵读诸子百家，雍正戊申年，杨璿补县学弟子生员，成为秀才。杨氏从医后发现时医治病寒热不分，处方多误，在对伤寒和温病进行了深入的研究后，"集群言之粹，择千失之得"，结合个人临证经验，著

成《伤寒瘟疫条辨》。

（二）《伤寒瘟疫条辨》主要内容介绍

《伤寒瘟疫条辨》是杨璿的代表作，主要分为四个部分，第一部分阐述伤寒和温病在病原、发病、辨证、治法、处方等方面的不同；第二部分详论温病的证候特点，分析各型温病证候的临床意义，提出"温病无阴证"的理论；第三部分以类方对比的思路将温病十五方融汇其中详加论述，明确其来源及化裁思路；第四部分是本草类辨，分为补剂类、润剂类等，并对药物的性味、归经、主治等进行了阐述。

二、学术思想概要

1. 明辨温疫

（1）病因

【原文】

杂气者，非风非寒非暑非湿非燥非火，天地间另为一种，偶荒旱燎疵疠烟瘴之毒气也。故常气受病，浅而易；杂气受病，在里深而难。（《伤寒瘟疫条辨·温病与伤寒根源辨》）

【释义】

杂气说始于《温疫论》，杨氏倡行之。杨氏认为，杂气是天地间另外一类"偶荒旱燎疵疠烟瘴之毒气"，与常气之风寒暑湿燥火不同。常气可由气症脉而推求所得，既浅又易，而杂气受病，里深而难，如其所言："盖六气有限，现在可测；杂气无穷，茫然不可测也。"

（2）病位

【原文】

是杂气之浮而上者，从鼻息而上入于阳，而阳分受伤，经云：清邪中上焦是也……是杂气之沉而下者，从口舌而下入于阴，而阴分受伤，经云：浊邪中下焦是也……然从鼻从口所入之邪，必先注中焦，分布上下，故中焦受邪……此三焦定位之邪也。（《伤寒瘟疫条辨·温病脉证辨》）

温病得于杂气，受病在脏腑。（《伤寒瘟疫条辨·两感辨》）

在温病自是神解、升降、增损双解之类，不可发汗，里气清而表气自透，汗自解矣。（《伤寒瘟疫条辨·伤寒合病并病辨》）

【释义】

杂气分清浊。杂气中的清邪，"是杂气之浮而上者，从鼻息而上入于阳，而阳分受伤"，浊邪是"杂气之沉而下者，从口舌而下入于阴，而阴分受伤"。

杂气伤人由口鼻而入，"先注中焦"，阳明受病。其中轻清的杂气浮而上升伤及头面颈项，浊重的杂气下沉，伤及肠腑。但不论伤上伤下，中焦阳明俱伤。杂气伤人，直伤脏腑，邪热内郁，营卫不和，即见恶寒、发热、汗出、肢冷而类伤寒表证，此表是"里证浮越于外也"，亦即"有表证而无表邪"。所以临床治疗逐秽解毒，主用清泄，不可辛温发表。

（3）治法

【原文】

温病多起阳明……以清里为主。（《伤寒瘟疫条辨·卷一·证候辨》）

【释义】

温病杂气伤人，直伤脏腑，邪火内郁，或遇外邪引动，或者情志刺激，一旦发病，气血沸腾，则上下冲逆，一派火毒炽盛的证候。需要注意的是温病也可以出现类似恶寒、发热等表象，但非表证，而是里热郁滞的表现，故以清里为主。

【原文】

温病……治法急以逐秽为第一义。上焦如雾，升而逐之，兼以解毒；中焦如沤，疏而逐之，兼以解毒；下焦如渎，决而逐之，兼以解毒。恶秽既通，乘热追拔，勿使潜滋。（《伤寒瘟疫条辨·卷一·温病脉证辨》）

【释义】

温病是邪热内郁，虽见表象，实非表邪所致，乃里证浮越而成，治疗"急以逐秽为第一义"；清邪伤上，浊邪伤下，所以在治疗上采用就近祛邪、因势利导的策略：清邪中上，则升泄解毒，可用清化汤、增损普济消毒饮；邪郁中焦，则疏泄解毒，可用神解散、大小清凉饮等；浊邪中下，则通泄解毒，可用解毒承气汤等。

2. 制升降散升清降浊

【原文】

而升降散，其总方也，轻重皆可酌用……是方以僵蚕为君，蝉蜕为臣，姜黄为佐，大黄为使，米酒为引，蜂蜜为导，六法俱备，而方乃成……君明臣良，治化出焉。姜黄辟邪而靖疫；大黄定乱以致治，佐使同心，功绩建焉。酒引之使上；蜜润之使下导，引导协力，远近通焉，补泻兼行，无偏胜之弊，寒热并用，得时中之宜。所谓天有覆物之功，人有代覆之能，其洵然哉。（《伤寒瘟疫条辨·医方辨》）

按温病总计十五方。轻则清之，神解散、清化汤、芳香饮、大小清凉散、大小复苏饮、增损三黄石膏汤八方；重则泻之，增损大柴胡汤、增损双解散、加味凉膈散、加味六一顺气汤、增损普济消毒饮、解毒承气汤六方。（《伤寒瘟疫条辨·医方辨》）

【释义】

杨氏定治温方计15首，升降散为首方、总方。杨氏方解甚妙，若"阳中之清阳……阴中之浊阴……内外通和……"等语，皆我中医之至深至奥之处，应细心体悟。升清降浊，升降相因，则怫热郁结顿消。以升降散为基础，根据郁热之轻重，轻者清之，共8方；重者泄之，共6方，共成治温15方，为后世治疗伏热温病疏通气机以退热提供了治疗新思路，影响甚大。

第四节　刘奎及其学术思想概要

一、刘奎及《松峰说疫》主要内容介绍

（一）刘奎简介

刘奎，字文甫，号松峰山人，山东诸城人，清嘉庆年间著名瘟疫病学家，生卒年不详。其父精医，奎受其影响而发愤从医济世。刘氏最为推崇吴有性的《温疫论》，在继承其学术思想

的同时，又加以发挥补充，在认识、治疗瘟疫方面独树一帜。著有《松峰说疫》《濯西救急简方》《松峰医话》《瘟疫论类编》等书。其中，《松峰说疫》是继《温疫论》之后，中医温疫学家的又一重要著作。

（二）《松峰说疫》主要内容介绍

《松峰说疫》共分6卷，上承《黄帝内经》五运六气学说，下宗吴有性《温疫论》等疫病名著，广参各家学术思想，首提疫分三种，阐释瘟疫概念，分述疫病的病因和临床表现；提出治疗疫病最宜通变，首立"瘟疫统治八法"；总结归纳了中国古代预防瘟疫之法；明析北方俗语所说的诸疫名称、症状以正名；对治疗疫病的药物加以补充和修正。书中所载病证140余种、共录200余方，治疗多有新意，许多简易物理疗法使用方便，疗效显著。

二、学术思想概要

（一）疫分三种论

【原文】

传曰：疫者民皆疾也。又曰：疫，疠也，中。夫曰民皆疾而不言何疾，则疾之所该也广矣……如徭役之役，故以疫名耳。其病千变万化……一曰瘟疫。夫瘟者，热之始，热者，温之终，始终属热症。初得之即发热，自汗而渴，不恶寒。其表里分传也，在表则现三阳经症，入里则现三阴经症，入腑则有应下之症。其愈也，总以汗解，而患者多在热时……二曰寒疫……三曰杂疫。其症则千奇百怪……种种变态，不可枚举。（《松峰说疫·论治》）

【释义】

刘氏认为，疫病所概范围甚广，分为瘟疫、寒疫、杂疫。瘟疫不过是其中一证，始终感受温热之疠气而发病；并认为瘟疫一证，非他证可比，不能缓为调理，应在一二剂之内见效，三五日之间痊愈。寒疫者，无论春夏秋冬皆可发病，感受风寒之邪突然发病，出现头痛、身热、脊强，感于风者有汗，感于寒者无汗，且冬月也可发疹，轻者可自愈。也有发于夏秋之间，症状与瘟疫相似，不可用凉药，不能一汗而解，需多日才能痊愈。杂疫者，其症千奇百怪，众人所患皆同，皆有疠气以行乎其间。以平素治法则不应者皆为杂疫，较之瘟疫更加复杂，并指出治瘟疫有一定之法，而治杂疫却无一定之方。

（二）瘟疫统治八法论

【原文】

瘟疫始成……是皆有毒气以行乎间，此毒又非方书所载阳毒、阴毒之谓……是毒气与瘟疫相为终始者也。兹定金豆解毒煎以解其毒势，且能清热。并不用芩、连、栀、柏而热已杀矣。（《松峰说疫·论治》）

【释义】

疫病皆是有"毒气以行乎间"。刘氏明确指出，此毒是"与瘟疫相为始终"之毒气。"未病之先，已中毒气，第伏而不觉，既病之时，毒气勃发，故有变先诸恶候"，故解毒为治疫首要之法。拟方金豆解毒煎和绿豆饮，皆为清热解毒之轻剂。

【原文】

古有汗吐下三法，而汗居其首者，以邪之中人，非汗莫解也。吐虽有散意，尚待

汗以成厥功。下之有急时，因难汗而始用……倘瘟疫之轻者，初觉即取而试之，又安知不一汗而解乎。(《松峰说疫·论治》)

【释义】

刘氏重视汗法，温疫虽不宜强发汗，但当"欲作汗解"时，"其人禀赋充盛，阳气冲激，不能顿开者，得取汗之方以接济之，则汗易出，而邪易散矣"。帮助其出汗可达到祛邪排毒的目的。刘氏还提出"汗无太速"之说。助汗之药不用麻、桂、荆、防，而多用平和势缓的助汗之法，提出以"浮萍代麻黄"，认为"能发瘟疫之汗者，莫过于浮萍，其性浮散，入肺经，达皮肤，发汗甚于麻黄"。同时也采用如食疗、点眼等简便易行且温和的取汗方法。

【原文】

吐法近今多不讲，而抑知实有奇效也。吴有性止言邪在胸膈，欲吐不吐者方用此方，而抑知瘟疫不论日数，忽得大吐，甚是吉兆，将欲汗解也。(《松峰说疫·论治》)

【释义】

涌吐之法因势利导，吴有性认为，邪在胸膈，欲吐不吐者，可用吐法。但刘氏则认为，瘟疫不论病发几日，大吐则为吉兆。吐法也含有发散之意，虽其确有效，但需审慎用之。

(三)慎用大寒之剂论

【原文】

总之如黄连、黄柏、龙胆、苦参大苦大寒等药，皆当慎用。以有生地、二冬、元参、丹皮、栀子、黄芩、金银花、犀角、茅根、竹沥、童便、葛根、石膏、人中黄辈加减出入，足以泻火而有余矣。如果有真知灼见，非黄连等药不可，少者分计，多者钱计而止，不可多用。(《松峰说疫·论治》)

【释义】

历代医家认为，瘟疫属热者多，治以寒凉之药，刘奎也指出："夫瘟者，热之始，热者，温之终，始终属热症。"但是瘟疫之火，皆因邪毒而生，邪毒去则火自退，如果用大寒之剂直折其火，损伤人体正气，无力抗邪外出，则尚未起到祛邪作用而使之先受寒凉之害。故提出慎用黄连、黄柏等大苦大寒之剂，但又不排斥用大黄、石膏、芒硝，以及承气汤、白虎汤之类。刘氏在避瘟治疗中，药物多选用温热香窜之品。除了辛温解表药外，在瘟疫防治过程中常使用的化湿药、攻毒杀虫止痒药、活血化瘀药等也多为温性。

第五节　余霖及其学术思想概要

一、余霖及《疫疹一得》主要内容介绍

(一)余霖简介

余霖，字师愚，生于清雍正元年(1723)，卒于清乾隆六十年(1795)，江苏常州桐溪人。其父染疫误以伤寒治之而死，为探求究竟，遂弃举子业，专以医学，欲求一治疫法公之于世，造福百姓。其在研读《本草纲目》时，恍然大悟，"非此药不足以疗热疫"，后但凡遇此而投

之，无不应手而效，成为当时治疫名家，声震医坛。为启迪后世，他依据自身几十年的临床经验，本"千虑一得"之意，著成《疫疹一得》一书。余氏在"疫病"的辨证治疗方面做出了巨大贡献，实为温疫学家中之一大家。

（二）《疫疹一得》主要内容介绍

《疫疹一得》一书分为上下两卷。上卷结合五运六气，阐述了疫病的病因、病机，以及疫疹的辨证论治，详细地介绍了淫热疫邪敷布于十二经所出现的五十二种常见症。下卷记载了热疫的瘥后二十症，包括四肢浮肿、大便燥结、皮肤痛痒、半身不遂等，解释其形成机理，为后人总结热疫瘥后的调护方法予以提示。在辨证方面，余氏重视通过疫疹的松浮紧束程度来辨病邪的深浅及疾病的预后。全书多处对此进行详释。此外，余氏又提出了"不以斑疹之形态大小辨生死""总以其松浮、紧束为凭"等独到观点。

二、学术思想概要

（一）辨斑疹

【原文】

疹出于胃，古人言热毒未入于胃而下之，热乘虚入胃，故发斑；热毒已入于胃，不即下之，热不得泄，亦发斑……（《疫疹一得·疫疹案》）

松而且浮，洒于皮面，或红，或紫，或赤，或黑，此毒之外现者……虽有恶症，百无一失。疹出紧束有根，如从肉里钻出，其色青紫，宛如浮萍之背，多见于胸背。此胃热将烂之色，即宜大清胃热，兼凉其血，务使松活色退，方可挽回。稍存疑惧，即不能救。（《疫疹一得·紧束有根》）

【释义】

余霖认为，斑疹的形成原因在于胃受淫热疫邪所煎灼，故在体质壮实之人，偶感火热疫邪，因其胃本不虚，邪气不能入胃，故而不见发斑。对于体质本虚的人，淫热疫邪直接内干于胃，即可在早期出现斑疹。余霖认为，疫疹之脉象必定数，疫疹脉象浮大而数者，可知其邪气所处病位不深，淫热疫邪容易随着斑疹的透达而散发；若疫疹之脉象沉而且数，说明病位较深，此时若给予大剂量的清热解毒药物，仍可以扭转病势；但如若脉象若隐若现，甚或脉象沉而按之不应，此即恶候，此时邪气病位深伏、病势凶险。

余氏认为，斑与疹均是由血分热毒，伤络破血，外出肌肤所致，二者病机相同，仅形态有异。余氏提出"总以其形之松浮、紧束为凭"来判断淫热疫毒的浅深程度，所谓"松浮"，其色可红、可紫、可赤、可黑，均如洒于皮肤表面，是疫毒轻浅的表现；而"紧束"者，其根脚较深，彷如从肉中钻出一样，形状像浮萍露出水面的部分，预后不良。是故"松而且浮，洒于皮面"者预后多良，"紧束有根"者险恶，临床应慎重对待。

（二）清瘟败毒饮

【原文】

清瘟败毒饮治一切火热，表里俱盛，狂躁烦心。口干咽痛，大热干呕，错语不眠，吐血衄血，热盛发斑。不论始终，以此为主。

生石膏大剂六两至八两，中剂二两至四两，小剂八钱之一两二钱；小生地大剂六钱至一两，中剂三钱至五钱，小剂二钱至四钱；乌犀角大剂六钱至八钱，中剂三钱至五钱，小剂二钱至四钱；真川连大剂六钱至四钱，中剂二钱至四钱，小剂一钱至一钱半。生栀子、桔梗、黄芩、知母、赤芍、玄参、连翘、竹叶、甘草、丹皮。(《疫疹一得·治疫诸方》)

【释义】

清瘟败毒饮是余氏治疗热疫及热疫发斑的主方，书中所列 52 证均以该方加减进行治疗。本方系白虎汤、凉膈散、黄连解毒汤及犀角地黄汤四方组合而成，具有诸方协同作用。余氏认为，淫热客胃，十二经为火燔。斑疹之发，虽出于胃，但亦有十二经之火助之，故重用石膏入胃经，敷布于十二经，以退其淫热。佐黄连、犀角（水牛角代）、黄芩以清泻心、肺经之火于上焦；以牡丹皮、栀子、赤芍疏泻肝经之火；连翘、玄参解散浮游之火；生地黄、知母抑阳扶阴，泻其亢盛之火，而救欲绝之水；桔梗、竹叶载药上行；使以甘草和胃，且能解毒利咽。余氏认为，方中药物皆为大寒之剂，且当重用石膏，先平火势最甚者，则诸经之火无以自安。诸药共成一首寒凉直折、气营（血）两清的清热解毒重剂。

余氏按石膏、生地黄、犀角（水牛角代）、川黄连四味主药用量，分为大、中、小三个剂量型，以据证的极重、重、轻而相应选用。如文中所说："疫证初起，恶寒发热，头痛如劈，烦躁谵妄，身热肢冷，舌刺唇焦，上呕下泄。六脉沉细而数，即用大剂；沉而数者，用中剂；浮大而数者，用小剂。"

清瘟败毒饮是大清气血、泻火解毒的重要方剂，温热病极期邪深毒盛、气营或气血两燔的重症、险症适用。

第十三章 伏温学家及其学术思想概要

伏温学家即以伏邪温病为主要研究内容的医家。伏邪温病是指感邪后邪气伏藏体内，过时而发的一类外感热病，亦称伏气温病，简称"伏气"或"伏温"。伏温代表医家及著作包括叶桂《三时伏气外感篇》、柳宝诒《温热逢源》、何炳元《重订广温热论》等。伏温学说专著少而兼论多，如吴瑭《温病条辨》中的伏暑晚发说、雷丰《时病论》中的四时伏气说等，都与伏温相关。伏温学说均以《内经》"伏温"立论，但各家对邪伏部位、何邪内伏、邪发机理及具体治法等，各有发挥。伏温学说确能揭示某些温病的发病规律，并能有效指导临床诊治，因而至今深受关注。

第一节 叶桂《三时伏气外感篇》学术思想概要

一、叶桂及《三时伏气外感篇》主要内容介绍

（一）叶桂简介
详见第十一章。

（二）《三时伏气外感篇》主要内容介绍
《三时伏气外感篇》是叶桂又一重要的温病学著作。本篇是王士雄根据《临证指南医案》后附《幼科要略》中有关温病的内容选辑而成。由于本篇所论内容多属春、夏、秋三季常见的伏气与新感温病，故王氏定名为《三时伏气外感篇》，并将其辑入《温热经纬》中。

《三时伏气外感篇》主要讨论春温、风温、暑热、秋燥等不同季节温病的病因病机、诊断和治疗，并阐述了伏气温病与新感温病的区别。原文虽为幼科专著，但有关温病的证治内容具有普遍的指导意义。本篇与《温热论》可相互印证，互为补充，更能全面反映叶氏温病学说基本理论和辨证论治方面的完整体系。

二、学术思想概要

叶氏温病学说既论新感风温、秋燥病，又论伏气春温病，明确了温病有新感与伏邪之分。并根据"五脏和四时相应"理论，阐明了春温为冬寒内伏，藏于少阴，入春化热发于少阳之理，及苦寒直清里热的治则。

【原文】
春温一证，由冬令收藏未固，昔人以冬寒内伏，藏于少阴，入春发于少阳，以春木内应肝胆也。寒邪深伏，已经化热。昔贤以黄芩汤为主方，苦寒直清里热，热伏于

阴，苦味坚阴乃正治也。知温邪忌散，不与暴感门同法。若因外邪先受，引动在里伏热，必先辛凉以解新邪，继进苦寒以清里热。(《三时伏气外感篇·春温》)

【释义】

上文论述了春温的发病机理、治疗原则和治疗禁忌。

历代医家多认为，春温是伏气温病。该病多因冬季调摄不慎，外感寒邪伏于体内，至春季寒邪化热而致由里外发。冬令寒水主气，内应少阴，春季风木当令，内应肝胆，故叶氏认为，冬寒伏于少阴，至春发于少阳。

春温发病有两种类型：一为"伏邪自发"，二为"新感引发"。"伏邪自发"者，初起多见少阳胆经郁热证，因里热伤阴，故治疗以直清里热为主，选黄芩汤为主方。"新感引发"而见里热兼表证者，应遵循先表后里的治则，先辛凉解表以散邪，后继用苦寒以清里。也可采取表里双解法，而不必拘于先表后里之说。

治疗春温时应注意不可滥用发散之品。误施辛温解表，不惟邪不去，反可助热伤阴。但不等于绝对不用发散药物，适当佐以辛透之品，可使里热有外达之机。若本病初起里热兼表证者，则解表透邪为必用之法，若纯用苦寒，反有遏邪不解之弊。

第二节　柳宝诒及其学术思想概要

一、柳宝诒及《温热逢源》主要内容介绍

(一) 柳宝诒简介

柳宝诒，字谷孙，号冠群，又号惜余主人。生于清道光二十二年 (1842)，卒于清光绪二十七年 (1901)，江苏江阴周庄人。据《江阴县志》记载"其人……尤长于医"，闻名于江浙。柳氏治学严谨，又食古能化，临证惟实是求，尤擅辨治温热病，对伏气温病造诣颇深，是著名的伏温学家。柳氏著有医书十二种，现刊行于世者有《温热逢源》《柳宝诒医案》等。

(二) 《温热逢源》主要内容介绍

《温热逢源》是一部伏气温病的专著，成书于清光绪二十三年 (1897)，被收入《三三医书》《中国医学大成》。全书共 3 卷，约 6 万字。上卷引《内经》《难经》《伤寒论》有关温病原文，并收后世注家之论，再用自按抒发己见；中卷引周杨俊、张璐、吴有性等有关温病著述，并加以辨证；下卷为柳氏对伏气温病的病因、发病和证治的详细论述，分为 16 则。

《温热逢源》从源流详辨伏气温病与伤寒、新感温病之异，着重阐明伏气温病的发病机理和证治特点，为伏气温病学说的发展和完善做出了重要贡献。

二、学术思想概要

柳氏认为，少阴为寒邪伏藏之所，肾之精气对伏邪发病有重要影响，明确了伏气温病的邪伏部位和伏藏条件。对伏邪温病的证治，提出了"一要药到病所，二要托邪外出，三要固护正气"的原则，特别是对养阴托邪、攻下祛邪、凉血祛瘀等治法有独特的发挥，在温病学中占有重要地位。

《温热逢源》下卷集中体现了柳氏关于伏邪温病的主要学术思想，《柳宝诒医案》中也有柳氏伏邪温病验案的记载，可以合参。

（一）明辨伤寒与伏气温病之异

【原文】

凡此伤寒之证，初起悉系寒邪见象。迨发作之后，渐次化热内传，始有热象。故初起治法，必以通阳祛寒为主。及化热之后，始有泄热之法。此伤寒病之大较也。若夫温病，乃冬时寒邪，伏于少阴。迨春夏阳气内动，伏邪化而为热，由少阴而外出……初起治法，即以清泄里热、导邪外达为主。与伤寒用药，一温一凉，却为对待。盖感寒随时即发，则为伤寒，其病由表而渐传入里；寒邪郁久，化热而发，则为温病，其病由里而郁蒸外达。伤寒初起，决无里热见证；温邪初起，无不见里热之证。此伤寒、温病分证用药之大关键。（《温热逢源·论温病与伤寒病情不同治法各异》）

【释义】

上文论述了伤寒与伏气温病在发病机理、证候表现和治法等方面的区别。

伤寒是冬受寒邪，邪从皮毛而入，按六经传变而由表入里。温病（此指伏气温病）虽也因冬寒，但异在寒邪内侵，伏于少阴，郁久化热，由内外达。伤寒初起可见表寒，或因寒邪直中三阴而见里寒，但绝无里热证，其后化热内传，始见里热。温病初起时，虽可见表证，但内有郁热，必见有里热证。伤寒初起治以"通阳祛寒"，温病初起则主以"清泄里热"。其根本区别在于"一温一凉"。

（二）严格区分伏气温病与新感温病

【原文】

冬时伏邪，郁伏至春夏，阳气内动，化热外达，此伏气所发之温病也。《内经》云：冬伤于寒，春必病温。又云：凡病伤寒而成温者，先夏至日为病温，后夏至日为病暑。《难经》云伤寒有五：有温病，有热病。《伤寒论》云：太阳病，发热而渴，不恶寒者为温病。凡此皆指伏邪所发之温病言也。另有一种风温之邪，当春夏间感受温风，邪郁于肺，咳嗽发热，甚则发为痧疹。《内经》所谓风淫于内治以辛凉，叶氏《温热论》所谓温邪上受首先犯肺者，皆指此一种暴感风温而言也。伏气由内而发，治之者以清泄里热为主；其见证至繁且杂，须兼视六经形证，乃可随机立法。暴感风温，其邪专在于肺，以辛凉清散为主；热重者，兼用甘寒清化。其病与伏温病之表里出入，路径各殊；其治法之轻重深浅，亦属迥异。（《温热逢源·论伏气发温与暴感风温病原不同治法各异》）

【释义】

上文论述了伏气温病与新感温病在发病机理、临床表现和治法上的区别。

柳氏认为，《内经》等所言温病皆指伏气温病，而叶桂《温热论》所言乃指新感温病。新感温病即春夏间感受"温风"所致的风温，与《内经》的伏寒化温，由内而发的伏气温病不同。二者病因有别，一为冬季的寒邪，一为春夏季的温邪。

伏气温病初起即见里热证，治宜"清泄里热"为主，新感风温初起治宜辛凉清散为主。伏气温病复杂多变，当随机辨证立法；新感温病进一步发展到里热已重时，也可兼用甘寒清化等。但二者治疗并非绝对不同，特别是当新感温病发展到里热炽盛，或邪入营血分，则与伏气温病的治法基本相同。

（三）系统论述伏气温病的因证脉治

【原文】

《经》曰："冬伤于寒，春必病温。"又曰："冬不藏精，春必病温。"分而言之，则一言其邪之实，一言其正之虚。合而言之，则惟其冬不藏精而肾气先虚，寒邪乃得而伤之……原其邪之初受，盖以肾气先虚，故邪乃凑之而伏于少阴。逮春时阳气内动，则寒邪化热而出。其发也，有因阳气内动而发者，亦有时邪外感引动而发者……用药宜助阴气，以托邪外达，勿任留恋。其为时邪引动而发者，须辨其所夹何邪，或风温，或暴寒，或暑热。当于前法中，参入疏解新邪之意（详外夹新邪条内）。再看其兼夹之邪，轻重如何。轻者可以兼治。重者即当在初起时，着意先撤新邪；俟新邪既解，再治伏邪，方不碍手……其或邪已化热，则邪热燎原，最易灼伤阴液，阴液一伤，变证蜂起，故治伏温病，当步步固其阴液。当初起时……愚意不若用黄芩汤加豆豉、元参，为至当不易之法。（《温热逢源·伏温从少阴初发证治》）

【释义】

上文论述了伏气温病的发病机理、初起证治大法。

伏气温病的发病是因肾气先虚，冬寒伏藏少阴所致。少阴为伏寒成温之地，肾虚是邪伏的前提条件。伏邪外发有因春季"阳气内动"，少阴伏寒化热自内外发，有因春季"时邪引动"少阴伏邪而发。

"伏邪自发"者，里热炽盛，不恶风寒，或虽微有形寒，亦为里热怫郁所致，治疗"宜助阴气，以托邪外达"。若"新感引发"者，治疗应在前法上参入疏散外邪之品，如配以祛风、散寒、清暑等药物。同时还要根据时邪的轻重，决定治疗新感和伏邪的主次和先后。

柳氏"邪伏少阴"说，对伏气温病的发病机理和证治进行了详细的论述。"养阴托邪"是其治疗伏气温病的特色之一，"用黄芩汤加豆豉、元参"作为邪发少阴的代表方，体现了其邪正合治的治疗思想。

第三节　何炳元及其学术思想概要

一、何炳元及《重订广温热论》主要内容介绍

（一）何炳元简介

何炳元，字廉臣，别号印岩，晚年自号越中老朽，生于清咸丰十一年（1861），卒于民国十八年（1929），浙江绍兴人。何氏推崇叶桂之学，曾周游江南，遍访名家，并尝试衷中参西。行医五十年，名盛江浙，被誉为"医林三杰"之首。何氏学识渊博，著述达30余种，《全国名医验案类编》《重订广温热论》等皆为其学术思想的代表著作。此外还创办了我国近代最早的中医药期刊《绍兴医药学报》。何氏认为："欲保存中国国粹，必先办中医学校。欲办中医学

校，必先编医学讲义。"倡导整理医籍以保存国粹，兴办中医教育以发扬中医，在民国时期为逆境中的中医生存做出了积极的贡献。

（二）《重订广温热论》主要内容介绍

《重订广温热论》是论治伏气温病的一部重要专著。原书《广温疫论》系清代戴天章取明末吴有性《温疫论》予以增订删改而成。1878 年陆懋修删补后改名为《广温热论》。1914 年，何炳元又在陆氏基础上将原书"缺者补之，讹者删之，更择古今历代名医之良方，而为余所历验不爽者，补入其间"，新增了"论温热四时皆有""论温热伏气与新感不同""论温热即是伏火""论温热本证疗法""温热遗证疗法""论小儿温热"等篇章，编为《重订广温热论》。

《重订广温热论》全书分两卷。第一卷是温热总论。阐明温热四时皆有，指出温热即伏火，分述湿火与燥火，详列温热本症、兼症、夹症、复症和遗症等的疗法。第二卷为温热验方、验案等。先列验方总目（计 327 首），再分列八法，详"验方妙用"（新增 184 方），共计511 首方剂，最后附温热名家验案。

二、伏温学术思想概要

何氏《重订广温热论》"专为伏气温热而设"。对伏气温热病的病因病机、病证范畴、辨证论治等方面进行了系统论述。何氏首提"伏火"为伏气温病的病因，认为"风寒暑湿悉能化火"，故"温热四时皆有"，扩大了伏气温病的范畴。从"伏寒"到"伏火"，这是伏气温病病因学的一大突破。尤其是其对湿火、燥火证治的区分，以及兼证、夹证、复症、遗症的辨治，形成了较完整的伏气温病辨证论治体系。

（一）首提"伏火"为伏气温病的病因

【原文】

凡伏气温热，皆是伏火，虽其初感受之气有伤寒、伤暑之不同，而潜伏既久，蕴酿蒸变，愈时而发，无一不同归火化。中医所谓伏火症，即西医所谓内炎症也。王秉衡曰：风寒暑湿，悉能化火，血气郁蒸，无不生火，所以人之火症独多焉。朱心农曰：东南方天气多热，地气多湿，最多湿温、湿热之症，正伤寒症极少，即云冬月多正伤寒症，亦不尽然。历症以来，恒见大江以南，每逢冬令太温，一遇感冒，表分虽有外寒，内则竟多伏火，悉以伏火治之，丝毫不爽。故魏柳州曰：壮火为万病之贼。嘉约翰曰：炎症为百病之源。中医西医，其揆一也。（《重订广温热论·论温热即是伏火（新增）》）

【释义】

上文论述了伏气温病的病因性质和病证范畴。

何氏认为，伏气温病的病因皆是"伏火"，是感受寒邪、暑邪后，未及时发病，邪气潜伏，蕴而化火，逾时由里外发。伏火的形成，何氏认为，六淫皆能化火，伏邪的性质是伏火，故伏火症可见于一年四季。何氏执简驭繁，创"伏火致病"说，突破了传统的"伏寒化温"说，扩大了伏邪温病的范畴。

何氏认为，中医的伏火证即西医的内炎症，其创新思路值得借鉴。

NOTE

（二）详辨湿火与燥火的证治

【原文】

虽然，同一伏火，而湿火与燥火，判然不同。以治燥火之法治湿火，则湿愈遏，而热愈伏……以治湿火之法治燥火，则以燥济燥，犹拨火使扬……是以对症发药，必据湿火、燥火之现症为凭，分际自清，误治自少。

试先论湿火之症治。凡湿火症，发于夏至以前者为湿温，夏至以后者，为湿热，发于霜降立冬后者为伏暑夹湿；其邪必伏于膜原，《内经》所谓横连膜原是也……其人中气实，而热重于湿者，则发于阳明胃肠；中气虚，而湿重于热者，则发于太阴肺脾。初起邪在气分，当分别湿多热多。

次论燥火之症治……沈尧峰曰：温热二症，火气兼燥。薛瘦吟曰：温热之邪，皆从燥化，其为病也，多燥而少湿。有热而无寒，故只须以中焦津液为主，而清解络热为要。由是观之，非特风温、暑温、伏暑、温毒之伏火症，火易就燥，即冷温、湿温之兼寒兼湿，而寒郁之久，必从火化。湿郁之极，必兼燥化也。其病四时皆有，而深秋初冬为尤甚。其邪必伏于血络，《内经》所谓内舍于营是也。大凡肝络郁而相火劫液，液结化燥者，火盛则发于少阳胆经，风动则发于厥阴肝经；心络郁而君火烁阴，阴虚化燥者，上蒸则发于太阴肺经，下烁则发于少阴肾经。而无不累及阳明胃腑者，以胃主一身之津液也（拯华注：西医云肠胃消化器为一身之津液路）。初起邪在血分，当分别实火、虚燥。（《重订广温热论·论燥火之症治》）

【释义】

上文论述了伏火有湿火和燥火之分，其证治有别。

湿火之症，依发病季节有湿温、湿热和伏暑夹湿三种。因湿浊之邪易伏于膜原，故病在气分，但有湿多、热多、湿热并重之变化。中气实，热重于湿者，则病多发于阳明，中气虚，湿重于热者，则病多发于太阴。湿与热的偏盛是辨治湿火证的关键。

六淫邪气皆可致燥火。温热之邪，皆从燥化；而寒郁之久，必从火化；湿郁之极，必兼燥化，故燥火症四时皆有。燥火易伤阴津，故多伏于营血分。或发自少阳，或发自厥阴、太阴、少阴。而燥火尤易累及阳明胃腑，燥火的辨治需区分是实火还是虚燥。

何氏首先区分湿火、燥火，对前人有关伏气温病的"邪伏膜原说"和"邪伏少阴说"进行了统一，完善了伏邪的病因与发病理论。治疗上进一步完善了发表、攻里等治温八法，且多有发挥。

第十四章　寒温兼容学家及其学术思想概要

寒温兼容学家即倡导将伤寒、温病、温疫等外感热病融为一体进行研究的医家。代表医家及著作包括俞肇源《通俗伤寒论》、吴贞《伤寒指掌》以及雷丰《时病论》等。其学术观点多从广义伤寒立论，临床证治每每兼用六经辨证及卫气营血辨证、三焦辨证，处方用药不拘"经方""时方"，且多有创新。提高外感热病的疗效是此派学家形成的缘由与追求的目标。寒温兼容学家可以说是"寒温统一"论的倡导者与实践者，虽其理论稍嫌驳杂，然方药颇多效验，故在现行教材有关温病的治法方药中，每多引用。

第一节　俞肇源及其学术思想概要

一、俞肇源及《通俗伤寒论》主要内容介绍

（一）俞肇源简介

俞肇源，字根初，乡间咸称俞三先生。生于清雍正十二年（1734），卒于清嘉庆四年（1799），山阴人（今浙江省绍兴市齐贤镇陶里村）。俞氏生于世医之家，幼承家学，弱冠即通《内》《难》，尤对仲景学说研究颇深，注重临床，擅治外感热病，未至而立已名噪杭绍。俞氏一生忙于诊务，《通俗伤寒论》是其唯一的传世之作。

（二）《通俗伤寒论》及其主要内容介绍

《通俗伤寒论》原系俞氏手稿，共三卷，是俞氏行医四十余年之临证心得。后经何秀山整理加按，初刻为七章，即"勘伤寒要诀""伤寒本证""伤寒兼证""伤寒夹证""伤寒坏证""伤寒变证""瘥后调理"。后再经何炳元勘订，于 1916 年起在《绍兴医药学报》上陆续刊出，后因何氏谢世，全书未竟。越三年又经曹炳章补其缺漏，纳入"六经方药""表里寒热""气血虚实""伤寒诊法""伤寒脉舌"等五章，全书增为十二卷，名为《增订通俗伤寒论》。徐荣斋自 1944 年起，历时十余载，对原书予以删订，改名为《重订通俗伤寒论》，于 1955 年出版，1956 年再版，得以广泛流传。

《通俗伤寒论》先后经数位名医校勘修订和增补，使其内容得到进一步阐发和充实，不仅体现了俞氏学术思想和临床经验，也反映了何秀山、何炳元、徐荣斋等人的学术观点。虽名曰《通俗伤寒论》，实际上包括了所有外感热病的因证脉治。何炳元称之为"四时感证之诊疗全书"，具有较高的理论研究和临床应用价值。

二、学术思想概要

俞氏《通俗伤寒论》集仲景学说与温病学说之长，力主寒温兼容，主张以伤寒统括四时

外感，以六经统摄三焦、气血辨证，自成一体。其特色诊法、治法、方药及瘥后调理等经验对临床诊治外感热病具有重要的指导意义。

（一）以伤寒统外感，倡六经钤百病

【原文】

伤寒，外感百病之总名也。有小证，有大证，有新感证，有伏气证，有兼证，有夹证，有坏证，有复证。传变不测，死生反掌，非杂病比。

以六经钤百病，为确定之总诀；以三焦赅疫证，为变通之捷诀。（《通俗伤寒论·伤寒要义》）

【释义】

上文阐明了以伤寒统一外感病的学术观点。

俞氏开宗明义明确指出，伤寒是一切外感病之总名，并把伤寒划分为八个基本类型。伤寒转归复杂多变，临床应随机应对。俞氏所言"伤寒"，指广义伤寒，虽以"伤寒"冠名本书和病名，实则包括伤寒和温病两大类。

俞氏对外感病的辨证，以六经为纲领，并融会卫气营血辨证和三焦辨证，认为"六经为感证传变之路经，三焦为感证传变之归宿也"，为实现寒温统一的外感热病学做出了有益的探索。

（二）强调四诊合参，尤重目诊、腹诊

【原文】

凡诊伤寒时病，须先观病人两目，次看口舌，以后以两手按其胸脘至小腹，有无痛处，再问其口渴与不渴，大小便通与不通，服过何药，或久或新，察其病之端的，然后切脉辨证，以症证脉。

故胸腹为五脏六腑之宫城，阴阳气血之发源，若欲知其脏腑何如，则莫如按胸腹，名曰腹诊。其诊法，宜按摩数次，或轻或重，或击或抑，以察胸腹之软坚，拒按与否，并察胸腹之冷热，灼手与否，以定其病之寒热虚实。（《通俗伤寒论·伤寒诊法》）

【释义】

上文论述了外感时病诊察的基本步骤及腹诊的具体方法。

俞氏提出一为观目、二为看齿、三为看舌苔、四为按胸腹的诊法。认为"观目为诊法之首要"，同时又强调四诊合参，确为其临床独到心得。

俞氏把腹诊"推为诊法之第四要诀"，详述了腹诊的诊察手法及诊断要点。何炳元称其"按胸以诊虚里，按腹以诊冲任，较之诊太溪、趺阳尤为可据"。徐荣斋赞曰："俞氏之腹诊法能补中医诊断法之不逮，可法可传。"丰富了中医诊断学方法。

（三）制方注重祛邪，方药宣通透达

【原文】

医必求其所伤何邪而先去其病。病去则虚者亦生，病留则实者亦死。（《通俗伤寒论·气血虚实》）

凡伤寒病均以开郁为先。如表郁而汗，里郁而下，寒湿而温，火燥而清，皆所以通其气之郁也。病变不同，一气之通塞也耳。塞则病，通则安。（《通俗伤寒论·六经治法》）

【释义】

上文论述了外感病祛邪的重要性及具体的祛邪治法。

俞氏治疗外感时病，总以祛邪为首务，认为邪去病愈，主张开郁达邪。祛邪应根据邪气不同而区别治法方药，但总以轻清灵动、宣通透达为特点。在其所制方中，无论是创制新方，或化裁古方，如蒿芩清胆汤、葱豉桔梗汤、柴胡达原饮等，多具开通宣透的特色，切合临床应用。何炳元称其"方方切用，法法灵通"。

（四）宗六经立法，重阳明之治

【原文】

正治不外六法，按经审证，对证立方。（《通俗伤寒论·六经方药》）

凡勘外感，必先能治伤寒，凡勘伤寒，必先能治阳明。（《通俗伤寒论·伤寒要义》）

伤寒证治，全藉阳明。邪在太阳，须藉胃汁以汗之；邪结阳明，须藉胃汁以下之；邪郁少阳，须藉胃汁以和之；太阴以温为主，救胃阳也；厥阴以清为主，救胃阴也。由太阴湿胜而伤及肾阳者，救胃阳以护肾阳；由厥阴风胜而伤及肾阴者，救胃阴以滋肾阴；皆不离阳明治也。（《通俗伤寒论·六经治法》）

【原文】

伤寒温热，大邪退后，余热未尽，元气已虚，胃虚少纳，脾弱不运。稍动则复，调理失当，不知禁忌，随时可以转复。（《通俗伤寒论·瘥后药物调理法》）

【释义】

上文论述了外感时病的辨治原则及阳明之治的重要性。

俞氏治疗外感病，以六经统领汗、和、下、温、清、补六法。然六法之中尤重阳明，认为胃为十二经之海、五脏六腑之大源，六经病证的发展转归与阳明密切相关，故六经证治应以阳明之治为关键。何秀山曰："俞氏善用凉泻，故善治阳明，而名医之名亦由此得。"

俞氏对四时外感病的瘥后调理和治疗亦颇重视调理脾胃。在"调理诸法"中从药物、饮食、气候、起居等诸方面均体现出固护脾胃之气、重视后天之本的特点。

第二节　吴贞及其学术思想概要

一、吴贞及《伤寒指掌》主要内容介绍

（一）吴贞简介

吴贞（生卒年不详），字坤安。清乾隆、嘉庆年间浙江归安（今浙江吴兴县）人。吴幼年多病，遂究心于医学，上自《内经》，下迄明清诸家之论，无不涉猎，并详加辨析，多有新见。认为刘完素《伤寒直格》"每多发明温热之理，惜杂于正伤寒内"，薛雪、叶桂等将温热之治不混于伤寒，"此真发前人所未发"。吴氏集30余年治疗外感病的临床经验，著《伤寒指掌》一书，意在从源流上分清伤寒与温病的辨治，充分反映了其主要学术思想。

（二）《伤寒指掌》主要内容介绍

《伤寒指掌》原名《感证宝筏》，成书于清嘉庆元年（1796），于嘉庆十二年（1807）刊印于世。全书共四卷：卷一为类伤寒辨，首列类伤寒19症，次列察舌法、察目法，太阳、阳明、少阳本病述古及新法、兼经新法；卷二为三阴总辨，分述太阴、少阴、厥阴本病述古及新法，救逆述古及新法，瘥后诸病述古及新法；卷三为伤寒变证；卷四为伤寒类症。

《伤寒指掌》自序："先古法，次新法，古法悉本《准绳》、《金鉴》选注、《来苏集》之注释；新法则参叶案第一书、温热全书之治焉。"采用六经分证为纲，病证之下方药俱全，精详而实用。

二、学术思想概要

吴氏从广义伤寒立论，将外感热病分为两类。一类是感寒而病的正伤寒；另一类是因暑、湿、燥、风，六淫之兼气或非时之戾气而病的类伤寒（主要是温病）。吴氏宗六经辨证，兼收伤寒、温病学说，以"六经述古"阐明伤寒，倡"六经新法"辨证温病，详辨寒温之异，重视湿邪为害，强调察舌辨证，其理法方药切合临床实用。

（一）以伤寒六经立论，兼收寒温学说

【原文】

凡感四时六淫之邪而病身热者，今人悉以伤寒名之。是伤寒者，热病之总名也。其因于寒者，自是正病。若夫因暑、因湿、因燥、因风，因六淫之兼气或非时之戾气，发为风温、湿温、温病、寒疫等证，皆类伤寒耳。病热虽同，所因各异，不可概以伤寒法治之。（《卷一·类伤寒辨》）

【释义】

上文论述了热病有不同类型，其治法亦异。

由外邪引起的热病可统称为伤寒，据其病因又可分为感受寒邪引发的正伤寒和感受暑、湿、燥、风、戾气等导致的类伤寒二类。类伤寒以温热病为主，不可以正伤寒法治之。

【原文】

北方地厚天寒，人之禀气亦厚，风寒所感，只在本经留连，故多太阳正病。若大江以南，地势卑，天气暖，人禀薄，一感外邪，即从太阳而入阳明、少阳，或从太阳而入太阴、少阴，总属太阳兼症，不得以太阳正病治之。（《卷一·太阳兼经新法》）

【释义】

上文论述了伤寒与温病的发病因素及太阳兼经而病的类型。

吴氏因地、时、人分析伤寒、温病的发病特点。北方多感受风寒而发太阳正病，即正伤寒；南方多感受外邪成太阳兼证，即类伤寒。南方温病多而伤寒少，不可概以伤寒太阳病辛温发汗法治之。

吴氏提出了太阳兼经而病新说（太阳阳明、太阳少阳、太阳兼肺、太阳太阴、太阳少阴），创六经辨证新法（此外还有阳明新法、少阳新法、三阴新法等）辨证温病，赋予了六经辨证新的内容。但治疗用药上则多遵循叶、薛之法，远热投凉、主以清解。

（二）重视湿邪为害，证治条分缕析

【原文】

凡处泽国水乡者，于湿症尤宜加察焉。如外感之湿，着于肌表者，或从雨雾中而

得，或从地气潮湿中而得，或上受，或下受，或遍体均受，皆当以解肌法微汗之。兼风者，微微表散；兼寒者，佐以温药；兼热者，佐以清药，此外受湿邪之治也。如内生之湿，留于脏腑者，乃从饮食中得之。凡膏粱酒醴，甜腻厚味，及嗜茶汤瓜果之类，皆致内湿。治法不外上开肺气，下通膀胱，中理脾阳为治。然阳体多成湿火，而阴体多患寒湿，又当察其体质阴阳为治。用药之法，当以苦辛寒治湿热，苦辛温治寒湿，概以淡渗佐之。甘酸腻浊之品，在所禁用。（《卷四·瘟疫九传》）

【释义】

上文论述了湿邪为害的特点和治疗原则。

针对张凤逵"暑邪之害甚于寒"，吴氏从暑与湿的关系提出"湿邪之害更有甚于暑"，指出湿有外湿和内湿之分，并联系地域、饮食、体质等因素分析了外湿、内湿的成因，湿邪兼夹及转归变化。提出了外湿宜表散、内湿宜渗泄等治则治法，并指出湿证的禁忌。

（三）强调察舌辨证，丰富温病诊法

【原文】

病之经络、脏腑、营卫、气血、表里、阴阳、寒热、虚实，毕形于舌，故辨症以舌为主，而以脉症兼参之，此要法也。兹将舌之部位形色，详列于下，实临症者之金鉴焉。

部位：满舌属胃，中心亦属胃，舌尖属心，舌根属肾，两旁属肝胆，四畔属脾，又舌尖属上脘，舌中属中脘，舌根属下脘。

形色：白胎肺经，绛胎心经，黄胎胃经，鲜红胆经，黑胎脾经，紫色肾经，焦紫起刺肝经，青滑肝经。（《卷一·察舌辨症法》）

【释义】

上文论述了舌诊的机理和诊断意义。

吴氏在叶桂《温热论》舌诊基础上又有诸多阐发，除上文所述外，并编撰有"察舌辨症歌"38首，丰富了温病舌诊内容。临床上舌诊确较脉诊客观而易掌握，故吴氏提出"辨症以舌为主"，但也不能忽视四诊合参。

此外，吴氏还重视辨斑疹，对于斑疹的形态、病机、透发前兆、病情轻重、预后判断及治疗原则等均有详细论述。并首提"内斑"的概念，可供临床参考。

第三节　雷丰及其学术思想概要

一、雷丰及《时病论》主要内容介绍

（一）雷丰简介

雷丰，字少逸，生于清道光十三年（1833），卒于清光绪十四年（1888），祖籍福建浦城，自幼随父移居浙江衢县。雷氏幼承家学，对时病颇有研究，认为"医道之难也，而其最难者尤莫甚于知时论证，辨体立法"，故本《内经》"冬伤于寒，春必病温……"之意，兼参先圣后贤之训，集 20 余年行医心得，著成《时病论》一书，为构建寒温统一的外感病学做出了贡献。

（二）《时病论》主要内容介绍

《时病论》成书于清光绪八年（1882）。全书八卷：卷一为"冬伤于寒春必病温大意"；卷二为"春伤于风大意"；卷三为"春伤于风夏生飧泄大意"；卷四为"夏伤于暑大意"；卷五为"夏伤于暑秋必痎疟大意"；卷六为"秋伤于湿大意"；卷七为"秋伤于湿冬生咳嗽大意"；卷八为"冬伤于寒大意"。并附有医论 13 篇。现存主要版本有清代光绪九年汗莲书屋刻本、光绪柯城雷慎修堂刻本及 1956 年人民卫生出版社铅印本等数十种。

《时病论》"是书专为时病而设"，"首先论证，其次立法，其次成方，又其次治案"，讨论了春、夏、秋、冬四季的常见外感病 70 余种，并分为新感与伏气两大类阐述因证脉治。全书条理清晰，理法方药俱备，所创时病治疗 60 法，尤为后世医家所推崇。

二、学术思想概要

雷氏云："时病者，乃感四时六气为病之证也，非时疫之时也。"雷氏论时病，主张寒温合一，创"四时伏气"说，开新感与伏气并论，系统论述了不同季节外感病的因证脉治。治疗上提倡以法统方，意在示人灵活运用。雷氏辨治外感病自成体系，对寒温统一外感病学的发展颇有启发。

（一）按时辨病论证，主张寒温合一

【原文】

《内经》云：春伤于风。谓当春厥阴行令，风木司权之候，伤乎风也。夫风邪之为病，有轻重之分焉，轻则曰冒，重则曰伤，又重则曰中。（《时病论·春伤于风大意》）

夏伤于暑者，谓季夏、小暑、大暑之令，伤于暑也。其时天暑地热，人在其中，感之皆称暑病。夫暑邪袭人，有伤暑、冒暑、中暑之分，且有暑风、暑温、暑咳、暑瘵之异。（《时病论·夏伤于暑大意》）

大暑至白露，正值湿土司权，是故谓之"秋伤于湿"。鞠迪先生列湿温于夏末秋初，诚有高见。丰谓因湿为病者有六：一曰伤湿，一曰中湿，一曰冒湿，一曰湿热，一曰寒湿，一曰湿温。（《时病论·秋伤于湿大意》）

《经》曰：冬伤于寒。谓交立冬之后，寒气伤人。其能固密者，何伤之有？一有不谨，则寒遂伤于寒水之经，即病寒热无汗，脉来浮紧，名曰伤寒是也。一交春令，便不可以伤寒名之。然冬令受寒，有浅深之别焉，深者为中，浅者为冒。（《时病论·冬伤于寒大意》）

【释义】

上文论述了雷氏春夏秋冬新感时病的概念、病因和分类。

感受四时主气而即病者称为新感时病，如春伤于风、夏伤于暑、秋伤于湿、冬伤于寒。其每一季中的新感时病又有两种分类法，一是按所感新邪的浅深轻重不同分为"冒、伤、中"三种；二是按所感新邪兼夹病邪的不同又分多种病证。如：

春季新感时病：冒风、伤风、中风、风寒、风热、风湿、寒疫。

夏季新感时病：伤暑、冒暑、中暑、暑风、暑温、暑咳、暑瘵、霍乱、痧气、秽浊、疰夏、热病、霉湿。

秋季新感时病：伤湿、中湿、冒湿、湿热、寒湿、湿温。

冬季新感时病：伤寒、中寒、冒寒。

雷氏基于临床，寒温并举，按时辨病，构建了全新的外感病分类体系，丰富了外感时病理论。

（二）重视伏邪致病，创四时伏气说

【原文】

经谓："冬伤于寒，春必病温。"是训人有伏气之为病也……据丰论春时之伏气有五：曰春温也，风温也，温病也，温毒也，晚发也。盖春温者，由于冬受微寒，至春感寒而触发。风温者，亦由冬受微寒，至春感风而触发。温病者，亦由冬受微寒，寒酿为热，至来春阳气弛张之候，不因风寒触动，伏气自内而发。温毒者，由于冬受乖戾之气，至春夏之交，更感温热，伏毒自内而发。晚发者，又由冬受微寒，当时未发，发于清明之后，较诸温病晚发一节也。此五者，皆由冬伤于寒，伏而不发，发于来春而成诸温病者，当辨别而分治之。（《时病论·冬伤于寒春必病温大意》）

【释义】

上文论述了四时皆有伏气致病及春季伏气温病的种类和病因。

雷氏以经旨为纲，明确指出一年四季既有新感病，也有伏气病。雷氏对四时六气皆可伏而后发的机理和病证特点皆有阐述，倡导了"四时伏气"说，扩大了伏气的范畴。

雷氏认为，因"伏寒化温"所致春季伏气温病，因有外邪引发、伏邪自发和发病早晚的不同，又分春温等五种，临床当辨证论治。

需要注意的是，雷氏提出的一些病名与传统的和现行的病名概念可能不太一致，在学习时应予区分。

（三）提倡以法统方，临证随机活法

【原文】

弗执定某证之常，必施某法，某证之变，必施某法，临证时随机活法可也。姑先论其常而通其用，如初起因于风者，宜以解肌散表法；因于寒者，宜以辛温解表法；因于暑者，宜以清凉涤暑法；因于湿者，宜以增损胃苓法；因于燥者，宜以苦温平燥法；因于火者，宜以清凉透邪法。此皆言初患六气之常证，通用之定法也。至于反常之变证，不定之活法，则又不可不知。（《时病论·附论》）

【释义】

上文论述了时病证治的常与变、定法与活法。

雷氏对于六气之常证用"定法"，对于变证则要"活法"。强调应知常达变灵活掌握。

雷氏提倡以法统方，全书拟定治法60则，其自拟诸方皆以法名之，体现了雷氏方可以变化，而法必须确立的治疗学思想。这种以法代方，法中有方，随证化裁的制方形式，较之成方定药，更能体现治法的灵活性。

第十五章 其他医家的学术贡献

一、刘完素

刘完素，字守贞，自号通玄处士，约生于金天辅四年（1120），卒于金大定四十年（1200），河间人（今河北河间县），后世多称之刘河间。刘氏推崇《内经》病机十九条，倡火热致病说，是"金元四大家""寒凉派"的创始人，对后世温病学说的形成有重要影响。其私淑者甚多，形成了金元时期的一个重要学术流派，即"河间学派"。刘氏一生著述较多，后人把刘氏的主要著作统编成"河间六书""河间十书"等，其中或加入其弟子的著作，均反映了其学术思想。现存主要有《素问玄机原病式》《黄帝素问宣明论方》《素问病机气宜保命集》《伤寒直格》《伤寒标本心法类萃》等。以下就《素问玄机原病式》等有关论述概括其对温病学发展的贡献。

（一）倡导六气皆能从火化，补充燥气致病机理

刘氏对《内经》病机十九条中的火热致病说详加阐释，并有发挥。指出"凡言风者，热也""积湿成热""湿病本不自生，因于火热怫郁，水液不得宣通，即停滞而生水湿也""湿为土气，火热能生土湿"等，并记录了属于火热的病证达五十多种。刘氏创"六气皆从火化"新论，为其"寒凉派"提供重要理论依据。

刘氏鉴于《内经》病机十九条中唯独缺燥气为病的条文，故增补了"诸涩枯涸，干劲皴揭，皆属于燥"一条，使之得以完善。

（二）主张六经传变皆热证，创立热病新法新方

刘氏基于《内经》热病理论，结合自身实践经验，认为"人之伤寒，则为热病，古今一同，通谓伤寒。病前三日，太阳、阳明、少阳受之，热在于表，汗之则愈；后三日，太阴、少阴、厥阴受之，热传于里，下之则愈。六经传受，皆是热证，非有阴寒之证"（《伤寒医鉴·论六经传变》）。倡"六经传变皆是热证"新说，明确提出治疗热病主以寒凉之法。在其《黄帝素问宣明论方》所载的三十余方中，多数属寒凉之剂。如自制了表里双解的益元散、双解散等方，并对热病里证的治疗，制订了攻下、清解、养阴三法。

刘氏以寒凉为主治疗热病，开创温病治疗学先河。故后人有"伤寒宗仲景，热病崇河间"之说。

二、王履

王履，字安道，号奇翁、奇叟，又号抱独山人，约生于元至顺三年（1332），卒于明洪武二十四年（1391），江苏昆山人。王氏早年师从朱震亨，尽得其传。主要著作有《医经溯洄集》，汇编了其21篇医学论著，其中对《内经》《难经》《伤寒论》等经典医籍和著名医家的

某些论点，有独到的发挥。王氏对温病的论述虽篇幅不多，但对伤寒与温病的区别有独到的见解，为明清温病学理论脱离伤寒体系奠定了基础。

（一）强调温病不得混称伤寒

王氏认为："伤寒，此以病因而为病名者也；温病、热病，此以天时与病形而为病名者也。由三者皆起于感寒，或者通以伤寒称之。夫通称伤寒者，原其因之同耳。至于用药，则不可一例而施也。何也？夫伤寒，盖感于霜降后春分前，然不即发，郁热而发于春夏者也。"王氏继承《内经》观点，又有新见，指出伤寒与温病、热病虽病因相同，但发病不同，感寒即病者为伤寒，不即病而后发者为温热病。针对"夫惟世以温病、热病混称伤寒，故每执寒字，以求浮紧之脉，以用温热之药，若此者，因名乱实"，提出了划清伤寒与温热病界线的重要性。故吴瑭评曰："至王履，始能脱却伤寒，辨证温病"，这是温病学发展史上的重要转折点。

（二）详辨寒温初起证治之异

王氏通过寒温初起症状的比较，云："夫即病之伤寒，有恶风、恶寒之证者，风寒在表，而表气受伤故也。后发之温病、热病，有恶风、恶寒之证者，重有风寒新中，而表气亦受伤故也；若无新中之风寒，则无恶风、恶寒之证。"明确指出"不渴而恶寒者，非温热病"，强调温病"怫热内郁"的特点。并依据有无新中外邪，提出温病发病类型有两种，即后人归纳的引发和自发。由于寒温病机不同，故治则有异，"伤寒即发于天令寒冷之时，而寒邪在表，闭其腠理，故非辛甘温之剂，不足以散之，此仲景桂枝、麻黄等汤之所以必用也；温病、热病后发于天令暄热之时，怫热自内而达于外，郁其腠理，无寒在表，故非辛凉或苦寒或酸苦之剂，不足以解之"。明确指出温病、热病"法当治里热为主，而解表兼之，亦有治里而表自解者"。王氏突破了《伤寒论》先表后里的治则，创新了温病辨治规律，促进了伤寒与温病证治体系的分化。

三、李时珍

李时珍，字东壁，又字可观，晚年自号濒湖山人，生于明正德十三年（1518），卒于明万历二十二年（1594），湖北蕲州人。李氏出身世医，幼习儒学，成年后弃儒学医，潜心研究医药学。鉴于历代本草谬误百出，从25岁起立志新修本草，历时近三十载，编写了一部划时代的中医药学文献、世界科技史不朽的巨著《本草纲目》。该书成书于明万历六年（1578），全书共52卷，约190万字，记载药物1892种，其中载有新药374种，药图1000余幅，收录医方1万余首。《本草纲目》包含着极其丰富的药学和医学内容，其中有关火热和瘟疫治疗的内容，极大地丰富了温病证治用药，特别是在瘟疫防治上提出的许多独到见解，具有重要价值和临床指导意义。

（一）丰富温病证治用药

李氏在本草学方面有诸多发明，如"本草医方，皆知辨水而不知辨火，诚缺文哉"，为此专立火热论，并精研火热之治法与用药。认为火热有"郁火、实火、虚火、气分热、血分热、五脏热、十二经热"，治疗用药有升散、泻火、缓火、滋阴、各经火药及各经发热药等。如治疗各经发热药，云："肝，气柴胡，血当归；心，气黄连，血生地黄；脾，气芍药，血木瓜；肺，气石膏，血桑白皮；肾，气知母，血地黄；胆，气柴胡，血瓜蒌；小肠，气赤茯苓，血木通；大肠，气芒硝，血大黄；膀胱，气滑石，血泽泻；胃，气石膏，血芒硝；三焦，气石膏，血竹叶；包络，气麦门冬，血牡丹皮。"李氏还指出，夏冰具有去热烦、解烦渴、消暑毒等作用，于"热盛昏迷者，以冰一块置于膻中良"，发明了用冰外敷膻中治疗高热昏迷的物理降温法。

（二）倡导瘟疫预防为先

《本草纲目》专列瘟疫防治用药，分辟禳、瘴疠二类，如"（草部）苍术山岚瘴气，温疾恶气，弭灾疹，烧烟熏，去鬼邪。升麻吐温疫时气毒疠。苍耳为末水服，辟恶邪，不染疫疾。虎耳擂酒服，治瘟疫……白茅香、茅香、兰草并煎汤浴，辟疫气……（木部）沉香、蜜香、檀香、降真香、苏合香、安息香……并烧之辟疫。钓樟叶置门上……松叶细切酒服，日三，能辟五年瘟……（谷菜）椒柏酒、屠苏酒元旦饮之，避瘟疠……豉和白术浸酒常饮，除瘟疫病……（服器）初病人衣蒸过，则一家不染。（水土）半天河水饮之辟疫"。针对具有强烈传染性和流行性瘟疫，李氏强调预防的重要性，并创立了一系列预防方法，如空气消毒法、药物预防法、蒸煮消毒法等。同时主张饮水卫生，认为"水之性味，尤慎疾卫生者之所当潜心也"。《本草纲目》记载的防治瘟疫的药物达140余种，还有较多的单验方，极大地丰富了温病学和中医预防医学的理论和方法，对防止瘟疫的传播和流行起到了重要作用。

四、张锡纯

张锡纯，字寿甫，生于清咸丰十年（1860），卒于民国二十二年（1933），清末民国初年著名中西医汇通医家，被称为当时的"医林四大家"和"名医三张"之一。张氏认为，"医学以活人为宗旨，原不宜有中西之界线存于胸中"，主张衷中参西，著成《医学衷中参西录》。全书共三册，第一册共八卷，载自制方286首，其中治温病方10首，治伤寒温病同用方4首，治瘟疫瘟疹方3首。第二册共八卷，载医论、医话、信函等，其中有"温病之治法详于伤寒论解""伤寒论中有治温病初得方用时宜稍变通说""伤寒风温始终皆宜汗解说""论伤寒温病神昏谵语之原因及治法""详论猩红热治法"等专论温病学的内容。第三册为临证治疗经验等，有关温病案达36条。《医学衷中参西录》为张氏一生临床实践经验的总结，其中对于温病的研究有颇多创见。

（一）主《伤寒论》统治温病，擅于化裁古方

张氏认为，"《伤寒论》一书，原以中风、伤寒、温病平分三项"。指出《伤寒论》中原有治温病方，如麻杏甘石汤，"其方原治汗出而喘无大热者，以治温病，不必有汗与喘之兼证也，但其外表未解，内有蕴热者即可用"，然用时须斟酌其热之轻重，增减用药。张氏师古不泥，擅于化裁古方，如麻杏甘石汤常以薄荷代麻黄、大青龙汤以连翘代桂枝、小青龙汤加石膏、小柴胡汤加石膏等。若至温病传经已深，则"清燥热之白虎汤、白虎加人参汤，通肠结之大小承气汤"等，"及一切凉润清火育阴安神之剂，皆可用于温病"。张氏主张治温宜用寒凉之品，在选方上较《伤寒论》有更多发展。

（二）设温病大纲分三端，专立治温新方

张氏明确提出"知温病大纲，当分为三端"，以春温、风温、湿温涵盖伏气温病与新感温病、温热类温病与湿热类温病，并强调宜"分途施治，不至错误"，专设治温病方。

"一为春温。其证因冬月薄受外感，不至即病。所受之邪，伏于膜原之间，阻塞脉络，不能宣通，暗生内热。迨至春日阳生，内蕴之热，原有萌动之机，而复薄受外感，与之相触，则

陡然而发，表里俱热，《内经》所谓'冬伤于寒，春必病温'者是也，宜治以拙拟凉解汤。热甚者，治以拙拟寒解汤。有汗者，宜仲景葛根黄连黄芩汤或拙拟和解汤，加生石膏。"张氏承伏寒化温说，对伏气成温的机理和辨治有独到观点，认为春温是微寒内侵，潜伏于三焦脂膜之中，后积热自内暴发的伏气温病，并自拟三方，治以清解为主。

"一为风温。犹是外感之风寒也，其时令已温，外感之气已转而为温，故不名曰伤寒、伤风，而名风温，即《伤寒论》中所谓风温之为病者是也。然其证有得之春初者，有得之春暮者，有得之夏秋者，当随时序之寒热，参以脉象，而分别治之"，指出风温可发于春夏秋季，若发于春初秋末，宜用清解汤，加麻黄一二钱，或用仲景大青龙汤。若发于暑热之日，则可用凉解汤或寒解汤等。需注意张氏所指风温实属感受风热病邪而致的新感温病，与《伤寒论》中所言风温不尽相同。

"一为湿温。其证多得之溽暑。阴雨连旬，湿气随呼吸之气传入上焦，窒塞胸中大气。因致营卫之气不相贯通，其肌表有似外感拘束，而非外感也。其舌苔白而滑腻，微带灰色。当用解肌利便之药，俾湿气由汗与小便而出，如拙拟宣解汤是也"，指明了湿温的发病特点及治疗原则。

张氏重视实践，所论各种温病治法制方，实为其临床效验所得，用药独到，切合实用。尤其在白虎汤的化裁和石膏的运用上颇具心得，认为"白虎汤与白虎加人参汤"为"治温病最紧要之方"。并对吴瑭《温病条辨》"白虎四禁"提出了不同的看法，如认为脉沉、汗不出、不渴等不在禁忌之例等。这对全面认识白虎汤证的临床表现和运用很有参考价值。

第五篇　21世纪传染病流行概况及中医治疗简介

第十六章　流行性感冒

甲型 H1N1 流感

甲型 H1N1 流感是由甲型 H1N1 流感病毒引起的急性呼吸道传染病，潜伏期一般为 1～7 天。甲型 H1N1 流感病毒属于正黏病毒科（Orthomyxoviridae），流感病毒属（Influenza virus），人群普遍易感，是否感染主要取决于接触机会和防护措施及个体的防御功能，主要通过气溶胶直接和间接的接触而在人际间传播，也可通过口腔、鼻腔、眼部黏膜等接触感染者或其他分泌物，以及被污染的环境等传播。2009 年 3 月，墨西哥和美国等国家先后暴发"人感染猪流感"疫情，后被更名为甲型 H1N1 流感，这次流感大流行在全球共造成 20%～30% 的人群感染，其中 10%～15% 的人群发病，死亡人数超过 28 万。我国人群感染状况血清学横断面调查显示，普通人群抗体阳性率为 17.1%，发病率为 15.9%，估计流行期间我国共有 2.07 亿人感染，其中约 1 亿人发病。甲型 H1N1 流感的临床表现与季节性流感和普通感冒症状类似，为自限性传染病。临床表现主要包括发热（腋温 ≥37.5℃）、流涕、鼻塞、咽痛、咳嗽、头痛、肌痛、乏力、呕吐或腹泻。

出现流感样临床表现，同时有以下一种或几种实验室检测结果即可诊断：①甲型 H1N1 流感病毒核酸检测阳性。②分离到甲型 H1N1 流感病毒。③疾病前后双份血清甲型 H1N1 流感病毒的特异性抗体水平呈 4 倍或 4 倍以上升高。

研究显示甲型 H1N1 流感病毒目前对神经氨酸酶抑制剂奥司他韦（oseltamivir）、扎那米韦（zanamivir）敏感，对金刚烷胺和金刚乙胺耐药。如出现低氧血症或呼吸衰竭，应及时给予相应的治疗措施，包括氧疗或机械通气等；合并休克时，应给予相应抗休克治疗；出现其他脏器功能损害时，应给予相应支持治疗；合并细菌和（或）真菌感染时，应给予相应抗生素和（或）抗真菌药物治疗；对于重症和危重病例，也可以考虑使用甲型 H1N1 流感近期康复者恢复期血浆或疫苗接种者免疫血浆进行治疗。

少数病例病情进展迅速，可出现呼吸衰竭、多脏器功能不全或衰竭。患者原有的基础疾病亦可加重。但大多数病例临床症状较轻，预后良好，部分患者甚至不出现流感样症状而自行痊愈，或者没有进行医学治疗和使用抗病毒药物即可痊愈。重症和死亡病例多见于慢性病患者和孕妇。

一、病因病机

甲型 H1N1 流感为感受风热疫毒之邪所致，热毒壅肺、肺失宣肃是甲流的主要病机。外邪束表，卫阳被遏，与邪相争故见发热、微恶寒、流涕、鼻塞、喷嚏、全身肌肉酸痛；邪热深入，由卫至气，热毒壅肺致肺失宣降，痰热壅肺，可见高热、咽痛、咳嗽、气喘、咳痰等。时邪疫毒顺传阳明，导致肺胃热盛，临床可表现为壮热不已或起伏不定、干咳、少痰或痰中带血、舌红苔黄腻、脉滑数等。如肺热腑实，症见发热或高热，热势较甚，喘促气短、痰涎壅盛、呛咳、面红烦躁、汗出、口渴欲饮、胸满腹胀、大便秘结、舌苔黄腻、舌质红、脉滑数等。痰浊瘀阻，热毒炽盛，可出现气营（血）两燔，亦可逆传心包，甚则邪陷正脱而致内闭外脱，或气阴外脱，或终至阳气外脱，临床表现为高热持续、咳逆、气急、喉中痰鸣、痰中带血、神志模糊或烦躁不安、口舌干燥、时有谵语，甚至昏迷，或体温骤降，伴冷汗、面色苍白、唇青肢冷、呼吸短促、咳而无力、喉中痰声如鼾、舌质红绛、脉细数无力或细微欲绝等。后期邪热耗伤肺胃阴液可见低热、神疲乏力、纳差、口渴、舌红少津、脉细数。

二、温病学指导辨证论治

（一）辨治思路

甲型 H1N1 流感可参考"风温病"辨治，病因多为感受风热疫毒之邪所致，其中疫毒为本病的始动因素，肺之气机闭遏是关键病理，在早期正盛邪实之时，多见卫分证或卫气同病，宜采用表里双解，以辛凉清解、宣肺透邪为法，因势利导，尽快祛邪外出。进展期多见气分证或气营同病或热入心包，可应用清热解毒、宣肃肺气药物，不但可令邪去正安，而且还可以防止病情进一步演变为重症，如发生内闭外脱应回阳固脱。后期益气养阴为主要治法。清热解毒、宣肃肺气是本病的主要治疗原则，应贯彻始终。

（二）分型论治

1. 轻症

（1）风热犯卫

【临床表现】发病初期，发热或未发热，咽红不适，轻咳少痰，无汗，舌红苔薄或薄腻，脉浮数。

【治法】疏风清热。

【代表方】银翘散加减。

【临床加减】苔厚腻加广藿香、佩兰；咳嗽重加杏仁、枇杷叶；腹泻加川黄连、广木香；咽痛重加锦灯笼。

【常用中成药】疏风清热类中成药如疏风解毒胶囊、香菊胶囊，以及银翘解毒类、桑菊感冒类、双黄连类口服制剂；化湿泄热类中成药如藿香正气类、葛根芩连类制剂等。

（2）热毒袭肺

【临床表现】高热，咳嗽，痰黏，咳痰不爽，口渴喜饮，咽痛，目赤，舌红苔黄或腻，脉滑数。

【治法】清肺解毒。

【代表方】麻杏甘石汤加减。

【临床加减】便秘加生大黄或合用宣白承气汤；持续高热加青蒿、牡丹皮、金银花、连翘、竹叶。

【常用中成药】清肺解毒类中成药如连花清瘟胶囊、银黄类制剂、莲花清热类制剂等。

2. 重症与危重症

（1）热毒壅肺

【临床表现】高热，咳嗽咳痰，痰色黄，喘促气短；或心悸，躁扰不安，口唇紫暗，舌红苔黄腻或灰腻，脉滑数。

【治法】清热泻肺，解毒散瘀。

【代表方】麻杏甘石汤合白虎汤、普济消毒饮加减。

【临床加减】持续高热，神昏谵语加安宫牛黄丸；抽搐加羚羊角、僵蚕、广地龙等；腹胀便结加枳实、玄明粉。

【常用中成药】喜炎平注射液、痰热清注射液、清开灵注射液。

（2）气营两燔

【临床表现】高热，口渴，烦躁不安，甚者神昏谵语，咳嗽或咯血，胸闷憋气，气短，舌红绛苔黄，脉细数。

【治法】清气凉营。

【代表方】清瘟败毒饮加减。

【临床加减】便秘加生大黄；高热肢体抽搐加羚羊角粉；咯血明显者，加白茅根、藕节、侧柏叶等。

【常用中成药】安宫牛黄丸、血必净、醒脑静注射液等。

（3）内闭外脱

【临床表现】面青唇紫，身蜷肢冷，嗜睡，神昏或躁动，张口呼吸，喘促，或气息微弱难以接续，汗出如涌，二便失禁，舌紫暗苔白垢腻，或黄垢不鲜，脉细数或脉微欲绝。

【治法】回阳固脱。

【代表方】参附汤加减。

【临床加减】可予温病"三宝"同时服用，以扶正祛邪、开闭固脱。汗出过多，可加煅龙骨、牡蛎；偏于阴脱合用生脉散。

【常用中成药】参附注射液、生脉注射液等。

3. 恢复期

【临床表现】热退，神疲乏力，纳差，口渴，舌红少津，脉细数。

【治法】清解余邪，益气养阴。

【代表方】沙参麦冬汤加减。

NOTE

【临床加减】渴甚加天花粉；舌苔腻加藿香、薏苡仁、陈皮、半夏等；乏力重者，加黄精、党参或西洋参。

三、中医治疗研究进展

一项研究表明，甲型 H1N1 流感的中医学病因是风热毒邪，主要证候以风热犯卫为主，里证期以热毒袭肺、热毒壅肺、气血两燔为主，与卫生部颁布的甲型 H1N1 流感诊疗方案一致。目前对甲型 H1N1 的中医药治疗主要依据卫生部颁布的甲型 H1N1 流感诊疗方案。结合具体情况，不同地域临床适当加减。例如梁腾霄等收集甲型 H1N1 流感患者和当年普通季节性流感患者各 200 例，对甲型 H1N1 流感患者的一般临床特征和中医证候进行横断面调查，甲型 H1N1 流感病邪为热毒夹湿，病机特点为热毒夹湿，侵犯肺卫，卫气同病，表证短暂，迅速入里。另外，张国华提出了甲型 H1N1 流感温热夹湿证型，治以芳香化浊、淡渗利湿，以藿朴夏苓汤加减。

有临床研究对 379 例患者进行了中药口服治疗，对 1636 例患者给予加服西药治疗。研究发现，中医药的作用不是直接作用于病原体，而是调整机体的防御功能。中药具有整体调节多靶点的特点，不仅能退热消炎抗病毒，且能提高人体免疫机能，对轻症及重症患者具有缩短热程及病程、缓解症状、促进康复等作用。对危重患者采用中西药并用治疗，提高了抢救效果，降低了病死率，起到了优势互补的作用，在退热消炎、减轻上呼吸道症状方面比单一抗病毒药物治疗更具优势。

中成药可选用连花清瘟胶囊、板蓝根颗粒、抗病毒口服液、双黄连口服液、痰热清注射液、清开灵注射液等用于甲型 H1N1 流感的治疗。

参考文献：

[1] 周平安. 甲型 H1N1 流感中医病因病机治法述要 [J]. 北京中医药，2009，28（9）：667－668.

[2] 马羽萍，郭雅玲，康立，等. 甲型 H1N1 流感中医证候规律研究 [J]. 陕西中医，2010，31（11）：1491－1493.

[3] 梁腾霄，吴畏，解红霞，等. 甲型 H1N1 流感的中医证候特点 [J]. 中医杂志，2011，52（5）：392－394.

[4] 周红，黄宏强，张忠德，等. 中医辨证治疗甲型 H1N1 流行性感冒 2015 例临床观察 [J]. 新中医，2011，43（1）：24－26.

[5] 申玲玲，杜光. 中成药治疗甲型 H1N1 流感的研究进展 [J]. 医药导报，2010，29（10）：1326－1328.

附：人感染 H7N9 禽流感

人感染 H7N9 禽流感是由 H7N9 亚型禽流感病毒引起的急性呼吸道传染病。潜伏期一般为 1~4 天，多在 7 天以内，患者一般表现为流感样症状，如发热、咳嗽、少痰，可伴有头痛、肌肉酸痛和全身不适等症状。重症患者病情发展迅速，多在 5~7 天出现，表现为重症肺炎，体温大多持续在 39℃ 以上，出现呼吸困难，可伴有咳血痰，并快速进展出现急性呼吸窘迫综合征、纵隔气肿、脓毒症、胸腔积液、感染性休克、意识障碍及急性肾损伤等。

自 2013 年 2 月以来，上海、安徽、江苏、浙江等地先后发生不明原因重症肺炎病例，其中确诊人感染 H7N9 禽流感 33 例，9 例死亡，均为散发病例。大多数患者病前曾有活禽鸟接触史，经病原体分离鉴定后，2013 年 3 月 31 日将该疾病确认为人感染 H7N9 禽流感病毒（avian influenza virus，AIV）。该病毒可能来自于欧亚大陆迁徙至东亚地区的野鸟所携带的禽流感病毒与中国上海、浙江、江苏等地的鸭群和鸡群所携带的禽流感病毒发生的基因重组。该病毒在禽类身上呈现弱毒性，但人感染后病情多较重，病死率相对较高，各年龄段均有发病。目前已经在禽类及其分泌物或排泄物中分离出 H7N9 禽流感病毒，与人感染 H7N9 禽流感病毒高度同源。传染源可能为携带 H7N9 禽流感病毒的禽类。现尚无人际传播的确切证据。本病经呼吸道传播，也可通过密切接触感染的禽类的分泌物或排泄物或直接接触病毒感染。在发病前 1 周接触过禽类者，例如从事禽类养殖、贩运、销售、宰杀、加工业等人员，为感染高危人群。

根据流行病学接触史（发病前 1 周与禽类及其分泌物、排泄物等有接触史）、临床表现及实验室检查结果，可做出人感染 H7N9 禽流感的诊断。

一般处理：①对临床诊断和确诊患者应进行隔离治疗。②对症治疗：可吸氧，应用解热药、止咳祛痰药等。③尽早应用抗流感病毒药物。

人感染 H7N9 禽流感重症患者预后差。影响预后的因素可能包括患者年龄、基础疾病、合并症等。

一、病因病机

人感染 H7N9 禽流感临床表现及发病特点与温病学"春温"相似，其特点是初起即见里热炽盛证候，临床常见高热、烦渴，甚则神昏、痉厥、斑疹等表现，多发生于春季或冬春之交或春夏之际。侵入途径为口鼻，病因为温热毒邪。发病之初，可见肺卫表证。病变初期，虽里热炽盛而兼有阴津不足，则以邪实为病机关键；病至极期，邪热盛极，阴伤渐重，甚或出现气阴两伤，或动风、动血、闭窍等虚实错杂之病理变化；病至后期，总以虚多邪少为其病理基础。人感染 H7N9 禽流感多冬春发病，如清代著名温病学家吴鞠通在《温病条辨》中明确指出："温热者，春末夏初，阳气弛张，温盛为热也。温疫者，疠气流行，多兼秽浊，家家如是。"起病即呈现出感邪较重的特点，发病初期卫分证不多见，可表现为温热病邪直入气分，或卫气同病证；然后迅速化火，热灼津伤为主或传入营分。新型人感染 H7N9 禽流感患者中医证型分布符合温病发展规律，正如叶天士所说"卫之后方言气，营之后方言血"。禽流感的中医证候：发热，最高体温（39.14±0.62）℃，伴咳嗽、咳痰、恶寒轻或不恶寒，而头痛、周身酸痛、咽痛、鼻塞流涕等风热束表症状少见；3~6 天后高热寒战渐次出现，痰中带血、短气、胸闷、呼吸困难、舌红苔腻，病情转重；6~14 天患者痰中带血、胸闷喘憋、呼吸困难加重，并出现皮肤红疹、花斑，舌质深红或紫暗、少津；10~14 天后患者身热渐退，痰血减少甚则消失；进入恢复期，以倦怠乏力、舌红苔薄少津为特点。

二、温病学指导辨证论治

（一）辨治思路

由于人感染 H7N9 禽流感具有起病突然、发热明显、传染性和危重症类似春温的特点，故参考春温的卫气营血辨证思路。初发证候注意辨识发于气分者、发于营分者，同时还应辨别是否兼有恶寒、头痛等卫表证候，属卫气同病还是卫营同病。邪热迅速转盛与阴液耗损交混，病至中期，热炽与阴伤并重，常见热极伤阴生变的各种危重病证，病程中应注重辨别邪热与阴伤的程度。病后期注意辨识危重症。治疗以泄热解毒为主，并注意固护阴液，透邪外出。临床上，要根据病情随证变法。然疫病凶险，传变多有变数，正如王孟英所说："然气血流通，经络贯穿，邪之所凑，随处可传，其分其合，莫从界限。"

（二）分型论治

1. 卫气同病

【临床表现】发热不恶寒，无汗，时显烦躁，周身皮肤扪之灼热烫手，气促，无头身疼痛，轻咳无痰，咽红肿不甚痛，口不渴，小便淡黄，大便难解，舌质偏红稍绛或舌边尖红甚至有芒刺，舌苔薄白黄，脉浮滑数。

【治法】辛散透邪，解毒泄热。

【代表方】银翘散合白虎汤加减。

【临床加减】发热明显者，加蒲公英、黄芩；咽痛明显者，加牛蒡子、玄参、桔梗；大便干结较重者，加重大黄用量；口渴明显者，加天花粉；燥象明显者，合用清燥救肺汤。

【常用中成药】连花清瘟胶囊。

2. 疫毒犯肺

【临床表现】身热，汗出，口渴，咳嗽咳痰，痰黄稠或痰中带血丝，甚则气急鼻翕，胸闷胸痛，或腹满便秘，舌质红苔黄，脉数。

【治法】清热化痰，宣肺平喘。

【代表方】麻杏甘石汤合黄连解毒汤加减。

【临床加减】咳嗽甚者，加枇杷叶、浙贝母；若咳嗽痰黄稠者，加瓜蒌实、浙贝母、鱼腥草；痰多咳甚气急者，加葶苈子、桑白皮；痰中带血者，加白茅根、侧柏叶、仙鹤草；热毒重者，加蒲公英、金莲花、金银花、白花蛇舌草、虎杖等；舌苔厚腻者，合用三仁汤或苇茎汤。

【常用中成药】疏风解毒胶囊、连花清瘟胶囊、金莲清热泡腾片等具有清热解毒、宣肺止咳功效的药物，以及喜炎平注射液、热毒宁注射液、参麦注射液。

3. 气营血同病

【临床表现】高热，目赤头痛，口渴饮冷，心烦躁扰，咳嗽，痰中带血、质黏量少，胸闷较重，动则喘促，大便干，舌绛或深绛苔黄燥，脉滑数或弦细。

【治法】清肺解毒，凉血理气。

【代表方】清瘟败毒饮加减。

【临床加减】咳嗽胸痛明显者，加杏仁、瓜蒌、鱼腥草、郁金；痰血较重者，加大青叶、侧柏炭、藕节炭、白茅根；痰黏稠者，加金荞麦、生薏苡仁；舌燥脉细者，加天花粉、石斛、知母；大便秘结者，加大黄、虎杖；痉厥者，加羚羊角粉、僵蚕、蝉蜕、地龙、全蝎。

4. 疫毒壅肺，内闭外脱

【临床表现】高热，咳嗽，痰少难咳，憋气，喘促，咯血，或见咳吐粉红色泡沫痰，伴四肢厥逆，躁扰不安，甚则神昏谵语，舌暗红，脉沉细数或脉微欲绝。

【治法】解毒泻肺，益气固脱。

【代表方】宣白承气汤合参萸汤加减。

【临床加减】高热、神志恍惚、甚至神昏谵语者，上方送服安宫牛黄丸；肢冷、汗出淋漓者，加炮附子、煅龙骨、煅牡蛎；咯血者，加赤芍、仙鹤草、功劳叶；口唇紫绀者，加丹参、黄芪、当归。

【常用中成药】参麦注射液、参附注射液、喜炎平注射液、热毒宁注射液。

参考文献：

［1］毛青.科学认识H7N9，有效防控人感染禽流感病毒［J］.第三军医大学学报，2013，35（8）：693－695.

［2］Gao R，Cao B，Hu Y，et al. Human Infection with a Novel Avian－Origin Influenza A（H7N9）Virus. N Engl J Med，2013.

［3］马月霞，刘清泉，王玉光.36例H7N9禽流感患者中医证候学特征［J］.世界中医药，2014，9（3）：275－277.

［4］陈晓蓉，杨宗国，陆云飞，等.新型人感染H7N9禽流感中医证候分布规律及辨证论治思路［J］.中华中医药杂志2013，28（10）：2825－2829.

［5］黄莉，王融冰，李兴旺.中医辨治人感染H7N9禽流感1例报告［J］.中医杂志，2013，54（12）：1079－1080.

［6］陈晓蓉，陆云飞，杨宗国，等.新型H7N9禽流感中医证候特点分析［J］.中华中医药杂志，2013，28（7）：1929－1933.

［7］苗慧，王强，陈晓蓉.中医药治疗人感染H7N9禽流感验案两则［J］.中华中医药杂志，2014，29（4）：972－974.

第十七章　肺部感染性疾病

第一节　传染性非典型肺炎

传染性非典型肺炎（简称"非典"）是由 SARS 冠状病毒（SARS－CoV）引起的一种具有明显传染性、可累及多个脏器系统的特殊肺炎，世界卫生组织（WHO）将其命名为严重急性呼吸综合征（severe acute respiratory syndrome，SARS）。

该病人群普遍易感，呈家庭和医院聚集性发病，多见于青壮年，儿童感染率较低。季节因素与 SARS 在人与人之间的传播似无直接关系。

根据 WHO 2003 年 8 月 7 日公布的疫情，全球共报告 SARS 临床诊断病例 8422 例，死亡916 例，发病波及 32 个国家和地区，病例主要分布于亚洲、欧洲、美洲等地区。

本病临床上以发热、乏力、头痛、肌肉关节酸痛等全身症状和干咳、胸闷、呼吸困难等呼吸道症状为主要表现，部分病例可有腹泻等消化道症状。胸部 X 线检查可见肺部炎性浸润影。实验室检查外周血白细胞总数不高或降低、抗菌药物治疗无效是其重要特征。重症病例可出现明显的呼吸困难，并可迅速发展成为急性呼吸窘迫综合征（acute respiratory distress syndrome，ARDS）。

患者有与"非典"患者接触或传染给他人的病史，起病急、高热、有呼吸道和全身症状、血白细胞正常或降低，有胸部影像学变化，配合病原学检测阳性，即可做出诊断。

虽然本病的致病原已经基本明确，但发病机制仍不清楚。西医目前尚缺少针对病因的治疗，临床上以对症支持治疗和针对并发症的治疗为主。重症患者可酌情使用糖皮质激素，具体剂量及疗程应根据病情而定。应密切注意糖皮质激素的不良反应和 SARS 的并发症。对出现低氧血症患者，可使用无创机械通气，应持续使用直至病情缓解，如效果不佳或出现 ARDS，应及时进行有创机械通气治疗，同时注意器官功能的支持治疗，如出现休克或多器官功能障碍综合征，应予相应治疗。

有基础疾病的患者预后较差，胸片检查肺部阴影发展迅速，且常为多叶病变。少数（10%～15%）患者可出现急性呼吸窘迫综合征而危及生命。

一、病因病机

中医古籍中并无与"非典"完全吻合的疾病记载。从临床表现、病机认识、病变脏腑、传染性等方面来看，各家对类似疾病的中医病名曾有"春温病""湿温疫""肺湿疫""肺瘅疫""肺毒疫""肺瘟"等记载，均属于温病学研究范畴。

  疫毒之邪自口鼻而入，首先犯肺，可累及心、胃、肠、肾等脏腑。"温邪上受，首先犯肺，逆传心包"，邪气入侵，正邪交争，故起病可见寒热身痛。疫毒之邪郁闭肺气而致干咳、呼吸困难、气促胸闷等肺系表现。肺气郁闭，百脉失调，甚至可见喘憋紫绀。邪气深入，疫毒壅肺，气分热盛，故高热汗出不解。在肺之疫毒邪气可顺传阳明，导致肺肠同病。气机失降，则出现脘腹胀满、纳差、恶心、呕吐等胃系表现；肺与大肠相表里，可见便秘或泄泻等肠道表现。逆传心包，导致痰热闭窍可出现神志异常，甚至发生厥脱等变证。若疫毒之邪犯肺，兼夹湿邪，湿蕴为痰，血滞为瘀，故可形成湿痰瘀阻于肺的状态，湿、痰、瘀既是病理产物也是致病因素。肺气郁闭，津聚成痰，痰瘀闭肺，损伤肺络，故表现为干咳、痰难咳出或痰中有血丝等。疫毒之邪耗气伤阴，肺之气阴亏虚在发病初期就可出现，发病早期即可见乏力、倦怠、懒言、口干、自汗等症，而且气阴损伤越早出现，病情越重。随病程进展，肺之气阴进一步损伤，则肺病及心、气病及血、肺病及肾。肾不纳气，可见不同程度心悸、喘憋欲脱，严重者心阳暴脱，则四肢发冷、冷汗淋漓等。后期所见口干口渴、五心烦热、动则汗出气喘等为气阴亏虚的表现。

二、温病学指导辨证论治

（一）辨治思路

  本病可采用温病卫气营血辨证体系进行辨证。病变发展可单一阶段出现，亦可呈现卫气同病、气营血同病等证。本病基本病机为湿、热疫毒邪气，与痰、瘀等病理产物相互作用，以肺为病变中心，进而累及心、胃、肠、肾等多个脏器。在治疗时以肺为中心，兼顾其他相关脏腑，并注意清除病理产物。把握病机，分期证治，发热期病机重点是毒、热，喘憋期的关键是瘀痰，恢复期则主要以虚为主。提倡早诊断，并尽早使用中药治疗。该病由感受疫毒之邪而引起，故清热解毒、透邪化浊要贯穿治疗始终。由于气阴亏虚病机始终存在，故在患病早期若有正气亏虚出现时，应及时扶正。"非典"传变较快，用药可先于病机，防范多脏器的损伤。

（二）分型论治

1. 卫分证治

疫毒犯肺

【临床表现】初起发热，恶寒，头痛，身痛，肢困，干咳，少痰，或有咽痛，乏力，气短，口干，舌苔白或黄或腻，脉滑数。

【治法】清肺解毒，化湿透邪。

【代表方】银翘散加减。

【临床加减】无汗者，加薄荷、荆芥穗；热甚者，加生石膏、知母；苔腻甚者，加藿香、佩兰；腹泻者，加黄连、炮姜；恶心呕吐者，加半夏、竹茹。

2. 卫气同病

（1）湿热遏阻卫气

【临床表现】发热，微恶寒，身重疼痛乏力，口干饮水不多，或伴有胸闷脘痞，无汗或汗出不畅，或见呕恶纳呆，大便溏泄，舌淡红苔薄白腻，脉浮略数。

【治法】宣化湿热，透邪外达。

【代表方】三仁汤合升降散加减。湿重热不明显，亦可用藿朴夏苓汤加减化裁。

【临床加减】可酌加茯苓、滑石等淡渗之品导湿外出，又有助于使邪热从小便外泄；热偏盛者，可加黄芩、栀子；卫表热重者，可加金银花、连翘。

（2）表寒里热夹湿

【临床表现】发热，恶寒，甚则寒战壮热，伴有头痛，关节痛，舌偏红苔薄黄微腻，脉浮数。

【治法】辛凉解表，宣肺化湿。

【代表方】新加香薷饮合升降散加减。

【临床加减】如伴见痰多咳甚气急者，加葶苈子、桑白皮、瓜蒌、贝母以化痰理气；夹湿者，加薏苡仁、滑石；里热明显者，加黄芩、鱼腥草。

3. 气分证治

（1）疫毒壅肺

【临床表现】高热，汗出热不解，咳嗽，少痰，胸闷气促，腹泻，恶心呕吐，或脘腹胀满，或便秘，或便溏不爽，口干不欲饮，气短，乏力，甚则烦躁不安，舌红或绛苔黄腻，脉滑数。

【治法】清热解毒，宣肺化湿。

【代表方】麻杏甘石汤合清肺解毒汤加减。

【临床加减】烦躁、舌绛口干，有热入心营之势者，加生地黄、赤芍、牡丹皮；气短、乏力、口干重者，去太子参，加西洋参；恶心呕吐者，加半夏；便秘者，加全瓜蒌、生大黄；脘腹胀满、便溏不爽者，加焦槟榔、木香。

（2）湿热蕴毒

【临床表现】汗出不畅，胸闷，脘痞，口干饮水不多，咽喉肿痛，苔黄腻，脉滑数。

【治法】清热化湿解毒。

【代表方】甘露消毒丹加减。

【临床加减】咽喉肿痛较明显者，加板蓝根、金银花、桔梗、赤芍等清热解毒活血利咽；口渴心烦较甚者，加栀子、竹叶、芦根；胸闷者，加菖蒲、郁金。

（3）邪伏膜原

【临床表现】发热、恶寒，或寒热往来，伴有身痛，口干苦，纳差，或伴呛咳、气促，舌苔白浊腻或如积粉，脉弦滑数。

【治法】疏利透达膜原湿浊。

【代表方】达原饮加减。

【临床加减】湿热阻遏，热象较显，小便黄，可加清利之品，如竹叶、车前子等；体质阳虚者，加肉蔻仁、干姜；热重者，加青蒿。

（4）邪阻少阳

【临床表现】寒热似疟，胸痞心烦，身热午后较甚，入暮尤剧，天明得汗诸症俱减，肢体困倦，胸腹灼热不除，舌稍红苔白腻，脉弦数。

【治法】和解少阳，分消湿热。

【代表方】蒿芩清胆汤加减。

【临床加减】往来寒热甚者，加柴胡、大青叶、贯众；气促者，加葶苈子、桑白皮、海浮石；头痛甚者，加苍耳子、钩藤、羌活；胸痛者，加姜黄、桃仁、丝瓜络；关节酸痛者，加海风藤、络石藤。

（5）肺闭喘憋

【临床表现】高热不退或开始减退，呼吸困难，憋气胸闷，喘息气促，或有干咳、少痰、痰中带血，气短，疲乏无力，口唇紫暗，舌红或暗红苔黄腻，脉滑。

【治法】清热泻肺，祛瘀化浊，佐以扶正。

【代表方】清金化痰汤合苇茎汤加减。

【临床加减】气短疲乏喘重者，加山茱萸；脘腹胀满、纳差者，加厚朴、麦芽；口唇紫绀者，加三七、丹参。

3. 营血分证治

（1）热入营血

【临床表现】身热夜甚，咳嗽，烦躁不安，神昏谵语，口唇发绀，或衄血，齿龈出血，舌红绛苔少，脉细数。

【治法】清营泄热，清心开窍。

【代表方】清营汤加减。辅用清开灵注射液、生脉注射液静脉滴注。

【临床加减】痰涎壅盛者，加瓜蒌皮、浙贝母、鲜竹沥口服液；大便秘结者，加生大黄、元明粉；高热神昏者，加服紫雪丹或安宫牛黄丸，温开水送服；如口干、气短乏力、汗出，合生脉散，并静点参麦注射液以益气养阴。

（2）内闭外脱

【临床表现】呼吸窘迫，憋气喘促，呼多吸少，语声低微，躁扰不安，甚则神昏，汗出肢冷，口唇紫暗，舌暗红苔黄腻，脉沉细欲绝。

【治法】益气敛阴，回阳固脱，化浊开闭。

【代表方】参附汤加减。

【临床加减】神昏者，以上方送服安宫牛黄丸；冷汗淋漓者，加煅龙骨、煅牡蛎；肢冷者，加桂枝、干姜；喉间痰鸣者，加猴枣散。

4. 后期证治

（1）气阴亏虚，痰瘀阻络

【临床表现】低热，自汗，纳呆，咳嗽，口干咽燥，胸闷，气短，神疲乏力，或焦虑不安，失眠，动则气喘，舌红少津苔黄或腻，脉象沉细无力。

【治法】益气养阴，化痰通络。

【代表方】沙参麦冬汤加减。

【临床加减】舌暗者，加三七；气短气喘较重者，加西洋参、五味子、山茱萸；自觉发热或心中烦热、舌暗者，加青蒿、栀子、牡丹皮。

（2）气虚夹湿夹瘀

【临床表现】气短，疲乏，活动后略有气促，纳差，舌淡略暗，苔薄腻，脉细。

【治法】益气化湿，活血通络。

【代表方】东垣清暑益气汤、参苓白术散或血府逐瘀汤等加减。

【临床加减】湿邪偏盛者，加藿香、佩兰、苍术等化湿；瘀血重者，加虫类活血药。

【常用中成药】①退热类：适用于早期、进展期发热，可选用瓜霜退热灵胶囊、紫雪、新雪颗粒、小柴胡片（或颗粒）、柴银口服液等。②清热解毒类：适用于早期、进展期的疫毒犯肺证、疫毒壅肺证、肺闭喘憋证。注射剂可选用清开灵注射液、鱼腥草注射液、双黄连粉针剂、复方苦参注射液等。口服剂可选用清开灵口服液（或胶囊）、清热解毒口服液（或颗粒）、双黄连口服液、金莲清热颗粒、苦甘颗粒、葛根芩连微丸、梅花点舌丹、紫金锭等。③活血化瘀、祛湿化痰类：适用于进展期和重症 SARS 的肺闭喘憋证。注射剂可选用丹参注射液、香丹注射液、川芎嗪注射液、灯盏细辛注射液等；口服剂可选用血府逐瘀口服液（或颗粒），复方丹参滴丸、藿香正气口服液（或胶囊）、猴枣散等。④扶正类：适用于各期兼见正气亏虚者。注射剂可选用生脉注射液、参麦注射液、参附注射液、黄芪注射液等；口服剂可选用生脉饮、百令胶囊、金水宝胶囊、宁心宝胶囊、诺迪康胶囊、六味地黄丸、补中益气丸等。

三、中医治疗研究进展

世界卫生组织（WHO）"中医、中西医结合治疗'非典'国际研讨会"认为中医药防治"非典"是安全的，诸多方面具有潜在效益。

1. 分期治疗　仝小林将 SARS 的发展过程分为五期，即潜伏期、发热期、喘咳期、喘脱期和恢复期。发热期分为初期（邪在卫表）、壮热期（邪热壅肺）、热毒期（气营两燔、毒瘀互结）；喘咳期分为应用激素（阴虚火旺、血瘀水停）、未用激素（肺热壅盛、痰瘀互结）；喘脱期分为宗气外脱、元气外脱；恢复期分为心脾两虚、心肾不交、肝经湿热、火毒伤阴、肺络瘀积。以上 12 种证型分别给予 SARS 1 号方至 SARS 12 号方，同时配合静点中药（清开灵注射液、鱼腥草注射液、丹参注射液、川芎嗪注射液等）进行治疗。结果表明，单纯中医中药治疗具有退热时相短、疗效稳定、无反复、无病情恶化的特点，提示中医药早期干预对减轻肺损害程度有一定作用。张晓梅等认为，热盛期治以清营泄热、宣肺化湿、凉血益气阴；喘憋期治以化浊开闭、清热活血、益气阴；后期治以益气养阴、宣肺解毒化湿。三期均可配合应用清开灵注射液、醒脑静注射液、鱼腥草注射液、生脉注射液静脉点滴。

2. 分型治疗　彭胜权将 SARS 分为八型：①邪犯肺卫：方选银翘散加减，配合穿琥宁注射液静滴。②邪阻少阳：方选蒿芩清胆汤，配合清开灵注射液静滴。③湿热遏阻膜原：方选达原饮，配合双黄连粉针静滴。④邪热壅肺：方选麻杏甘石汤加味，配合鱼腥草注射液静滴。⑤肺热移肠：方选葛根芩连汤加味。⑥热入营血：方选清营汤加味。⑦正气虚脱：方选参附龙牡救逆汤合生脉散加味，配合丽参注射液、参麦注射液、醒脑静注射液静滴。⑧后期伤阴：方选沙参麦冬汤加味。

3. 类方加减　刘德泉等拟基本方（石韦、虎杖、芦根、杏仁、桃仁、薏苡仁、西洋参）论治"非典"，加减方分别命名为"非典"高热方、"非典"实变方、"非典"消散方、"非典"窘迫方、"非典"腹泻方、"非典"恢复方。

4. 中西医结合治疗　石克华认为，中医治疗"非典"有很大的优势：早期介入恢复快，可纠正激素产生的副作用，阻止或减轻肺纤维化形成，且能明显改善症状。

在西医常规治疗中，大剂量应用糖皮质激素是治疗的重点，它对减轻中毒症状、减轻肺脏的渗出和减少肺脏纤维化的发生有着很好的作用，然而由此也产生了问题。李兴旺的临床观察结果显示，应用激素后，机体处于高代谢状态，对血糖和白蛋白的影响尤为严重。重症病例在免疫功能已经受到严重损伤的同时，应用大剂量激素，将会出现继发感染等严重合并症。因此，中西医结合治疗"非典"就更加重要。康静等认为，中西医结合治疗组在缩短平均发热时间、改善全身中毒症状、肺部炎症吸收、减少激素用量、减轻临床常见副作用等方面具有明显的优势。王融冰经过统计，中西医结合治疗组在平稳降温方面优于对照组，还有较好的保护细胞免疫和促进恢复的作用，中西医结合治疗组肺部炎症吸收快、应用甲基强的松龙剂量小且使用时间短，继发感染发生较对照组少，对降低病死率有积极意义。李秀惠认为与单纯西药治疗相比较，中西医结合治疗能显著改善"非典"患者预后，降低病死率；同时能帮助患者恢复免疫机能，提高患者 CD_4^+ T 淋巴细胞水平。朱敏等运用中西医结合疗法治"非典"患者45例，西医治疗采用支持疗法、抗生素及对症处理，中医治疗以疏散风热、化湿解毒为基本治则，全部病例均同时静脉滴注清热解毒中药，45 例病例全部临床治愈出院。

5. 预防基本方及参考剂量 素体气虚，兼有湿热者：太子参15g，败酱草15g，生薏苡仁15g，桔梗6g，以益气化湿、清热解毒。素体内热偏盛或水湿内盛者：鱼腥草15g，野菊花6g，金莲花12g，茵陈15g，草果3g，以清热解毒、利湿化浊。气阴两虚，素体有湿易于感冒者：生黄芪10g，北沙参10g，金银花10g，连翘10g，白术6g，防风6g，藿香10g，苏叶6g，以健脾养阴、化湿解毒。

参考文献：

[1] 任继学，宫晓燕. 中医对非典治与防 [J]. 天津中医药，2003，(3)：9–11.

[2] 宋祚民. 湿温疫的临症思路 [J]. 中国健康月刊，2003，(6)：41–42.

[3] 刘德泉，黄卫祖. 试论传染性非典型肺炎的中医病名病机与处方用药 [J]. 中国医药学报，2003，18 (7)：393–395.

[4] 张伯礼，王晓晖. 非典的中医命名、分期及病机 [J]. 天津中医药，2003，20 (3)：12–14.

[5] 仝小林. 非典治疗思路 [J]. 中华实用中西医杂志，2003，3 (16)：882.

[6] 周平安，焦扬，杨效华，等. 传染性非典型肺炎中医病因病机治则述要 [J]. 中国医药学报，2003，18 (7)：388–389.

[7] 曹东义，王生茂，郭双庚，等. 非典过去带给中医的新思考 [J]. 湖北民族学院学报·医学版，2005，22 (1)：1–7.

[8] 仝小林，陈晓光，李爱国，等. 中西医结合治疗 SARS 的临床疗效分析 [J]. 中国医药学报，2003，18 (10)：603–608.

[9] 张晓梅，张云岭，杨祖福，等. 65 例传染性非典型肺炎症状分析及中医辨证论治探讨. 中国医药学报，2003，18 (5)：263–264.

[10] 彭胜权. 中医对非典型肺炎的认识及论治. 新中医 [J]，2003，35 (7)：3–5.

[11] 石克华，余小萍. 中医治疗传染性非典型肺炎的优势 [J]. 上海中医药杂志，2003，37 (12)：3–4.

[12] 李兴旺，蒋荣猛，郭嘉祯. 糖皮质激素治疗重症急性呼吸综合征初探 [J]. 中华内科杂志，2003，42 (6)：378–381.

NOTE

[13] 康静，陈恒雯，刘仲云．中西医结合治疗传染性非典型肺炎43例临床观察 [J]．山西中医，2003，19 (4)：34 - 35.

[14] 王融冰，刘军民，江宇泳，等．中西医结合治疗 SARS 疗效初步分析 [J]．中国中西医结合杂志，2003，23 (7)：492 - 493.

[15] 李秀惠，张可，胡建华，等．中西医结合治疗严重急性呼吸综合征 (SARS) 临床疗效观察 [J]．中国医药学报，2003，18 (6)：326 - 328.

[16] 朱敏，叶志中，林新峰，等．中西医结合治疗传染性非典型肺炎 (SARS) 45 例临床分析 [J]．中国医药学报，2003，18 (6)：328 - 330.

[17] 中华中医药学会．传染性非典型肺炎 SARS 中医诊疗指南 [J]．中医杂志，2003，44 (11)：865 - 871.

第二节　社区获得性肺炎

　　社区获得性肺炎 (community - acquired pneumonia，CAP) 亦称院外肺炎，指在医院外环境中由病原体入侵引起的肺部炎症，不包括医院内感染，包括具有明确潜伏期的病原体感染而在入院后平均潜伏期内发病的肺炎。临床以发热≥38℃；新出现的咳嗽、咳痰，或原有呼吸道疾病症状加重，并出现脓性痰；伴或不伴胸痛为主要特征。老年或免疫力低下的患者往往无发热，而仅表现为意识模糊、精神委靡或原有基础疾病加重。X 线检查可见肺实质炎症浸润，肺叶累及范围是否存在肺脓肿、肺结核、气道阻塞或胸腔积液是评价病情严重程度的重要参考指标。细菌、真菌、衣原体、支原体、病毒和寄生虫均可引起本病，其中以细菌最为常见，肺炎链球菌居首位。在北半球 1～3 月份是肺炎链球菌、金黄色葡萄球菌、卡他莫拉菌和甲型流感病毒呼吸道感染和肺炎的好发季节；乙型流感自 1 月份起，高峰在 3 月份，延续至 4 月份；4～6 月份可出现立克次体感染 (Q 热)，7～8 月份出现肠道病毒，8～10 月份出现军团菌和副流感 3 型病毒；而 11 月至翌年 2 月份则是流感嗜血杆菌、呼吸道合胞病毒及副流感病毒 1 型、2 型的好发季节。肺炎支原体每 3～6 年出现流行，持续 2～3 个冬季；肺炎衣原体感染亦有散发和流行交替出现的特点，流行期持续 2～3 年，而散发期则持续 3～4 年，没有季节性；军团菌肺炎虽然好发在夏季，但散发病例一年四季均有所见。

　　本病的病理分型根据机体感染的病原菌不同及炎症反应的不同程度，主要分为大叶性病变、小叶性病变、间质性病变、混合型病变和粟粒性病变五类。临床诊断标准包括：①新近出现的咳嗽、咳痰或原有呼吸道疾病症状加重，并出现脓性痰，伴或不伴胸痛。②发热。③肺实变体征和（或）闻及湿性啰音。④白细胞数 $> 10 \times 10^9/L$ 或 $< 4 \times 10^9/L$，伴或不伴细胞核左移。⑤胸部 X 线检查显示片状、斑片状浸润性阴影或间质性改变，伴或不伴胸腔积液。以上①～④项中任何 1 项加第 5 项，并除外肺结核、肺部肿瘤、非感染性肺间质性疾病、肺水肿、肺不张、肺栓塞、肺嗜酸性粒细胞浸润症及肺血管炎等后，可建立临床诊断。

　　社区获得性肺炎患者在完成基本检查及病情评估后应尽快给予经验性抗菌治疗。但是对于应当何时开始使用抗生素尚无定论，一般推荐在确定肺炎诊断后 4～8 小时内应当进行有效抗菌治疗。临床上近 50% 的社区获得性肺炎患者未能检测出病原体。因此，在经验性抗菌治疗时，临床医师应将当地社区获得性肺炎流行病学特征与患者具体情况有机地结合起来，借鉴国内外关于肺炎的治疗指南和抗感染指导原则制定选药方案。用药48~72小时后应进行临床评价，若无效则应认真分析原因，并采取适当的处理方法。

本病一年四季均可发生，年龄、居住环境、基础疾病、免疫状态、季节等诸多因素可影响发病与预后。本病发病率、病死率都很高，我国尚缺乏可靠的流行病学资料，据估计每年我国有250万CAP患者。戒烟、避免酗酒有助于预防本病的发生。预防接种肺炎链球菌疫苗和（或）流感疫苗可减少某些特定人群罹患本病的机会。

一、病因病机

该病属中医"风温肺热"的范畴，多由劳倦过度，或寒温失调，起居不慎，内有蕴热，暴感外邪，猝然而发，病因尤以温热之邪居多。CAP发病包括外邪侵袭、肺卫受邪和正气虚弱、抗邪无力两个方面，病位以肺为主，兼及心、胃、肠、肾等脏腑，其传变和证治特点多符合卫气营血的发展规律。

"温为阳邪，火必克金"，风热之邪侵袭人体，从口鼻而入。肺居上焦，为五脏华盖，上连咽喉，开窍于鼻，外合皮毛，而主卫表，故先受之，临证多见发热微恶寒、咳嗽、口微渴等卫分证。邪在上焦气分，或寒郁化热，或邪热郁肺，或素体热盛，热邪炽盛，灼津炼液成痰，痰热蕴肺，肺气不清，卫邪入里，顺传于胃肠，可为肺胃无形热盛，或为肠腑有形热结。阳明气分邪热不解，除可内陷营血外，还可深入下焦，伤阴耗液，下竭肝肾，而致证候由实转虚。此外风热邪盛亦可逆传心包，热毒炽盛，则烦躁不安，神昏谵语；邪热闭阻于内，阳气不达，则身体灼热而四肢厥冷；邪正剧争，正气骤脱，则阴津失其内守，阳不能固，终致阴竭阳脱之危象。

本病初期外邪致病为主，初期实证多见，随着病理发展虚证逐渐增多，邪实正虚贯穿整个病程。老年人多罹患慢性疾病，体内积生痰湿、瘀血等，在此基础上易感受外邪而患本病，以痰热壅肺或痰浊阻肺为主，常兼有气阴两虚、肺脾气虚、瘀血内停等。恢复期多以气阴两虚、肺脾气虚为主，常兼有痰热或痰浊阻络。

二、温病学指导辨证论治

（一）辨治思路

本病可用三焦辨证，结合卫气营血辨证。初期邪犯肺卫，肺失宣降，肺气上逆，邪正交争而见咳嗽、咳痰、恶寒、发热、气急、胸痛之象；以热证、急证、实证为主，病位在肺、卫气分，故以热者寒之、实者泻之为主要治法。临床辨证需注重热势辨别及热闭心包、气阴两虚、邪陷正脱等邪由表传入或邪直中营血分，耗伤津气阴阳，甚至阴阳离绝之重症的辨别。治疗方面，以祛邪扶正为大法。祛邪当分表里，在表者应疏风清热；在里者宜清热化痰。扶正当益气养阴或补益肺脾。在治疗过程中着重宣降肺气以顺肺之生理特点。若出现热入心包、邪陷正脱，当清心开窍、扶正固脱。

（二）分型论治

1. 卫分证治

（1）风热袭肺

【临床表现】身热无汗或少汗，微恶风寒，咳嗽或干咳，咳痰不爽，痰少色黄白质黏，鼻塞、鼻窍干热、流浊涕，头痛，口干，咽干，咽痛，舌边尖红苔薄白，脉浮数。

【治法】疏风清热，清肺化痰。

【代表方】银翘散加减。

【临床加减】头痛目赤者，加菊花、桑叶；喘促者，加桑白皮、石膏；咽喉肿痛者，加山豆根、马勃；口渴者，加天花粉、玄参；胸痛明显者，加川郁金、全瓜蒌。

（2）外寒内热

【临床表现】发热，恶寒，无汗，或肢体酸痛，咳嗽，痰白干黏或黄，咳痰不爽，口渴或咽干，甚至咽痛，舌红苔黄或黄腻，脉数或浮数。

【治法】疏风散寒，清肺化痰。

【代表方】麻杏甘石汤合清金化痰汤加减。

【临床加减】恶寒、无汗、肢体酸痛者，减荆芥、防风，加羌活、独活；往来寒热不解、口苦者，加柴胡。

2. 气分证治

（1）痰热壅肺

【临床表现】身热烦渴，汗出，咳嗽气粗，咳痰色黄或痰中带血，胸闷，胸痛，口渴喜饮，舌红苔黄或黄腻，脉洪数或滑数。

【治法】清热解毒，宣肺化痰。

【代表方】贝母瓜蒌散合清金降火汤加减。

【临床加减】咳嗽带血者，加白茅根、侧柏叶；咳痰腥味者，加金荞麦、薏苡仁、冬瓜子；痰鸣喘息而不得平卧者，加葶苈子、射干；胸痛明显者，加延胡索、赤芍、郁金；热盛心烦者，加金银花、栀子、黄连；热盛伤津者，加麦冬、知母、玄参；兼有气阴两虚者，加太子参、麦冬、南沙参；大便秘结者，加（酒）大黄、枳实、桑白皮；下利而肛门灼热者，加黄连、葛根。

（2）痰湿阻肺

【临床表现】咳嗽或气短，痰多、白黏或呈泡沫状，胃脘胀满或腹胀，纳呆或食少，舌苔白腻，或脉滑或弦滑。

【治法】燥湿化痰，宣降肺气。

【代表方】半夏厚朴汤和三子养亲汤加减。

【临床加减】痰从寒化，畏寒、痰白稀者，加干姜、细辛；痰多咳喘，胸闷不得卧者，加麻黄、薤白、葶苈子；脘腹胀闷，加木香、槟榔、陈皮；便溏者，减紫苏子、莱菔子，加白术、泽泻、葛根；兼血瘀证，见口唇紫绀，舌有瘀斑、瘀点者，加川芎、赤芍，或可选用血府逐瘀口服液。

3. 营血分证治

（1）热陷心包

【临床表现】高热夜甚，心烦不寐，甚则神昏谵语，发痉或四肢厥冷，咳嗽，甚则喘息、气促，舌绛少津，脉细数。

【治法】清心凉营，豁痰开窍。

【代表方】清营汤合安宫牛黄丸加减。

【临床加减】谵语者，加服安宫牛黄丸；痰盛气喘者，加瓜蒌、葶苈子、竹沥水；抽搐者，加用钩藤、全蝎、地龙、羚羊角；口唇紫绀，舌有瘀斑、瘀点者，加牡丹皮、紫草；腑气不通者，加大黄、芒硝。

（2）邪陷正脱

【临床表现】呼吸短促，鼻翼翕动，面色苍白，大汗淋漓，甚则汗出如油，四肢厥冷，紫绀，烦躁不安，身热骤降，或起病无身热，面色淡白，神志逐渐模糊，舌质淡紫，脉细数无力，或脉微欲绝。

【治法】益气救阴，回阳固脱。

【代表方】阴竭者，生脉散加味；阳脱者，四逆加人参汤加味。

4. 后期证治

（1）肺脾气虚

【临床表现】咳嗽，气短，或乏力，动则加重，自汗，纳呆或食少，胃脘胀满或腹胀，舌质淡或苔薄白，舌体胖大或有齿痕，脉沉细、沉缓、细弱。

【治法】补肺健脾，益气固卫。

【代表方】参苓白术散加减。

【临床加减】咳嗽明显者，加款冬花、紫菀；纳差不食者，加六神曲、（炒）麦芽；脘腹胀闷者，减黄芪，加木香、莱菔子；虚汗甚者，加浮小麦、煅牡蛎；寒热起伏，营卫不和者，加桂枝、白芍、生姜、大枣。

（2）气阴两虚

【临床表现】身热渐退，干咳痰少而黏，盗汗或自汗，神倦纳呆，手足心热，口干或渴，舌红瘦少苔，脉细数。

【治法】益气养阴，润肺化痰。

【代表方】生脉散合沙参麦冬汤加减。

【临床加减】咳甚者，加百部、炙枇杷叶、苦杏仁；低热不退者，加银柴胡、白薇，亦可合用青蒿鳖甲汤；盗汗明显者，加煅牡蛎、糯稻根；呃逆者，加竹茹、炙枇杷叶；纳差食少者，加炒麦芽、炒谷芽；腹胀者，加佛手、香橼皮；余热未清者，症见身热多汗、心烦、口干渴、舌红少苔，脉虚数者，可用竹叶石膏汤加减。

三、中医治疗研究进展

社区获得性肺炎基本病机为痰热壅肺兼见气阴两虚、痰浊阻肺兼见肺脾气虚。故邪实（痰热、痰浊）正虚（气阴两虚、肺脾两虚）贯穿于疾病整个病程中。

韩祥林研究认为，苇茎汤加味对于非重症社区获得性肺炎患者（痰热壅肺型）可提高疗效，减少不良反应发生，缩短发热时间，改善咳嗽咳痰症状，缓解气促症状，控制感染，促进炎症吸收，有效清除细菌，临床效果较单纯西医学治疗方案更优，且可能减少二重感染等不良事件发生。李得民研究认为，加味星蒌承气汤治疗痰热腑实型脑卒中后遗症患者社区获得性肺炎的疗效显著、安全性高。而且可以缩短住院天数，减少住院费用，有效节约了社会医疗资源。赵净净研究认为，通过风温肺热病中医临床路径治疗非重症型社区获得性肺炎，疗效较好，费用较低，患者满意度较高，路径规范可操作。

治疗社区获得性肺炎中成药包括新雪颗粒、百令胶囊、蒲地兰消炎口服液、十味龙胆花颗粒等。风热犯肺型可采用乐频清胶囊或清开灵颗粒；痰热壅肺证可配合急支糖浆或鲜竹沥口服液；气阴两虚用百合固金口服液或川贝止咳糖浆等。

单方验方包括：①鱼腥草、鸭跖草、半枝莲各15g，金银花12g。水煎服每日1剂，用于治疗风热犯肺证、痰热壅肺证。②穿心莲、功劳木各15g，橘皮6g。水煎服每日1剂，用于治疗痰热壅肺证。③重楼、败酱草、大青叶、矮地茶各15g。水煎服每日1剂，用于治疗痰热壅肺证等。

此外，中医药对于CAP还有很多特色疗法，如气雾疗法、灌肠疗法、针刺疗法、贴敷疗法、拔罐疗法等。因其具有操作简便、便于使用、无毒副作用等优点，故在社区获得性肺炎的治疗中起到了重要作用。临床实践表明，中医药干预治疗CAP有良好的疗效，同时可以缩短病程，减少抗菌药物使用时间，进而减少并发症的发生，临床值得推广。

对于社区获得性肺炎的预防，除饮食忌肥腻、生冷、辛辣及过咸食物，戒烟酒外，还应在季节变化和气温骤降时注意保暖，避免受凉，避免过度疲劳。避免或减少在流感等呼吸道疾病流行期间去公共场所活动或与流感等患者密切接触。

参考文献：

[1] 浙江省卫生厅，浙江省中医药管理局．浙江省中医中西医结合单病种诊疗规范［M］．杭州：浙江科学技术出版社．2006，65-70．

[2] 韩祥林．苇茎汤加味治疗非重症社区获得性肺炎研究［D］．广州中医药大学，2014．

[3] 李得民．加味星蒌承气汤治疗脑卒中后遗症患者社区获得性肺炎的临床研究［D］．北京中医药大学，2014．

[4] 赵净净．风温肺热病中医临床路径的应用探索［D］．广州中医药大学，2014．

第十八章 手足口病

手足口病（hand-foot-mouth disease，HFMD）是一种常见于学龄前儿童或婴幼儿的传染性疾病。本病由多种肠道病毒引起，其中柯萨奇病毒 A 组 16、4、5、7、9、10 型；B 组 2、5 型；埃可病毒 16、4、5、7、9、10 型和肠道病毒 71 型（EV71）等均可引起发病，以 CA16 型和 EV71 型最多见。患者和隐性感染者均为传染源，主要通过消化道、呼吸道和密切接触等途径传播。手足口病常年均可发病，但以 4~9 月份为流行高峰。

本病患者通常表现为发热伴手、足、口、臀部皮疹，部分病例可无发热。极少数重症病例皮疹不典型。手足口病临床分为普通病例和重症病例两类。普通病例临床表现为口腔及手足部发生疱疹。口腔疱疹多发生在硬腭、颊部、齿龈、唇内及舌部，破溃后形成小的溃疡，疼痛较剧，幼儿常表现烦躁、哭闹、流涎、拒食等。在口腔疱疹后 1~2 天可见皮肤斑丘疹，呈离心性分布，以手足部多见，并很快变为疱疹，疱疹呈圆形或椭圆形，扁平凸起，如米粒至小豆粒大，质地较硬，多不破溃，内有浑浊液体，周围绕以红晕。少数患儿臂、腿、臀等部位也可出现，但躯干及颜面部极少。疱疹一般 7~10 天消退，疹退后无瘢痕及色素沉着。重症病例病情进展迅速，在发病 1~5 天左右出现脑膜炎、肺水肿、循环障碍等，极少数病例病情危重，可致死亡，存活病例可留有后遗症。

临床需结合病原学或血清学检查做出诊断。无皮疹病例，临床不宜诊断为手足口病。一般情况下病例具有下列之一表现即可确诊。①肠道病毒（CoxA16、EV71 等）特异性核酸检测阳性。②分离出肠道病毒，并鉴定为 CoxA16、EV71 或其他可引起手足口病的肠道病毒。③急性期与恢复期血清 CoxA16、EV716 或其他可引起手足口病的肠道病毒抗体有 4 倍以上的升高。临床需与水痘、疱疹性咽峡炎、流脑、乙脑等病鉴别。

一般情况下患者需注意隔离，避免交叉感染。应适当休息，清淡饮食，做好口腔和皮肤护理。同时针对发热等症状采用中西医结合治疗。本病流行期间，如发现疑似患者，应及时进行隔离，避免交叉感染。对密切接触者应隔离观察 7~10 天，并予板蓝根颗粒冲服；体弱者接触患儿后，可予丙种球蛋白肌肉注射，以增强被动免疫。

90% 左右患者预后良好，而预后不良率为 8.31%。重症手足口病多发于 3 岁以下儿童，在短期内可迅速引发患儿的神经源性肺水肿、循环衰竭，甚至死亡。

一、病因病机

中医古籍文献尚无关于手足口病的专门记载。多数学者认为，其属于"时疫""风温""湿温"等范畴，病因尤以湿热邪毒为多。本病病位在心、肺、脾、胃，多表现为实证、热证，其传变和证治特点多符合卫气营血的发展规律。

本病由外感时行邪毒所致，其病变脏腑主要在肺、脾两经。小儿肺脏娇嫩，不耐邪扰，脾常不足，易受损伤。时邪疫毒由口鼻而入，内侵肺、脾。肺主宣发肃降，司呼吸，外合皮毛，开窍于鼻，为水之上源；脾主四肢肌肉，司运化，开窍于口，为水谷之海。邪毒初犯，肺气失宣，卫阳被遏，脾气失健，胃失和降，则见发热、咳嗽、流涕、咽痛、纳差、恶心、呕吐、泄泻等症；邪毒内郁，气化失司，水湿内停，与毒相搏，外透肌表，则发疱疹。感邪轻者，疱疹仅见于手足肌肤及口咽部，分布稀疏，全身症状较轻；若感邪较重，毒热内盛，则疱疹波及四肢、臀部，且分布稠密、根盘红晕显著、全身症状较重，甚或邪毒内陷而出现神昏、抽搐等。此外，也有因邪毒犯心，气阴耗损，出现心悸气短、胸闷乏力，甚或阴损及阳，心阳欲脱，危及生命者。

二、温病学指导辨证论治

（一）辨治思路

手足口病的辨证方法可参考三焦辨证，结合卫气营血辨证。病程短者，疱疹仅限于手、足、掌心及口腔部，稀疏散在，疹色红润，根盘红晕不著，疱液清亮，全身症状轻微，或伴低热、流涕、咳嗽、恶心、呕吐、泄泻等，属于肺卫失宣、脾失健运，为轻症。病程长者，疱疹除见于手足掌心及口腔部外，四肢、臀部等其他部位也常累及，且分布稠密，或成簇出现，疹色紫暗，根盘红晕显著，疱液浑浊，全身症状较重，常伴高热、烦躁、口痛、拒食、尿赤、便结等，多为毒炽气营，为重症。严重者可因邪陷心肝，或邪毒犯心而出现心经、肝经证候。治疗上以清热祛湿解毒为基本原则。轻症治以宣肺解表、清热化湿；重症治以清气凉营、解毒祛湿。出现邪毒内陷或邪毒犯心者，又当配伍清心开窍、息风镇惊、益气养阴、活血祛瘀等法。

（二）分型论治

1. 普通型

（1）邪犯肺卫

【临床表现】低热或无发热，流涕咳嗽，咽红疼痛，或纳差恶心，呕吐泄泻，口腔及手足掌心疱疹分布稀疏、疹色红润、疱液清亮、根盘红晕不著，舌红苔薄黄腻，脉浮数。

【治法】宣肺解表，化湿解毒。

【代表方】银翘散合桑菊饮加减。

【临床加减】恶心呕吐，加苏梗、竹茹和胃降逆；泄泻加黄连、地锦草、苍术祛湿止泻；高热加葛根、柴胡解肌退热；咳嗽痰多加前胡、桔梗、浙贝母；肌肤痒甚，加蝉蜕、白鲜皮祛风止痒；恶寒加防风、荆芥祛风解表。

【常用中成药】清开灵注射液静脉滴注；咳嗽气促加用儿童清肺口服液。

（2）脾肺湿热

【临床表现】发热，手、足和臀部出现斑丘疹、疱疹，口腔黏膜出现散在疱疹，咽红、流涎，神疲倦怠，舌淡红或红苔腻，脉数，指纹红紫。

【治法】清热解毒，化湿透邪。

【代表方】甘露消毒丹加减。

【临床加减】便秘加大黄；咽喉肿痛加玄参、板蓝根。中药灌肠方：藿香、败酱草、黄芩、青蒿、栀子、生薏苡仁。

【常用中成药】蓝芩口服液、小儿豉翘清热颗粒、金莲清热泡腾片、抗病毒口服液等。外治法：咽部疱疹可选用青黛散、双料喉风散、冰硼散等。

（3）湿热郁蒸

【临床表现】高热，疹色不泽，口腔溃疡，精神委靡，舌红或绛、少津，苔黄腻，脉细数，指纹紫暗。

【治法】清气凉营，解毒化湿。

【代表方】清瘟败毒饮加减。

【临床加减】偏于湿重者，去知母、生地黄，加藿香、茵陈、车前草清热利湿；腹胀满者，加枳实、厚朴理气除胀；头痛剧烈、呕吐频繁者，加龙胆、青黛、车前子清肝泻火；口渴喜饮者，加麦冬、芦根养阴生津。

【常用中成药】清开灵注射液、紫雪丹或热毒宁注射液、喜炎平注射液、丹参注射液等。

2. 重型

毒热动风

【临床表现】高热不退，易惊，呕吐，肌肉瞤动，或见肢体痿软，甚则昏蒙，舌暗红或红绛，苔黄燥，脉弦细数，指纹紫滞。

【治法】解毒清热，息风定惊。

【代表方】羚角钩藤汤加减。

【临床加减】高热加生石膏、蚤休、生大黄清泄热毒；头痛剧烈加龙胆、栀子、黄芩清降肝火。

【常用中成药】安宫牛黄丸、紫雪丹或新雪丹等；热毒宁注射液、痰热清注射液、喜炎平注射液、醒脑静注射液静脉滴注。痰涎壅盛，加猴枣散口服。

3. 危重型

心阳式微，肺气欲脱

【临床表现】壮热不退，神昏喘促，手足厥冷，面色苍白晦暗，口唇紫绀，可见粉红色或血性泡沫液（痰），舌质紫暗，脉细数或沉迟，或脉微欲绝，指纹紫暗。

【治法】回阳救逆。

【代表方】参附汤加减。

【临床加减】若见面色灰白，四肢厥冷，汗出脉微，是心阳虚衰之危象，应急用参附龙牡救逆汤。

【常用中成药】参麦注射液、参附注射液等。

4. 恢复期

（1）*气阴不足，余邪未尽*

【临床表现】身热渐退，皮疹渐愈，咽干不适，口唇干燥，或有干咳，食欲不振，乏力，或伴肢体痿软，舌淡红少津，苔剥脱，脉细数。

【治法】益气养阴，化湿通络。

【代表方】生脉散加减。

【临床加减】口干咽痛、舌红少津明显者，加生地黄、芦根养阴生津、清热润咽；大便干结者，加瓜蒌仁、火麻仁清肠润燥；低热不退者，加地骨皮、银柴胡、生地黄养阴清热。

【常用中成药】金果饮口服。

NOTE

（2）肺脾气虚

【临床表现】病程较长，低热反复，面色少华，多汗易汗，或咳嗽无力，或纳呆便溏，神疲乏力，舌质偏淡，苔薄白或白腻，脉细无力或指纹淡红。

【治法】补肺健脾，益气助运。

【代表方】参苓白术散加减。

【临床加减】咳嗽痰多，加法半夏、杏仁化痰止咳；咳嗽重，加款冬花、紫菀肃肺止咳；虚汗多、动则尤甚，加煅牡蛎、煅龙骨收敛止汗；若汗多不温，加桂枝、白芍、浮小麦以调和营卫；食欲不振，加炒谷芽、砂仁以生发脾胃之气；便溏加苍术、煨木香、煨葛根以健脾升阳止泻。

【常用中成药】玉屏风口服液。

三、中医治疗研究进展

目前对于手足口病没有特效的治疗方法，要依据患者病情程度和发病不同时期，实施相应治疗，治疗重点是减轻患者的炎症、保护患者的重要内脏器官。因此，中西医结合用药可明显提高疗效。

1. 分期治疗　张琳等将手足口病分为前驱期、发疹期及恢复期三个阶段，并进行分型论治。前驱期病位主要在肺，故治疗以清凉解表、疏风透热，佐以清热解毒，方选银翘散加减。发疹期病位在脾，治以清热解毒祛湿。恢复期阴伤脾虚，疱疹渐消，治以健脾助运，生津养阴。

2. 分型治疗　黄子亮等将本病分为肺脾湿热证、湿热郁蒸证两型，以肺脾湿热证为主。二型均可进一步加重而表现为气营两燔，治疗宜用清热解毒、利湿透疹。陈争光等通过 Delphi 法分析专家问卷总结出本病的辨证分型，分为两大类七型，包括：①常证：邪犯肺脾证、湿热毒盛证、心脾积热证。②变证：邪陷心肝证、邪犯心肺证、邪热犯心证及湿热伤络证。邪犯肺脾证方选甘露消毒丹；湿热毒盛证方选清瘟败毒饮；心脾积热证方选清热泻脾散；邪陷心肝证方选清瘟败毒饮合羚角钩藤汤；邪犯心肺证方选己椒苈黄丸合参附汤；邪热犯心证方选葛根黄芩黄连汤合血府逐瘀汤；湿热伤络证治方选四妙丸。施小敏等认为，手足口病有湿热犯肺卫证、湿热郁阻中焦证、热入营血证三种，临证时抓住其热毒、湿热等病理关键，按三焦及卫气营血论治，临床取得了很好的疗效。

3. 单方验方　徐荣等自拟中药手足口病一号方：大青叶、菊花、金银花、紫草、葛根、杏仁、佩兰、薄荷、竹叶、蝉蜕、牛蒡子、甘草。连用 7 日，治疗 278 例手足口病均治愈。任霞等运用葛根银翘散（葛根、金银花、连翘、竹叶、薄荷、玄参、藿香、淡豆豉）治疗 36 例手足口病持续高热的小儿患者，取得了满意的疗效。

4. 中成药治疗　黄晓利等使用甘露消毒丹治疗手足口病 120 例，总有效率为 97.5%。陈钦中使用痰热清注射液联合利巴韦林治疗手足口病 43 例，对照组单用利巴韦林治疗手足口病 43 例，治疗组有效率为 90.02%，对照组有效率为 76%，两组差异有统计学意义（$P < 0.01$）。金永芬使用喜炎平辅助利巴韦林治疗手足口病 119 例，与单用利巴韦林治疗 117 例进行对照，治疗组总有效率为 94.1%，对照组总有效率 86.3%，有统计学差异（$P < 0.01$）。两组热退、皮疹消退及临床痊愈时间与对照组也有统计学差异（$P < 0.01$）。杨满玲使用蓝芩口服液治疗

手足口病56例，治疗组28例使用蓝芩口服液联合利巴韦林，对照组28例单用利巴韦林，治疗组显效25例，有效3例，总有效率为100%，与对照组有效率89%比较，差异有统计学意义（P<0.05）。

此外，中医外治法对缓解病人症状也有较好帮助。①西瓜霜、冰硼散、珠黄散：任选1种，涂搽口腔内患处，每日3次，用于口腔疱疹。②锡类散：涂搽口腔内患处，每日3次，用于口腔内疱疹破溃者。③如意金黄散、青黛散：任选1种，麻油调，敷于手足疱疹患处，每日3次，用于手足疱疹。④金银花15g，板蓝根15g，蒲公英15g，车前草15g，浮萍15g，黄柏10g，每日1剂，水煎，外洗手足疱疹处，用于手足疱疹重者。

参考文献：

[1] 张琳，何德根. 手足口病的中医辨证体会 [J]. 中医儿科杂志，2011，7（4）：36 - 37.

[2] 黄子亮，罗湘艳，罗怡斯，等. 普通型手足口病临床特征及中医辨证论治100例探讨 [J]. 当代医学，2013，19（12）：3 -4.

[3] 陈争光，汪受传. 基于Delphi法的《手足口病中医诊疗指南》第一、二轮专家调查问卷结果分析 [J]. 河南中医，2010，30（10）：970 -973.

[4] 施小敏，袁莲，唐俊. 中医辨证论治手足口病经验总结 [J]. 成都中医药大学学报，2010，33（3）：64 -65.

[5] 徐荣，邓燕艺，卢雄才，等. 中药手足口病一号方治疗手足口病278例 [J]. 中国中西医结合杂志，2010，30（6）：662 -663.

[6] 任霞，苏富军. 葛根银翘散治疗手足口病高热36例体会 [J]. 中国社区医生，2012，14（4）：230.

[7] 黄晓利，刘昕，龙苹. 甘露消毒丹加减联合透疹外洗方治疗普通型手足口病肺脾湿热证120例疗效观察 [J]. 中医儿科杂志，2012，8（6）：36 -38.

[8] 陈钦中. 痰热清注射液联合利巴韦林治疗手足口病43例 [J]. 河南中医，2013，33（6）：901 -903.

[9] 金永芬. 喜炎平佐治小儿手足口病119例疗效观察 [J]. 浙江中医杂志，2012，47（7）：545.

[10] 杨满玲. 蓝芩口服液治疗儿童手足口病临床疗效观察 [J]. 吉林医学，2013，34（21）：4294.

NOTE

第十九章 艾滋病

艾滋病，即获得性免疫缺陷综合征（Acquired Immune Deficiency Syndrome，AIDS），是由艾滋病毒（Human Immunodeficiency Virus，HIV）侵入人体，破坏人体的免疫功能，致使人体发生一系列机会性感染和肿瘤，最终导致死亡的传染病。

HIV感染者与艾滋病患者是本病的传染源。HIV主要存在于感染者和患者的血液、精液、阴道分泌物等体液中。主要经性接触、血液及血制品、母婴传播三种途径传播。人群普遍易感，与HIV携带者经常有性接触者，以及经常输血者如血友病患者，都属于高危群体。目前，艾滋病疫情已覆盖全国，且逐渐由吸毒、暗娼等高危人群向一般人群扩散。2007年，全球新增艾滋病病毒感染者250万，死亡210万，全球感染艾滋病者总数3320万。我国艾滋病的疫情处于总体低流行、特定人群和局部地区高流行的态势。

艾滋病已被我国列入乙类法定传染病，并被列为国境卫生监测传染病之一。参照中华医学会《HIV/AIDS诊断标准及处理原则》将艾滋病分述如下：

1. 临床表现

（1）急性期 急性期出现在初次感染HIV后2~4周。患者可出现发热，伴有咽痛、盗汗、恶心、呕吐、腹泻、皮疹、关节痛、淋巴结肿大及神经系统症状。症状轻微，持续1~3周后缓解。在血液中可检出HIV-RNA，而HIV抗体则在数周后才出现。CD_4^+ T淋巴细胞计数一过性减少。

（2）无症状期（慢性进展期） 无症状期的临床表现不明显，持续6~8年。其时间长短与感染病毒的数量、途径、机体免疫状况等有关。此期HIV在体内不断复制，免疫系统受损，CD_4^+ T淋巴细胞计数逐渐下降。

（3）艾滋病期 艾滋病期患者的CD_4^+ T淋巴细胞计数明显下降，多小于200/μL，HIV病毒载量明显升高。其主要临床表现为持续1个月以上的发热、盗汗、腹泻，体重减轻常超过10%。部分患者表现为神经精神症状，如记忆力减退、性格改变等，持续性全身性淋巴结肿大3个月以上。

2. 诊断要点

（1）急性期 近期内有流行病学史和临床表现，实验室检查HIV抗体由阴转阳，或仅实验室检查HIV抗体由阴转阳。

（2）无症状期 有流行病学史，HIV抗体阳性即可诊断，或仅HIV抗体阳性即可诊断。

（3）艾滋病期 有流行病学史，HIV抗体阳性，加上下述各项中的任何一项，或HIV抗体阳性，CD_4^+ T淋巴细胞数<200/μL：①不明原因体温升高至38℃以上的不规则发热。②慢性腹泻超过1个月，次数超过3次/日。③6个月之内体重下降10%以上。④发热超过1个月，反复发作的口腔白色念珠菌感染。⑤反复发作的单纯疱疹病毒感染或带状疱疹病毒感染等。

3. 治疗 本病的治疗原则为最大限度地抑制病毒复制，保存和恢复免疫功能，降低病死率和 HIV 相关性疾病的发病率，提高患者的生活质量。最常用的治疗方法为高效联合抗逆转录病毒治疗，简称 HAART 治疗。目前，不少学者正致力于开发 HIV 的治疗性疫苗。面向全社会，尤其是面向高危人群和青少年的宣传教育是预防该病最关键和最有效的手段。

艾滋病是一种危害性极大的传染病，HIV 感染者要经过数年，甚至长达 10 年或更长的潜伏期后才会发展成为艾滋病病人。目前，艾滋病还不能治愈，但可以控制。

一、病因病机

艾滋病是一种新发传染病，对其病因病机的研究正在进行，其中"艾毒伤元"的艾滋病病因病机假说，与温病中的伏气温病类似。

1. 艾毒侵袭内伏是艾滋病的发病基础 根据古人提出的"一病自有一气"的科学论断及艾滋病的发生发展规律，艾滋病的病因命名为艾毒最为适宜，它体现了病因的独占性、区分性和准确性。目前，艾滋病的直接病因为艾毒，已成为我国艾滋病研究者的共识。艾毒本身的本质特性是毒、疫，还兼具湿、热等邪之特性，可导致、杂合为痰饮、瘀血等病理产物。艾毒致病既有伏气温病的特点，又有内伤杂病的特点，具有深伏缓发、伤元损脏、繁杂多变等临床表现。

2. 元气不足是艾滋病的发病关键 元气是正气最重要的组成部分。元气根于肾，并经三焦而敷布周身，激发和推动人体各个脏腑组织的功能活动，即脏腑之气。禀赋不足、毒品损伤等均为损伤元气的重要因素。伤元是艾毒侵袭人体后的必然结果，艾滋病的本质特征是元气亏损。人体感受艾毒之后，逐渐损伤正元之气，正元之气强者可不发病，或仅呈带毒状态；虚则使人发病。久而正元之气虚衰，免疫系统严重受损，从而出现一系列虚损症状。

3. 基本病机为艾毒伤元 艾毒侵入人体后，病机演变有一定的规律。艾毒往往先伤肺脾之气，然后深入心、肝、肾等脏，渐见虚损征象。同时，毒邪阻气，气郁津聚，痰浊内生阻滞经脉可出现瘰疬。随着病情进一步发展，脾气渐衰，肝血耗伤，邪毒与痰瘀结滞日久，可出现癥瘕包块等病证。病至终末期，患者多因邪盛正衰、元气衰竭而死亡。

二、温病学指导辨证论治

多数学者认为，中医辨治本病应辨病分期与辨证相结合。参考 2005 年卫生部及国家中医药管理局推荐的《艾滋病诊疗指南》中的"中医药治疗艾滋病临床技术方案（试行）"，可将艾滋病进行如下辨证分型。

（一）急性期

1. 辨治思路

此期证在卫表，主要表现为发热与恶寒并见，以温病中的风热卫分证较为常见。辨证时应从发热与恶寒的孰轻孰重，舌苔、脉象及口渴与否等方面综合考虑，以分清病因的寒热属性，尽快透邪外出。临床上急性期病人较难见到，但无症状期和艾滋病期表现为此类证候者甚多。

2. 分型论治

（1）风热在卫

【临床表现】身热，头痛，咽痛，微恶风，咳嗽痰黄稠，自汗出，脉浮数，舌苔薄白或兼黄。

【治法】辛凉解表。

【代表方】银翘散加减。

【临床加减】临床可与升降散合用，也可选用 Vc 银翘片。但不宜用清热解毒口服液、清开灵口服液、板蓝根颗粒等，因其有凉遏冰伏之弊，不利毒邪外透。

（2）风寒袭表

【临床表现】恶风、恶寒明显，头痛剧烈，发热汗不出，周身肌肉疼痛，脉浮紧，舌苔薄白。

【治法】辛温解表。

【代表方】荆防败毒散加减。

【临床加减】亦可合用葱豉汤，以加强毒邪外透之力。有正气亏虚之象者，可加党参、黄芪等。

（二）无症状期

无症状是指尚未出现与艾滋病相关的症状。此期是中医药治疗艾滋病的黄金切入点。

1. 辨治思路

此期症状较为隐匿，临床应详加审察。证属虚多实少，虚则气血两亏，肺脾不足；实则肝郁火旺，痰热内扰。辨证时应辨明虚在何脏，实为何邪，治应注重扶助正气，补虚泻实，增强体能，延缓发病。

2. 分型论治

（1）气血两亏

【临床表现】体质虚弱，面色苍白，畏风寒，易感冒，声低气怯，时有自汗，或有月经不调，舌质淡，脉虚弱或细弱。

【治法】气血双补。

【代表方】八珍汤或归脾汤加减。

【临床加减】气虚兼阳虚者，加桂枝、黄芪；月经不调者，加川断、淫羊藿；偏血虚补血时要注意"补而不腻"，可酌加砂仁。

（2）肝郁火旺

【临床表现】性格内向，情感脆弱，情绪抑郁，焦虑恐惧，胸胁胀闷，失眠多梦，甚至产生轻生念头，妇女月经不调，乳房、少腹结块，舌苔薄白，脉弦。

【治法】疏肝理气。

【代表方】柴胡疏肝散加减。

【临床加减】心烦急躁，失眠多梦者，加栀子、牡丹皮；月经不调者，加香附、益母草。

（3）痰热内扰

【临床表现】嗜食辛辣厚腻，易于心烦急躁，口苦吞酸，呕恶嗳气，失眠，目眩头晕，苔腻而黄，脉滑数。

【治法】化痰清热，理气和中。

【代表方】温胆汤加减。

【临床加减】心烦急躁者，加栀子；口苦吞酸者，加龙胆、姜黄连、盐吴茱萸；目眩头晕者，加天麻、钩藤。

（三）艾滋病期

1. 辨治思路

此期元气亏损，诸脏皆衰。毒、疫、湿、热等邪之特性彰显，痰饮、瘀血等病理产物齐现。治疗原则以减轻症状为主，延长生命，减少死亡。辨证时应注意元气亏损的程度及其所涉及的主要脏腑，以确定补益之法；应注意邪之特性的显现及病理产物聚集的程度，以确定治法。治疗时，要注意扶正祛邪，权衡二者缓急轻重而施治。

2. 分型论治

（1）热毒内蕴，痰热壅肺

【临床表现】咳嗽，喘息，痰多色黄，发热，头痛，胸痛，口干口苦，皮疹或疱疹，或大热、大渴、大汗出、日晡潮热，舌红苔白或兼黄，脉浮数或弦数。

【治法】清热解毒，宣肺化痰。

【代表方】清金化痰汤合麻杏甘石汤加减。

【临床加减】痰热较盛，咳喘较甚者，加鱼腥草、浙贝母、葶苈子；出现疱疹者，合用龙胆泻肝汤。

（2）气阴两虚，肺肾不足

【临床表现】低热盗汗，五心烦热，干咳少痰，痰稠黏难咳出，乏力，口干咽燥，少寐，颧红，或面色白，气短心悸，头晕，咳嗽，痰夹血丝，或恶风、多汗，痒疹，舌干红少苔，脉细数。

【治法】补肺益气，滋肾养阴。

【代表方】生脉散合百合固金汤加减。

【临床加减】痒疹，合用银翘散、消风散及四物汤加减。

（3）气虚血瘀，邪毒壅滞

【临床表现】乏力气短，躯干或四肢有固定痛处或肿块，甚至肌肤甲错，面色萎黄或暗黑，口干不欲饮，自感局部发热，热势时高时低，遇劳而复发或加重，自汗，易感冒，食少便溏，肢体麻木，甚至偏瘫，或脱发，舌质紫暗或有瘀点、瘀斑，脉涩。

【治法】益气活血，化瘀解毒。

【代表方】补中益气汤合血府逐瘀汤加减。

【临床加减】气虚明显者，人参等补气药的用量要适当增加。血瘀征象较显著者，可考虑加用炮山甲、水蛭。

（4）肝经风火，湿毒蕴结

【临床表现】疱疹，口疮，不易愈合，皮肤瘙痒或糜烂、溃疡、疼痛、灼热，发于面部躯干、口角、二阴，口苦，心烦易怒，舌红苔腻，脉弦数。

【治法】清肝泻火，利湿解毒。

【代表方】龙胆泻肝汤加减。

【临床加减】出现带状疱疹者，加大青叶、板蓝根、紫草；疱疹消退疼痛不止者，加延胡索、赤芍、炮山甲；出现口疮者，可用甘露消毒丹加减。

（5）气郁痰阻，瘀血内停

【临床表现】瘰疬肿块，抑郁寡欢，病情常随情绪而变化，善太息，胸胁胀满，或梅核气，或大便不爽，妇女可见月经不畅或痛经或兼血块，舌淡红苔薄白，脉弦。

【治法】利气化痰，解毒散结。

【代表方】消瘰丸合逍遥丸加减。

【临床加减】也可合用橘核丸，药用橘核、川楝子、桃仁、厚朴、延胡索等。若患者频发外感，可参照急性期处理。

（6）脾肾亏虚，湿邪阻滞

【临床表现】腹泻便溏，脘闷食少，或腹痛，大便不爽，肛门灼热；或五更泄泻，迁延反复。舌淡苔白或黄腻或厚腻秽浊，脉沉细或滑数，或濡缓。

【治法】和胃健脾，利湿止泻。

【代表方】参苓白术散加减。

【临床加减】寒湿泄泻清稀、恶寒发热者，合用藿香正气散加减；脾肾阳虚较甚而五更泄泻者，合用四神丸；脾虚肝郁泄泻腹痛，得泻痛减者，合用痛泻要方。

（7）元气虚衰，肾阴亏涸

【临床表现】消瘦脱形，乏力身摇，水谷难入，四肢厥逆，下利清谷，面色苍白，疲惫腰酸，两耳不聪，夜尿增多；女子月经不行，带下清稀或子宫脱垂，舌苔灰或黑或舌光剥无苔，脉沉弱或虚大无力或脉微欲绝。

【治法】大补元气，滋阴补肾。

【代表方】补天大造丸加减。

【临床加减】耳鸣重听、精神恍惚者，合用天王补心丹加减。

三、中医治疗研究进展

1. 临床研究 苏诚炼把 AIDS 分为四个证型：①肺胃阴虚型：以呼吸系统症状为主，方用参苓白术散和百合固金汤加减。②脾胃虚损型：以消化系统症状为主，方用补中益气汤、香砂六君子丸等。③脾肾两亏型：多见于晚期患者，方用四君子汤、四神丸等加减治疗。④热盛痰蒙型：多见于 HIV 侵犯中枢神经系统的晚期垂危者，方用安宫牛黄丸、钩藤饮等。而王宝祥等则把 AIDS 分为肺气阴两虚型、肺脾两虚型、心气阴两虚型、脾肾两虚型、热毒炽盛型、痰蒙清窍型辨证治疗。由于艾滋病的复杂性、难治性，故对它没有统一的分型论治方法。尤松鑫提出了疏肝解郁、疏肝培脾、益气健脾、益气固表、益气养血等 13 种常用治法。徐志明等提出了艾滋病的两大治疗原则：一是扶正培本，二是祛邪解毒。王健等提出中医的辨证思路应遵循以病为纲、先分期再分型、病证结合、据证施治三个原则。

2. 中药复方研究 复方丹参注射液和银黄注射液具备较佳的抑制 HIV 感染的作用。扶正排毒片水提取物、小柴胡汤、艾达康、复方黄芪颗粒等先后在实验室及临床上被发现对 HIV-1 有一定抑制作用。中研一号、人参汤、唐草片、艾滋一号、克艾可、爱康I号等复方在抑制 HIV 复制、延缓疾病发展、改善临床症状、提高患者生活质量等方面也都取得了良好的效果。

3. 单味中药研究 甘草的主要成分甘草酸、黄芩中活性成分黄芩苷和黄芩素、天花粉中的核糖体失活蛋白天花粉蛋白（TCS）、绿茶中的活性成分儿茶素都有明确的抗病毒作用。黄连、紫草、丹参、五味子等有抑制 HIV 逆转录酶活性的作用。乌梅、石榴皮、鸦胆子、黄芩等可抑制 HIV 蛋白酶活性。还有一些中药能够提高机体免疫功能，提高机体对 HIV 感染的抵抗能力。如人参、黄芪、白术、灵芝等，可增强巨噬细胞吞噬能力；阿胶、女贞子、沙参、玄参等可延长抗体活性等。

参考文献：

[1] 中华医学会感染病学分会艾滋病学组．艾滋病诊疗指南（2011 版）[J]．中华传染病杂志，2011，29（10）：629 - 640.

[2] 张红霞，黄荣清．艾滋病治疗药物的研究进展 [J]．科学技术与工程，2009，9（23）：7081 - 7087.

[3] 郭选贤，郝秀梅，谢世平．艾滋病中医病因命名探讨 [J]．河南中医学院学报，2008，23（5）：5 - 6.

[4] 郭选贤，郭会军，谢世平，等．关于"艾毒"若干理论问题的探讨．中华中医药杂志，2012，27（9）：2274 - 2276.

[5] 张海燕，郭会军，付林春．艾滋病期的本质特征是元气亏损——艾滋病病机研究的大样本调查报告 [J]．中医学报，2011，26（11）：1281 - 1283.

[6] 彭勃，王丹妮．无症状 HIV 感染期是中医药治疗艾滋病的黄金切入点 [J]．中国临床康复，2006，10（19）：166 - 167.

[7] 刘颖，王燕，邹雯，等．艾滋病常见症状的中医辨证治疗 [J]．河南中医学院学报，2008，23（5）：1 - 3.

[8] 苏诚炼．中医试治艾滋病 30 例临床报告 [J]．中医药学报，1991，19（2）：31.

[9] 王宝祥，石昌德，董雪梅．中医药抗艾滋病的临床研究 [J]．空军医高专报，1998，20（1）：54 - 56.

[10] 尤松鑫．艾滋病中医证治概述 [J]．江苏中医，1999；20（3）：3 - 5.

[11] 徐志明，李铭，和丽生．对艾滋病的探讨 [J]．云南中医学院学报，2000，23（4）：12 - 14.

[12] 王健，刘颖．艾滋病中医证候学研究的思路、方法及结果 [J]．中国中西医结合杂志，2012，23（6）：727 - 729.

[13] 李伟，彭勃，刘景超．扶正排毒片水提取物抑制 HIV - 1 病毒活性的实验研究 [J]．河南中医学院学报，2007，22（5）：132.

[14] 刘瑞，彭勃．中药治疗艾滋病的国内外研究进展 [J]．世界中医药，2009，4（3）：175 - 178.

第二十章　病毒性肝炎

病毒性肝炎（Virus Hepatitis，VH）是由肝炎病毒引起的以肝脏损害为主的一组传染病，为法定乙类传染病，具有传染性强、传播途径复杂、流行面广、发病率高等特点，目前已知的肝炎病毒包括甲、乙、丙、丁、戊五种类型。分别写作 HAV、HBV、HCV、HDV、HEV，除乙型肝炎病毒为 DNA 病毒外，其余均为 RNA 病毒。

甲、戊型肝炎的传染源主要是急性期患者和亚临床感染者，主要经粪－口途径传播，输血和人畜交叉感染也是戊肝的主要传播途径；乙、丙、丁型肝炎的传染源是相应的急、慢性患者及病毒携带者，主要传播途径包括血液传播、母婴传播、性接触传播。接吻、拥抱、握手、咳嗽、共同进食、饮水、共用餐具和水杯、无皮肤破损及其他无血液暴露的接触一般不传播。人类对各型肝炎普遍易感，各年龄段均可发病。甲肝病毒感染后机体可产生持久的免疫力，再次感染极其罕见；乙肝病毒感染后如果产生抗体，一般不会再次感染，且易感性随年龄增加而降低；丙型、戊型肝炎发病以成年人为主；丁型肝炎易感者为乙肝表面抗原阳性的急、慢性肝炎或乙肝表面抗原阳性携带者。各型肝炎全世界均有发生，与社会经济、卫生管理水平等密切相关。在发达国家仅有小规模的流行，而发展中国家发病率较高，甚有暴发流行性。甲型肝炎以冬春季节发病为高峰，其余各型没有明显季节性。

不同类型肝炎病毒引起的临床表现具有共同性，临床上分为急性肝炎、慢性肝炎、重型肝炎、淤胆型肝炎、肝炎肝硬化。

急性肝炎分为黄疸型和无黄疸型两类，急性黄疸型肝炎分为三个阶段：①黄疸前期：多以发热起病，伴全身乏力、食欲不振、厌油、恶心甚或呕吐，且常有上腹部不适、腹胀、便秘或腹泻，尿色逐渐加深，至本期末尿色呈红茶样。肝脏可轻度增大，伴有触痛及叩击痛。本期一般持续数日至 2 周，平均 5～7 日。②黄疸期：尿色加深，巩膜黄染继及皮肤，逐日加重，皮肤瘙痒，大便颜色变浅；发热在黄疸出现后很快消退；胃肠道症状及全身乏力等症状逐渐加重，至黄疸即将消退前迅速改善。本期肝大达肋缘下 1～3cm，有明显触痛及叩击痛，肝功能改变明显。部分病例且有轻度脾大。本期持续 2～6 周。③恢复期：黄疸消退，症状好转。增大的肝脏逐渐恢复正常，触痛及叩击痛消失。本期持续 1～2 个月。急性无黄疸型肝炎临床较多见，表现为近期出现的、持续几天以上排除其他原因的乏力、食欲不振、恶心等症状，伴肝大并有压痛、肝区叩击痛，部分患者可有轻度脾大。

慢性肝炎为急性肝炎病程超过半年的病例，临床分为轻、中、重度。轻度表现为轻微乏力、纳差、腹胀、尿黄、便溏等，临床症状、体征较轻或不明显；中度临床症状居于轻度和重度之间；重度有明显或持续的肝炎症状，伴有肝病面容、肝掌、蜘蛛痣、脾大并排除其他原因。重型肝炎病情危急，预后极差，根据组织病理学特征和疾病进展速度分为急性、亚急性、慢性。淤胆型肝炎临床表现类似急性黄疸型肝炎，但自觉症状常较轻，多有皮肤瘙痒及大便灰白。肝炎肝硬化临床分为代偿性肝硬化和失代偿性肝硬化，后者会出现腹水、肝性脑病及门静脉高压引起的食管、胃底静脉曲张或破裂出血等并发症。

有流行病学史或家族史，出现持续数日以上的非其他原因引起的乏力、发热、食欲减退、厌油、腹胀、便溏、出血倾向和肝区叩击痛等，血清酶、血胆红素、血清蛋白质等肝功能检查异常，并根据病原学检测和肝脏病理学检查可做出各型肝炎分型诊断。

病毒性肝炎临床类型复杂，总的治疗原则以足够的休息、营养支持，加以药物治疗为主，避免劳累、饮酒及使用损害肝脏的药物。急性肝炎以对症支持治疗为主；慢性肝炎应根据患者具体情况，采取抗病毒、抗感染、抗氧化、免疫调节、抗纤维化及对症治疗措施。重型肝炎，营养与支持治疗是基础，并发症的防治是重点，早期强调及时诊断和治疗，努力遏制病情进展，中期强调防止并发症，为肝脏再生与自发恢复争取时间，晚期则应正确处理并发症，积极为肝移植创造条件。

甲型肝炎和戊型肝炎预后较好，乙型、丙型和丁型肝炎预后较差，可发展为慢性肝炎、肝硬化甚至发展为原发性肝癌。

第一节　甲型病毒性肝炎

甲型病毒性肝炎（viral hepatitis type A，简称甲肝）系由甲型肝炎病毒（Hepatitis A Virus，HAV）引起，经粪－口途径传播，以肝脏炎性病变为主的传染性疾病，以乏力、皮肤巩膜黄染、恶心、呕吐、肝大及肝功能异常为主要临床表现。

2009 年中国人群甲肝发病率为 3.3/10 万，主要集中在河南、四川、云南、贵州、新疆、甘肃六地，年龄主要为 15 岁以下的儿童。

根据流行病学特征、临床症状、体征、实验室检查综合分析，方可明确诊断。多数急性甲型肝炎无需抗病毒治疗，经适当休息、合理的营养支持及药物辅助治疗，数周可痊愈。对于少数重型肝炎，应采取综合治疗措施，加强支持疗法。大多数甲型肝炎在 3 个月内临床症状消失、肝功能恢复，本病病程一般不超过 6 个月，预后良好。

一、病因病机

甲型病毒性肝炎多由湿热疫毒之邪侵袭所致，伤及肝胆，郁遏气机，并侵袭中焦脾胃，湿热熏蒸，瘀热内阻，以致肝失条达，胆失疏泄，脾胃失于运化，出现情志不舒、善太息、胁痛、恶心、厌油、头身困倦、胸脘痞满、口干苦等不适之症，或因胆汁疏泄失常，泛溢肌肤，下注膀胱而发生黄疸。病位在肝、胆、脾、胃。湿热、毒、瘀、虚为主要病理因素，且四者互为影响。

"湿热"为关键致病因素，且贯穿于整个病理过程。机体由于外感湿热或内伤饮食劳倦，湿热内阻，脾胃运化失常，湿热交蒸，熏蒸肝胆，肝疏泄失常，脏腑功能失调，发为本病。因湿热有偏盛不同，故有湿重于热或热重于湿之别，前者多见胸脘痞满，头身困重，倦怠乏力，恶心厌油，纳呆，口黏，或口渴欲饮，或饮而不多等临床表现；后者多表现为身目发黄而色泽鲜明，胸胁胀闷，大便秘结，小便黄赤，舌苔黄腻，脉滑数等。

甲肝病毒具有中医"毒邪"特性，毒邪常具有传染性、暴戾性、凶险性，易于流行等特点，甲型肝炎有传染性，可引起广泛流行，与疫毒致病相似。其来源有两个方面：其一，外感毒邪，主要为湿热疫毒之邪（如甲型肝炎病毒）；其二，内生浊毒（如内毒素），乃因肝失疏泄，浊毒内生，二者互相影响。疫毒之邪入侵，发病急骤，湿热疫毒蕴结中焦，着肝滞脾，影响肝脾疏泄运化，内伏血分，迫使胆汁外溢而出现黄疸，甚者疫毒炽盛，迅速弥漫三焦，深入营血，内陷心肝，病情危急，正如《杂病源流犀烛·诸疸源流》中云："有天行疫疠，以致发黄者，俗谓之瘟黄，杀人最急。"

热毒内遏，熬血成瘀，瘀血郁结，蕴热化毒，瘀血与热毒相互搏结，瘀血是肝失疏泄的病理产物，又作为致病因素，加重肝脏的损害，促使病势加重。《温热逢源·伏温兼夹气郁痰饮食积瘀血以及胎产经带诸宿病》所言："因病而有蓄血，温热之邪与之纠结，热附血而愈觉缠绵，血得热则愈形凝固。"由于湿热疫毒久羁，煎熬津液，气机受阻，血行不畅，瘀血内停，若再逢内生之浊毒深入营血，则毒热依附于有形之瘀血，形成毒瘀搏结、气血败坏的局面，多见于甲型肝炎中淤胆型肝炎，临床表现为黄疸色重、迁延不退、两胁胀痛、胁下有痞块、胸腹痞满、乏力、食欲不振、口苦咽干、大便呈灰白色。

《素问·刺法论》说："正气存内，邪不可干。"可见正气虚弱、正气不足是发病的前提和根据，居于主导地位，机体免疫功能状态决定了疾病的转归方向。若正气旺盛，气血充盈流畅，卫外固密，外邪难以入侵，内邪亦难于产生，机体不仅能将病毒清除，还可产生特异性的保护性抗体；若正弱邪盛，则易导致疾病向肝硬化、肝衰竭或原发性肝癌发展。

二、温病学指导辨证论治

（一）辨治思路

甲型病毒性肝炎所表现的多种症状和病情的转化规律，均属于温病学卫气营血及相关脏腑的病理变化范围。运用温病学理论指导临床实践，据甲型肝炎多种证候进行辨证，可分为湿热蕴结证、疫毒炽盛证、血脉瘀滞证、湿阻脾胃证、肝气犯胃证等证型。基于"湿热、毒、瘀、虚"病理因素，治疗上，疾病进展期治宜凉血解毒化瘀，以祛邪为主；恢复期治宜清泄余邪、调理肝脾、滋补肝肾，以扶正为主。

1. 从卫气营血辨证　参考叶天士创立"卫气营血"辨证纲领，甲肝初起，病情轻浅，仅有恶寒发热、乏力、食欲不振、厌油、小便黄等类似"感冒"症状。此时邪在卫表，卫气被郁，邪正相争。因湿热疫毒之邪易弥漫三焦，阻遏少阳，伤及脾胃，论治时除解表祛邪外，尚需加入疏肝利胆、健脾和胃之品，用药切忌辛温，且不可太过寒凉。

当疫毒之邪侵入气分时，多见身热、胁肋胀痛不适、恶心嗳气、食纳不佳，且多兼有气机郁滞，故予清解气分湿热外，还需疏肝理气；疫邪深入营分，陷于心包，此时病位深且病情重，为疫毒侵入日久，湿热郁蒸，伤及营阴，血脉闭阻不畅，临床多表现为肤目黄染，治疗应以清热利湿为主；疫毒之邪内陷血分，伤及心、肝、肾，尤可动血耗血，多见于重型肝炎，患者可出现神昏谵语、出血、大便秘结等危重证候，预后不佳，治疗上需清营凉血、醒神开窍，可用大剂清热凉血解毒配伍泻下通腑之品。

2. 从"湿"辨证　甲型病毒性肝炎患者多伴肤目黄染、小便色黄。"无湿不作黄"，黄疸的形成，必有湿邪作祟，或困阻脾阳，或壅遏气机，或与热邪互结，日久，湿或从热化，或从寒化，临床多有湿热蕴结、湿困脾胃等证型。因湿邪重浊、黏滞，故常见头身困重、四肢酸楚沉重、大便不爽、口黏口干或口苦、舌苔厚滑黏腻等。《温热经纬·薛生白湿热病篇》提出"湿热乃阳明太阴同病也"，认为脾湿不运是黄疸发病的关键，病位以脾胃为中心，治疗时以"祛湿"为重，可有清热利湿、利湿退黄、温中化湿之法。仲景曾谓"诸病黄家，但利其小便"，故治法中应兼利小便。然祛湿药可能引起腹中不适，《种福堂公选良方·公选良方内外科》中指出"将茵陈草煎浓汤，每日以多吃数次为妙……若腹中不快，加神曲、麦芽同煎煮之"，故在"祛湿"同时应不忘固护脾胃之气。

（二）分型论治

1. 湿热蕴结

【临床表现】身目俱黄，色泽鲜明，恶心，厌油，头身困倦，胸脘痞满，口干口苦，大便干，小便色黄，苔黄腻，脉滑数。

【治法】清热化湿，利胆退黄。

【代表方】雷氏芳香化浊法或连朴饮加减。湿偏甚者用雷氏芳香化浊法加减；热偏甚者用连朴饮加减。

【临床加减】中痞便结者，加枳实、杏仁以开痞畅气；胁痛明显者，加柴胡、川楝子以疏肝理气；热甚津伤者，可加石斛、天花粉等。

2. 疫毒炽盛

【临床表现】发病急剧，黄疸迅速加深，其色如金，高热，神昏谵语，烦躁不安，或肌肤瘀斑，吐血、便血、尿血等，舌红而绛苔黄厚，脉数。

【治法】清营凉血。

【代表方】犀角地黄汤加减。

【临床加减】若见蓄血，喜妄如狂者，加大黄、黄芩清热逐瘀；郁怒肝火上炎者，加柴胡、黄芩、栀子以清肝泻火；出血倾向明显者，加黑地榆、侧柏叶、茜根凉血止血。

3. 血脉瘀滞

【临床表现】黄疸色重，迁延不退，两胁胀痛，或胁下有痞块，胸腹痞满，乏力，食欲不振，或口苦咽干，小便色黄，大便呈灰白色，舌暗红苔黄厚腻，脉弦涩。

【治法】疏肝利胆，化瘀导滞。

【代表方】膈下逐瘀汤加减。

【临床加减】若结石阻滞，可加金钱草、海金沙利胆化石；皮肤瘙痒者，加地肤子止痒；恶心明显者，加生姜、半夏、竹茹和胃降逆；若气滞血瘀，胁下癥结疼痛，可加柴胡、郁金、桃仁、川芎、三棱、莪术以理气祛瘀软坚。

4. 湿阻脾胃

【临床表现】面色晦暗不泽，脘闷不饥，肢体困重，怠惰嗜卧，或见浮肿，大便溏泻，苔腻，脉濡缓。

【治法】温中化湿，疏肝利胆。

【代表方】脾气虚者，用黄芪建中汤加减；寒湿困脾者，用茵陈四逆汤加减。

【临床加减】气虚乏力明显者，重用黄芪；畏寒、肢冷者，加附子、干姜温阳祛寒。

NOTE

5. 肝气犯胃

【临床表现】胁肋隐痛不适，胸闷不舒，善太息，情志抑郁，不欲饮食或口苦喜呕，头晕目眩，妇女月经不调，痛经或经期乳房作胀，舌淡或红苔薄，脉细弦。

【治法】疏肝解郁，理气和胃。

【代表方】小柴胡汤加减。

【临床加减】肝郁脾虚甚者，加用柴胡疏肝散；兼脾虚者，加逍遥散；夹热者，可加栀子以清里热。

三、中医治疗研究进展

1. 中药汤剂研究 王明才等拟基础方（枳实、白芍、柴胡、茵陈、板蓝根、金钱草、虎杖、甘草）治疗高原甲型肝炎，疗效良好。田民等使用茵陈蒿汤加味（茵陈、大黄、栀子、白术、茯苓、车前子、蒲公英、柴胡、白芍、连翘）治疗甲肝效果明显。周正荣自拟利肝退黄汤（茵陈、茯苓、泽泻、生薏苡仁、车前子、板蓝根、金钱草、栀子、生大黄、赤芍、丹参、炒白术、焦三仙、甘草）治疗急性甲型病毒性肝炎取得了满意的效果。关幼波教授拟消黄汤（茵陈、萹蓄、金银花、酒大黄、酒黄芩、瞿麦、泽兰、赤芍、牡丹皮、木通、六一散）治疗湿热下注型黄疸。刘渡舟教授拟柴胡解毒汤（柴胡、黄芩、茵陈、土茯苓、凤尾草、草河车）治疗肝郁热毒型肝炎。黄保中教授拟肝瘟汤（升麻、苍术、龙胆、茵陈、车前草）适用于脾胃湿热证型肝炎。

2. 分型治疗 黎彦君等将本病分为肝胆湿热证和湿邪困脾证。前者方用茵陈、栀子、大黄、板蓝根、柴胡、黄芩、虎杖、丹参、车前子、枳壳、郁金、山楂、白术、青皮、甘草；后者方用茵陈、鸡矢藤、藿香、苍术、茯苓、桂枝、白术、炙甘草、陈皮、法半夏、生姜。

3. 中成药治疗 肝苏颗粒：保肝降酶、退黄、健脾。复方益肝灵软胶囊：益肝滋肾、解毒祛湿。五酯胶囊：降低血清谷丙转氨酶。茵栀黄口服液：清热、解毒、利湿。红花清肝十三味丸：清肝热、解毒。舒肝宁注射液：清热解毒、利湿退黄、益气扶正。苦黄注射液：利湿退黄。苦参素注射液：清热、燥湿、退黄。清开灵注射液：降低转氨酶、提高机体免疫力。

4. 针灸治疗 急性无黄疸型肝炎取合谷、外关、阳陵泉、足三里、阴陵泉为主穴以疏肝理气。急性黄疸型肝炎，阳黄者取阴陵泉、足三里、至阳为主穴以清化湿热；阴黄取阴陵泉、胆俞、脾俞、中脘、足三里、三阴交为主穴以温化寒湿、健脾利胆。

参考文献：

[1] 刘燕敏，陈园生，崔富强，等．中国2004～2009年甲型病毒性肝炎流行病学特征分析[J]．中国疫苗和免疫，2010，(5)：453-456.

[2] 中国中医药学会内科肝病专业委员会．病毒性肝炎中医辨证标准（试行）[J]．中医杂志，1992，(5)：39-40.

[3] 中华医学会传染病与寄生虫病学分会、肝病学分会．病毒性肝炎防治方案[J]．中华传染病杂志，2001，19(1)：56-62.

[4] 王明才，周厚永，杨惠文．中医药治疗高原甲肝48例临床疗效观察[J]．成都军区医院学报，2003，5(2)：19-20.

[5] 田民, 胡凤兰. 茵陈蒿汤加味治疗甲型病毒性肝炎黄疸期 30 例 [J]. 河南中医, 2005, 25 (9): 12.

[6] 周正荣. 自拟利肝退黄汤治疗急性甲型病毒性肝炎 103 例疗效观察 [J]. 现代医药卫生, 2007, 23 (11): 1693-1694.

[7] 黎彦君, 玉艳红, 苏芮, 等. 中医分期辨证治疗急性黄疸型甲型病毒性肝炎疗效分析 [J]. 环球中医药, 2012, 5 (5): 375-377.

[8] 石学敏. 针灸学 [M]. 第 2 版. 北京: 中国中医药出版社, 2007.

第二节　乙型病毒性肝炎

乙型病毒性肝炎 (viral hepatitis type B, 简称乙肝) 系由乙型肝炎病毒 (Hepatitis B Virus, HBV) 引起, 以肝脏炎性病变为主的传染性疾病。以乏力、食欲减退、恶心、呕吐、厌油、肝大及肝功能异常为主要临床表现, 部分病例有发热和黄疸, 病程易迁延转为慢性, 或发展为肝硬化甚至肝癌, 重者病情进展迅速可发展为重型肝炎, 另一些感染者则为无症状的病毒携带者。

HBV 感染呈世界性流行, 无明显季节性, 但不同地区 HBV 感染的流行强度差异很大。全球约 20 亿人曾感染过 HBV, 其中 3.5 亿人为慢性 HBV 感染者, 我国 1~59 岁一般人群 HBsAg 携带率为 7.18%。乙型病毒性肝炎传染源是 HBV 感染患者及携带者, 主要经血液、母婴及性接触传播。HBV 不经呼吸道和消化道传播, 因此日常学习、工作或生活接触一般不会传染 HBV。人类对乙型肝炎普遍易感, 各年龄段均可发病, 但随年龄增长其易感性降低。

有乙型肝炎病史或 HBsAg 阳性超过 6 个月, HBsAg 和 (或) HBV-DNA 阳性者, 可诊断为慢性 HBV 感染。根据 HBV 感染者的血清学、病毒学、生化学试验及其他临床和辅助检查结果, 可将本病分为慢性乙型肝炎、乙型肝炎肝硬化、慢性乙肝病毒携带者、隐匿性慢性乙型肝炎。治疗上主要以抗病毒、免疫调节、抗氧化、抗肝脏炎症、抗纤维化及对症治疗为主, 其中抗病毒治疗是关键。患者只要符合适应证且条件允许, 就应进行规范的抗病毒治疗。最大限度地长期抑制 HBV, 减轻肝细胞炎症坏死及肝纤维化, 延缓和减少肝脏失代偿、肝硬化、肝细胞癌及其并发症的发生, 从而改善生活质量和延长存活时间。

一、病因病机

湿热疫毒之邪内侵, 机体正气不足, 毒邪留滞, 日久气郁化热化瘀, 致湿热毒瘀损伤肝络, 损阳耗阴, 正气渐衰, 变症丛生。病变部位主要在肝、脾、肾三脏。病理变化在于疫毒、湿热、郁、瘀、虚互为因果, 相互影响。病理性质为正虚邪实, 虚实夹杂。根据其发病特点, 可从疫毒致病、伏气温病、"主客交浑" 理论认识本病发病的机理。

(一) 疫毒致病

乙型病毒性肝炎是由于感染乙肝病毒所致, 具有较强的传染性, 与吴又可所论之 "疫气" 致病相似, 感染乙肝病毒后常表现为纳呆、脘腹胀闷、恶心、厌油腻、身目发黄、尿黄、大便不调等症, 湿热性质明显, 因此, 认为此疫毒为湿热疫毒。

湿热疫毒之邪侵袭人体，湿热壅盛，内蕴中焦，由脾胃熏蒸肝胆，导致肝胆失于疏泄，胆汁不循常道而外溢，故见身、目、尿黄等黄疸之症。湿热阻滞，肝气郁结，横克脾胃，脾失健运，运化失调，胃失和降，可见纳呆、脘腹胀闷、恶心、厌油腻、大便不调等症；甚则湿热疫毒炽盛，迫血妄行，而见吐血、呕血等；热毒炽盛，迫入营血，逆传心包，肝风内动，而出现神昏、抽搐等。又湿热疫毒内蕴日久，肝脾损伤，病及于肾，气血水谷失于疏泄运化，肾开阖不利，水湿不化，气滞、血瘀、水湿停聚腹中，故见鼓胀。

（二）伏气温病

《素问·生气通天论》之"冬伤于寒，春必温病"和《素问·金匮真言论》之"藏于精者，春不病温"理论为后世温病学家的伏邪学说打下了基础。王叔和《伤寒例》曰："中而即病者，名曰伤寒；不即病，寒毒藏于肌肤，至春变为温病。"指出感邪后未即时发病，邪气伏藏，逾时而发。乙肝病毒感染具有潜伏性特点，病毒感染后深伏于体内，遇机体正气亏虚便伺机发病，符合"伏气温病说"。王孟英《温热经纬》曰"邪伏深沉不能一齐外出者，虽治之得法，而苔退舌淡之后，逾一二日舌复绛干，苔复黄燥，正如抽丝剥茧，层出不穷，不比外感温邪，由卫及气，而营及血也"，提示伏气温病缠绵难愈，慢性乙型肝炎病势缠绵，与伏气温病的特点相似。

温病学家柳宝诒在《温热逢源·伏温从少阴初发证治》中云："原其邪之初受，盖以肾气先虚，故邪乃凑之而伏于少阴。"提出肾虚邪伏之说。肾气不足，机体免疫力低下，邪气易袭，伏于至虚之处，暗耗正气，导致正虚邪恋，气血失调，阴阳失衡。乙肝病毒感染多始于婴幼儿时期，此时期正气不足，肾气亏虚，疫毒之邪易于入侵，潜伏于机体，机体无力抗邪外出，邪正交着，而成肾虚邪伏之病理状态。

（三）"主客交浑"理论

吴又可《温疫论·主客交》云"所谓客邪胶固于血脉，主客交浑，最难得解，且愈久愈固"，提出"主客交浑"理论，乃指正气衰微，不能托邪外出，邪留不去，与血脉合而为一，结为痼疾。慢性乙肝病毒携带者正虚邪恋状态，以及肝纤维化时期，疫毒之邪可损伤厥阴肝络，阻碍血运，血留为瘀，瘀血与疫毒之邪交炽于肝络，故形成"主客交浑"状态。

二、温病学指导辨证论治

（一）辨治思路

1. 从湿热疫毒辨治　湿热毒邪羁留，缠绵不解，壅盛于内，易致肝胆失疏泄、脾胃失健运，且可致血溢脉外，水湿内停，肝风内动，瘀血阻络等病理改变。正如汪瑟庵在解读《温病条辨》下焦篇寒湿四十二条时有云："盖湿温一证，半阴半阳，其反复变迁，不可穷极，而又氤氲黏腻，不似伤寒之一表即解，温热之一清即愈。施治之法，万绪千端，无容一毫执著。"故治法应以清热祛湿解毒为主，并结合临床兼以疏肝、健脾、活血等治法。

2. 从肾虚邪伏辨治　慢性乙肝病毒携带者，多表现为本虚标实，本虚是邪气得以伏留的前提，标实则是新感引动伏邪的病理表现。柳宝诒认为："伏温之邪，冬时之寒邪也，其伤人也，本因肾气之虚，始得人而据之。"肾虚既是本病发病原因，又是疾病发展的结果。故针对处于此病理阶段患者，治疗上应以补益肾气为主，兼以清透伏邪。

3. 从邪伏膜原辨治　乙型病毒性肝炎部分患者发病初起可见轻微湿热内伏之象，表证不明显，似吴又可《温疫论·原病》云："邪从口鼻而入，则其所客，内不在脏腑，外不在经络，舍于夹脊之内，去表不远，附近于胃，乃表里之分界，是为半表半里，即针经所谓横连膜原是也。"又《温疫论·温疫初起》中云："其时邪在夹脊之前，肠胃之后……又不可下，此邪不在里……宜达原饮。"故处于"半表半里"之乙型肝炎者，可予化浊养阴法治之。

4. 从瘀血阻络辨治 湿热疫毒之邪久伏于肝而壅滞不解，易形成肝络瘀阻。湿为阴邪，易伤阳气；热为阳邪，易灼肝阴，从而造成气阴两虚，气虚则无力行血，阴虚津伤则血液黏稠而滞，瘀血加重。血愈瘀则气愈虚，气愈虚则血愈瘀，邪正交着，易发展为肝纤维化，甚或肝硬化，故病理过程应合以活血通络，扶正化瘀之药，延缓病情发展。

5. 从主客交浑辨治 乙型肝炎肝纤维化期，疫毒之邪久羁不解，损伤肝络，正虚邪陷经络，以致脉络瘀阻，阴血亏虚，非单纯滋补疏散之法可及。薛生白《湿热病篇·邪陷络闭》中："湿热证，七八日……此邪入厥阴，主客浑受，宜仿吴又可三甲散，醉地鳖虫、醋炒鳖甲、土炒穿山甲、生僵蚕、柴胡、桃仁泥等味。"故此期可予搜剔通络、滋补肝阴，使里结之邪得以祛除，内亏之气得以扶正。

（二）分型论治

1. 湿热蕴结

【临床表现】脘腹胀闷，肢体困重，胁肋胀满，恶心，厌油，纳差，口渴欲饮，小便色黄，大便较溏或黏滞臭秽，或有身目发黄，舌苔黄腻，脉滑数。

【治法】清热化湿，利胆退黄。

【代表方】茵陈五苓散或栀子柏皮汤或茵陈蒿汤加减。

【临床加减】胸痞满闷、夜寐不安者，加炒香豉、焦栀子；兼食滞不化，加枳实、神曲和胃消食。

2. 肝郁脾虚

【临床表现】胁肋胀满疼痛，善太息，脘痞腹胀，纳食减少，四肢倦怠，少气懒言，大便溏泻或食谷不化，每因进食生冷油腻及不易消化的食物而加重，腹痛则泻，泻后痛减，舌质淡、有齿痕、苔白，脉沉弦。

【治法】疏肝解郁，健脾调中。

【代表方】逍遥散或柴芍六君子汤加减。前方适用于肝郁脾虚血弱者；后方适用于脾虚肝旺者。

【临床加减】胁痛纳差者，可选加薏苡仁、鸡内金、土鳖虫、虎杖；夹瘀者，加桃仁、红花、三棱、莪术。

3. 邪伏膜原

【临床表现】情志抑郁，善太息，胁痛，呕而口苦，脘腹胀满，纳差，脉弦数，舌边深红，苔黄厚腻或如积粉。

【治法】开达膜原，化浊祛湿。

【代表方】达原饮加减。

【临床加减】兼有食滞腹胀者，可加神曲、麦芽、山楂；肝气乘脾而腹胀泄泻者，可加蔻仁、苍术、茯苓；胁肋刺痛、舌质有瘀点或瘀斑者，可加丹参、红花、桃仁；兼气虚乏力者，加黄芪、人参、白术等益气扶正。

NOTE

4. 肝肾阴虚

【临床表现】右胁隐痛，腰膝酸软，头晕目眩，耳鸣健忘，两目干涩，口燥咽干，失眠多梦，潮热或五心烦热，形体消瘦，面色黧黑，舌红苔少或无苔，脉细数。

【治法】滋肾养肝，养阴宁络。

【代表方】三甲复脉汤加减。

【临床加减】阴虚阳亢，灼伤血络者，加水牛角、牡丹皮；失眠甚者，加酸枣仁、远志等养心安神；兼腹水者，加茯苓皮、大腹皮等。

三、中医药治疗研究进展

1. 分型　1984年卫生部（现国家卫生和计划生育委员会）召开全国肝炎会议，提出将慢性乙型肝炎分为肝郁气滞、湿热未尽、肝郁脾虚、肝肾阴虚、肝郁血瘀五种证型。1990年第六届全国病毒性肝炎会议又将其修订为肝胆湿热、肝郁脾虚、肝肾阴虚、脾肾阳虚、瘀血阻络五种证型。1991年中华中医药学会内科肝病专业委员会将慢性病毒性肝炎分为湿热中阻、肝郁脾虚、肝肾阴虚、瘀血阻络、脾肾阳虚五种证型。2004年中华中医药学会内科分会修订的《病毒性肝炎中医辨证标准》将慢性肝炎分为肝胆湿热、肝郁脾虚、肝肾阴虚、瘀血阻络、脾肾阳虚五型。2012年中华中医药学会内科肝胆病学组、世界中医药学联合会肝病专业委员会、中国中西医结合学会肝病专业委员会发布了《慢性乙型肝炎中医诊疗专家共识（2012年1月）》，将慢性乙型肝炎分为湿热蕴结、肝郁气滞、肝郁脾虚、肝肾阴虚、脾肾阳虚、瘀血阻络六种证型。

2. 治法　王灵台指出，慢性乙肝患者证型多重叠交杂，病情多虚实夹杂，治疗应"一法为主、多法联用""邪正兼顾，分清主次"。辨证与辨病应结合，对无证候的慢性肝病患者，应遵循"有证辨证，无证辨病"的原则，适当给予治疗。强调治肝的同时，重视和胃、益肾。钱英以"肝肾同源"的理论和长期的临床实践为指导，提出"见肝之病，其源在肾，急当固肾"的学术思想。具体内容包括：①先证而治，及早调补肝肾。②体用同调，兼顾肝肾阴阳。③分清主次，依证调肝补肾。④先后天并重，重视调理肝脾肾。⑤"与时俱进"，强调中西医结合。并且针对慢性乙型重型肝炎"病急病重"的特点，重视"快速截断法"，早期治疗快速控制病情，提出清热解毒是截断的关键（消除病因–疫毒），通腑攻下是截断的转机（净化肠腑，阻断二次打击），凉血化瘀是截断的要点（顿挫病势，防止传入营血）。盛国光认为，毒、痰、瘀、虚是慢性乙肝的病证特点，提出解毒、化痰、消瘀、补虚是治疗慢性乙肝的基本治法。在慢性乙肝的临床辨治过程中，以始用解毒，再用解毒、化痰、消瘀，继用解毒、化痰、消瘀、补虚为其辨治规律。

3. 单味药研究　①抑制病毒的药物包括：虎杖、茵陈、大黄、黄芩、柴胡、丹参、板蓝根、生地黄、贯众、紫草、玄参、土茯苓、生薏苡仁、半枝莲、半边莲、叶下珠等。②消炎、降酶的药物包括：五味子、茵陈、金银花、猪苓、郁金、板蓝根、苦参、垂盆草、山豆根、败酱草、柴胡、黄芩、叶下珠、赶黄草等。③降胆红素的药物包括：茵陈、大黄、郁金、熊胆、桃仁、赤芍、栀子、丹参、蒲公英、夏枯草、姜黄、红花、黄芩、黄柏、大青叶、金钱草、虎杖、苦参、田基黄等。

4. 中成药研究　①消炎降酶药物：此类药物对肝损伤有一定的保护作用，可降低转氨酶，减轻肝细胞间质炎症反应，促进肝细胞再生和修复等。常用的药物可分为甘草制剂、五味子制剂、山豆根制剂、垂盆草制剂、齐墩果酸制剂等。②退黄药物：如茵栀黄注射液、肝苏颗粒、双虎清肝颗粒、利肝隆颗粒、复方熊胆乙肝胶囊、清肝利胆片、胆宁片、清开灵注射液、清开灵口服液等。③抑制乙肝病毒药物：如苦参、叶下珠制剂。④调控免疫药物：猪苓多糖、冬虫夏草多糖、黄芪多糖、灵芝多糖等。

参考文献：

[1] 王恩成，唐琳，冯全生，等. 慢性乙型肝炎中医证候聚类分析研究 [J]. 中国中西医结合杂志，2014，23（1）：39-42.

[2] 王灵台. 王灵台教授慢性肝病临证经验介绍. 中华中医药学会第十五届内科肝胆病学术会议暨国家中医药管理局专科专病协作组（肝病组、传染病组）会议论文汇编 [C]，2012：53-55.

[3] 张秋云，车念聪，高连印，等. 钱英教授肝病固肾学术思想研究. 全国第十三届中医诊断学术年会论文汇编 [C]，2012：384-388.

[4] 胡建华，李秀惠，杨华升，等. 钱英教授"快速截断法"治疗慢性重型肝炎探析. 全国第4届中西医结合传染病学术会议论文汇编 [C]，2012：80.

[5] 盛国光，黄育华，李晓东，等. 慢性乙型肝炎中医辨治规律探讨 [J]. 中西医结合肝病杂志，2012，（6）：382.

第三节　丙型病毒性肝炎

丙型病毒性肝炎（viral hepatitis type C，简称丙肝）系由丙型肝炎病毒（Hepatitis C virus，HCV）引起，以肝脏炎性病变为主的传染性疾病。以乏力、食欲减退、恶心、呕吐、厌油、肝大及肝功能异常为主要临床表现，部分病例有发热和黄疸。

人类对丙型肝炎病毒普遍易感，可见于世界各国，多为散发，无明显季节性，主要见于成年人，感染集中在15岁以上年龄段人群，男性感染率高于女性。丙型病毒性肝炎病毒主要传播途径包括：血液传播、母婴传播、性接触传播。

临床根据HCV感染者的血清学、病毒学、生物化学检测及其他临床和辅助检查结果方可明确诊断，可将丙肝分为急性丙型肝炎、慢性丙型肝炎。由于丙型肝炎的病变一般较轻，重症肝炎少见，但慢性化过程漫长，约50%急性丙型肝炎可发展为慢性肝炎，约20%发展为肝硬化，也可发展为肝癌。目前，干扰素（IFN）α是抗HCV最有效药物，包括普通IFN、PEG-IFNα等。PEG-IFNα与利巴韦林联合应用是目前治疗慢性丙型肝炎的最佳方案，其次是普通INF与利巴韦林联合应用。以上二法均优于单用INF治疗。

一、病因病机

疫毒侵袭，侵犯肝脾是丙型病毒性肝炎发病的基本病因，正气亏虚是其发病的重要基础。吴又可《温疫论》言"以素亏者易损""本气充满，邪不易入"，可见丙型病毒性肝炎是由于外邪入侵，正气虚弱，正不胜邪而发病。其病理变化包括湿、热、毒、郁、痰、瘀、虚，病位在肝，涉及脾、肾等多脏腑。"正虚邪恋"是其主要病机，疫毒之邪侵袭人体，深入血分，毒邪留滞血脉而聚于肝体，肝之疏泄功能失司，进而脾运失常，导致肝郁脾虚、肝郁气滞、脾虚湿盛、气滞血瘀、瘀血阻络、痰瘀互结、肝肾阴虚、脾肾阳虚等病机变化。丙型病毒性肝炎病机类似慢性乙型肝炎病机（详见本章第二节）。本病特点在于疫毒易深入血分，病理过程始终见血络瘀阻之证，易于慢性化，病情锢结难解，且在发病早期即可引起肝脏纤维化。

二、温病学指导辨证论治

（一）辨治思路

1. 从卫气营血辨治　卫气营血辨证是温病学特有的辨证施治理论，温病传变多循卫气营血层次渐进深入。但是丙型肝炎为疫毒之邪直接侵入血分，病邪潜伏较深，病变重点在血分，病势缠绵，常造成瘀热互结、邪毒内盛。在治疗上，依叶天士所言"入血就恐耗血动血，直须凉血散血"，首当考虑清热解毒、凉血化瘀，重用入血分之药物。另外，湿热也是丙型肝炎的重要病理因素，亦常见湿热蕴结之气分证，其中有热重于湿、湿重于热、湿热并重的不同，治疗时则应辨清湿热偏盛程度，湿重于热者，主以苦温芳化，辅以苦寒清热；热重于湿者，主以清泄里热，兼以苦温燥湿；湿热并重者，当辛开苦降、化湿清热并重。

2. 从伏气温病辨治　叶天士述"寒邪深伏，已经化热，昔贤以黄芩汤为主方，苦寒直清里热"，主张清泄里热，而"热"是丙型肝炎的重要病理因素，治疗时应重视清热解毒。"治伏气温病，当步步固护阴液"，主张养阴托邪，慢性丙型肝炎以正虚邪恋、血热瘀结多见，阴液耗伤常见，治疗时在清热解毒、凉血化瘀的基础上需重视益气养阴、固护阴液、扶正祛邪。王孟英认为，"伏气温热，邪从里发，必由血分转入气分，血气必伤"，提出了"先治血后治气"的治则，丙型肝炎，邪毒直入血分，湿热与瘀毒互结，留滞肝络，故凉血化瘀之法在疾病初始即可运用。

3. 从主客交辨治　《温疫论·主客交》曰："夫痼疾者，所谓客邪胶固于血脉，主客交浑，最难得解，且愈久益固，治法当乘其大肉未消、真元未败，急用三甲散。"正虚邪实为慢性丙型病毒性肝炎主要病机，其治疗不宜纯补纯泄，宜趁大肉消损、真元衰败之前，予以活血通络，滋补肝阴，使里结之邪得以祛除，内亏之气得以扶正，且应结合临床辨证加减、灵活施治。

（二）分型论治

丙型肝炎与乙肝发病病机相似，其分型论治可参考乙肝章节。因其发病初期即可见肝络瘀阻征象，且血瘀几乎贯穿于病程始终，故治疗上应尽早使用活血化瘀法。

三、中医治疗研究进展

1. 分型论治　中医对于慢性丙型病毒性肝炎的治疗大部分采用辨证与辨病相结合，以中医或中西医结合的方法进行辨证论治。薛博瑜认为，"毒"或"疫毒"是丙型肝炎发病的基本原因，治疗强调清热解毒法要贯彻始终，根据病机演变，分为正虚毒瘀、肝郁脾虚、湿热内蕴、气阴两虚、脾肾阳虚五个证型进行辨证论治。上海中医药大学附属曙光医院根据临床研究并参照教材《中医诊断学（第5版）》将丙型肝炎分为湿热蕴结、肝郁脾虚、肝肾亏虚、气虚血瘀、正虚邪留五个证型。赵文霞等将本病辨证为肝郁脾虚、气虚血瘀、肝肾阴虚和阴阳两虚四个证型。伍春瑢等按上海肝炎会议（1991年）将丙肝分为肝郁脾虚、肝胆湿热、肝肾阴虚、瘀血阻络、脾肾阳虚五型，并在中医辨证论治的基础上加用清热解毒、活血化瘀、补益肝肾的中药。付立功等在益气固阴和活血解毒的基础上，根据湿热困阻、气虚较甚、阴虚精亏、邪毒炽盛、湿热交蒸肝胆、脾虚胃弱等辨证用药。

2. 方药研究 张玮等认为，丙型肝炎为疫疠之邪直袭血中，毒、瘀是主要病机，故治疗以活血化瘀法为主，拟用基本方（苦参、虎杖、丹参、赤芍、炙鳖甲等）治疗慢性丙型病毒性肝炎，疗效显著。肖会泉等拟健脾活血方（太子参、茯苓、五爪龙、白术、丹参、赤芍、三七、红花、珍珠草、楮实子）治疗，结果表明：该方在恢复肝功能和抗纤维化方面有一定疗效，在抑制病毒方面疗效弱于干扰素。陈建杰认为，治疗丙型肝炎首当清热解毒、凉血化瘀，自制清肝颗粒（人参、黄芩、柴胡、白术、刘寄奴等）可改善慢性丙型肝炎患者临床症状、体征，有助于恢复肝功能，并可抑制病毒复制，临床疗效与赛若金相当。黄朝阳以养肝益肝、解毒祛湿之法，自拟"丙肝康方"。洪宁根据慢性丙型肝炎热、毒、瘀、虚的病机，以清热解毒、活血化瘀、健脾益肾为处方原则，自拟丙肝1号（黄芪、何首乌、女贞子、丹参、赤芍、桑寄生、板蓝根等）。

3. 中西医结合治疗 中西医结合治疗慢性丙型肝炎是目前公认的有效方法。刘光伟等采用健脾清化方（生黄芪、薏苡仁、陈皮、威灵仙、宣木瓜、白花蛇舌草、柴胡、肉苁蓉）联合抗生素IFN和利巴韦林RBV治疗，结果显示ALT复常率及HCV-RNA阴转率均优于单用抗生素IFN联合利巴韦林RBV的患者，且不良反应也明显减少。杜伟以加味甘露消毒丹联合干扰素治疗，结果显示其可改善丙肝患者的临床症状、体征，修复肝功能，增强干扰素抑制丙肝病毒的作用，疗效优于单用干扰素。

4. 针灸治疗 斯旭平采用IFN 100万单位行足三里穴位注射，可提高丙型肝炎患者机体免疫功能和抗病毒能力。小椋加枝根据《难病针灸》中关于慢性病毒性肝炎的治疗原则，采用三棱针点刺大椎放血，并针刺至阳、肝俞、脾俞、命门、足三里、阳陵泉、气海、三阴交等穴，并加用针柄灸或生姜灸治疗丙型肝炎，发现可增加Th1细胞因子表达，使病毒量减少。孔胜利等采用自体血与乙肝疫苗混合，注射曲池（双）、足三里（双）穴位，每周1次，并联合口服苦参素胶囊治疗慢性丙型肝炎效果显著。

参考文献：

[1] 陈立华. 丙型肝炎的特点及中医治法 [J]. 中医杂志, 1994, 35: 621-622.

[2] 薛博瑜. 病毒性肝炎的临床研究思路与方法 [J]. 江苏中医, 2001, 4 (5): 2.

[3] 上海中医药大学附属曙光医院肝病科. 慢性丙型肝炎中医辨证方案 [C]. 全国第九届中医肝胆病学术会议论文汇编, 2000: 17-25.

[4] 赵文霞, 段荣章, 张五洲. 中医辨治慢性丙型肝炎38例 [J]. 河南中医药学刊, 1996, 11 (3): 52-54.

[5] 伍春瑢, 陆定波, 李之清. 中医辨证治疗丙型肝炎33例 [J]. 中西医结合肝病杂志, 1994, 4 (1): 44-45.

[6] 付立功, 赵素丽, 李利亚. 益气固阴活血解毒法治疗丙肝60例 [J]. 实用中医杂志,

2003，19（4）：189.

　　[7] 张玮，王育群，季光，等. 活血化瘀法为主治疗慢性丙型肝炎的临床研究［J］. 上海中医药杂志，2002，48（2）：24-26.

　　[8] 肖会泉，罗日永，吴婉芬，等. 健脾活血方治疗慢性丙型肝炎32例疗效观察［J］. 新中医，2005，37（37）：46-47.

　　[9] 陈建杰，王灵台，任进余，等. 清肝颗粒对慢性丙型肝炎的作用研究［J］. 中西医结合肝病杂志，2001，11（4）：195-197.

　　[10] 黄朝阳. 丙肝康方治疗丙型肝炎32例［J］. 陕西中医，2004，25（1）：29-23.

　　[11] 洪宁. 丙肝1号治疗慢性丙型肝炎临床研究［J］. 福建中医学院学报，2004，14：10-11.

　　[12] 刘光伟，赵文霞，杨明波，等. 健脾清化方联合干扰素及利巴韦林治疗慢性丙型肝炎35例［J］. 中医研究，2008，11（11）：31-32.

　　[13] 杜伟，张航. 加味甘露消毒丹联合干扰素α-2b治疗慢性丙型病毒性肝炎28例［J］. 陕西中医，2007，28（9）：1116-1117.

　　[14] 斯旭平. α-干扰素穴位注射治疗慢性丙型肝炎［J］. 浙江中西医结合杂志，2002，12（2）：121-122.

　　[15] 小椋加枝. 针灸治疗对丙型肝炎病毒量的影响——针刺手法与血中Th1、Th2细胞的关系［J］. 全日本针灸学会杂志，2001，51（3）：87.

　　[16] 孔胜利，李志刚，孙立新. 穴位注射联合苦参素综合治疗慢性丙型肝炎疗效观察［J］. 中国误诊学杂志，2008，8（31）：7586-7587.

第二十一章　流行性出血热

流行性出血热（epidemic hemorrhagic fever，EHF）是由布尼亚病毒科的汉坦病毒（Hanta-Virus，HV）引起，主要经啮齿类动物传播的一种自然源性传染病。此种病毒可对全身多器官或组织造成损害，临床以发热、出血、肾脏损害为主要特征，又称为肾病综合征出血热（hem-orrhagic fever with renal syndrome，HFRS）。

汉坦病毒具有多宿主性，可寄生于多种鼠类、家禽和家畜体内，其中鼠类为主要传染源。此病毒能通过宿主血液、唾液、尿液和粪便排出，接触宿主动物或其排泄物、分泌物后可感染。其传播途径包括呼吸道传播、消化道传播、虫媒传播、母婴垂直传播和直接接触传播。不同性别、年龄、职业人群均易感，从职业分布来看，主要是农民，因其直接从事田间耕作，最易感染此种病毒，其次是工人和学生，以青壮年男性感染较多，年龄多集中在 16～45 岁。本病四季均可发病，以春夏季节（4～6 月或 5～7 月）或秋冬季节（10 月～翌年 1 月）居多，此与鼠类的繁殖、活动、与人类的接触，以及气候的变化有关。

典型病例临床上可分为五期。①发热期：多数患者以突然发热起病，体温可在短时间内升至 39℃ 以上，以稽留热和弛张热为主，可伴腹痛、腹泻、呕吐、出现皮肤出血点、肾区叩击痛等症状，常伴有"三痛征"（即头痛、腰痛及眼眶痛）及"三红症"（即面、颈和上胸皮肤潮红）。②低血压休克期：此期是整个发病过程中最危险的阶段，对疾病的发展及预后有重要影响，表现为心悸、多汗、血压下降、脉压差减小，少数患者合并呼吸窘迫综合征（ARDS），可并发烦躁不安、谵妄、精神失常等，病情发展非常迅速。③少尿期：以少尿（24 小时尿量少于 500mL）、血尿及尿中夹膜状物为主要表现；可分为两个阶段，第一个阶段以尿毒症、出血、合并感染、多器官损害为主要表现；第二阶段以高血容量、肺水肿、心力衰竭为主要表现。④多尿期：一般于病程 12 天前后开始恢复排尿，随后尿量逐渐增多，24 小时尿量可达 4000mL 以上，此期易出现电解质紊乱和继发感染。⑤恢复期：24 小时尿量减少至 3000mL 以下，尿常规及肾功能等检查可逐渐恢复正常，患者精神、食欲基本恢复，少数病人仍可有乏力、多汗、心悸等不适。

结合流行病学史、临床表现及实验室检查（血常规、尿常规、EHF 特异性抗体或抗原检测阳性）即可明确诊断。目前西医治疗以综合疗法为主，以"三早一就"为治疗原则，即早诊断、早治疗、早休息、就近医院治疗。具体治疗方法包括：①发热期前以抗病毒治疗为主，可用利巴韦林联合 α - 干扰素的阻断 HV 感染，并辅以退热、止痛、镇呕、护肾等。②低血压休克期主要以快速扩容为主，以早期、快速、足量为原则。③少尿期以稳定病情为主，及时利尿、导泻，高血容量综合征者应予透析治疗。④多尿期主要是补充足够液体，维持水、电解质平衡，减少继发感染，促进肾功能恢复。⑤恢复期应注意休息，加强营养摄入，保持一定活动量，定期检查血常规、尿常规、肾功能等。本病病死率高，危害较大，据研究统计表明，患者的年龄、凝血酶原时间长短及是否并发中毒性脑病或颅内出血或 ARDS 与流行性出血热预后相关。故及时掌握病情变化及调整治疗，对改善患者预后、提高生存率具有重要意义。

一、病因病机

流行性出血热属中医学"瘟疫""疫疹""疫斑"范畴，系因温热疫毒之邪内侵，弥漫三焦，内及脏腑，而致损伤气血津液及脏腑功能，正邪相争，相互消长变化。本病病位在肾，并累及肺、胃（肠）、心。

因热邪炽盛，化火伤阴，临床常表现为发热、口渴少津，小便短赤，大便干结等火盛灼津之象。且邪盛正虚，邪毒易内陷营血，深入脏腑，进而迫血妄行，形成毒、热、瘀、虚相互交着的局面，导致脏腑受损，病情深重，危及生命，临床多表现为神昏、肢厥、皮肤出血及吐血、衄血、便血、尿血等。后期若正能胜邪，则病情趋于恢复，临床多表现为气血两虚、肺胃阴虚及肝肾阴虚证。

本病发病急，传变迅速，病情危笃。毒火燎原，毒瘀交结，伤络迫血，肾损阴亏是出血热的主要病理特征。湿热、疫毒、瘀、虚为其主要病理因素。整个病理过程表现为疫毒侵袭和邪退正虚。

二、温病学指导辨证论治

（一）辨治思路

1. 从卫气营血辨治　因发热贯穿始终，故根据发热特点，辨别其卫气营血分属。在卫者，热毒浅；在气者，热毒盛；入营者，热灼阴液；入血者，则易耗血动血。但本病病势变化多不同于一般温病卫气营血的传变，发病多急骤，起病初期即可见营血症状，故治疗时除按照常规"在卫汗之可也，到气才可清气，入营犹可透热转气……入血就恐耗血动血，直须凉血散血"辨证论治外，早期即应"急证急攻"，正如《温疫论·急证急攻》云："数日之法，一日行之，因其毒甚，传变亦速，用药不得不紧。"

2. 从暑热、湿热辨治

（1）**暑热辨治**　本病发病于暑热之季，以发热为主，多伤及气分，易伤津耗气。暑温者入阳明，化火内传，陷入营血，生痰生风，以致气营两燔，痰热闭窍，可见烦躁不宁、神昏谵语、斑疹隐现等。治疗上，暑热多夹湿，故宜芳香疏化、清热涤暑；热郁神昏者，宜于清心开窍；阳明热盛者，易耗气伤津，宜益气生津等。本病潜伏期症状不明显，与伏气温病病机相似，柳宝诒云"伏气由内而发，治之者以清泄里热为主，其见证致繁且杂，须兼视六经形证，乃可随机立法"，故此时治疗当以清透泄热与养阴补托相结合治疗。吴又可说"胃移热于下焦气分，小便不利，热结膀胱也""小便闭，大便不通，气结不舒，大便行，小便立解"，因此，治疗上应兼用通里攻下法。

（2）**湿热辨治**　本病易发于地势低洼潮湿地区，湿热之邪侵犯人体而发病。多数患者起病之初便可见到小便不利、水肿、胸闷、呕恶、腹胀腹痛、厚腻苔等水湿毒重症。且因湿性黏浊，故本病病程较长。吴鞠通云："湿温者，长夏初秋，湿中生热，即暑病之偏于湿者也。"治疗总以清热祛湿为法，但三焦用药有别，属上焦者，宜宣肺祛湿；属中焦者，宜芳香化湿及利水渗湿为主；属下焦者，宜祛邪、温补兼施。

3. 从毒、瘀、虚辨治　温热疫毒之邪入侵，病势凶猛，易伤正气，病情危急，故早期重在解毒，截断毒火燎原之势；热毒直中营血，热毒壅盛，血瘀络损，病初起可见营血症状，故治疗时应早用凉血化瘀之品，防止毒瘀交结，毒邪深入血脉；火毒之邪攻窜于肾，耗阴伤络，邪毒瘀阻，水道不通，治疗时应早期疏通肾络、固护肾阴，以利于水液代谢，缩短少尿期的时间，提高疗效。

（二）分型论治

1. 发热期

（1）热袭卫分

【临床表现】恶寒重，发热轻，头面赤，周身酸楚，头痛，眼眶痛，腰痛，口渴心烦，舌尖红苔薄黄，脉浮而数。

【治法】清热解毒，避秽泄浊。

【代表方】银翘散加减。

【临床加减】咳嗽者加前胡、杏仁宣利肺气；皮肤黏膜见疹点，加大青叶、赤芍凉血解毒；胸膈胀闷、恶心欲呕，加藿香、佩兰、姜半夏芳香化中。

（2）热壅气分

【临床表现】壮热不恶寒，烦渴，头痛，眼眶痛，腰痛加重，面目俱赤，烦躁不宁，时有谵语，皮肤可见出血点，舌红唇焦，苔黄燥，脉数。

【治法】清热解毒，凉血化瘀。

【代表方】白虎汤加减。

【临床加减】大便干结者，加芒硝润燥软坚；阴液耗伤者，加生地黄、麦冬养阴增液。

（3）热灼营阴

【临床表现】身热夜甚，口不甚渴，烦躁不宁，斑疹隐现，舌下静脉增粗变紫，舌质红绛，多无苔或少苔，脉细数。

【治法】清气凉营，化瘀解毒。

【代表方】清营汤加减。

【临床加减】热毒炽盛，斑色深者，加大青叶、紫草等清营解毒；吐衄、二便出血量多者，加紫珠草、白茅根凉血止血；热入心包，心烦、谵语，加竹叶清心泄热；神昏者，加安宫牛黄丸清心开窍。

（4）热盛动血

【临床表现】高热烦躁，甚则躁扰不宁，昏睡，时有谵语，斑疹紫暗毕露，可伴吐血、衄血、便血、尿血，舌下静脉怒张，舌质红绛，脉细数。

【治法】清营解毒，凉血散瘀。

【代表方】犀角地黄汤加减。

【临床加减】出血量多者，加制大黄炭、白茅根以加强凉血止血；邪陷心包，神昏谵语者，加安宫牛黄丸清心开窍。

2. 低血压休克期

（1）热陷津伤

【临床表现】神昏谵语，斑疹紫暗，汗出而黏，肌肤低热，舌暗红苔少，脉细数无力。

【治法】益气养阴，清心开窍。

【代表方】生脉散加安宫牛黄丸加减。

【临床加减】若见唇面指端紫绀，舌质紫暗，酌情加丹参、赤芍、红花、川芎以加强活血之效。

（2）阳气虚脱

【临床表现】精神委靡，身热骤退，四肢厥冷，汗出如珠，面色苍白，口唇青紫，气息低微，吐血、衄血、便血、尿血俱明显，舌质暗红少苔，脉细微欲绝。

【治法】回阳救逆，益气固脱。

【代表方】四逆散和参附龙牡汤加减。

【临床加减】多有夹瘀之征者，在养阴益气、回阳固脱之上可酌情加入丹参、赤芍、红花等以奏活血之效。

3. 少尿期

（1）热瘀津伤

【临床表现】高热大汗，斑疹深红，烦渴躁扰，腹痛胀满拒按，大便燥结，小便短赤量少，舌红绛苔黄燥而起芒刺，脉洪大或沉实有力。

【治法】泻下通瘀，滋阴利水。

【代表方】增液承气汤及猪苓汤加减。

【临床加减】兼有尿血者，加小蓟、生地黄、蒲黄等凉血止血。

（2）肾阴枯涸

【临床表现】尿少浑浊，甚则无尿，伴精神委靡嗜睡，腰膝酸软，头晕耳鸣，口干欲饮，舌红绛，苔少无津，脉细数无力。

【治法】滋阴解毒，增水行舟。

【代表方】冬地三黄汤加减。

【临床加减】腰背部大片瘀斑、血尿者，加赤芍、桃仁、白茅根。

4. 多尿期

肾气不固

【临床表现】小便频数量多，清长不浊，入夜为甚，伴口渴多饮，饮不解渴，神疲乏力，舌质暗红少苔，脉细无力。

【治法】益气生津，滋肾固摄。

【代表方】固肾汤加减。

【临床加减】可合缩泉丸。

5. 恢复期

（1）气血两虚

【临床表现】面色萎黄，体倦食少，可有尿多，舌淡苔薄白，脉细弱。

【治法】益气养血，健脾和胃。

【代表方】归脾汤加减。

【临床加减】余热未解者，加生石膏、竹叶、白薇。

（2）脾胃阴虚

【临床表现】饥不欲食，胃脘灼痛，口干咽燥，干呕，呃逆，大便干结，舌红少津，脉细数。

【治法】健脾润燥，养阴益胃。

【代表方】沙参麦冬汤加减。

【临床加减】有热象者，加黄连；纳差者，加炒六曲。

（3）肝肾阴虚

【临床表现】腰膝酸软，头昏耳鸣，口舌干燥，小便不畅，舌质嫩、色红绛、乏津少苔，脉细弱。

【治法】滋养肝肾，扶元培正。

【代表方】六味地黄丸加减。

【临床加减】心烦失眠者，加黄连、乌梅；乏力纳差者，加白参、扁豆。

三、中医治疗研究进展

1. 治法方药 ①清热解毒：周仲瑛首次将流行性出血热命名为"疫斑热"，认为本病病因为"感受温邪疫毒"，发病机理为"温邪乘虚入侵，化火酿毒"，治疗以清热解毒为原则，运用"清瘟合剂"（大青叶、生石膏、金银花、大黄、升麻等组成）、"清气凉营注射液"（大青叶、金银花、大黄、知母等组成）治疗本病发热期，取得了良好的退热效果，并有截断病程内进作用。王永福等用"清解汤"（大青叶、金银花、板蓝根、连翘、龙胆、黄芩、薄荷等）治疗，研究表明此方具有延缓病情的发展，避免低血压休克期和少尿期出现等作用。魏兴、魏晓华运用自拟"两清排毒汤"治疗本病，疗效显著。②宣畅三焦：万友生等认为，本病以湿毒为主要病因，病位在少阳三焦，湿闭三焦为主要病机，治疗应宣畅三焦，运用宣畅三焦系列方（麻桂败毒汤、柴桂败毒汤、达原败毒汤等）治疗，均取得较好的疗效。③固脱救逆：万兰清等认为，本病休克初期多表现为疫毒内陷，耗气伤正，气阴欲脱，甚为内闭外脱（即瘀、热、湿毒互结闭阻于内，正气大量耗伤而欲脱于外），可运用开闭固脱法治疗本病。杨宁等认为，瘀热交炽，郁遏气机，闭阻三焦是本病休克并多脏器衰竭的主要病机，自拟"逐瘀泄热通腑合剂"。④活血化瘀：邓世发认为，本病为疫毒发斑、瘀血为患，且瘀血贯穿于整个病程的始末，创制"出血热基础方"（药用牡丹皮、赤芍、郁金、当归、川芎、丹参、生地黄、大黄等）。沈士明等自拟"活血化瘀益气方"（黄芪、当归、川芎、赤芍、桃仁、红花、生地黄、牡丹皮、丹参等治疗本病证），结果表明此方有退热及改善肾功能作用。⑤滋阴生津：宋海波等认为，本病属温热病范畴，易伤津耗液，且伤阴既速又甚，故应早用重用滋阴生津之品。⑥通里攻下：梅琰等创泻下通瘀汤（生大黄、芒硝、枳实、桃仁、怀牛膝、生地黄、麦冬、猪苓、白茅根）治疗流行性出血热少尿期，结果表明，患者服药后排泄小便时间及肾功能恢复时间等均有所改善。孔祥海等认为，本病少尿期是因瘀热互结闭阻肠腑而致，故应及时给予攻下通腑之法治疗，方用承气汤加味（大黄、芒硝、赤芍、红花、板蓝根、连翘、枳实、牡丹皮、生地黄、玄参、麦冬）。

2. 给药途径 除传统的口服药物外，治疗本病尚有静脉给药、保留灌肠、外敷法等。沈洪运用地丹凉血针（药用水牛角、生地黄、栀子、赤芍、牡丹皮等）静脉滴注治疗本病。邓惠运用中药保留灌肠（药用水牛角、生地黄、牡丹皮、玄参、麦冬、白茅根、大黄、芒硝、丹参、枳实、金银花、莱菔子等）治疗流行性出血热。此外亦有使用莲倍散外敷关元穴治疗流行性出血热多尿期的报道。

3. 其他疗法的研究　除中药治疗流行性出血热外，灸法对此病亦有辅助作用，灸法具有抗感染、抗病毒、提高机体免疫力、改善微循环、保护肾功能等功效，可促进机体内环境的稳定，能有效防治本病。

参考文献：

[1] 周仲瑛，金妙文，符为民，等. 中医药治疗流行性出血热 1127 例的临床分析 [J]. 中国医药学报，1988，（4）.

[2] 王永福，巴艳春. "清解汤"治疗流行性出血热 43 例 [J]. 中医药信息，2001，18（5）：46-47.

[3] 魏兴，魏晓华. 两清排毒汤治疗流行性出血热 120 例 [J]. 陕西中医，2005，26（8）：784-785.

[4] 万友生，万兰清，马超英，等. 应用寒温统一的热病理论治疗流行性出血热的临床研究 [J]. 中医杂志，1991，（10）：26-30.

[5] 万兰清，马超英，耿耘，等. 开闭固脱法为主治疗流行性出血热休克 100 例临床研究 [J]. 中国中西医结合急救杂志，1996，3（4）：151-154.

[6] 杨宁，刘祖华，余勉，等. 逐瘀泄热通腑合剂为主治疗流行性出血热 MOF 43 例疗效观察 [J]. 中国中医急症，2000，9（2）：52-54.

[7] 龚昌奇. 邓世发治疗流行性出血热的经验 [J]. 四川中医，2013，31（2）：21-22.

[8] 沈士明，夏文清. 活血化瘀益气方治疗肾病综合征出血热 52 例 [J]. 中西医结合学报，2005，3（1）：57-58.

[9] 宋海波，王蓉蓉，霍小华，等. 滋阴法配合西药治疗肾病综合征出血热 46 例 [J]. 陕西中医，2013，（4）：399-400.

[10] 梅琰，瞿万琼. 泻下通瘀汤治疗流行性出血热少尿期 63 例 [J]. 时珍国医国药，2001，12（8）：712-713.

[11] 孔祥海，王海亭，王西玲. 中西医结合治疗重症流行性出血热 46 例 [J]. 实用中医内科杂志，2004，18（4）：320-321.

[12] 沈洪，周学平，金妙文，等. 地丹凉血针为主治疗肾病综合征出血热出血证 30 例 [J]. 陕西中医，2003，24（10）：874，880.

[13] 邓惠. 中西医结合治疗流行性出血热 50 例 [J]. 实用中医内科杂志，2003，17（1）：29.

[14] 夏远录. 莲倍散外敷关元穴治疗流行性出血热多尿期 [J]. 四川中医，1987，（11）：26-27.

第二十二章　麻　疹

麻疹（measles）是由麻疹病毒所引起的发疹性急性传染病。临床上以发热、流涕、咳嗽、眼结膜充血、出现典型的麻疹黏膜斑及出疹期的特殊斑丘疹等为特征。其疹稍隆起，扪之碍手，状如麻粒，故名麻疹。该病主要在6个月至5岁小儿间流行。

麻疹多发生在冬春季节。人是麻疹病毒的唯一宿主，因此麻疹患者是唯一的传染源。急性期的患者是最重要的传染源，发病前2天至出疹后5天内均具有传染性，前驱期传染性最强，出疹后逐渐减低，疹退时已无传染性。传染期患者口、鼻、咽、眼结合膜分泌物均含有病毒；恢复期不带病毒。此外，无症状病毒携带者和隐性感染者较少，传染性也较低，作为传染源的可能性不大。

经呼吸道飞沫传播是本病主要的传播途径。密切接触者亦可经污染病毒的手传播，通过第三者或衣物间接传播很少见。

人类对麻疹病毒普遍易感，易感者接触患者后90%以上均可发病，病后可获得持久免疫力。6个月以内婴儿因可从母体获得抗体而很少患病。近年，在年长儿和成人中也可见一些轻型麻疹病例，其主要原因为婴幼儿时未接种过麻疹疫苗或未再复种，使体内抗体的水平降低而成为易感者。

处于麻疹流行地区、没有接种过麻疹疫苗、有与麻疹患者的接触史，以及出现典型麻疹的临床表现，如急性发热、上呼吸道卡他症状、结膜充血、畏光、口腔麻疹黏膜斑等，即可诊断本病。非典型患者难以确诊者，可赖于实验室检查。

患者应单病室呼吸道隔离至体温正常或出疹后5天，宜卧床休息，保持室内空气新鲜，温度适宜；眼、鼻、口腔保持清洁，多饮水。对住院麻疹患儿应补充维生素A，以降低并发症和病死率。

发现患者应及时隔离治疗，一般要到出疹后5天方可解除，有并发症者应延长隔离期至出疹后10天。流行期间，易感儿童不宜到公共场所，以减少感染机会。对未感儿童普遍进行"麻疹减毒活疫苗"的预防接种。3~5年后再接种一次。无合并症的麻疹全过程通常为10~14天，经治疗痊愈后，可获终身免疫，麻疹的并发症，大多见于出疹期，最常见并发症有肺炎、喉炎、脑炎等。

一、病因病机

中医学认为，本病是由于感受麻毒时邪所致，病邪主要侵犯肺胃，属于温病范围。小儿稚嫩之体，气血未充，最易感邪而致病。麻毒时邪具有风热病邪类似的致病特点。麻毒时邪从口鼻而入，因肺主皮毛，开窍于鼻，先侵于肺，肺卫失宣，故麻毒犯肺，首先出现肺卫症状，如发热、咳嗽、喷嚏、流涕等。脾开窍于口，主肌肉四肢，麻毒时邪蕴于脾，其性上达外透，上熏于口腔，故在疹前期可先见口腔黏膜有粟状疹点，即麻疹黏膜斑。麻毒与气血相搏，正气祛邪外出，麻毒由里达表，外发肌肤而出疹。麻毒由表入里，由肺及胃，可导致肺胃蕴热。如肺热下移大肠，则有腹痛、腹泻。疹透之后，毒随疹泄，疹渐消退，往往热祛津亏，肺胃阴伤。麻疹患儿若能顺利通过上述三期，则称为顺证，预后为佳。

若素体禀赋不足，多病体弱，或邪毒太盛，或治疗护理不当，正气不支，邪毒不能外发，可致麻毒郁闭，甚则内陷，亦即出现逆证。如麻毒郁闭于肺，肺失肃降，热邪灼津为痰，阻塞肺窍，上逆而为喘咳。如麻毒壅盛，化热化火，循经上攻咽喉，则咽肿灼痛，气憋声嘶。如麻毒内陷营血，闭阻心包，引动肝风，则神昏抽搐。如正不胜邪，可出现内闭外脱等危证。

二、温病学指导辨证论治

（一）辨治思路

本病可参考"风温"辨治，初期肺卫证，继则肺热证，并由气分热盛波及营血，后期出现阴伤证。邪袭肺卫者，治宜辛凉宣透；肺热发疹者，治宜清热解毒透疹；肺胃阴伤者，治宜甘凉养阴、轻透余邪；热毒郁肺，肺气失宣，治宜清热透疹、宣肺平喘；热移大肠，肠热下利者，治宜清热止利、透疹达邪；热毒攻喉，肺胃热盛者，治宜清热解毒、利咽消肿；毒陷营血者，治宜清心开窍、凉血止血；气阴两虚者，治宜益气生津、扶正透疹。

（二）分型论治

1. 顺证证治

（1）邪袭肺卫（前驱期即出疹前期）

【临床表现】发热，咳嗽，喷嚏，流涕，流泪，眼结膜充血，畏光，全身不适，纳呆，幼儿可伴有腹泻、呕吐，口腔颊黏膜查见麻疹黏膜斑，舌红苔薄白，脉浮数，或指纹浮红。

【治法】辛凉宣透。

【代表方】银翘散加减。

【临床加减】若卫表证较重，恶寒无汗者，加升麻、葛根、防风；兼表寒外束，疹透不利者，加苏叶、麻黄、西河柳；血热较甚者，去淡豆豉、荆芥，加紫草、红花、牡丹皮、赤芍。

（2）肺热发疹（出疹期）

【临床表现】发热，疹出齐后体温逐渐下降，皮疹先见于耳后、面部，逐渐分布全身，约3天左右出齐，皮疹呈玫瑰色斑丘疹，可互相融合，舌红苔薄黄，脉数，小儿指纹红紫。

【治法】清热解毒透疹。

【代表方】清解透表汤加减。

【临床加减】若高热烦渴者，加石膏、知母；咳嗽较剧者，加杏仁、前胡、桑白皮、桔梗；热毒炽盛，皮疹透发不畅，或当出不出，或出而又没，可用西河柳、芫荽、浮萍、紫苏，煎水熏洗或擦浴。

（3）肺胃阴伤（恢复期）

【临床表现】皮疹按透发先后次序逐渐消退，呈糠麸脱屑，体温同时下降，或低热，干咳，纳呆，舌光红无苔，脉细数。

【治法】甘凉养阴，轻透余邪。

【代表方】沙参麦冬汤加减。

【临床加减】若肺阴受伤，干咳不止者，加川贝母、瓜蒌皮、百合；气虚乏力者，加太子参、黄芪。可用鲜荸荠、胡萝卜、甘蔗、白茅根、鲜芦根，煎水代茶服。

2. 逆证证治

（1）热毒郁肺，肺气失宣

【临床表现】壮热不退，咳嗽频剧，喘急痰鸣，面目红赤，涕泪俱无，唇舌干燥，鼻翼翕动，烦躁不宁，唇周青紫，皮疹深红面紫，云头大片，或突然隐没，或隐伏难出，舌质红苔黄，脉滑数。

【治法】清热透疹，宣肺平喘。

【代表方】麻杏甘石汤加减。

【临床加减】若痰盛者，加苏子、葶苈子；便秘者，加瓜蒌仁，火麻仁；疹红而紫，云头大片者，加赤芍、大青叶；表气郁闭，疹出不畅，加薄荷、牛蒡子、蝉蜕。

（2）热移大肠，肠热下利

【临床表现】疹出不透，泻利频作，黄赤热臭，肛门灼热，小便短赤，腹痛，口渴，舌红苔黄，脉数。

【治法】清热止利，透疹达邪。

【代表方】葛根芩连汤加减。

【临床加减】若伴有恶心呕吐者，加姜竹茹、苏叶；腹痛较甚者，加白芍；腹泻黏腻，赤白相兼，里急后重者，加白头翁、秦皮。

（3）热毒攻喉，肺胃热盛

【临床表现】疹出不透，咽喉肿痛，咳嗽气急，声音嘶哑，状如犬吠，呼吸困难，面色青紫，甚或窒息，舌红苔黄，脉数。

【治法】清热解毒，利咽消肿。

【代表方】普济消毒饮加减。

【临床加减】若咳嗽气促者，加苏子、葶苈子；大便秘结者，加大黄（后下）、北杏仁。

（4）毒陷营血

【临床表现】高热，烦渴，谵妄，神昏，甚或抽搐，疹点紫暗，稠密成片，或见呕血、衄血、便血、尿血等，舌质红绛甚则干绛起刺，脉细数。

【治法】清心开窍，凉血止血。

【代表方】清宫汤合犀角地黄汤加减。

【临床加减】若神昏谵语或抽搐者，可合用安宫牛黄丸或紫雪丹；大便秘结者，加大黄；吐血、衄血者，加白茅根、侧柏叶、旱莲草；便血者，加地榆、槐花；尿血者，加白茅根、小蓟。

（5）气阴两虚

【临床表现】身热不退，口渴少汗，疹出不透，干咳气促，气短懒言，咽干舌燥，皮疹隐退，舌红干少津，脉细数结代。

【治法】益气生津，扶正透疹。

【代表方】生脉散加减。

【临床加减】若干咳少痰者，加浙贝、沙参、瓜蒌仁；若大便干结者，加火麻仁、北杏仁。

NOTE

三、中医治疗研究进展

覃昌权用凉膈清肺汤联合西药治疗麻疹，取得了满意的疗效。郑丽等用升降散随证加味治疗麻疹合并肺炎，取得了满意的疗效。许云亚等在对症处理的基础上加用痰热清注射液治疗麻疹，疗效较好。

杨卉采用中药熏洗（连翘、荆芥、蝉蜕、升麻、葛根、紫草、薄荷）水煎，兑入温水，予患者全身熏洗擦浴，每次1剂，每天2～3次疗法辅助治疗麻疹合并肺炎25例，取得了满意的临床疗效。

魏民等认为，近几十年来，应用中医药治疗传染病及呼吸系统感染的临床研究逐渐增多，取得了较好的疗效，特别是麻杏甘石汤加减为主的经方治疗麻疹合并肺炎的治法在临床中发挥了极大的作用，体现了中医特色。

参考文献：

[1] 杨绍基. 传染病学 [M]. 第8版. 北京：人民卫生出版社，2013：63－69.

[2] 彭胜权. 温病学 [M]. 北京：人民卫生出版社，2000：345－352.

[3] 覃昌权. 凉膈清肺汤联合西医治疗麻疹随机平行对照研究 [J]. 实用中医内科杂志，2013，27（3）：109－111.

[4] 郑丽，尧传翔，郑家本. 升降散随症治疗麻疹合并肺炎临床观察 [J]. 中国中医急症，2014，23（4）：699－700.

[5] 许云亚. 痰热清注射液治疗麻疹48例疗效观察 [J]. 中国中医急症，2005，14（11）：1064.

[6] 周杰，李德昌，范红顺，等. 痰热清注射液治疗麻疹并发肺炎疗效观察 [J]. 中国中医急症，2006，15（8）：837，846.

[7] 桂秀梅. 痰热清注射液治疗麻疹并急性气管支气管炎临床观察 [J]. 基层医学论坛，2008，12（2）：173－174.

[8] 丁静，田广文. 痰热清注射液治疗麻疹临床观察 [J]. 现代医药卫生，2008，24（5）：656－657.

[9] 杨卉，张凤池. 甘清中药熏洗辅助治疗麻疹并发肺炎25例临床观察 [J]. 中医药导报，2014，20（6）：110－111.

[10] 魏民，李颖. 中医药治疗麻疹并肺炎的研究进展 [J]. 内蒙古中医药，2014：18－130.

第二十三章　病毒性肠道感染

病毒性肠道感染是一组由多种病毒引起的以腹泻水样便、呕吐为主要临床表现的急性肠道传染病，也称为病毒性胃肠炎。临床主要表现为急性起病、呕吐、腹泻水样便，日数次及数十次不等，腹泻持续时间因病原体不同而有差异，可伴有轻至中度发热、轻度腹痛、肌痛、头痛、乏力及食欲减退，以及偶有咳嗽、流涕等呼吸道症状。重者伴脱水及代谢性酸中毒，若未能及时治疗可导致循环衰竭和多器官功能衰竭。

本病全年均可发病，尤其多见于夏秋冬季节。病毒性肠道感染流行地区广泛，呈世界性分布，各个国家都有较高的发病率，其所引起的胃肠炎占所有胃肠炎的30%～40%。病毒性肠道感染的传染源有人和动物，传播途径以粪－口传播和人－人的密切接触感染为主，也可由污染的空气经呼吸道传播，人群普遍易感，多见于婴幼儿。

本病诊断主要根据流行病学资料、临床特点及实验室检查。秋冬季节患者突然出现的以腹泻水样便、呕吐为主要表现，起病急，中毒症状较轻，特别是在人群聚集处可致多人（尤其是婴幼儿及儿童）同时发病，而末梢血白细胞无明显变化，大便常规检查仅发现少量白细胞时应怀疑本病。确诊需通过直接或免疫电镜在患者粪便中找到病毒颗粒，或取粪便上清液检出特异性病毒抗原，或取患者血清检出特异性抗体为本病的确诊依据。

一般认为，病毒性肠道感染不需要实施抗病毒治疗，主要是对症处理和支持疗法。腹泻、呕吐较轻者，仅给予口服补液；重者，要静脉补液以纠正水、电解质紊乱。呕吐、腹泻较重时可用肠黏膜保护剂、止吐止泻剂及镇静剂。如果患儿伴有高热和其他严重全身中毒症状，可短期使用糖皮质激素（1次或数次），但不可滥用。在腹泻过程中应坚持继续进食补充营养，以新鲜、清淡易消化的流质或半流质饮食为主，继续进食可以缩短病程。

病毒性肠道感染是自限性疾病，大多预后良好，一般能在1周至10天左右或者更短时间自愈，少数病例可因严重脱水导致电解质紊乱而致死亡。

一、病因病机

本病属于中医"泄泻"范畴，根据其发病及临床特点，可参照温病中的"暑湿""湿温""伏暑"等病探讨其病因病机。

（一）外感湿热或暑湿病邪是本病的外因，脾气虚衰是内因

太阴脾土内伤为本病发生的内在因素。或禀赋虚弱如小儿脾胃虚弱，或饮食不洁（节），劳倦过度，恣食生冷，而致脾虚失运，内湿停聚。夏秋时令易生湿热病邪，致人发病，此则外来诸邪与脾虚内湿相合而发病，如吴鞠通所言："内不能运水谷之湿，外复感时令之湿"，内外合邪发为本病。

NOTE

（二）脾虚湿盛为本病主要病机

湿热、暑湿或寒湿，多由口鼻而入，由皮毛肌表入侵者少。脾为湿土之脏，胃为水谷之海，湿土之气同类相召，故本病以脾胃为病变中心。初起邪多直趋中道，亦可卫气同病。表证主要为恶寒发热，身重酸楚等湿郁卫表的证候，卫分表证轻浅短暂，迅速入里。病程主要在气分流连，因体质不同而有湿从热化的湿热证及湿从寒化的寒湿证，病位以中焦脾胃（肠）为主，湿重病变以太阴脾为主，热重病变以阳明胃肠为重，脾虚湿盛为主要病机。脾胃失健，运化失常，水谷不化，湿浊内生，气机升降失调，清浊不分，混杂而下，可出现腹泻、呕吐等证候表现，大多预后良好。后期主要呈现脾胃虚弱，余湿留恋的证候。若频频呕吐、腹泻，或失治误治，或邪毒炽盛，正不胜邪，可致气阴两伤，或中阳下陷，脾肾阳虚，甚则出现亡阴、亡阳等厥脱证候。

二、温病学指导辨证论治

（一）辨治思路

根据本病多发于秋冬，多见于小儿，以腹泻水样便为主要临床表现的特点，可按温病湿热病证理论指导其辨治。本病以邪实为主，治疗应以祛邪为首务，以祛湿、清热、消食为常用治法，其中祛湿为主要治法。根据湿热轻重和邪之偏盛部位不同，而有芳香化湿、宣气化湿、燥湿运脾、清热利湿、淡渗分利等治法，其中淡渗分利是基本治法，即"治湿不利小便非其治也"。初起卫气同病，表现为恶寒发热、身重酸楚、腹泻等湿郁卫气的证候，治宜芳香辛散、宣表化湿，如卫分证不显则治宜宣气化湿法；湿困中焦，湿重者病变以太阴脾为主，治宜燥湿运脾，热重病变以阳明胃肠为重，治宜燥湿泄热法；若邪实伤正，致中阳亏虚，或脾肾阳衰，则在祛湿的同时，注意合用温补脾肾、涩肠止泻；若出现亡阴、亡阳等厥脱证候，治宜益气敛阴、回阳救逆；后期调养以扶正为主，治宜健脾益胃法。

因本病以邪实为主，故治疗中注意不能早用收敛固涩之品，以免闭门留寇，致病势缠绵迁延而生他变。

（二）分型论治

1. 湿邪内蕴

【临床表现】泄泻清稀如水样便，腹胀肠鸣，恶心呕吐，身重困倦，胸闷脘痞，头痛或四肢不温，舌淡红苔白润，脉濡缓；或见恶寒发热头痛，肢体酸痛，苔薄白，脉浮，小儿指纹淡红而浮。

【治法】芳香化湿，疏卫和中。

【代表方】无表证者以五加减正气散加减；若兼表证以藿香正气散加减。

【临床加减】腹痛甚者，去生姜，加干姜、砂仁；腹泻甚、小便短少者，加车前草、薏苡仁。

2. 湿热阻滞

【临床表现】发热，泄泻色黄热臭水样便，腹痛，恶心呕吐，胸闷烦热，口干口苦，发热，肛门灼热，溲黄涩痛，舌红苔黄腻，脉滑数或濡数，小儿指纹紫红。

【治法】清热止利。

【代表方】葛根芩连汤加减。

【临床加减】热毒重者，加金银花、连翘、蒲公英；呕吐频繁者，加竹茹、姜半夏；湿重者，加薏苡仁、厚朴，或以三仁汤加减治疗。

3. 暑湿阻滞

【临床表现】发热，夏季时节，腹痛腹泻，泻下如水，色黄臭秽，肛门灼热，脘闷恶心，发热，口渴心烦，舌红苔黄厚腻，脉濡数。若兼表证则伴见恶寒，头痛，周身酸痛，无汗或少汗。

【治法】清暑化湿。

【代表方】王氏连朴饮加减。

【临床加减】呕吐甚者，加竹茹、生姜；腹痛甚者，加木香、青皮。

4. 胃肠积滞

【临床表现】腹痛，腹泻稀水便，大便酸臭，泻后腹痛减轻，呕吐酸腐食物，嗳腐吞酸，口淡厌食，舌淡红苔厚腻，脉弦或沉滑，小儿指纹郁滞。

【治法】消导和中，行气化滞。

【代表方】保和丸加减。

【临床加减】若脘腹胀满重者，可因势利导，通因通用，加木香、厚朴，或以枳实导滞丸加减。

5. 脾胃气虚

【临床表现】腹泻稀水便，或完谷不化，或有白色奶瓣，于食后作泻，食欲减退，面色萎黄，精神委靡，乏力，舌淡苔薄白，脉沉无力，小儿指纹淡。

【治法】健脾益气，温中止泻。

【代表方】七味白术散加减。

【临床加减】少气懒言者，加黄芪、升麻；完谷不化者，加附子、干姜。

6. 脾肾阳虚

【临床表现】久泻不止，甚者滑脱不禁，食入即泻，完谷不化，面色苍白，精神委靡，四肢清冷，畏寒形瘦，舌淡苔薄白而润，脉沉缓，小儿指纹淡红。

【治法】温补脾肾，固涩止泻。

【代表方】附子理中汤合四神丸加减。

【临床加减】久泻不止，中气下陷者可加黄芪、升麻，赤石脂，或合用桃花汤以固涩止泻。

7. 邪盛亡阴

【临床表现】吐泻频繁，腹泻日数十次，眼窝下陷，皮肤干燥，精神委靡或烦躁不安，唇干齿燥，口渴引饮，尿少色浓，甚则昏迷，舌红绛干枯，脉细数。

【治法】救阴存津。

【代表方】益胃汤合生脉散加减。

【临床加减】在养阴的同时，可加用乌梅、白芍助敛阴之功。

8. 邪盛亡阳

【临床表现】吐泻频繁，腹泻日数十次，面色苍白或青灰，眼窝下陷，精神委靡，表情淡漠，气息低微，四肢清冷，甚则厥冷昏迷，舌淡苔白，脉沉微。

【治法】回阳救逆固脱。

【代表方】参附龙牡救逆汤加减。

【临床加减】可加用白芍、甘草酸甘和营，守阴留阳。

三、中医治疗研究进展

张绪富对 1999 年 1 月至 2008 年 12 月的中医药治疗病毒性腹泻文献中的有效方药进行了研究，发现中医药治疗病毒性腹泻的核心方剂是以五苓散、葛根芩连汤、泻心汤、藿香正气散、理中汤、七味白术散为主的加减方剂，用药以补虚药、利水渗湿药、化湿药、清热药最为常用。其中，补虚药与利水渗湿药出现的频次最高，而补虚药主要集中在健脾益气药（如白术）为主，可见脾虚湿盛是病毒性腹泻的主要病机。曹宏等对 330 例小儿轮状病毒性肠炎的中医证型进行了回顾性分析，其中湿热泻 228 例，占 69.1%、风寒泻 54 例，占 16.3%、脾虚泻 30 例，占 9.1%、伤食泻 18 例，占 5.5%，认为其符合温病湿热证的发病规律，并结合多发于秋冬的季节特点，从伏暑的发病理论探讨了轮状病毒性肠炎的病机。周伟等认为，轮状病毒性肠炎多属热泻、寒泻，分别采用葛根芩连汤和藿香正气散加减治疗，疗效显著。黎炳南等认为，小儿秋季腹泻证属寒湿困脾，以温化寒湿、健运脾胃治疗，自拟黎氏秋泻方（藿香、砂仁、乌梅、甘草、葛根、茯苓、火炭母、太子参、白术）有确切的疗效。

刘荣东用炎琥宁注射液治疗病毒性急性胃肠炎 48 例，并与病毒唑注射液进行对照，结果治疗组总有效率为 94%，明显高于对照组；伍权华等用痰热清注射液治疗小儿轮状病毒性肠炎 93 例，在常规治疗的基础上，治疗组加用痰热清注射液治疗，结果治疗组总有效率为 93.75%，显著高于对照组的 68.89%；骆秋龙等用热毒宁注射液治疗小儿轮状病毒性肠炎 96 例，在一般治疗的基础上，对照组加用利巴韦林注射液，治疗组加用热毒宁注射液静脉滴注，治疗组总有效率为 98%，对照组总有效率为 84.78%，两者比较有显著性差异。

在单纯的药物治疗基础上，配合推拿、针灸、敷贴等治法，尤其是在小儿患者的治疗中运用广泛，取得了良好的治疗效果。

参考文献：

[1] 张绪富，周迎春. 中医药抗病毒性腹泻有效方药的筛选与分析 [J]. 辽宁中医杂志，2010，37 (11)：2202 - 2203.

[2] 曹宏，周朋，陈鲁，等. 小儿轮状病毒性肠炎发病特点及中医辨证规律研究 [J]. 湖南中医杂志，2012，28 (5)：6 - 9.

[3] 周伟，兰天明，李国立. 中西结合治疗婴幼儿秋季腹泻 260 例临床观察 [J]. 实用预防医学，2006，13 (2)：246.

[4] 黎凯燕，黄钢花. 黎炳南教授治小儿秋季腹泻经验 [J]. 湖南中医药导报，2003，9 (3)：11 - 12.

[5] 刘荣东. 炎琥宁注射液治疗病毒性急性胃肠炎 48 例疗效分析 [J]. 现代中西医结合杂志，2004，13 (12)：1588.

［6］伍权华，陆燕华，王彤．痰热清注射液治疗小儿轮状病毒性肠炎疗效观察［J］．中国中医急症，2012，21（8）：1349－1350.

［7］骆秋龙，平明芳，朱惠仙，等．热毒宁注射液治疗小儿轮状病毒性肠炎96例［J］．中国药业，2012，21（16）：97.

第二十四章　病毒性脑炎

病毒性脑炎是指由多种不同病毒感染引起的脑实质炎症。临床表现与病变的部位、范围及程度有关，其症状及体征多种多样，轻重不一。主要表现为急性或亚急性起病，发热，头痛，恶心呕吐，全身不适，可有意识障碍、抽搐、偏瘫、失语等。

不同病毒的好发季节、地区不一，肠道病毒性脑炎、流行性乙型脑炎多发生在有蚊虫活动的夏秋季，以7、8、9三个月常见，单纯疱疹病毒引起的脑炎多为散发。

病毒性脑炎的年发病率为（3.5/10万）～（7.4/10万），我国主要出现由蚊传播的乙型脑炎病毒和由蜂传播的森林脑炎病毒，称为急性流行性脑炎。另一类是不经虫媒传播的原发性病毒性脑炎，又称急性散发性脑炎。综合近年文献报道，在我国无论南方、北方，多以肠道病毒为第一位病原，包括柯萨奇病毒、埃可病毒等。

具备致病病毒感染的流行病学特点、典型临床表现及脑脊液中细胞数增多、蛋白轻度增高等，即可明确诊断。

主要处理措施为病因治疗，主要为抗病毒治疗，以及主要措施是支持疗法及退热、镇静、脱水、止痛等。对有后遗症的患者，要按科学的方法给予语言、智力、肢体的康复指导及针灸推拿治疗。

本病病情轻重与致病病毒的种类及损害的部位等有关，大多数的病毒性脑炎预后较好。轻症患者，多在1周左右恢复，无后遗症。病情重者，病程达2～4周，恢复期多有神经精神症状，有时可有后遗症发生。重症患者的病死率可高达20%以上，主要为呼吸衰竭所致，严重后遗症，如乙型脑炎患者的后遗症的发生可达30%。

一、病因病机

根据发病及临床特点，本病多属中医温病的"暑温""湿温""暑湿""伏暑"等范畴，其温病理论可从以下方面认识。

（一）感受温邪

时令暑热，或暑湿，或湿热疫邪等，由外侵袭人体，初则卫分证，但因温邪传变较快、卫分证持续短暂而里传的过程中，很少单纯地出现卫、气、营、血单一证候，而多见卫气同病、气营两燔、热陷营血、痰热闭窍等。暑为火邪，天暑下逼，或其他温邪上受，清空被扰，可见头痛如裂，并见不同程度发热。热邪亢盛，燔灼肝经，则痉厥动风。暑热之邪内闭心营，治不及时，极易出现心阳衰竭的脱证危候。

若夹湿邪，因湿性腻滞，湿热合邪为患，缠绵难解，可酿痰蒙蔽心包，则见神志昏蒙。病情发展至疾病后期，湿热痰瘀阻滞脑窍及经络，则见痴呆、失语、木僵、瘫痪等。

部分患者温邪自发于里，呈现伏气温病发病特征，表现为里热证候，若新感引动伏邪，也可见表里相兼证。

（二）正气不足

患者素体正气不足，或后天失养，尤其是小儿脏腑薄弱，若卫表不固，肾亏脑髓不足之时，温邪侵入肌体，沿卫气营血规律传变，病变过程可热极生风，风动痰生，蒙扰元神，则出现发热、抽搐、神昏等症。

综上所述，病毒性脑炎辨病多属"温病"范畴，暑、湿、热、毒为本病的主要病因。病情发展可夹痰、瘀等病理产物。基本病机是热极生风，风火相扇，痰热上扰神明，阻塞脑窍脉络。多有卫气营血传变规律。急性期以热、痰、风为病理基础，日久累及气血津液，造成气虚、阴虚等证。病位在脑、心、肝、肾。

二、温病学指导辨证论治

（一）辨治思路

典型的病毒性脑炎具有温病卫气营血的传变规律，可按温病卫气营血辨证。在卫表阶段，以发热较高、伴有恶寒、时有呕吐、恶心、舌质稍红、脉浮数为主要表现。因温邪传变较快，往里发展可呈现卫气同病证，亦有卫分症状持续短暂者，可迅速出现气分证。若有壮热、口渴、汗出、舌红苔黄、脉洪数，此为热入阳明胃经。如见高热持续、烦躁不安或昏睡或神昏、抽搐、舌红绛、脉滑数，此系气营两燔阶段。热邪进一步深入，影响营血及内闭心包，可致阴虚、气虚等正气损伤的证候特点，表现为昏谵、昏愦、肢冷、汗出等。后期痰瘀滞络或阻于脑窍，可呈现失语、偏瘫、或精神异常。治疗上，可采取以下原则。

1. 祛邪　发病初期，正气未衰，应以祛邪为要务。邪在卫分、气分、气营两燔证，病情相对较轻，在此阶段用药务早、务快、务尽，大力祛邪，以防邪热深入营血，可采取辛凉解表、清气泄热、清气凉营等治法。热陷营血、热闭心包、内闭外脱，病情相对较重，治宜清营凉血、清心开闭、豁痰开窍、凉肝息风、急救固脱。一法或多法联用，祛邪与扶正兼顾。

本病的祛邪当以清热解毒为大法，银翘散、白虎汤、凉膈散、承气汤等为常用方剂。某些药物如板蓝根、大青叶、金银花、连翘、柴胡、黄芩、黄连、黄柏、贯众等具有较好的清热解毒功效，可常规使用。为使热邪或湿邪尽快自小便而解，利小便亦为常用之法，药用滑石、通草等，起到清热利水而不伤阴之效。

某些病毒性脑炎病人就诊时呈现高热、昏迷状态，故清热醒脑开窍也为常用之法。温病凉开"三宝"中，以安宫牛黄丸最常用，对邪热内陷心包、痰热壅闭心窍，症见神昏谵语者效果明显。苏合香丸或菖蒲郁金汤可用于痰热蒙窍，症见发热、昏迷、舌苔白腻者。目前，有些中成药如清开灵注射液、醒脑静注射液等也可辨证应用。清热醒脑开窍法并不局限于热闭心包导致的神昏谵语，卫气分阶段用之得当也可达到顿挫热势，迅速改善病情的目的。

病毒性脑炎急性期或后遗症期可伴有肢体抽搐，因此，采取清热或开窍法时，常配息风止痉法。在辨证基础上可加入息风止痉药物，如羚羊角、钩藤、石决明、全蝎、蜈蚣、鳖甲、龙骨、牡蛎等。

2. 扶正　疾病后期，由于温邪伤阴耗气，痰阻血瘀，故宜益气养阴、化痰通络。若出现后遗症，则多见肝肾两虚，气虚血瘀，痰浊内阻。治宜滋补肝肾，填精益髓、益气通络、化瘀豁痰。吴鞠通加减复脉汤、吴又可三甲散等方可加减使用。

（二）分型论治

病毒性脑炎的病情复杂多变，轻重不一，轻者仅出现发热、头痛，重者表现出高热、头痛、呕吐、颈项强直、惊厥、意识障碍、呼吸衰竭等。根据其临床表现与发生发展规律，可分为以下常见证型。

1. 卫气同病

【临床表现】发热，微恶风寒，或但热不寒，头痛，颈项稍强，无汗或少汗，口渴引饮，常伴恶心呕吐，偶有抽搐，心烦或嗜睡，舌红苔薄白或黄，脉象浮数或洪数。

【治法】清透邪热。

【代表方】银翘散合清络饮加减。

【临床加减】温热之邪不夹湿者以银翘散加减；卫分表闭发热明显者，加用青蒿芳香清透；气分里热较重者，合用白虎汤或银翘散加入生地黄、牡丹皮、麦冬等；加湿者，合清络饮加减，或加入苍术、藿香、薏苡仁等药。

2. 邪在气分

【临床表现】壮热，面红目赤，烦躁，汗多，头痛，气促，口渴，舌红苔黄燥，脉洪数。

【治法】清气泄热。

【代表方】白虎汤加减。

【临床加减】阴伤明显者，可合用增液汤；便秘者，合用调胃承气汤加减。

3. 气营（血）两燔

【临床表现】壮热不解，头痛剧烈，呕吐频繁，口渴引饮，颈项强直，烦躁不安，或神昏谵语，四肢抽搐，舌质红绛苔黄燥，脉细数或弦数。

【治法】清气泄热，凉营解毒。

【代表方】清瘟败毒饮合羚角钩藤汤加减。

【临床加减】吐血衄血重者，加白茅根、小蓟；斑疹紫黑者，重用生地黄、赤芍，加紫草、丹参、红花、当归；若见神昏谵语，加用安宫牛黄丸；痉厥较重者，加僵蚕、地龙、全蝎以平肝息风。

4. 邪入心包

【临床表现】身热，呼吸气粗，神昏谵语，喉间痰鸣，言语謇涩，肢体厥冷，舌质红绛苔黄燥或少苔，脉滑数或细数。

【治法】清心开窍。

【代表方】清宫汤加减，送服安宫牛黄丸。

【临床加减】若见痰热蒙蔽心包，舌苔浊腻者，可合用菖蒲郁金汤以清心化痰、芳香开窍。若出现内闭外脱，宜用生脉散或参附龙牡汤加减。

5. 痰瘀内阻

【临床表现】痴呆，精神异常，言语障碍，肢体不用，或僵硬强直，或震颤抖动，肌肉萎软无力，神疲倦怠，容易出汗，面色萎黄，舌质暗红苔薄白，脉象细弱或细涩。

【治法】化痰通络，开窍逐瘀。

【代表方】犀地清络饮加减。

【临床加减】余热未清而低热难退者，可酌加青蒿、地骨皮等；若肢体拘挛，不时抽动，可加入虫类搜风药，如乌梢蛇等；后遗症患者，气血失于润养，加补阳还五汤，或针刺治疗，尚应配合中医按摩，以及中药外洗、外浸等法。

三、中医治疗研究进展

合用中药治疗病毒性脑炎，较单纯的西药有明显优势。在西药对症治疗的基础上，采取中医辨证治疗，效果良好，后遗症少。

本病辨证时应以卫气营血为纲，予以分型治疗，另外，地域不同，证型也有别。林兴栋等认为，岭南病毒性脑炎基本可归属为温病湿热病证范畴。卫气营血辨证属气分证者最多，急性期以湿热蔽窍证、风痰闭阻证、湿热中阻证、痰热内蕴证为主。气阴两虚证、痰瘀阻络证、湿热夹瘀证，多见于病毒性脑炎后期。靳玉兰将病毒性脑炎分为三型：邪犯卫气型、邪炽气营型、邪入营血型。戚刚认为，肺卫不足、肾精亏虚、肝气郁结、脾胃虚弱、脑海空虚、外邪侵袭是常见的证型。

基于卫气营血辨证，临床单一证型者少，以两种或三种证组合者多见，如卫气同病、气营同病、气营血同病等。后期可结合脏腑辨证方法，察其气血阴阳亏虚及痰、瘀兼夹情况以分型论治。

王燕认为，20世纪90年代以来，病毒性脑炎的研究不断深入，从病因病机、治法、方药等方面形成了较系统的认识，治疗上也多从痰热、肝风、血瘀等病机进行辨治。在西药常规使用的基础上，张承莉采取清热解毒、化瘀通络、醒神开窍之法，用清开灵注射液治疗，效果满意；李薇、李华梅等采用清热解毒、化痰宣肺、息风止痉法，选取痰热清注射液治疗病毒性脑炎患儿呼吸系统障碍取得了良好的临床疗效。林兴栋等针对岭南病毒性脑炎急性期以湿（痰）热病证为主，采取化湿解毒通窍法，在菖蒲郁金汤原方的基础上进行化裁，能明显改善病毒性脑炎患者预后，治疗前后症状体征比较，其有效率在80%以上，这与岭南炎热潮湿的气候环境，人群体质以"阳热质""湿热质"为主有一定关系。

目前，本病祛邪仍多运用清热解毒、开窍化痰、息风止痉、祛湿、活血等法，扶正多用益气养阴等法。治疗病毒性脑炎，尤其是早中期病人，使用较多的主要是温病方剂。中成药以清开灵注射液、醒脑静注射液、安宫牛黄丸、菖蒲郁金汤治疗报道最多。如要建民等在传统抗病毒、脱水、激素治疗的基础上，联合应用安宫牛黄丸等治疗重症病毒性脑炎；张承莉等在常规治疗基础上加清开灵；张敏等用菖蒲郁金汤；李玉珍等用醒脑静注射液联合常规西药；阚艳红等用复方麝香注射液等，皆显示其在降温、缓解脑部症状、改善意识障碍、缩短抽搐时间等方面有较好效果。方剂使用较多的有白虎汤、凉膈散、柴葛解肌汤、甘露消毒丹、清营汤、清瘟败毒饮等。

脑为诸阳所汇、六经交注之处，取脑部穴位有疏通全身经络的作用。冯晶治疗小儿病毒性脑炎，采取头部取穴，用平补平泻法，治疗效果显著。

参考文献：

[1] 林兴栋，张敏，吴宣富，等. 岭南病毒性脑炎的中医证候规律研究［J］. 中国中医急症，2010，19（8）：1325 – 1328.

[2] 靳玉兰. 中西医结合治疗儿童病毒性脑炎临床研究［J］. 中医儿科杂志，2007，3

（6）：22 – 23.

［3］戚刚．从肺肾肝脾论治病毒性脑炎［J］．中国中医药现代远程教育，2010，8（11）：70 – 71.

［4］王燕．病毒性脑炎诊治现状及中西医结合治疗进展［J］．中西医结合心脑血管病杂志，2006，4（9）：795 – 796.

［5］张承莉．小儿病毒性脑炎临床体会 14 例［J］．中国社区医师（医学专业），2012，14（6）：67.

［6］李薇，李奇玉，唐英．痰热清注射液佐治小儿病毒性脑炎疗效观察［J］．现代中西医结合杂志，2010，19（5）：577 – 578.

［7］李华梅、徐建英．痰热清治疗小儿病毒性脑炎的临床观察［J］．中国中西医结合急救杂志，2006，13（6）：330.

［8］林兴栋，吴宣富，张敏，等．化湿解毒通窍法治疗岭南病毒性脑炎 82 例［J］．中华中医药学刊，2010，28（12）：2659 – 2661.

［9］要建民，白爱林，刘金梅．安宫牛黄丸、清开灵及脑活素治疗重症病毒性脑炎疗效观察［J］．中国误诊学杂志，2009，9（19）：4608.

［10］张敏，吴宣富，张现伟．菖蒲郁金汤加减治疗急性期病毒性脑炎验案 2 则［J］．新中医，2008，40（10）：113 – 114.

［11］李玉珍．醒脑静注射液治疗儿童病毒性脑炎 31 例疗效观察［J］．河北中医，2011，33（5）：750 – 751.

［12］阚艳红，刘晓梅，刘晓红．复方麝香注射液治疗儿童病毒性脑炎的疗效观察［J］．天津医药，2013，41（5）：495 – 496.

［13］冯晶，肖咏，林跃梅，等．中西医结合治疗小儿病毒性脑炎 30 例临床观察［J］．中医儿科杂志，2009，5（4）：20 – 21.

第六篇 温病学辨治思路在临床各科中的应用

温病学既是有关温病的诊断及防治的临床学科，又因其理论具有基础性，如卫气营血辨证和三焦辨证，亦可用于指导临床各科；另外，温病的某些治法和方药也常用于内伤杂病，如治疗湿热类温病的清热祛湿诸法也可用于因脏腑功能失调而酿湿蕴热的病证，温病后期的养阴生津诸法也可用于因气血津液功能失常导致的阴津亏虚病证。本篇结合临床实践及文献报道，选取十六种（类）疾病进行讨论，侧重于阐述温病学理法方药对其病因病机的认识及辨证论治的指导与应用。

第二十五章 系统性红斑狼疮

系统性红斑狼疮（systemic lupus erythematosus，SLE）是一种累及全身多系统的自身免疫性炎症性结缔组织病，是具有代表性的自身免疫性疾患，可合并其他自身免疫性疾病。多发于青年女性，有一定的家族聚集性。本病易反复、病情复杂、病变范围广泛、病程长。

本病临床表现复杂多样。典型症状是面部出现蝶形红斑，亦可见其他部位红斑或斑丘疹样皮肤损害、盘状红斑、血栓性静脉炎与雷诺征、口腔黏膜损害等；90%的患者有发热，可为长期低热，亦可呈弛张型高热，很少有寒战。最常见的症状是皮疹、发热、关节痛；其次是皮疹与发热；或发热与关节痛。可累及肾脏、心脏、肺脏、脑、浆膜、关节及血液系统等，出现多种临床症状，各个系统的病变可同时发生或先后发生。肾脏损害是 SLE 最常见的内脏损害，早期肾损害表现为持续性蛋白尿，有管型或红细胞，但无浮肿，肾功能完全正常；可发展为肾病综合征、尿毒症。心脏损害可出现心肌炎、心包积液等。呼吸系统表现为出现胸膜炎、狼疮性肺炎等。神经系统损害可出现精神障碍、癫痫抽搐、瘫痪等。胃肠病变主要是血管病变的结果，主要为恶心、呕吐、食欲不振、腹泻、腹痛、便血等。SLE 引起肝损害亦较常见，可出现肝大、转氨酶升高等；常可出现贫血，中性粒细胞减少及血小板减少。无论何种表现，总的规律是从一个系统病变向多个系统病变发展，并常伴有不同程度的全身症状，如发热、全身不适、疲乏等。

临床诊断上除要注意上述临床表现外，应结合下列实验室检查指标：抗核抗体（ANA）滴度增高（一般认为，1∶80 以上有意义）、抗双链 DNA 抗体滴度增高、循环免疫复合物增多、抗 Sm 抗体阳性（此为具有特异性的指标），以及可在血液、胸水、腹水、心包液、脊髓液中找到 LE 细胞等。另外，20% 患者可呈现长期的梅毒凝集试验阳性，血沉加快，血液检查白细胞、血小板降低呈贫血状态，尿常规及肾功能异常。

糖皮质激素仍是治疗 SLE 的主药，可用泼尼松（强的松）每日 30～60mg，分次或晨起顿服。病情严重者，可用冲击疗法，并加用 H_2 受体阻断剂（西咪替丁或雷尼替丁）防止上消化道出血。激素治疗效果不明显或不能耐受时，可加用或改用免疫抑制剂，如环磷酰胺，每次 200mg，静脉注射，每日 1 次或隔日 1 次，总剂量达 4～6g 时改为口服；也可选用环孢素 A、甲氨蝶呤及新型免疫抑制剂霉酚酸酯等。对于仅有皮疹、低热或关节症状的患者，可予非甾体消炎药治疗。SLE 的发病与体内性激素的失调有关，故应用性激素可治疗 SLE。常规治疗无效的急危重症 SLE 患者可用大剂量免疫球蛋白静滴。

活动期病例应绝对卧床休息，避免日光照射，慢性病例或病情已稳定时，则可适当活动，但要注意避免诱发因素，如紫外线照射、食用某些食物（香菇、芹菜、苜蓿等）、精神刺激等，未获彻底控制患者不宜怀孕。轻型稳定期病例可先用中医药辨证论治，活动期患者宜中西结合治疗。

一、病因病机

本病的各种症状特征散见于中医"日晒疮""红蝴蝶""温病发斑""虚损""水肿""阴阳毒"等疾病的论述中。对于 SLE 的中医病因病机各家认识并不统一，可概括为正虚致病、外邪致病、内虚邪实致病三个主要方面。而多数医家认为，SLE 是内外合邪致病，病情由上而下、由浅及深、由轻渐重发展。由于先天禀赋不足或后天失于调养，脾肾不足，气阴先伤，感受外邪，或阳热毒邪入侵，播灼肌肤，进一步伤精动络，或湿毒之邪伤于脾，脾土失健，而致肾水泛滥等，终至变痰、成瘀、酿毒，蕴蓄于脏腑经络。总之，本虚标实为本病的主要病机，其本在于脾肾亏虚，其标在于风、火、水、湿、痰、瘀、毒。2005 年颁布了《中药新药治疗红斑狼疮的临床研究指导原则》，将本病分为热毒炽盛证、瘀热痹阻证、风湿热痹阻证、阴虚内热证、脾肾阳虚证、肝肾阴虚证、气血两虚证等七个证型论治。

本病易反复、病情复杂、病变范围广泛、病程长的特点与伏气温病正虚、邪重、病位深、病程缠绵的特点相似。本病由于正气内虚（如遗传因素、内分泌因素等），外感邪毒（如病毒感染、日光紫外线辐射、饮食不当、进食易致敏物质等），病邪潜伏于体内，故蕴变蓄积到一定程度，或自发或由外感诱发，导致发病或病情活动。初起或疾病活动期起病即见里热证，此为素体阴精亏虚、先天不足、内伏蕴热，或复感温邪而诱发。邪热内郁，初起即表现为里热炽盛之高热症状；热毒内迫营血，外发肌肤则见斑疹；热灼血凝，血行瘀滞，"不通则痛"，甚则关节红肿；伏热深陷，内闭心包，蒙蔽清窍，则烦躁不安，或神昏谵言，甚则昏愦不语。也有部分患者因湿热之邪伏藏于里，从少阳而发者，然其发展多从热化而入络动血。

二、温病学指导辨证论治

（一）辨治思路

中医对本病的治疗做了大量的探索，但各家意见尚未统一，可借鉴的温病学治疗大法的有清热解毒、凉血化斑、养阴透泄等。起病如为湿热内伏从少阳而发者，宜清泄少阳、分消湿热；若为温热之邪从营血分而发，或湿热化火化毒，燔灼营血者，可用清营凉血、解毒化斑之法治疗；邪热伤阴，阴虚内热，邪伏阴分，阻滞阴络，可用养阴透热、入络搜邪之法治疗；肝肾阴虚，则用滋养肝肾的方法治疗；化瘀伤肝者，可用疏肝理气、解毒化瘀之法治疗。本病发展过程中，出现如下证候类型可根据温病的理法论治。

（二）分型论治

1. 湿热郁阻少阳

【临床表现】寒热发作，寒轻热重，口渴心烦，胸闷脘痞，或见呕恶，纳呆，困倦，身热午后较甚，关节肌肉酸疼，舌苔黄白而腻，脉弦数。

【治法】清泄少阳，分消湿热。

【代表方】蒿芩清胆汤加减。

【临床加减】口渴甚者，加芦根、石斛；纳呆者，加藿香、砂仁（后下）；见斑者，可加赤芍、牡丹皮凉血化斑。

2. 热毒炽盛

【临床表现】壮热，面部蝶状红斑，关节肌肉酸疼，皮肤紫斑，烦躁口渴，神昏谵语，手足抽搐，大便干，尿短赤，舌质红绛苔黄，脉洪数或弦数。

【治法】清营凉血，解毒化斑。

【代表方】加减犀角地黄汤加减。

【临床加减】大便秘结者，加大黄（后下）、枳实通下泻实；兼有痰湿者，加竹沥、胆南星等清热化痰；伤津明显者，加玄参、麦冬清热养阴；神昏谵语者，加安宫牛黄丸。

3. 阴虚内热，邪伏阴分

【临床表现】持续低热不退，夜热早凉，手足心热，心烦，斑疹暗红，疲乏懒言，关节痛楚，腰酸，足跟痛，脱发，舌红少苔，脉细数。

【治法】养阴透热，入络搜邪。

【代表方】青蒿鳖甲汤加减。

【临床加减】关节疼痛者，加鸡血藤、白花蛇；口渴者，加花粉、石斛；阴虚便秘者，加白芍、玄参润燥通便。

4. 肝肾阴虚

【临床表现】不发热或偶有低热，局部斑疹暗褐，腰酸腿痛，关节轻度酸楚，毛发脱落，月经不调或闭经，或伴头晕目眩，耳鸣口燥咽干，大便偏干，小便黄，舌红少津苔薄黄，脉细数。

【治法】滋养肝肾。

【代表方】杞菊地黄汤合二至丸加减。

【临床加减】耳聋者，加白芍、黄精；低热明显者可加知母、黄柏。

5. 瘀热伤肝

【临床表现】黄疸，胸胁腹痛，腹胀纳呆，头晕失眠，月经不调，皮肤瘀斑，或见吐血，衄血，甚至肝脾肿大，舌暗红，脉弦细。

【治法】疏肝理气，解毒化瘀。

【代表方】逍遥散加减。

【临床加减】肝脾肿大者，加鳖甲、丹参；出血者，加白茅根、紫珠草、茜根；气郁胁痛者，加郁金、佛手等通郁止痛。

三、中医治疗研究进展

沈王安认为，辨证施治应以养阴为本，用补阴、清热、生津、润燥四法，并依据各个证型症状制定了系列方剂，临床取得满意效果。张志礼等将本病分为脾肾不足、气血瘀滞证，毒热炽盛、气血两燔证，气阴两伤、血脉瘀滞证，脾虚肝郁、经络阻隔证四型，调查发现第一、第三型多见，以中医辨证结合皮质激素及免疫抑制剂进行中药、西药及中西医结合组三组治疗对比，结果表明中西医结合组远期疗效显著高于其他组。范永升等采用解毒祛瘀滋阴法治疗本病，基本方随症加减，配合激素治疗，临床症状、实验指标等均得到改善，减少了并发症，疗效好于单纯激素治疗组。赵会芳等对 SLE 患者瘀血病机进行了研究，用中药青蒿、鳖甲、赤芍、玄参等养阴清热、活血化瘀方药配合强的松治疗，缓解了临床症状，并降低了异常增高的血浆 TXB2、T/K，控制了血小板聚集，疗效高于对照组。叶任高对首始阶段出现的阴虚火旺之证采取滋阴降火汤，激素减量阶段气阴两虚证加补气温肾药物之治法，可有效防止激素撤减综合征；另外，其还认为，在维持量阶段宜加强补肾健脾之法治疗，自拟肾特康胶囊临床取得了满意疗效。李贤总结了应用激素及免疫抑制剂后的中医治疗之法：初用激素时（热毒炽盛证），用清营汤、犀角地黄汤、清瘟败毒饮，在大剂量长时间应用激素期（常为阴虚火旺证），治以知柏地黄丸、杞菊地黄汤；在减量应用激素期（脾肾阳虚证），治以五苓散、实脾饮、真武汤等；在应用免疫抑制剂期（气血亏虚证、气阴两亏证），治以归脾汤、八珍汤、生脉饮、六味地黄丸等。钟嘉熙等在伏气温病理论指导下，根据青蒿鳖甲汤创制了具有清热化湿、养阴透邪、活血化瘀作用的复方制剂苓丹片，合用少量激素治疗，与常规西药治疗对照，结果表明总有效率高于对照组，且激素减量明显优于对照组。文颖将 60 例红斑狼疮患者分为热毒炽盛证、肝肾阴虚证、脾肾阳虚证三型论治，与 40 例激素为主治疗组比较，总有效率分别为 91.6% 和 77.5%，有显著差异。

参考文献：

[1] 苏晓. 沈王安教授治疗系统性红斑狼疮的经验 [J]. 新中医，1998；30 (8)：10.

[2] 张志礼，安家丰. 中西医结合治疗系统性红斑狼疮的临床与实验研究 [J]. 中国中医药科技，1996；3 (4)：11.

[3] 范永升，温成平. 激素并用解毒祛瘀滋阴法治疗系统性红斑狼疮观察 [J]. 中国中西医结合杂志，1999；19 (10)：626.

[4] 赵会芳，钟嘉熙. 系统性红斑狼疮患者血瘀病机的研究 [J]. 辽宁中医杂志，1998；25 (1)：7.

[5] 叶任高. 肾病综合征的中西医结合治疗 [J]. 江苏中医，1999；20 (11)：8.

[6] 李贤. 狼疮性肾炎应用激素及免疫抑制剂后中医治疗 [J]. 辽宁中医杂志，1995；22 (10)：453.

［7］钟嘉熙，刘亚敏.苓丹片治疗系统性红斑狼疮149例［J］.新中医，1997；29（11）：12.

［8］文颖.补虚化瘀解毒法治疗红斑狼疮（SLE）的探讨［J］.四川中医，2009；27（1）：98.

第二十六章　类风湿关节炎

类风湿关节炎（rheumatoid arthritis，RA）是以侵蚀性、对称性多关节炎为主要临床表现的慢性、全身性自身免疫性疾病。本病呈全球性分布，是造成人类丧失劳动力和致残的主要原因之一。我国 RA 的发病率为 0.32%～0.4%，略低于 0.5%～1% 的世界平均水平，女性高于男性。

本病确切发病机制不明。基本病理改变为滑膜炎、血管翳形成，并逐渐出现关节软骨和骨破坏，最终可能导致关节畸形和功能丧失。1989 年，美国风湿协会（ARA）发布了类风湿关节炎分类诊断标准：①晨起关节及其周围僵硬感至少持续 1 个小时。②3 个或 3 个以上区域软组织肿胀或积液。③腕、掌指或近端指间关节中，至少有一个关节肿胀。④两侧关节同时受累，关节炎表现为对称性（双侧近端指间关节、掌指关节及趾指关节受累时，不一定绝对对称）。⑤有类风湿结节。⑥血清类风湿因子阳性。⑦骨关节 X 线片示：手或腕关节侵蚀性缺损和（或）关节周围骨质疏松。符合以上 7 项中至少 4 项者，可诊断为 RA，其中①～④项病程至少持续 6 周。

RA 目前尚不能根治，治疗的目的是缓解关节炎引起的关节肿痛、晨僵等症状，控制疾病发展，防止关节骨的破坏，降低致残率并改善其功能，从而提高患者的生活质量。其中治疗的措施主要包括一般性治疗、药物治疗、外科手术治疗等，其中以药物治疗为主。常用的治疗药物包括非甾体消炎药（NSAIDs）、糖皮质激素（GC），以及抗风湿药（DMARDs），如甲氨蝶呤（MTX）、来氟米特、柳氮磺吡啶、磷酸氯喹、羟氯喹、硫唑嘌呤等。

一、病因病机

根据 RA 的临床特征，属于中医学"痹证"范畴，与中医古籍所记载的"历节""顽痹""筋痹""骨痹""肾痹""鹤膝风""尪痹"等病证相似。对于其病因病机的认识，历代医家较推崇《内经》"风寒湿三气杂至，合而为痹也"的理论。一般认为，RA 的病因分内外两个方面：内因为劳逸不当、久病体虚，致肝肾不足、气血亏虚，营卫失和，腠理空疏，外邪乘虚而入，如《济生方·痹》云"皆因体虚，腠理空疏，受风寒湿气而成痹也"；外因为风、湿、寒、热邪气的入侵。内外因相合而发病，如《素问·痹论》云："荣者，水谷之精气也……卫者，水谷之悍气也……逆其气则病，从其气则愈，不与风寒湿气合，故不为痹。"其基本病机均可概括为风、寒、湿、热、痰、瘀等邪气滞留肢体筋脉、关节、肌肉，经络闭阻，"不通则痛"。在该病的发展机制中，"不通"（实）与气血津液亏损之"不荣"（虚）并重，是其病理特点，并影响其病程与传变。关于 RA 的病机，有些医家认为，以肾虚为本，或兼有肝肾亏虚和脾肾两虚；脾胃虚弱是本病的根本原因，湿邪为贯穿于 RA 病程始终的病理因素，风寒热痰瘀则出现在疾病的不同阶段；也有不少医家认为，湿热瘀阻经络是活动期 RA 急性起病的主要病理基础和核心病机。

古代医家受张仲景《伤寒杂病论》的影响，对风寒湿痹论述较多，且创立了一些有效的方剂如桂枝芍药知母汤、乌头汤等。而湿热痹和热痹则是金元以后才开始受到关注的，如张子和《儒门亲事》曰："痹病以湿热为源，风寒为兼，三气合而为痹。"明清以后，随着温病学说的兴起，对热痹的认识也随之加深，特别是湿热病理论和证治的系统化，使湿热痹得到了温病学家的重视，如清·吴鞠通《温病条辨》云："《金匮》谓经热则痹，盖《金匮》诚补《内经》之不足，痹之因于寒者固多，痹之兼乎热者亦复不少。"再如清·汪廷珍亦云："痹证，有周、行、着之别，其原有风湿热之异，奈古方多以寒湿论治，且多杂风药，不知湿家忌汗，圣训昭然，寒湿固有，热湿尤多，误用辛温，其害立见。"与风寒湿痹不同的是，湿热痹多有局部的灼热红肿，且可兼有湿热证之发热，或伴恶寒、身重胸闷、口渴、烦躁不安、苔腻等临床表现，如《温病条辨》中焦篇六十五条云："湿聚热蒸，蕴于经络，寒战热炽，骨骱烦疼，舌色灰滞，面目萎黄，病名湿痹。"风湿热痹多由风寒湿痹，经久不愈，邪气留于经络关节，郁而化热；或久居湿热之地；或素体阳盛，或嗜酒辛辣，脏腑积热，外感风寒湿邪，从阳化热；或误用辛温香燥之品，使外感邪气热化，湿热流注筋脉关节，阻滞经络，气血失宣而致。叶天士针对热痹的病理演变过程，提出"初病湿热在经，久则瘀血入络"的观点，为后世所重视。也有医家根据《灵枢·贼风》"不离屏蔽，不出室穴之中，卒然病者，此皆尝有所伤于湿气，藏于血脉之中，分肉之间，久留而不去……其开而遇风寒，则血气凝结，与故邪相袭，则为寒痹"，提出痹证为伏邪致病的说法。

二、温病学指导辨证论治

（一）辨治思路

痹证的辨证，一是辨邪气性质，二是辨虚实。临床痹痛呈游走性者，为行痹，属风邪偏盛；痛势较甚、痛有定处、遇寒加重者，为痛痹，属寒邪偏盛；关节酸痛、重着、漫肿者，为着痹，属湿邪偏盛；关节局部灼热红肿疼痛为热痹，属热邪盛；关节疼痛日久且肿胀局限，或见皮下结节者，为痰；关节肿胀、僵硬、疼痛不移，肌肤紫暗或有瘀斑等为瘀。一般来说，痹证新发，风、寒、湿、热之邪明显者，为实；痹证日久，耗伤气血，损及脏腑，肝肾不足者，为虚；病程缠绵，日久不愈，常为痰瘀互结，肝肾亏虚之虚实夹杂证。

温病对于湿热痹治疗多主以苦辛通法和辛凉淡法，如吴鞠通《温病条辨》所记载的宣痹汤、薏苡竹叶散和加减木防己汤都体现了此法。其次，应重视宣通气机，气化则湿亦化，湿去则气通血行。日久则应重视活血通络。若湿热久痹，耗伤阴精，邪留阴分者，当养阴精而入络搜邪。如下类型的类风湿关节炎可参照温病学理法方药辨治。

（二）分型论治

1. 风湿热痹

【临床表现】游走性关节疼痛，可涉及一个或多个关节活动不便，局部灼热肿痛，痛不可触，得冷则舒，可有皮下结节或红斑，常伴有发热、恶风、汗出、口渴、烦躁不安等症状。舌质红苔黄或黄腻，脉滑数或浮数。

【治法】清热利湿，祛风通络。

【代表方】中焦宣痹汤或木防己汤加减。

【临床加减】若湿热化燥，深入营络，症见身热夜甚、肌肤红斑者，去滑石、苍术，加水牛角、赤芍、牡丹皮；发热甚、面赤、多汗、口渴者，去苍术、薏苡仁，加石膏、知母；上肢关节肿痛者，加桑枝、威灵仙；下肢关节肿痛者，加牛膝、川萆薢。

2. 着痹

【临床表现】肢体关节，肌肉酸楚，重着，疼痛，肿胀散漫，关节活动不利，肌肤麻木不仁，舌质淡苔白腻，脉濡缓。

【治法】除湿通络，祛风散寒。

【代表方】薏苡仁汤加减。

【临床加减】关节肿胀甚者，加萆薢、五加皮以利水通络；若肌肤麻木不仁，加海桐皮、豨莶草以祛风通络；小便不利、浮肿，加茯苓、泽泻、车前子以利水祛湿；痰湿盛者，加半夏、胆南星等。

3. 痰瘀痹阻

【临床表现】痹证日久，肌肉关节刺痛，固定不移，或关节肌肤紫暗、肿胀，按之较硬，肢体顽麻或重着，或关节僵硬变形，屈伸不利，有硬结、瘀斑，面色暗黧，眼睑浮肿，或胸闷痰多。舌质紫暗或有瘀斑，舌苔白腻，脉弦涩。

【治法】化痰行瘀，蠲痹通络。

【代表方】双合汤加减。

【临床加减】痰浊滞留，皮下有结节者，加胆南星、天竺黄；瘀血明显，关节疼痛、肿大、强直、畸形，活动不利，舌质紫暗，脉涩，可加莪术、三七、土鳖虫；痰瘀交结，疼痛不已者，加穿山甲、白花蛇、全蝎、蜈蚣、地龙搜剔络道；有痰瘀化热之象者，加黄柏、牡丹皮。

4. 阴虚邪伏

【临床表现】关节酸痛，午后或夜间低热，两颧潮红，气短乏力，自汗或盗汗，心悸心慌，神疲懒言，口干，纳呆，心烦难寐，大便时结时溏，舌质淡红或嫩红，少苔或苔黄薄干，脉沉细无力。

【治法】养阴清热，搜邪透络。

【代表方】青蒿鳖甲汤加减。

【临床加减】夜寐多梦易惊者，加龙骨、远志；自汗乏力者，加黄芪、牛大力；盗汗明显者，加糯稻根、煅牡蛎、浮小麦；关节变形、瘀滞明显者，可配合三甲散加减。

三、中医治疗的研究进展

通过近十年文献统计分析，用于治疗类风湿关节炎的中药涉及十余类，其中补虚药、祛风湿药、活血化瘀药、清热药居前四位。其中补虚药能够通过调节细胞免疫和体液免疫增强机体的整体免疫功能，加强人体防御疾病、适应外环境的能力，相当于中医学所谓的"扶正祛邪"；祛风湿药最常用的有威灵仙、独活、川乌、秦艽、防己、乌梢蛇、桑枝、桑寄生。现代研究证实，此类药物具有不同程度的消炎镇痛作用，尤其适用于关节炎疼痛发作较明显的阶段。同时虫类药物在类风湿关节炎中的使用也颇多，以蜈蚣、地龙、全蝎、乌梢蛇为主，现代研究显示蜈蚣和地龙均有较好的消炎镇痛和镇静作用；全蝎具有镇痛、镇静和抗惊厥的作用，且不同提取方法作用效应有所差异；乌梢蛇提取物的水溶性部位有一定的消炎镇痛作用。

马武开将 RA 分为活动期和缓解期论治，活动期以清热解郁、化瘀解毒、通络止痛为法；缓解期则重在补肾健骨，并活血通络止痛。周学平对于急性发作期寒热互结证，以桂枝芍药知母汤加减；中、晚期风寒湿痹者，以乌头汤加减等。在临床实践中，许多医家采用固定的经验方辨证加减治疗，亦收到较好的疗效，如孙素平予痹清饮方治疗 60 例 RA 患者 40 例，反应率为 66.67%，中医证候改善总有效率 88.33%，并证实该方能抑制滑膜纤维细胞增殖和滑膜炎症细胞浸润，具有消炎镇痛、调节免疫的作用。周乃玉等自制的"痹玉康 I 号"方用于临床治疗类风湿关节炎中晚期寒湿痹阻证患者，总有效率达 95%。贾红伟等研究表明，宣发膜原法可以有效降低大鼠 CIA 的发病率，显著降低 CIA 小鼠的抗 Ⅱ 型胶原抗体 IgG 和 IgG2a，对机体体液免疫具有抑制作用；同时还具有免疫调节作用，能够使 CIA 小鼠以 Th1 型为主的免疫反应转为 Th2 型免疫反应，显著降低 CIA 小鼠 IFN－γ 水平，从而阻止 Ⅱ 型胶原免疫对关节的破坏作用等。

参考文献：

[1] 周仲英. 中医内科学 [M]. 北京：中国中医药出版社，2010.

[2] 葛均波，徐永健. 内科学 [M]. 北京：人民卫生出版社，2014.

[3] 吴瑭. 温病条辨 [M]. 北京：科学技术文献出版社，2009.

[4] 焦树德. 类风湿关节炎从痹论治 [J]. 江苏中医药，2008，40 (1)：5.

[5] 王振亮. 肝与类风湿关节炎的关系及从肝论治 [J]. 中医研究，2008，21 (11)：49.

[6] 李强，邹升产. 类风湿关节炎的发生与中医脾虚关系的理论探讨 [J]. 新疆中医药，2003，21 (5)：2.

[7] 周全，刘征堂. 金实教授从湿论治风湿性关节炎经验介绍 [J]. 新中医，2005，37 (1)：21.

[8] 孙钟海，毕媛媛，张霞，等. 活动期类风湿关节炎的病机探讨 [J]. 河南中医，2010，30 (3)：228.

[9] 巩勋，姜泉，曹炜，等. 湿热瘀阻与活动期类风湿关节炎骨侵蚀 [J]. 中医杂志，2014，55 (14)：1189－1191.

[10] 姜小帆，曾进，石亮. 类风湿关节炎辨证分型及证候要素分布的文献研究 [J]. 中国实验方剂学杂志，2014，20 (4)：196－199.

[11] 王明喜. 补虚药的合理应用简释 [J]. 实用中医内科杂志，2005，19 (3)：285－286.

[12] 郭洁，张恩户. 祛风湿药抗炎作用的文献再评价 [J]. 中药药理与临床，2012，28 (3)：124－126.

[13] 程玥，王瑞昙，张恩户. 祛风湿药镇痛作用的文献再评价 [J]. 江西中医药，2010，41 (4)：10－12.

[14] 吕金胜，吴畏，孟德胜，等. 地龙醇提物抗炎及镇痛作用的研究 [J]. 中国药师，2003，6 (1)：16－18.

[15] 马哲龙，梁家红，陈金印. 乌梢蛇的抗炎镇痛作用 [J]. 中药药理与临床，2011，27 (6)：58－60.

[16] 贾二涛. 马武开治疗类风湿关节炎经验 [J]. 长春中医药大学学报，2011，21 (1)：43 - 44.

[17] 周学平.《金匮要略》方辨治类风湿关节炎 [J]. 中医函授通讯，1997，16 (3)：1 - 3.

[18] 孙素平. "痹清饮" 对活动期类风湿关节炎患者生存质量的影响 [J]. 江苏中医药，2011，43 (1)：29 - 30.

[19] 周翠英. 痹清饮对类风湿关节炎成纤维样滑膜细胞的干预作用 [J]. 山东中医杂志，2009，28 (5)：332.

[20] 周乃玉. "痹玉康 1 号" 方治疗类风湿关节炎（RA）中晚期寒湿痹阻证患者疗效观察 [J]. 内蒙古中医药，2012，3：3 - 4.

[21] 贾红伟，赵宁. 宣发膜原方对胶原诱导性关节炎大鼠血清中 TNF、IFN、IL - 6 和 IL - 10 影响的研究 [J]. 中国中医基础医学杂志，2005，11 (11)：818 - 820.

[22] 陆柳丹，韦嵩. 中医治疗类风湿关节炎研究进展 [J]. 辽宁中医药大学学报，2013，15 (10)：86 - 88.

第二十七章　干燥综合征

干燥综合征（Sjogren syndrome，SS）是一种主要累及外分泌腺体的慢性炎症性自身免疫病。本病发病没有明显的季节性，可分为原发性和继发性两类。原发性干燥综合征在我国人群的患病率为 0.3%～0.7%。本病女性多见，男女比为 1：（9～20），发病年龄多在 40～50 岁。

本病以累及全身外分泌腺中的唾液腺和泪腺为主。唾液腺分泌障碍主要表现为口腔干燥，严重者需频频饮水，进食固体食物时需水伴送，可有猖獗龋齿和反复腮腺肿大；泪腺分泌障碍主要表现为眼睛干燥、异物感、怕光、眼红，严重时哭泣无泪等症状。在干燥综合征诊断 5～10 年后，约 50% 的病人将出现腺体外脏腑或组织，如肺、肾、胃肠、血管、肌肉等损害，出现干咳、气短、蛋白尿、关节痛、皮疹、胃部不适、腹泻、乏力、低热等症状。

本病以其受累的外分泌腺中的泪腺和唾液腺症状作为诊断的依据。具备口干、眼干持续 3 个月以上，有明显的吞咽干性食物时需用水帮助，成年后腮腺反复或持续肿大，反复的眼部砂磨感，再结合眼部体征、组织学、唾液腺受损及自身抗体检查等，即可明确诊断。

目前西医对干燥综合征的治疗，大多以替代疗法和对症处理为主，目的在于减轻和解除口、眼干燥的症状，如人工泪液可减轻对角膜的损伤、泪道栓置于泪管以改善眼干症、应用唾液代用品等。对系统损害者应考虑糖皮质激素治疗，或加用免疫抑制剂。干燥综合征的病人在日常生活中还应禁止吸烟、饮酒；另外，增强环境湿度有助于口眼干燥症状的改善。

干燥综合征病人多数起病隐匿，病情进展较慢。病变若仅局限于唾液腺、泪腺、皮肤外分泌腺体者，预后良好，即使有内脏损害，经恰当的治疗大多病情可以控制；少数治疗不及时或治疗反应较差者，病情发展严重可以危及生命；内脏损害中若出现进行性肺间质纤维化、中枢神经系统病变、肾小球受损后出现肾衰竭及演变为恶性淋巴瘤者，预后较差。

一、病因病机

干燥综合征在中医文献中无相似的病名记载，根据其临床表现及相关病因病机，可属于"燥证""燥毒""痹证""虚劳"等范畴。

《素问·阴阳应象大论》谓"燥胜则干"，刘河间《素问玄机原病式》中说"诸涩枯涸，干劲皴揭，皆属于燥"，根据本病的临床特征，可认为燥热之邪是本病的基本病因，外燥及内燥皆可发病，病机特点是本虚标实。

燥性干涩，易伤津液，燥热之邪由口鼻而入，可致上中焦肺胃功能障碍，造成人体津液损伤，初期可见口、鼻、眼干燥，干咳少痰，大便干结等表现。肺胃燥热之邪不解，日久燥邪蕴毒或化火，伤阴耗液更重，可致下焦肝肾阴液损伤，故曰"燥盛不已，酝酿成毒，煎灼津液，阴损益燥"。

素体阴液不足，或年老、久病致阴液亏乏，不能濡养脏腑筋骨、四肢百骸、经络九窍而致燥证丛生。若再遇燥热之邪，阴液损伤更重。上焦肺阴不足，影响肺为水之上源功能，使治节失权，不能通调水道，水津不布，产生一派燥象。中焦胃阴亏虚，脾不能行其津液，则脾胃及诸脏腑失于濡润，日久可影响下焦肝肾。肺、脾、肾三脏虽有所偏重，但往往又相互影响。肺燥津伤，津液失于敷布、脾胃不得濡养、肾精不得滋助；脾胃燥热偏盛，上可灼伤肺津、下可耗伤肾阴；肾阴不足则阴虚火旺，亦可上灼肺胃，终致肺、脾、肾三脏阴亏，正如《通俗伤寒论》曰："先伤肺津，次伤胃液，终伤肝血肾阴。"

总之，本病病因为燥热之邪，本虚标实为其病机特点，本虚为阴虚，标实主要体现在燥、毒、瘀三个方面。本病涉及的脏腑有肺、脾、肝、肾。日久可累及心、胃、皮肤黏膜、肌肉关节等。其病位在口、眼、鼻、咽等清窍，也可累及全身。

燥病日久入络，阴津亏虚，津不运血，血行涩滞不畅可致瘀血，或阴虚日久耗气，气虚推动血液无力，也可致瘀。瘀血既可致燥，同时也是燥证的病理，表现为关节疼痛、变形、屈伸不利、腮腺、泪腺肿大，皮肤瘀斑，舌质紫暗等。

二、温病学指导辨证论治

（一）辨治思路

由于本病的基本病机为阴虚燥热，与温病中的秋燥病及风温、春温后期的病机特点相似，故可参考论治。立法以"上燥治气，中燥增液，下燥治血"为大纲，遵《素问·至真要大论》提出的"燥者濡之"原则，采取滋润祛邪方法。但本病燥邪较重，日久燥蕴成毒，又需采取清燥解毒法，但清热解毒药物过于苦燥，因此，清热解毒需与养阴生津一法配合，使苦寒不伤阴，养阴不敛邪。养阴及清热之药可根据辨证适时选用甘寒、辛寒、苦寒、酸寒、咸寒之品。

辛凉清润之品疏解肺卫燥热之邪，用于干燥综合征初期燥邪犯于肺卫者，表现为既有目、舌、口、鼻、唇、皮肤、咽等部位的干燥症状，同时又有卫表的发热、头身痛等。症轻者，可用治温燥的桑杏汤加减；若症重，并有明显燥热阴伤，甚至出现耗气现象，可用清燥救肺汤加减。

养阴润燥法可应用于本病始终。运用时可根据温病过程中阴伤之特点，针对上中下三焦阴液损伤的不同，分别采取相应滋阴养液之法。偏于上中焦肺胃者，表现为口咽干燥、干咳少痰、干呕而不思食、舌苔干燥或舌光红少苔，则治宜滋养肺胃，可选沙参麦冬汤、益胃汤、玉竹麦门冬汤等方加减。临床选药以甘寒、甘凉的药物，如沙参、麦冬、玉竹、花粉为主。若出现大便干结、咽干口燥，此为肠道津伤，宜用增液润肠之法，选甘寒、咸寒之品以通便，代表方为增液汤。偏于下焦肝肾阴虚者，表现为手足心热甚于手足背、目干、口干、舌绛少苔或干绛而萎、脉虚，治法以填补真阴为主，方选加减复脉汤、三甲复脉汤、大定风珠等，用药以甘寒、酸寒、咸寒同用为原则，如麦冬、生地黄、芍药、玄参、龟甲、鳖甲等，还可配合性味甘、平、酸、涩药，如枸杞子、沙苑子、山茱萸、五味子、乌梅等。阴虚夹有湿邪者，表现为既有阴伤口干舌燥，又有咽中多痰、苔腻，又当根据温热性疾病阴伤夹湿或湿温病湿邪化燥伤阴的某些证型治法，权衡湿与阴伤的程度，或以滋阴为主，或以祛湿为主。

燥热之邪属阳，燥热日久不解，蕴久成毒，应采取清燥解毒之法。选用既可清解燥热毒邪，又无明显伤阴之弊的方药为佳，如温病中的竹叶石膏汤、银翘散、连梅汤、冬地三黄汤等。常用药物为金银花、连翘、蒲公英、紫花地丁、夏枯草、白花蛇舌草、青葙子、玄参、石斛、谷精草等。在应用苦寒药如黄连、黄芩等药的同时，若佐以甘寒之药，如生地黄、麦冬等，可起到甘苦合化阴气之效用，使甘得苦而不呆滞，苦得甘则不刚燥。

干燥综合征的血瘀多由于阴虚致瘀，而阴虚病机会出现阴虚火旺、阴虚火炽等，故针对此类瘀血，可按温病中的营血分证辨证施治，采取清营养阴、凉血散血治法，方选清营汤或犀角地黄汤等。选用既能清热又可化瘀或兼养阴的药物为佳，如丹参、牡丹皮、赤芍、生地黄等。若属于因气虚、寒痰、湿阻等病理因素导致的瘀血，则不宜使用本法。干燥综合征及时采取活血化瘀方法，可达到血活气畅、津液得输的目的。出现如下证型可结合温病学理法方药进行辨证论治。

（二）分型论治

1. 燥邪犯肺

【临床表现】口鼻干燥，干咳无痰或痰少黏稠，难以咳出，常伴有胸痛、发热、头痛、周身不爽等，舌淡红或稍红，苔薄白或薄黄而干，脉细数。

【治法】清肺润燥止咳。

【代表方】桑杏汤、桑菊饮加减。

【临床加减】燥热伤阴明显者，可合用麦门冬汤、益胃汤、沙参麦冬汤等方以甘寒养阴；燥热化火，耗气伤阴，可合用清燥救肺汤等方加减。

2. 气阴两虚

【临床表现】口干，眼干，神疲乏力，心悸，气短，食少纳呆，大便溏泄，舌淡红少苔，脉细弱。

【治法】益气养阴。

【代表方】生脉散加减。

【临床加减】气虚重者，加炙黄芪、党参，或用人参；血虚者，可合用八珍汤等方；肝肾阴虚明显者，可合用六味地黄丸等滋养肝肾药。

3. 阴虚津亏

【临床表现】口干，眼干，鼻干，咽干，干咳少痰，吞咽干涩，头晕耳鸣，五心烦热，腰膝酸软，夜尿频数，舌红少苔，或苔有裂纹，脉细数。

【治法】滋补阴液。

【代表方】偏于肝肾阴虚者，用杞菊地黄丸合一贯煎加减；偏于脾胃阴虚者，用益胃汤合玉女煎加减；偏于肺胃阴虚者，用百合固金汤合益胃汤加减。

【临床加减】滋阴药物易滋腻碍胃，可加入砂仁、陈皮等理气和胃；火旺明显者，宜加入养阴泻火之药，如知母、玄参等。

4. 阴虚热毒

【临床表现】口干，眼干，咽干，咽痛，牙龈肿痛，鼻干鼻衄，目赤多眵，发颐或瘰疬，身热或低热羁留，大便干结，小便黄赤，舌质干红或有裂纹，苔少或黄燥苔，脉弦细数。

【治法】解毒养阴。

【代表方】黄连解毒汤、六味地黄丸等方加减。

【临床加减】阴伤重者，解毒的同时可佐以生地黄、玄参、麦冬、花粉等。温热或毒者，重用金银花、连翘、板蓝根等。

5. 阴虚血瘀

【临床表现】口干，眼干，关节肿痛，肌肤甲错，肢体出现瘀斑、瘀点，肢端变白、变紫交替，皮下脉络隐隐，舌质暗或有瘀斑，苔少或无苔，脉细涩。

【治法】养阴活血。

【代表方】桃红四物汤、血府逐瘀汤等加减。

【临床加减】血瘀重者，可加入虫类通络活血药，如全蝎、蜈蚣、土鳖虫等；气行则血行，故可佐以补气药，如黄芪、党参等。

三、中医治疗研究进展

目前对本病的治疗，多以养阴生津、润燥解毒为主，辨证配以补气、活血、化痰、祛湿等法。

马武开、刘维等认为，干燥综合征的证候分布特点以阴虚和阴虚夹实为主，阴虚是主要证候类型，为本病患者的共有特征。黄绥心等从文献中总结出，阴血亏虚、血瘀、热毒、气虚等是本病的主要分型。但也有持不同分型见解者，如吴丹等认为，阴虚络滞证最多见，津亏血虚证次之，气阴两虚证和阴虚湿热证也有一定比例，阴虚内燥最少。也有如姜泉强调，以气阴两伤型为主的观点。另外，顾军花等研究发现肝阳上亢型为本病最常见证型，其他较常见的证型有肝血亏虚、肾精不足、肝阴不足、肝气郁结和脾气亏虚等，而既往文献中提到的肺热、脾湿、瘀血的证型却相对少见。基于温病理论分型，如关彤将本病分为五型，其中燥邪犯肺为本病初起阶段。

立足上中下三焦，强调治肺、治脾胃、治肾者较多，如袁智宇认为，本病上燥心肺，中燥脾胃，下燥肝肾，并以五脏阴虚为辨证基础。叶海军提出上燥在肺，宜清肺润燥，微苦化阴，方选清燥救肺汤合翘荷汤；中燥脾胃，治宜甘寒濡润、清养胃阴，宜沙参麦冬汤；下燥肝肾，夺精耗血，治宜咸寒苦甘填阴，宜三甲复脉汤。刘征堂等主张疾病早期，系统性损害较轻者，从肺论治；中晚期，系统性损害较重者，从肝肾论治。治中焦脾胃，除滋养脾胃之阴外，还应倡导健脾益气者，如茅建春等从脾论治，组方以益气健脾为主，配以滋阴润燥、养血活血之法。治下焦肝肾时，除滋补肝肾之外，彭剑虹以育阴潜阳法论治，皆收效良好。丁德经等认为，燥痹气失宣降是关键，重在肺脾，采用叶天士"开泄"一法，选药"杏、蔻、橘、桔"等，起到开宣肺气，宣通气滞，气通则津布之效。

针对本病阴虚病机，梁慧英、黄绥心等认为，滋阴生津药物在治疗处方中出现频率最高，其中尤以麦冬、生地黄、沙参、石斛、玄参为最。但沈丕安认为，本病津液不足是由于免疫复合物沉积，阻塞了腺体分泌。这与温热病的伤津脱液是有区别的，若仅用沙参、麦冬、石斛、天花粉、枸杞子等生津药，虽能增加唾液腺、泪腺分泌，但不能治疗免疫复合物沉积和血管炎的问题。有时生津药使用不当，虽然提高了免疫功能，但反会加重腺体阻塞而加重干燥症状。陈湘君认为，该病在阴虚津亏之外兼有燥毒血瘀等病机，常用解毒化痰消肿之药，同时配合滋阴之品可收良效。李奔等治疗本病尤重解毒，用药首选甘寒凉润之品，如金银花、连翘、蒲公英、紫花地丁、夏枯草、贯众、白花蛇舌草、青葙子、玄参、蚤休、半枝莲、石斛、谷精草等，禁用或慎用黄芩、黄连、黄柏、栀子、苦参、龙胆等苦燥之品。

何庆勇采取针刺合谷、廉泉、肾俞、三阴交、太溪等穴位治疗干燥综合征。眼干明显者，加睛明、攒竹、阳白等；膝关节疼痛者，加梁丘、血海等；外阴或阴道干涩明显者，加中极、会阴等。平补平泻法，配以滋阴补肾生津方药，效果满意。古青等取穴合谷、廉泉、肾俞、足三里、三阴交、太溪穴，采用平补平泻之法，配合中药以活血化瘀、扶正解毒，取得了较好疗效。

参考文献:

[1] 马武开, 唐芳, 王莹, 等. 干燥综合征中医证候分类临床文献研究 [J]. 中华中医药杂志, 2013, 28 (2): 482 –485.

[2] 刘维, 张磊, 刘晓亚, 等. 干燥综合征中医证候规律探讨 [J]. 中华中医药杂志, 2010, 25 (9): 41374 –1376.

[3] 黄绥心, 何淼泉, 吴启富, 等. 中药治疗干燥综合征用药特点探析 [J]. 中华中医药学刊, 2014, 32 (2): 240 –242.

[4] 吴丹, 钱先. 干燥综合征中医证候特点研究 [J]. 江苏中医药, 2009, 42 (11): 22 –24.

[5] 姜泉, 殷海波, 张香妮, 等. 78 例原发性干燥综合征患者中医证候分析 [J]. 中华中医药杂志, 2011, 26 (10): 2402 –2404.

[6] 顾军花, 刘姗姗, 陈晓云, 等. 从脏腑辨证角度分析 300 例干燥综合征中医证型分布情况 [J]. 风湿病与关节炎, 2014, 3 (1): 25 –30.

[7] 关彤. 中医对干燥综合征的辨治思路 [J]. 长春中医药大学学报, 2009, 25 (4): 504 –505.

[8] 袁智宇. 袁海波教授辨证论治干燥综合征经验 [J]. 中医研究, 2005, 18 (8): 53 –54.

[9] 叶海军. 从三焦论治干燥综合征 [J]. 辽宁中医杂志, 2004, 31 (6): 477.

[10] 刘征堂, 金实, 于佐文. 中医药治疗干燥综合征的思路评析 [J]. 中医药学刊, 2004, 22 (9): 1714.

[11] 茅建春, 陈湘君, 苏励, 等. 益气健脾法治疗原发性干燥综合征的临床观察 [J]. 中国临床药学杂志, 2007, 16 (4): 231 –233.

[12] 彭剑虹. 治疗干燥综合征重在育阴潜阳辨析 [J]. 光明中医, 2009, 24 (9): 1685 –1686.

[13] 丁德经, 周学平. 开泄法在干燥综合征中的运用 [J]. 新中医, 2010, 42 (3): 10 –11.

[14] 梁慧英. 干燥综合征的中医论治进展 [J]. 北京中医药, 2010, 29 (2): 151.

[15] 洪渌. 沈丕安治疗干燥综合征经验介绍 [J]. 浙江中医杂志, 2006, 41 (1): 10 –11.

[16] 张瑾. 陈湘君治疗干燥综合征之经验 [J]. 辽宁中医杂志, 2009, 36 (12): 2050 –2051.

[17] 李奔, 薛鸾. 清热解毒法在干燥综合征治疗中的应用探析 [J]. 风湿病与关节炎, 2014, 3 (2): 44 –46.

[18] 何庆勇. 针药并用治疗干燥综合征 23 例 [J]. 中国针灸, 2007, 27 (1): 38 –38.

[19] 古青, 强世平, 刘保成. 针药并用治疗干燥综合征疗效观察 [J]. 时珍国医国药, 2008, 19 (1): 195 –196.

第二十八章　尿路感染及尿毒症

尿路感染又称泌尿系感染，是尿路上皮对细菌侵入导致的炎性反应，通常伴有菌尿和脓尿。尿路感染根据感染部位分为上尿路感染和下尿路感染。尿路感染多发于女性，尤其多发于性生活活跃及绝经后女性。本病属中医学"淋证"范畴。本病初期病情较轻，及时治疗，预后较好。

慢性肾衰竭是指各种肾脏病导致肾脏功能渐进性不可逆性减退，直至功能丧失所出现的一系列症状和代谢紊乱所组成的临床综合征，简称慢性肾衰。慢性肾衰的终末期即为尿毒症期。尿毒症不是一个独立的疾病，而是各种晚期的肾脏病共有的临床综合征，是慢性肾衰竭进入终末阶段时出现的一系列临床表现所组成的综合征。尿毒症属中医学"关格""癃闭""水肿""虚劳"等范畴。本病病程迁延、危重，预后较差。

尿路感染以小便异常，如尿痛、小便频数、淋沥不尽、尿少等为主要临床表现；尿毒症主要表现为排尿障碍，及由此引发的水电解质紊乱、代谢紊乱、毒素积聚，从而导致脏器功能失常引起的各种症状。中医药治疗效果较显著。而尿毒症治疗比较棘手，中医药对其治疗能发挥一定作用。

一、病因病机

外感湿热是本病发生的外在因素，过食肥甘厚腻之品、禀赋不足、劳伤久病及情志失调是该病发生的内在因素。本病病位主要在肾和膀胱，常可涉及肺、脾。

本病成因虽有内、外因之分，但其基本病理变化为湿热蕴结下焦，肾与膀胱气化不利。肾者主水，维持机体水液代谢；膀胱者，州都之官，有贮尿与排尿功能。两者脏腑表里相关，经脉相互络属，共主水道，司决渎。当湿热等邪郁结膀胱，或久病脏腑功能失调、情志失调、气机不畅等均可引起肾与膀胱气化不利，而致本病。

湿热困阻中焦，阻滞气机，致使气化不利，可致水液代谢失调；热病日久，迁延不愈，深入下焦，劫烁肝肾真阴，久则阴损及阳，可致气阴两伤，气虚则推动无力，水液不能正常输布排泄，阴伤则无源化尿，可见少尿、癃闭之象；又有阴虚热盛，热邪煎熬水谷精微或血液，致瘀血、痰饮内生，而见小便不利、尿痛等症。

总之，本病以湿热侵袭为发病主因，以痰饮、瘀血等为主要病理产物，以湿热下注，肾与膀胱气化不利为主要病理变化。

二、温病学指导辨证论治

（一）辨治思路

本病辨证，首先应分清病因是湿热侵袭还是久病体虚，若为湿热侵袭，再辨明湿热主要的侵袭部位及湿与热之偏重；若为体虚为病，既应辨明气虚和阴伤之程度，还应找到致使机体亏虚的原始因素，以治病求本。

（二）分型论治

1. 湿热下注

【临床表现】小便频数短涩，灼热刺痛，溺色黄赤，少腹拘急胀痛，或有寒热，口苦，呕恶，或有腰痛拒按，或有大便秘结，苔黄腻，脉滑数。

【治法】清热利湿通淋。

【代表方】八正散加减。

【临床加减】舌苔厚腻者，加苍术、黄柏以加强清化湿热；若兼心烦、口舌生疮糜烂者，可合导赤散以清心火、利湿热。

2. 肝郁气滞

【临床表现】小便不畅或通而不爽，情志抑郁，或多烦善怒，胸胁胀满，舌红苔薄黄，脉弦。

【治法】疏利气机，通利小便。

【代表方】柴胡疏肝散加减。

【临床加减】若胁痛，加青皮、延胡索行气止痛；若气郁化火，加栀子、牡丹皮、黄芩理气开郁清火；若肝气犯脾，加茯苓、白术以健脾；若有气滞血瘀者，加牡丹皮、赤芍、当归尾以行气化瘀。

3. 热盛阴伤

【临床表现】小便黄赤，多烦善怒，胸胁胀满，面红目赤，舌红苔薄黄，脉弦。

【治法】甘苦合化，通利小便。

【代表方】冬地三黄汤加减。

【临床加减】若热盛津伤，心烦口渴，加生石膏、天花粉清热生津；气虚津亏者，加太子参、麦冬、生地黄、党参、黄芪以益气生津；若热盛血瘀，加桃仁、牡丹皮、白茅根以泄热逐瘀；若肺胃郁热，加黄芩、金银花、桑白皮、芦根等清泄肺胃之热。

4. 湿胜阳微

【临床表现】小便不通或点滴不爽，排出无力，面色晦暗，神气怯弱，畏寒肢冷，腰膝冷而酸软无力，舌淡胖苔薄白浊，脉沉细或弱。

【治法】温补肾阳，化气利水。

【代表方】薛氏扶阳逐湿汤合茯苓皮汤加减。

【临床加减】小便不通者，可合用滋肾通关丸以滋肾阴、助化气；精血俱亏者，可用香茸丸补养精血、助阳通窍；阳衰较重者，治宜济生肾气丸或右归丸加减，以补肾阳。

三、中医治疗研究进展

中医对于尿路感染的治疗具有很鲜明的特色和良好的疗效，在有效地改善症状，减少由西药治疗所引起的一系列不良反应和提高患者的生活质量，以及控制疾病进展，减少复发率等方面，展现了中医的独特优势。但目前对中医药治疗尿路感染和尿毒症主要开展的是对临床疗效的观察研究，尚无比较系统的、中医辨证分型的研究。因而在未来的研究中，应重点研究确立

NOTE

中医辨证分型和辨证论治的标准，以及各证型的有效方剂，使中医体系规范化，从而将中医治疗的优势更加清晰、明确地得以展现。

参考文献：

［1］陆再英，钟南山．内科学［M］．北京：人民卫生出版社，2009.

［2］林培政．温病学［M］．北京：中国中医药出版社，2007.

［3］周仲瑛．中医内科学［M］．北京：中国中医药出版社，2007.

［4］彭文博．吴鞠通"甘苦合化利小便"法探析［J］．上海中医药杂志，2007，41（4）.

第二十九章 急慢性盆腔炎

　　盆腔炎是指女性内生殖器及其周围结缔组织、盆腔腹膜发生的炎症，是妇产科常见病、多发病之一，临床据其危急程度和进展情况分为急性盆腔炎和慢性盆腔炎。中医古籍无盆腔炎病名记载，根据本病急性期发热、腹痛、带下多的临床特征，可属中医学"热入血室""带下病""产后发热"等病证范畴；慢性期以腰痛、腹痛、包块、带下多、月经失调、痛经、不孕等为临床特征，又可属中医学"腰痛""腹痛""妇人腹痛""癥瘕""月经不调""不孕"等病证范畴。1983年《中国医学百科全书·中医妇科学》将"盆腔炎"作为中西医通用病名。盆腔炎主要为年轻的性成熟女性患者，常见发病年龄为25~35岁，发病受性行为的影响较大，约占育龄女性病的60%，尤以慢性盆腔炎更为多见。

　　西医学认为，盆腔炎主要病原体为链球菌、葡萄球菌、大肠杆菌等。多因不洁性交、各种宫腔手术、宫内节育器、经期或产褥期感染、血液及淋巴或临近器官炎症的直接蔓延等因素导致，如沿生殖器黏膜上行蔓延导致本病发生；临床诊断多采取超声波检查、男性伴侣的检查、病原体培养分泌物直接涂片等辅助检查，以提高诊断的正确率。

　　急性盆腔炎患者多呈急性病容，表现为下腹部疼痛剧烈、带下赤白量多，甚或呈脓性，可伴有高热寒战、腹胀腹泻、尿频尿急等，具有起病急、病情重、病势险的特点，严重时可引起盆腔腹膜炎、弥漫性腹膜炎、毒血症、休克甚至危及生命。慢性盆腔炎多下腹部坠胀疼痛、腰骶酸痛、带下增多、在劳累或性交后及月经前后加重，可伴有低热起伏、乏力、月经不调、不孕等，具有起病缓慢、缠绵难愈、易反复发作的特点，往往病程较长，其炎症可局限于一个部位，也可几个部位同时发生或涉及整个内生殖器。

　　符合下述条件者可诊断为急性盆腔炎：有感染史，如经行、产后、妇产科术后及性生活不洁史；突然起病，高热不退，下腹疼痛剧烈，可有压痛、反跳痛，带下量多甚至有脓血；辅助检查血常规可见白细胞、中性粒细胞升高明显；B超探查可见盆腔内有炎性渗出液或肿块。慢性盆腔炎的诊断标准：有急性盆腔炎、阴道炎及性生活不洁、妇科术后等感染史；低热起伏，下腹部胀痛，连及腰骶，带下增多，遇劳加重；辅助检查可见子宫压痛，活动受限，附件增厚、压痛明显，甚至可触及炎性包块；B超检查可见炎性包块，边界不清，质地不均的暗区，内有较密的光点或液性暗区。

　　治疗盆腔炎临床多采用中西医结合的方法。①支持疗法：卧床休息，保证充足的营养及液体摄入，纠正电解质紊乱及酸碱平衡。②中医辨证论治：本病急性期湿热毒邪蕴蓄不解，瘀毒互结，壅滞气血，邪正相争，或肝郁气滞，血行不畅，气滞瘀阻，甚或瘀血凝滞，着而不去而出现发热、腹痛、带下异常等急性症状；病邪缠绵不愈，湿热瘀滞遏伏不去，久病入络，盘踞胞宫、胞脉，正气受损，则邪实正虚、寒热错杂、虚实转化。

　　急性盆腔炎经及时有效的治疗可在短期内治愈。如治不得法，病情发展可涉及整个内生殖器，严重时可引起盆腔腹膜炎、弥漫性腹膜炎、毒血症、休克甚至危及生命；如未得到彻底治疗，病程迁延可转为慢性盆腔炎。慢性盆腔炎经积极有效治疗，多数好转或痊愈，但慢性盆腔炎具有反复发作、缠绵难愈、治疗周期较长的特点，若延误治疗，可致病情迁延，或反复急性发作，或致不孕、异位妊娠等。

一、病因病机

本病为本虚标实之虚实夹杂证。多因分娩、流产、经期血室正开之时摄生不慎，或经期同房，或房事不洁，或宫腔手术消毒不严，或操作不当等，则湿热毒邪乘虚侵入胞宫脉络，阻滞气血，致冲任失调而起，《诸病源候论·妇人杂病诸候》云："风邪乘虚而入胞中，损冲任之经……致令胞络之间，秽液与血相兼，连带而下。"本病急性期多表现为湿热毒邪蕴蓄不解，瘀毒互结，壅滞气血，邪正相争，或肝郁气滞，血行不畅，气滞瘀阻，甚或瘀血凝滞，着而不去，而出现发热、腹痛、带下异常等症状；病机特点主要为邪实。本病慢性期多以肝肾亏虚、正气不足，加之热、湿、寒、瘀之邪蕴蓄胞宫，引起气血运行不畅，胞络受阻，"不通则痛"；或经行产后，胞门未闭，风寒湿之邪或虫毒内侵，与冲任气血搏结，蕴结于胞宫，反复进退，耗伤气血，缠绵难愈；或急性期病邪不解，缠绵不愈，盘踞胞宫、胞脉，正气受损，邪实正虚，湿热瘀滞，遏伏不去，形成了本虚标实、寒热错杂、虚实转化的证候。总之本病以热毒壅盛、湿浊蕴结、瘀血阻滞、下焦不足贯穿疾病全过程为主要病机，以热、瘀、湿、虚为主要病理产物，涉及脾、肝、肾三脏。

二、温病学指导辨证论治

（一）辨治思路

辨证论治是中医治疗的精髓，急慢性盆腔炎的发病虽然与温病的发生发展过程不完全相符，但温病的卫气营血、三焦、湿热辨治规律，尤其叶天士、吴鞠通、薛生白等医家的学术思想与选方用药特点，可拓展用于急慢性盆腔炎的辨治思路和方法。如"奇经辨证""久病入络"等创新理论，以及温病的清热解毒、清营透络、凉血散血、辛开苦降、分解湿热、泄热行瘀、破滞破瘀、釜底增薪、护阳和阴等治法和方药，对急慢性盆腔炎的辨治具有重要的临床指导意义。

叶天士《温热论》关于卫气营血辨治大法及妇人温病热入血室的论述，对急性盆腔炎的热毒壅盛、湿热瘀结、热入营血的治疗具有一定指导价值。其从奇经立论，通补奇经的杂病辨治思想，以及"久病入络""久痛入络""以通为用"的络病辨治思想，丰富了温病辨治慢性盆腔炎的思路和方法。叶天士认为，凡痛证，初起在气伤经，当以治气理气为主；久病在血伤络，当以治血活血为先。叶氏治疗络病，常用虫类搜剔之品，使"血无凝滞，气血宣通"，较一般理气逐血法有较大的发展，亦为多种沉疴痼疾的治疗提供了新的依据和方法。其云："女科八脉，奇经最要""通阳摄阴，以治奇脉"，又云"络血不注冲脉则经阻，气攻入络，聚而为瘕乃痛""冲脉为病，络虚则胀，气阻则痛。非辛香何以入络，苦温可以通降"。根据奇经理论特点，治疗慢性盆腔炎当通理奇经、调畅气血、疏通脉络。既重气血之盈虚，又重气血之调畅，兼具行气通络、填精充髓、养阴暖宫、固涩镇摄、调和阴阳、中下兼顾等治法。叶氏主张热入血室宜用"玉女煎两清气血邪热"，通络多用辛润、辛咸之品，如桃仁、当归尾、柏子仁，以及地龙、鳖甲、牡蛎等虫类搜剔之药。此外，叶天士创立的"辛开苦降"法治疗湿热为患，以辛温与苦温、苦寒之品相伍，辛开苦降燥化湿邪，适用于湿热偏重于中焦又不局限于中焦者。并根据"湿热阻气""秽湿内著""气机不宣""湿久生热""气阻不爽"等湿热病邪易于阻滞气机的特点，提出"湿去热孤""太阴湿土得阳始运，阳明阳土得阴自安""微苦以清降，微辛以宣通"的论点，总结出"辛可通阳，苦能清降""湿非苦寒不解""苦寒能清热除湿，辛通能开气泄浊"等经验，拓宽了辛开苦降法通治湿热病的范围，对于急慢性盆腔炎湿热瘀结、湿瘀互结型的选方用药有一定的启发作用。

急慢性盆腔炎属于下焦证候。吴鞠通在《温病条辨》之下焦篇列出了数条辨治方法，提出了两解气血、逐血分瘀热及护阳和阴的治疗思想及方药运用之法，对现代急慢性盆腔炎的辨治具有一定的启示和指导作用。其云："妇女温病，经水适来，脉数，耳聋，干呕，烦渴，辛凉退热兼清血分。甚至十数日不解，邪陷发痉者，竹叶玉女煎主之""热入血室，医与两清气血，邪去其半，脉数，余邪未解者，护阳和阴汤主之""热入血室，邪去八九，右脉虚数，暮微寒热者，加减复脉汤仍用参主之""热病经水适至，十余日不解，舌萎、饮冷、心烦热，神气忽清忽乱，脉右长左沉，瘀热在里也，加减桃仁承气汤主之"，并强调"逐血分瘀热为急务也"。他继叶天士"奇经辨治"理论之后，明确提出"下焦之血，责之肝气、肾气、八脉之气"。邵新甫在《温病条辨》下焦篇三十条后按："要之热甚而血瘀者，与桃仁承气及山甲、归尾之属；血舍空而热者用犀角地黄汤，加丹参、木通之属；表邪未尽而表证仍兼者，不妨借温通为使；血结胸，有桂枝红花汤，参入海蛤、桃仁之治；昏狂甚，进牛黄膏，调入清气化结之煎。再观叶案中有两解气血燔蒸之玉女煎法；热甚阴伤，有育阴养气之复脉法；又有护阴涤热之缓攻法。先圣后贤，其治条分缕析，学者审证定方，慎毋拘乎柴胡一法也。"上述认识可指导急慢性盆腔炎热毒壅盛、热入营血、肾虚瘀滞、气虚血瘀等证的临床辨治及加减用药。吴鞠通"徒清热则湿不退，徒祛湿则热愈炽"的论点提示，对急慢性盆腔炎湿热蕴结者，应湿热同治不可偏执，要根据病机灵活用药；对于热邪深入下焦与血互结，形成瘀血停蓄者，其提出治当泄热行瘀，可用犀角地黄汤、桃仁承气汤、抵当汤、加减桃仁承气汤等方治疗。此为急慢性盆腔炎的辨治提供了重要的思路和方药运用方法。

湿邪内侵，滞于气分、犯于营血是急慢性盆腔炎的主要病机之一。急性盆腔炎常见湿热瘀结证；慢性盆腔炎常见湿瘀互结证。薛生白云"热得湿而愈炽，湿得热而愈横，湿热两分，其病轻而缓，湿热两合，其病重而速"。又云"湿热证，经水适来，壮热口渴，谵语神昏，胸腹痛，或舌无苔，脉滑数，邪陷营分。宜大剂犀角（水牛角代）、紫草、茜根、贯众、连翘、鲜菖蒲、金银花露等味。自注：热入血室，不独妇女，男子亦有之，不第凉血，并须解毒，然必重剂乃可奏功。"薛氏根据湿热胶结不易分解，以及湿热之邪与营血相混形成脉络凝滞的病机特点，提出"湿热两分""三焦分治"的原则，以及宣湿、化湿、燥湿、利湿、胜湿五种祛湿法的运用；对湿热邪陷营血者提出"不第凉血，并须解毒"，方用犀角地黄汤；对于湿热证，病久不解"邪入厥阴，主客浑受"，气钝血滞，脉络凝瘀，邪复难散者，主张"破滞破瘀"，用仿吴又可三甲散等治疗。此湿热病辨证思路及选方用药之法对急慢性盆腔炎湿热瘀结证、湿瘀互结证的辨证治疗，具有重要的临床指导意义。如下证型与温病某些阶段证候相似，可参考温病学理法方药辨治。

（二）分型论治

1. 热毒壅盛

【临床表现】高热恶寒甚或寒战，下腹疼痛拒按，口苦而渴，小便短赤，大便秘结，带下量多、色黄质稠或赤白兼杂、气味臭秽，月经量多或淋沥不止，舌红苔焦黄或黄厚，脉滑数。

【治法】清热解毒，祛湿逐瘀。

【代表方】银翘红酱解毒汤合桃仁承气汤加减。

【临床加减】恶寒明显者，加荆芥、防风祛风散寒；大便色黄热臭者，去大黄、芒硝，加葛根、黄芩、黄连；热毒炽盛者，加紫花地丁、蒲公英、黄连、鸭跖草、白花蛇舌草清热解毒；腹胀者，加枳实、厚朴、香附行气除胀；带下多色黄者，加黄柏、茵陈、椿根白皮、车前子以清热利湿止带；如病在阳明，以身热恶热、汗出面赤、口渴、脉洪数为主者，可用白虎汤加清热解毒之品；如病情恶化阴竭阳脱，面色苍白、冷汗淋漓者，加人参、生脉饮以回阳救脱。

2. 湿热瘀结

【临床表现】寒热往来或热势起伏，下腹胀满疼痛拒按，口渴不欲饮，时有汗出，大便溏泄或燥结，小便黄褐，带下色黄、量多黏稠、有臭味，月经量多，胸闷纳呆，舌质红或有瘀斑苔黄腻，脉弦滑数。

【治法】清热利湿，祛瘀散结。

【代表方】仙方活命饮加减。

【临床加减】腹胀者，加柴胡、厚朴、枳实行气除胀；痛甚者，加香附、红藤、徐长卿或金铃子散理气活血止痛；带下量多色黄味臭者，加黄柏、椿根皮、泽泻或茵陈、车前子、土茯苓清化湿热止带；形成炎性肿块者，加皂角刺、三棱、莪术、夏枯草、蒲公英除湿化瘀、消癥散结；月经不调、量多色暗、夹黏液者，加炒地榆、贯众、益母草、茜草清热除湿、祛瘀止血。

3. 热入营血

【临床表现】灼热烦躁，甚则神昏谵语，下腹部疼痛拒按，斑疹隐隐，月经量多有块，舌红绛苔少或黄燥，脉弦细而数。

【治法】泄热解毒，凉营滋阴。

【代表方】清营汤加减。

【临床加减】便秘者，加大黄、桃仁；神昏谵语者，可以本方送服安宫牛黄丸（《温病条辨》）或紫雪丹（《温病条辨》）以芳香开窍；气分热盛者，加石膏、知母，或用玉女煎去熟地黄、牛膝，加细生地黄、玄参加减治疗；舌质深绛或有瘀点瘀斑者，加牡丹皮、桃仁凉血散血。

4. 湿瘀互结

【临床表现】低热起伏，下腹或腰骶部疼痛，痛处固定，时有刺痛，或见下腹包块，或白带量多味臭，或月经不调，经色暗红或紫暗、夹有血块，胸闷脘痞，小便浑浊，大便不爽或秘结，舌质暗红、舌边有齿痕，或见瘀斑、瘀点，苔白腻或黄腻，脉弦滑或弦涩。

【治法】祛湿清热，化瘀止痛。

【代表方】银甲丸合二妙散加减。

【临床加减】气血运行不畅，腹痛明显者，加香附、川芎、金铃子、延胡索行气化瘀止痛；病情反复，久病入络者，加桃仁、鳖甲、地龙化瘀通络；湿邪流注下焦，白带量多、色白黄者，加茯苓、白术、薏苡仁、泽泻、竹叶健脾利湿。

5. 肾虚瘀滞

【临床表现】少腹疼痛，绵绵不休，白带增多，质稀，腰脊酸楚，经行加重，膝软乏力，经血量多有块，头晕目眩，神疲倦怠，舌暗或有瘀点、苔薄，脉细弱。

【治法】益气温肾，通络祛瘀。

【代表方】化癥回生丹加减。

【临床加减】兼气虚者，加黄芪、茯苓、白术健脾益气；白带多者，加芡实、莲子肉、薏苡仁、生牡蛎祛湿止带。

三、中医治疗研究进展

本病西医有急、慢性之分，中医有寒热虚实之辨，二者结合可明辨病机病势，提高治疗效果。急性期病机以湿热瘀毒内侵为主，治当祛邪为先，故治以清热解毒、祛湿化瘀为主，配合通络、补虚诸法；慢性期多久病入络，病机以肝肾虚损、奇经瘀阻为主，治当扶正为要，故治以扶正固本、祛瘀通络为主，结合祛湿、清热、理气、温里等法。

本病中药西药联合治疗可取长补短，提高疗效。中医辨证用药与抗生素（青霉素、头孢类、喹诺酮类）联用，可明显提高急慢性盆腔炎的临床疗效。其在控制感染、改善症状方面疗效显著，优于单用中药或单用西药。同时在中医辨证论治的基础上，结合分泌物培养或血培养选用中药，如为金黄色葡萄球菌、链球菌感染者，可重用金银花、连翘及紫花地丁；为大肠杆菌、绿脓杆菌及变形杆菌感染者，可重用黄柏、蒲公英、红藤、败酱草、紫花地丁等，使治疗更具针对性。

本病的发生主要是由湿热毒邪乘虚而入，蕴蓄不解，邪正相争，积于下焦，营卫失和，毒瘀互结，损伤冲任及胞宫脉络而成。整个病程中以热、毒、湿、瘀为标，以脾、肝、肾不足为本。故治当标本兼顾：急性期重在祛邪治标为主，兼顾扶正；慢性期扶正治本为主，兼顾祛邪。现代研究证实：感染不仅是微生物侵袭，更重要的是机体所产生的损伤性免疫反应。因而，对感染性疾病已不再单纯强调杀灭或抑制病原微生物，更重要的是强调机体的免疫反应。因此，中医"标本兼顾"的治疗原则及方药运用具有明显的临床优势。如中药药理实验证明：金银花、连翘、黄柏、败酱草、蒲公英等清热解毒药，其抗感染作用并不完全是对病原微生物的抑杀，更能通过加强机体抗病免疫力、改善微循环、中和细菌毒素、解毒及降低毛细血管通透性等，发挥其"标本兼治祛邪扶正"的作用。

另外，局部治疗能使药物直达病所，提高疗效。临床应根据病情轻重缓急，配合选用局部治疗方法，如灌肠疗法、药物外敷、膏敷疗法、针刺疗法等。此外，还可采用推拿疗法、中药离子透入、封闭疗法、物理疗法、局部蒸气疗法等，配合全身治疗，以促进局部血液循环，改善组织营养状况，利于炎症的吸收和消退，达到缩短病程、提高治愈率的目的。

参考文献：

［1］吴文湘、廖秦平．盆腔炎性疾病诊治策略专题讨论［J］．实用妇产科杂志，2013，29（10）：721-723.

［2］马晓北．叶天士创新学术思想的研究［J］．江苏中医药，2011，（7）：11-13.

NOTE

［3］刘凤云．慢性盆腔炎的中医辨治思路与方法［J］．中华现代中西医杂志，2003，1
（9）：825－827．

［4］陈奇．中药药理研究方法［M］．北京：人民卫生出版社，2006．

［5］王浴生、邓文龙、薛春生．中药药理与应用［M］．北京：人民卫生出版社，1998．

［6］黄春林、朱晓新．中药药理与临床手册［M］．北京：人民卫生出版社，2006．

第三十章　银屑病

银屑病（psoriasis）俗称牛皮癣，是一种慢性炎症性皮肤病。该病在自然人群中发病率为0.1%～3%，发病以青壮年为主。本病大多有明显的季节性，多在冬季发病或加剧，夏季自行痊愈或减轻，但久病患者季节性不明显。银屑病属中医学"白疕"范畴。

本病病因涉及多方面，如遗传、感染、内分泌失调、免疫异常及精神紧张等，临床表现以出现红斑、银白色鳞屑为主，尚可有丘疹、水疱、脓疱等皮损。全身均可发病，以头皮，四肢伸侧较为常见，病程较长，有易复发倾向。有的病例几乎终生不愈。根据临床表现、皮损特点、好发部位及季节特点可诊断。根据银屑病的临床特征，一般可分为寻常型、脓疱型、关节病型及红皮病型四种类型，以寻常型最为常见。

本病目前尚无特效疗法，适当的对症治疗可以控制症状。外用药如卡泊三醇、他卡西醇等。糖皮质激素治疗仍是目前治疗银屑病常用的疗法。内用药如甲氨蝶呤（MTX，叶酸还原酶抑制剂），是系统治疗银屑病的标准用药，但长期用药可引起肝脏广泛性纤维化和肝硬化；维A酸类药物可以调节表皮增殖和分化及免疫功能等。抗生素用于合并感染者的治疗。此外，紫外线照射等物理疗法对本病的治疗有效。

中医中药治疗是常用的补充替代疗法，特别对于西药副作用反应明显或使用禁忌患者，已成为主要的治疗方法。除辨证处方用药外，尚有中成药、外治法（如硫黄软膏或中药复方煎水洗浴）、针灸（还包括耳针、水针、皮肤针、穴位注射、埋线等）、放血疗法、拔罐疗法等。

一、病因病机

本病多由外邪内侵，七情内伤，脾胃失和等因素导致的内外合邪，热壅血络所致。患者受风、热、湿等外邪诱发本病，或情志郁结化火，或脾胃失和，而致湿热内蕴，最终使火毒蕴伏营血，流窜肌表，发为此病。

血热是目前公认的根本病因。银屑病患者多为素体热盛的青壮年，复因外感六淫，或进食辛辣酒醪，或五志化火，内不能疏泄，外不得透发，使血分蕴热，甚至郁久化毒，血热毒邪怫郁肌腠，发为白疕。热邪燔灼血液，充斥脉络，故见红斑、丘疹；热盛生风，肌肤失养，故皮肤瘙痒，鳞屑叠起；热盛灼津，故鳞屑干燥易脱，日久则耗伤阴血，而致阴虚血燥，肌肤失养。经脉闭塞，血瘀脉络，可存在于白疕的各期。而湿热邪气，又是导致邪热怫郁，留连难解的重要因素之一。《诸病源候论》曰："风湿邪气客于腠理，复值寒湿与血气相搏所生。若其风毒气多，湿气少，则风沉入深，故无汗，为干癣也。其中亦生虫。"

二、温病学指导辨证论治

（一）辨治思路

银屑病虽不属温病范畴，而温病卫气营血辨证、斑疹辨证、伏气学说等理论可用于拓展指导银屑病的辨治，而温病学凉血解毒、凉血散血、解毒通络、化斑透疹、客邪早逐、清热燥湿等治法亦可应用于银屑病的辨治。

银屑病的发病多与血分邪热有关，可因情志内伤，气机壅滞，心火亢盛，郁久化火；或因饮食失节，过食腥发动风的食物，致脾胃失和，气机不畅，郁久化热，毒热伏于营血，复受风热毒邪而发病。邪热伏藏血分，是银屑病发病的根本原因。银屑病起病即可见皮疹迅速发展，发即为血热证的特点，可用邪毒伏藏血分为外邪诱发或自发的伏邪学说来认识。如红皮病型银屑病起病即有全身弥漫性潮红、大量脱屑、发热等热毒炽盛，燔灼血分的表现，恰如何廉臣指出："伏气温病，邪从里发，必先由血分转出气分。"

血分炽盛之毒热如得不到及时清解，久之可耗伤营血，以致阴血亏虚，生风化燥而成血燥；或因毒热煎熬阴血日久，气血瘀结，以致经脉阻塞而转为血瘀，可导致皮损经久不退。

陈实功在《外科正宗》中说："内之症或不及其外，外之症则必根于其内也。"银屑病是一种慢性具有易复发倾向的红斑鳞屑性皮肤病，初起常因呼吸道感染诱发，见发热、恶寒、咳嗽、咽痛等卫分表证，可予银翘散化裁治疗；脓疱型银屑病可出现壮热、不恶寒、口渴、汗多、尿赤、脉洪大等气分热的特点，而陆子贤在《六因条辨》中将斑疹病机概括为"斑为阳明热毒，疹为太阴风热"，使斑的发生与阳明胃的郁热，邪热内迫营血联系起来，从而提示可予白虎汤加味治疗银屑病气分热盛证型；而斑疹显露、皮损鲜红或暗红甚至紫赤、心烦不寐、时有谵语、身热夜重、舌质红绛、脉细数等营血分证的表现在急性发作期尤为突出，故血分热证是银屑病的基础证型，临床多见以清营汤、犀角地黄汤、化斑汤、清瘟败毒饮等治疗银屑病的报道。而温病所强调透斑法之"宣通里气，松达热毒"的思想对银屑病急性期的治疗有启发意义。如陈光淞所说："透斑之法，不外凉血清热，甚则下之，所谓炀灶减薪，去其壅塞，则光焰自透。"而叶天士在《温热论》中说"若斑出热不解者，胃津亡也，主以甘寒，重则如玉女煎……其人肾水素亏，虽未及下焦，先自彷徨矣，必验之于舌。如甘寒之中加入咸寒，务先安未受邪之地，恐其陷入易易耳"，从养阴凉血的角度启示热象偏重的血分型银屑病的治疗。

临床对银屑病的辨证一般分为风热型、风寒型、血热型、血瘀型、血燥型、血虚型、湿热型、冲任不调型、寒湿型、风湿痹阻型、肝肾不足型、脾虚毒恋型、毒热型、脓毒型等十余型。早期以血热、湿热、风热、火毒等实证为主；中期以血虚风燥证多见；晚期多从血瘀证论治；部分关节病型银屑病也可见风湿寒痹或湿热痹证。其中与温病证型相似者常见以下几种类型。

（二）分型论治

1. 风热血热

【临床表现】皮损多呈点滴状红斑疹，不断增多，自觉瘙痒；初起多可呈现恶寒发热、咽痛鼻塞等外感症状，小便黄赤，大便干，舌红苔薄黄，脉滑数。

【治法】疏风泄热，凉血化斑。

【代表方】银翘散加减。

【临床加减】而皮肤泛发鲜红斑片、血热明显者，可合用犀角地黄汤，药如白茅根、水牛角、牡丹皮、白鲜皮等；若恶寒身痒较重、口渴明显者，可合用消风散加减，药如荆芥、防风、苦参、蝉衣、石膏、知母；咽痛明显者，合用大青叶、浙贝母等。

2. 血虚风燥

【临床表现】病情稳定，皮疹不扩大发展，或仅见少数新疹，皮肤干燥明显，皮损肥厚或有苔藓样变。关节伸侧皲裂疼痛偏于血热阴亏，可见明显红色皮疹、时时作痒、舌红或绛少苔、脉细数；偏于血亏的，可伴有头晕目糊、面色淡、舌淡红苔薄、脉细濡。

【治法】滋养阴血，祛风润燥。

【代表方】清营汤加当归、首乌、赤芍。

【临床加减】皮疹色偏红、热痒感明显者，重用生地黄、玄参、金银花、白鲜皮等清热解毒药；皮损干燥增厚明显而舌质偏淡者，重用首乌、当归、丹参、熟地黄等养血之品；血亏失眠者，加酸枣仁、夜交藤等。

3. 湿热蕴结

【临床表现】红斑糜烂，浸渍渗出，瘙痒，多发于腋窝、腹股沟等皮肤皱襞处，或掌跖部生脓疱，多阴雨季节加重，伴胸闷纳呆、神疲乏力、下肢沉重，或带下增多、色黄，苔黄腻，脉濡滑。

【治法】清热解毒，燥湿泄浊。

【代表方】甘露消毒丹加土茯苓、薏苡仁、泽泻、车前子等。

【临床加减】渗出黄稠瘙痒甚者，加黄柏、萆薢等泄化脾中湿浊；皮损广泛，脓疱较多者，加蒲公英、忍冬藤等清热解毒。

4. 火毒炽盛

【临床表现】皮损鲜红加剧，扩展很快，全身为弥漫性焮红，或呈暗红色，甚稍有肿胀，鳞屑较少，皮肤灼热，或密布小脓疱，伴有头痛寒战、壮热口渴、便干尿赤，或关节酸痛，舌质红绛苔薄或黄腻，脉弦滑洪数。

【治法】清热泻火，凉血解毒。

【代表方】清瘟败毒饮加味。

【临床加减】皮损色红暗者，加紫草、紫花地丁、生蒲黄活血解毒；苔有腻象者，加土茯苓、黄柏燥湿解毒。

三、中医治疗研究进展

中医学认为，本病多由血热内蕴、复感外邪、七情内伤等因素内外结合，搏结肌肤而致。随着中医学对于银屑病病机认识的不断深入，近代各中医家根据其皮损特点，将本病分型为血热型（血热风燥型）、血虚型（血虚风燥型）、血燥型、血瘀型（瘀滞肌肤型）。朱仁康、张志礼等医家认为，患者多为素体血热，复因外感六淫，或过食辛辣、鱼虾或心绪烦扰、七情内伤及其他因素侵扰，均能使内、外合邪，血热炽盛，郁久化毒，以致血热毒邪外壅肌肤而发病。初发者常因血热毒邪偏盛，日久，毒热未尽而阴血已伤，以致血虚生风，肌肤失养。若血热毒邪炽盛，蒸灼皮肤，气血两燔，则郁火流窜，形成红皮。若湿热蕴久，兼感毒邪，则见密集脓疱。若风湿毒热或寒邪痹阻经络，则手足甚至脊椎大关节肿痛变形。

银屑病常用治法为清热、凉血、解毒、疏风、除湿、化瘀等，犀角地黄汤、黄连解毒汤、消风散、四物汤、龙胆泻肝汤等均为常用化裁方。常用中成药有复方青黛丸、复方青黛胶囊、靛玉红片、复方山豆根片、草珊瑚片（肿节风）、消银颗粒、雷公藤总苷、骆驼蓬总碱片。现代研究证实，苦参、白花蛇舌草、青黛、土茯苓、山豆根、大青叶、肿节风、虎杖、大黄等能显著抑制表皮细胞 DNA 合成，使表皮细胞增生减慢，兼有控制感染灶作用。生地黄、当归、川芎、赤芍、牡丹皮、莪术、红花不仅具有改善微循环的作用，还具有显著的抑制表皮细胞增殖的作用。牛黄、乌梢蛇可抑制银屑病表皮增生，又可恢复角化功能。丹参具有抑制黏附分子（ICAM－I）表达的作用，可改善血液黏度、微循环的作用。另外，中药针剂，如清开灵注射液、丹参注射液、双黄连注射液、茵栀黄注射液、红花注射液、苦参素注射液等，也已被开发使用。中医外治法是中医的治疗特色，具有清热凉血、润肤止痒的功效。如汤剂擦洗法、浸洗法、熏洗法、溻渍法（常用方药秦皮 100g，枯矾 100g，野菊花 100g，土茯苓 60g，川椒 30g，秦艽 60g，侧柏叶 150g）等煎水外用；紫连膏、青黛散油膏等涂擦疗法；另外，埋线法、针刺法、中药（如补骨脂、白芷、苍术、茜草根、决明子、沙参、麦冬、独活均有强烈的光敏作用）加长波紫外线照射亦可增加疗效，减少副作用。内服复方补骨脂煎剂、白芷煎剂，或外擦复方补骨脂酊、白芷酊，肌注补骨脂注射液等亦为治疗良方。

参考文献：

［1］陈达灿．禤国维．皮肤性病科专病中医临床诊治［M］．北京：人民卫生出版社，2000.

［2］唐莉，赵艳霞．银屑病的诱发因素［J］．中国中西医结合皮肤性病学杂志，2009，8（6）：392－394.

［3］中医研究院广安门医院．朱仁康临床经验集［M］．北京：人民卫生出版社，1979.

［4］张志礼．张志礼皮肤病临床经验辑要［M］．北京：中国医药科技出版社，2002.

［5］黄乾元，徐玲玲，李斌．中医药治疗银屑病的研究进展［J］．内蒙古中医药，2013，（8）：106－107.

［6］许德清．重症银屑病的中西医结合治疗［J］．中国中西医结合皮肤性病学杂志，2011，10（6）：341－342.

［7］孙虹．银屑病的中医药治疗［J］．皮肤病与性病，2011，33（1）：16－17.

第三十一章 湿疹

湿疹（eczema）是由多种因素引起的过敏性炎症性皮肤病变，是皮肤科最常见的疾病之一。好发于头面、耳后、四肢屈侧、会阴、阴囊及肛周等部位，严重者可泛发全身。本病好发于夏季，以过敏体质人群多见。在西方，其患病率高达 10% 以上；我国人群的患病率在 7.5% 左右。本病瘙痒剧烈、易于复发、病程较长，可持续数月、数年甚至数十年，严重影响患者的身心健康和生活质量。

湿疹的发病机理目前尚未完全阐明。西医学认为，本病多是由复杂的内外因素相互作用于机体所导致。内在因素包括"湿疹的潜在体质"，这可能与遗传有关，同时内分泌功能失调、神经精神因素（如苦闷、抑郁、忧虑、情绪激动、失眠等）、慢性消化系统疾病、新陈代谢障碍、微生物感染等多种内因均可能引起本病或诱发加重本病。近年研究表明，感染性变应原在湿疹的发病过程中起着极为重要的作用，尤其是金黄色葡萄球菌分泌的超抗原是诱发或加重湿疹的原因之一。湿疹发生的常见外因有生活环境、气候条件、饮食因素、过敏物的刺激等，这些均可诱发导致或加重本病的发生。

根据发病过程、临床表现，湿疹可分成急性、亚急性和慢性三期；根据皮损范围，分为局限性湿疹与泛发性湿疹两类。西医学一般采用内治与外治相结合的方法治疗湿疹：内治主要选用抗组织胺药物或非特异性脱敏治疗，重症原发性湿疹可选用皮质类固醇激素治疗，止痒效果虽较满意，但副作用较多。外治法主要根据湿疹分期选择用药。本病中医治疗也主要采用内治与外治法相结合的综合方法：内治用药多根据中医理论进行辨证论治，虽然证型不同、治疗原则各异、遣方用药亦有所区别，但均显示出了较好的疗效；外治法多在中医辨证分型的指导下，结合西医对湿疹的分期而确立具体的治法方药。急性期、亚急性期湿疹糜烂渗液较多时，外治多以中药外洗、湿敷为主；渗出不多时，多选用散剂外扑或麻油调敷；慢性湿疹，皮肤呈现肥厚苔藓样变者，则多选用熏洗剂或软膏、乳剂治疗。

一、病因病机

湿疹归属于中医学"浸淫疮""湿疮"等范畴。大多认为系内外因素相合而成。外因多为风、湿、热邪；内因主要与素禀体质、情志因素及脏腑功能失调有关。素禀不足之人，复感风湿热邪，湿热蕴结肌肤，影响气血运行；或饮食肥甘辛辣，损伤脾胃，湿热内生，蕴于肌肤，气血运行失常；或七情过度，心肝火盛，暗耗阴血，血虚风盛，肌肤失养等均可导致本病的发生。隋代巢元方在《诸病源候论》中云"诸久疮者，为风湿所乘，湿热相搏，故头面身体皆生疮"，明确提出了风、湿、热邪是"久疮"的主要致病因素。

二、温病学指导辨证论治

(一)辨治思路

湿疹虽不属于温病范畴,但温病的卫气营血辨证、斑疹辨证、湿热证治法及伏气学说等对其病因病机、辨证论治等均有重要的指导作用。如湿热内蕴,郁遏肌肤,气血运行失常可致湿疹,故临证运用温病湿热证的辨治经验可以有效指导湿疹的治疗。

中医将斑疹的病因多归于"热",这种认识在古代文献中早有提及,如《素问·至真要大论》云"诸痛痒疮,皆属于心",揭示心火太过为皮肤疮疡的病因病机;《诸病源候论》提到"浸淫疮,是心家有风热,发于肌肤";宋·赵佶敕撰《圣济总录·浸淫疮》曰:"风热蕴于心经,则神志躁郁,气血鼓作,发于肌肤而为浸淫疮也。"清代温病名家叶天士更提到"心主血属营""按方书谓斑色红者属胃热,紫者热极,黑者胃烂……",以及"斑色紫,小点者,心包热也;点大而紫,胃中热也"等。

叶天士之"大凡看法,卫之后方言气,营之后方言血"的论述,揭示了温病卫气营血病机的浅深层次及轻重程度。外邪侵袭,先犯卫表,卫分邪热波及营络则外发皮疹。卫营同病可见于本病早期阶段,其病变较为表浅,皮损多为丘疹、风团,色泽红鲜,全身症状较轻,治宜宣肺泄热、凉营透疹,方可选《温病条辨》银翘散去豆豉加细生地、丹皮、大青叶、倍玄参方,并可随邪气兼夹而加减用之。湿热兼夹,如油入面,难分难解,故湿疹极易反复发作、病程较长。湿热之邪久郁不解,可蕴酿成毒或化燥化火深入营血,皮疹可表现为弥漫性红斑,色泽深暗或紫赤,全身症状较重,舌深绛,治疗可参温病大清气血法,选用化斑汤、清瘟败毒饮等方化裁治疗。

营血热邪稽留不退、久伏于内是湿疹呈现反复的病机之一,而风、湿、热邪等均可造成营血分热邪稽留,阻遏气机,邪热不得外透,潜伏于内,致使病情反复、缠绵难愈、病程较长。本病后期,余邪未尽,阴血亏虚可呈现阴亏血虚风燥型,或脾胃虚弱呈现脾虚湿蕴型。

中医临证对湿疹的辨证分型一般有风热型、湿热型、热毒型、气血两燔型、脾虚湿盛型、阴伤血虚风燥型等。其中风热型、湿热型、热毒型、气血两燔型多见于急性湿疹;脾虚湿盛型、阴亏血虚风燥型等多见于慢性湿疹。

(二)分型论治

1. 风热伤络

【临床表现】发热微恶风寒,头痛,皮损多呈丘疹、风团,色泽鲜红,瘙痒,咳嗽,胸闷,舌红苔薄黄,脉数。

【治法】宣肺泄热,凉营透疹。

【代表方】银翘散去豆豉加细生地、丹皮、大青叶,倍玄参方。

【临床加减】若无表证,荆芥穗可去之。若热毒较明显,可加黄芩、栀子、紫花地丁、紫草等。若皮损瘙痒剧烈,可加白蒺藜、白鲜皮、地肤子等。

2. 湿热内蕴

【临床表现】病患皮肤多呈现红斑、丘疹、丘疱疹及水疱,密集成片,瘙痒剧烈,抓破后糜烂、渗出,伴身热汗出,心中烦闷,口渴不多饮,尿赤,脘痞呕恶,便溏色黄,舌红苔黄腻,脉濡数。

【治法】清热利湿，祛风止痒。

【代表方】王氏连朴饮加味。

【临床加减】湿偏重者，加苦参、土茯苓、薏苡仁、苍术、萆薢等；热偏盛者，加生石膏、黄连、栀子、牡丹皮等；瘙痒剧烈，加地肤子、白蒺藜等；搔抓破溃者，加蒲公英、紫花地丁等。

3. 湿热蕴毒

【临床表现】病患皮肤焮红灼热，红斑、丘疹、丘疱疹及水疱，密集成片，瘙痒极甚，抓破后有糜烂、渗出，身热心烦口干，大便秘结，小便短赤，舌红苔黄腻，脉滑数。

【治法】清热利湿，解毒止痒。

【代表方】甘露消毒丹加减。

【临床加减】若皮损红肿明显，可加蒲公英、龙胆、黄连、马齿苋等；若大便秘结，可加生大黄等；若局部有糜烂、渗出，加泽泻、冬瓜皮、马齿苋等。

4. 气血两燔

【临床表现】皮损可现弥漫性红斑，色泽深暗或紫赤，灼热疼痛，遇热加剧，壮热心烦，甚或狂躁谵妄，大便秘结，小便短赤，舌深绛，脉弦数。

【治法】清热解毒，凉血化斑。

【代表方】清瘟败毒饮加减。

【临床加减】若大便秘结，可加生大黄、芒硝等；皮损色暗者，加当归、紫草、紫花地丁等。

5. 脾虚湿盛

【临床表现】病程缠绵，皮损潮红，明显瘙痒，抓后糜烂，渗出较多，神疲纳呆，胸闷腹胀，大便溏薄，舌质淡胖或有齿痕，舌苔白腻，脉象濡缓。

【治法】健脾除湿，祛风止痒。

【代表方】雷氏芳香化浊法加减。

【临床加减】糜烂明显、渗出较多时，加萆薢、苦参、土茯苓、冬瓜皮、车前子等；腹胀明显，加大腹皮等；瘙痒过甚，加白蒺藜、蝉蜕、白鲜皮等；湿蕴化热，加黄芩、黄柏、连翘等。

6. 阴亏血虚风燥

【临床表现】病程日久，形体偏瘦，皮损色暗或色素沉着，病患皮肤肥厚，表面粗糙，伴鳞屑痂皮，瘙痒时作，口干，大便燥结，小便色黄，舌红苔少，脉细数。

【治法】滋阴养血，祛风止痒。

【代表方】当归饮子。

【临床加减】瘙痒剧烈难以入眠，加夜交藤、酸枣仁、珍珠母、白鲜皮等；眼睛干涩，加菊花、枸杞子等；口干甚，加玄参、花粉、石斛等；大便秘结，加玄参、麦冬等。

三、中医治疗研究进展

中医对湿疹的治疗主要采用内治与外治法相结合的综合方法。

NOTE

1. 内治法

内治用药多根据中医理论进行辨证论治，1994 年国家中医药管理局颁布了《中医病证诊断疗效标准》（简称《诊疗标准》），将湿疮分成湿热浸淫证、脾虚湿蕴证及血虚风燥证三个证型。后世医家在此基础上，对湿疹的辨证论治进行了不断的探索，取得了较好的治疗效果。夏吉续等延续《诊疗标准》将湿疹分成湿热内蕴、脾虚湿盛及血虚风燥三型进行治疗。时水治对湿疹的辨治参考西医湿疹分期的方法认为，湿热内蕴及热盛于湿证，多见于急性湿疹及慢性湿疹急性发作期；湿热内蕴、湿重于热证多见于亚急性湿疹；脾虚血燥证多见于慢性湿疹。董忠祥、吴胜利等运用辨证与病期相结合的方法论治，均取得了较好疗效。李咏梅等根据脏腑功能失调的情况，将湿疹分为心火亢盛证、肝经湿热证、脾胃湿热证、风热袭肺证、肾虚血燥证等证型，并结合皮损情况辨证论治。历代医家对湿疹的分型虽不完全相同，但认识较为一致：风湿热等邪是导致湿疹的主要外因，而脏腑功能失调是湿疹发生的内在原因。

麻黄连轺赤小豆汤出自《伤寒论》，原是治疗湿热发黄早期的经方，本方内郁湿热、外有表邪之病机，恰与湿疹病机相吻合，故陈会等将本方加味用于治疗湿疹。《金匮要略》泻心汤具有泻火解毒、燥湿泄热的作用，与急性湿疹湿热火毒的病机相近。吴积华等用泻心汤合茵陈五苓散治疗湿疹 68 例，总有效率为 97.05%。《医宗金鉴》消风散具有清热消风之功。湿疹瘙痒较剧，而痒自风来，止痒必先治风，故杨晓寰等用消风散加减治疗急性、亚急性湿疹 60 例，总有效率为 93%。足厥阴肝经循少腹、绕阴器，龙胆泻肝汤具有清泻肝经湿热之功，故谢新元用加味龙胆泻肝汤治疗急性阴囊湿疹 40 例，有效率为 85%。卢彦顺用龙胆泻肝汤加减治疗 46 例湿热浸淫型湿疹患者，总有效率 90.48%。湿疹多责之风湿热邪，湿不去则热不清，因此祛湿成为治疗湿疹的关键。除湿胃苓汤出自《医宗金鉴》，具有清热燥湿、健脾燥湿、和中利水之功。邢建军等用除湿胃苓汤加减治疗脾虚湿蕴型亚急性湿疹 30 例，有效率 86.67%。

由于湿疹多局限于身体某部位，故湿疹的治疗除了按照中医理论辨证施治外，适当加入引经药也可以大大提高临床疗效。如宋坪等认为，发生在面部的湿疹，多与胃火亢盛、大肠燥热有关，治疗时可加入白虎汤或沙参、麦冬等；发于耳周、乳房周围的湿疹，多与肝胆湿热相关，治疗可选用龙胆泻肝汤化裁。

2. 外治法

外治法通过局部外用药物使药力直达病所，对湿疹的治疗更具针对性，故在湿疹的治疗中占有非常重要的地位。一般多在中医辨证分型的指导下，结合西医对湿疹的分期而确立具体的治法方药：急性、亚急性湿疹期，如糜烂渗液较多时，原则上多以中药外洗、湿敷为主；渗出不多时，多选用散剂外扑或麻油调敷。慢性湿疹皮肤呈现肥厚苔藓样变，则多选用熏洗剂或软膏、乳剂。中药外洗方较多，李小莎对文献报道的 30 个外洗常用方作了统计：急性、亚急性湿疹多用大黄、黄柏、荆芥、黄连、防风、苦参、苍术、白鲜皮等；慢性湿疹多用地肤子、蛇床子、苍耳子、五倍子、土茯苓、当归尾、川椒等。痒甚者，加蝉蜕、乌梢蛇、刺蒺藜、皂角刺、全蝎；合并感染者，加连翘、金银花、白花蛇舌草、紫花地丁、蒲公英、马齿苋等。同时，也有医家根据不同病变部位分别用药。李小莎对近 10 年来文献报道的湿疹外治方药作了统计，发现头部、躯干、上肢湿疹，治法多以祛风止痒、清热燥湿为主，药物多选用荆芥、防风、浮萍、金银花、蝉蜕、连翘、黄连、栀子、姜黄、羌活、菊花、蒺藜等；下肢、肛周、阴囊湿疹，治以清热利湿、养血润燥为主，药物多选用土牛膝、白鲜皮、地肤子、土茯苓、蛇床子、丹参、生地黄、苦参、花椒、百部、龙胆、苍术、大黄、黄柏、车前子等。

参考文献:

［1］陆丽明，陈楷涛．湿疹发生机理的研究进展［J］．亚太传统医药，2007，3（9）：76．

［2］柳兵．近5年中医治疗湿疹临床研究进展［J］．环球中医药，2012，5（5）：397．

［3］陈书悦，宋为民．湿疹的中医辨证论治进展［J］．浙江中医药大学学报，2007，31（4）：528．

［4］张学军．皮肤性病学［M］．第5版．北京：人民卫生出版社，2002．

［5］戴慎，薛建国，岳沛平．中医病证诊疗标准与方剂选用［M］．北京：人民卫生出版社，2001．

［6］宋乃光．温病学说在皮肤病诊治中的应用［D］．第九次全国中医药防治感染病学术交流大会论文集，2010：20．

［7］路雪艳，李邻峰，尤艳明．丽水市社区人群皮肤病流行病学调查及风险因素分析［J］．中国麻风皮肤病杂志，2008，24（9）：692－694．

［8］Hanifin JM，Reed ML. Eczema prevalence and impact working group. A population－based survey of eczema prevalence in the United States［J］．Dermatitis，2007，18（2）：82－91．

［9］张平，吕文亮，刘林．从温病学说论变态反应性皮肤病［J］．云南中医中药杂志，2013．

［10］时水治．中医辨病辨证治疗湿疹初探［J］．中华现代皮肤科学杂志，2004，1（2）：160．

［11］董忠祥，郝延光．中医治疗湿疹皮炎208例疗效观察［J］．中国麻风皮肤病杂志，2001，17（3）：199．

［12］吴胜利，马绍尧．300例湿疹的辨证施治［J］．江苏中医，2000，21（7）：17．

［13］李咏梅，宋瑜，马绍尧．脏腑辨证治疗湿疹265例临床观察［J］．浙江中西医结合杂志，2003，10（8）：74．

［14］夏吉续，尹军良，杜中．中医辨证治疗湿疹88例临床效果观察［J］．吉林医学，2012，33（3）：605．

［15］宋坪，李博鉴．慢性湿疹的中医辨证治疗［J］．中国全科医学，2004，7（12）：857．

［16］李小莎．湿疹的中医外治法概要［J］．湖南中医学院报，2004，24（1）：60－61．

第三十二章　痤　疮

　　痤疮是一种毛囊皮脂慢性炎症性皮肤病，相当于中医学的"肺风粉刺"，主要好发于青少年，对青少年的心理影响很大，但青春期后往往能自然减轻或痊愈。该病在人群中的发病率为20%～24%，在青春期人群中可达到30%～50%，一般男性比例高于女性。临床表现以好发于面部的粉刺、丘疹、脓疱、结节或囊肿等多形性皮损为特征，反复发作。

　　痤疮的发生主要与皮脂分泌过多、毛囊皮脂腺导管堵塞、细菌感染和炎症反应等因素密切相关。进入青春期后人体内雄激素特别是睾酮的水平迅速升高，促进皮脂腺发育并产生大量皮脂。同时毛囊皮脂腺导管的角化异常可造成导管堵塞，皮脂排出障碍，形成角质栓即微粉刺。毛囊中多种微生物尤其是痤疮丙酸杆菌大量繁殖，痤疮丙酸杆菌产生的脂酶分解皮脂生成游离脂肪酸，同时趋化炎症细胞和介质，最终诱导并加重炎症反应。

　　痤疮的非炎症性皮损表现为开放性（即黑头粉刺）和闭合性粉刺（白头粉刺）。白头粉刺的典型皮损为约1毫米大小的肤色丘疹，无明显毛囊开口。黑头粉刺表现为圆顶状丘疹伴显著扩张的毛囊开口。粉刺进一步发展会演变成各种炎症性皮损，表现为炎性丘疹、脓疱、结节和囊肿。一般采用局部治疗，首选外用维A酸类制剂，或联合过氧化苯甲酰或抗生素，必要时联合口服抗生素，严重者口服异维A酸是最有效的治疗方法。

一、病因病机

　　中医学认为，肺风粉刺主要由于饮食摄生失调而致肺胃火热上攻或先天素体肾阴不足而致相火过旺所致。外感风热、湿热之邪犯于肺、胃，或过食膏粱厚味积热于胃肠，内热上蒸肺胃，进而导致血脉郁热，而面部有多条经脉分布，邪热可循经上扰，蕴而成毒，发于肌肤而成疹。甚者邪热炼液成痰，痰瘀互结，邪热伤阴，湿邪阻滞，而成热蕴、阴伤、痰结、瘀血、湿滞并存的复杂病证，表现为囊肿、结节、瘢痕、脓疱、瘙痒、迁延不愈。有些女性痤疮与肝失疏泄，冲任不调，肾阴不足有关，故表现为月经紊乱及月经前后面部粉刺增多加重。

二、温病学指导辨证论治

（一）辨治思路

　　痤疮是皮肤科常见疾病，热证较多见，温病学理论可借鉴，用于认识痤疮病机并指导治疗。如"斑为阳明热毒，疹为太阴风热"。粉刺初起可表现为粟米大小红色或淡红色疹，温病学认为，疹的发生与风热病邪密切相关。风热邪性升散、疏泄，多从口鼻入，先犯肺卫，导致邪郁卫表、肺卫失宣，郁热波及血络，症见皮损发热、疹色潮红，甚至痒痛。热盛者，可见疹色深红或紫红。疼痛明显者，甚至渗出或出血，往往伴有咽喉不适或红肿、口渴、便秘、口气重、烦热多汗、舌红苔薄黄、脉浮数等肺胃热盛的表现。陆子贤所云"斑为阳明热毒，疹为太阴风热"恰恰可以解释此类痤疮的病机；肺热炼津为痰，痰热互结，而成结节或囊肿型皮损；若肺气壅遏严重，不能制约肝木，金囚而木旺，可引动肝热上扰，患者多表现为烦躁易怒；肺与大肠相表里，肺热与肠中燥屎搏结而见咳喘、便秘。

"湿热邪气以脾胃为病变中心"。湿热病邪的形成除与气候因素有关外，与饮食及脾胃功能状态也密切相关。薛生白指出："湿热之邪，由表伤者，十之一二，由口鼻而入者，十之八九。"饮食不节，恣食生冷，或劳倦过度，或脾胃素虚，运化功能更易受损，则导致内湿停聚，"同类相召"，外感湿热病邪乘机侵袭，正如吴鞠通所认为："内不能运化水湿，外复感时令之湿。"湿热病邪循经上扰于面而发为痤疮，多表现为暗红结节，脓头明显，面脂分泌较多，痒甚于痛，伴有头身困重、口气重、尿黄、便黏不畅、苔白黄厚腻。湿热相合，如油入面，蕴郁胶结，难以速化，故湿热性质痤疮多缠绵难愈、治疗困难。章虚谷所说："湿土之气同类相召，故湿热之邪始虽外受，终归脾胃。"中焦脾胃为三焦气化之枢纽，且湿邪为弥漫性浊气，故病程中可见蒙上流下，弥漫三焦的病理变化，而出现湿热蕴毒，上壅咽喉，横犯肝胆等。因此，治疗多从清利脾胃湿热入手，控制饮食，疏通二便，往往显效。

斑疹为热入营血的标志，局部红肿热痛为火聚成毒。邪热入营分，劫灼营阴，扰神窜络，导致心烦不寐，斑疹隐隐，舌质红绛，脉细数。温热性质或湿热性质邪气皆可传入营分。营热入里则深传血分，可见躁扰不安或神昏谵狂、吐血、衄血、便血、尿血、斑疹密布、舌质深绛等表现。血热炽盛，血为热搏，瘀热互结，可见唇甲青紫、斑疹紫黑、舌质深绛等。温病对营血分证的认识可以用于痤疮患者合并严重感染时的论治，见发热、皮损疼痛，甚至出血、夜寐不安、舌质绛红色者。温病以热邪"蕴蓄不解"认识"毒"的含义。温毒邪气为患，除热象外，尚可见到局部红肿热痛，或溃疡、斑疹等局部表现。痤疮热痛较重者，多在清热法中，重用清热解毒药。

（二）分型论治

1. 肺胃风热

【临床表现】皮损集中于颜面，尤以前额鼻周为主，皮损形态为红色丘疹，或伴脓疱结节，皮疹以红色，甚或红绛色粉刺、丘疹为主，伴有皮肤潮红、发热、痒痛、口渴，心烦，咽痛，大便干结，小便黄热，舌红苔薄白或薄黄，脉数略浮。

【治法】疏散风热，清解肺胃。

【代表方】银翘散去豆豉加细生地黄、丹皮、大青叶、倍玄参方。

【临床加减】皮肤发热明显者，加丹参、地骨皮凉血透热；大便干结较重、烦躁寐差者，加炒栀子；脾胃虚弱，平素便溏者，减掉生地黄、玄参，加生薏苡仁、白术、茯苓等；若皮疹热痛、舌绛无苔，加生地黄、天花粉、生首乌、女贞子、白花蛇舌草、丹参、虎杖、苦参、黄芩等。

2. 湿热蕴结

【临床表现】痤疮多见于口周，皮损以结节为主，多疹色暗红，出白色脓头，瘙痒，颜面肤质油腻，病情缠绵，患者多嗜厚味辛辣肥甘之品或饮酒较多，伴口臭、腹胀等症状。

【治法】清热利湿，散结解毒。

【代表方】枇杷清肺饮合黄连解毒汤加减。

【临床加减】脓疱较重者，加茵陈、白花蛇舌草；热毒重者，加虎杖、蒲公英、金银花、

NOTE

夏枯草等；结节较重者，加白芥子、土茯苓、生山楂、穿山甲、皂角刺、贝母等，视结节硬度酌情使用。

3. 阴虚内热

【临床表现】面部皮疹以红色或皮色粉刺丘疹为主，或伴有小脓疱、小结节，口干，心烦，失眠多梦，大便干结，小便短赤，舌红少苔或薄黄苔，脉细数。多见于女性。

【治法】滋阴泻火，清肺凉血。

【代表方】消痤汤加减。

【临床加减】大便秘结者，加大黄、枳实通腑泄热；大便溏而不畅、舌苔厚浊者，去地黄，加土茯苓、茵陈利湿清热解毒；失眠多梦者，加合欢皮、茯苓宁心安神；肺胃火盛者，加生石膏、地骨皮清泻肺胃之火。

4. 瘀热痰结

【临床表现】面部皮损以红色或暗红色结节、囊肿和凹凸不平的瘢痕为主，反复发作，经久不消，渐成黄豆或蚕豆大小肿物，或伴有小脓疱、粉刺和色素沉着。结节多发于口周以及下颌。舌红或暗红有瘀点，苔薄黄，脉弦滑或细涩。

【治法】清热养阴，化瘀散结。

【代表方】桃红四物汤合消痤汤。

【临床加减】囊肿脓血多者，加皂角刺、穿山甲、白芷消肿排脓；结节严重伴疼痛者，加玄参、浙贝母清热解毒散结；瘢痕明显者，重用丹参，加强活血化瘀，亦可合用海藻玉壶汤。

三、中医治疗研究进展

中医学认为，素体里热偏盛是发病的主要内因，如肺胃蕴热、血分有热、肝脾湿热、痰湿毒瘀互结等，又与饮食不节、冲任失调、不良精神因素的长期刺激所致肝气不舒等关系密切。有人从体质角度研究痤疮的发生，发现成人痤疮患者湿热质占据比例最大，其次依次为痰湿质、气虚质、阴虚质、气郁质、阳虚质、瘀血质、特禀质、平和质。根据中医皮肤病性病学中痤疮分型，将寻常痤疮分为四型：肺经风热型、肠胃湿热型、脾虚痰湿型、肝郁血瘀型；参照《中药新药临床指导原则（试行）》2002年版中的中医辨证分型，分为肺热型、湿热型、冲任不调型、血瘀痰凝型。此外，中医辨证还认为，女性青春期后痤疮主要以心、肝、肾失调为主。有人认为，成年女性痤疮的发病其本在于"肾阴阳天癸平衡失调，相火妄动"，其标在"肺胃积热、血热瘀滞"，与肝经郁热密切相关。有研究表明，痤疮严重程度与遗传因素和熬夜密切相关，痰瘀互阻证痤疮严重程度高于肺经风热证、肺胃湿热证。

痤疮产生的原因主要是雄激素导致毛囊皮脂腺分泌亢进，皮脂腺导管角化过度和腺体内细菌感染，宿主免疫反应较强。研究发现，复方蛇草汤可有效升高患者血清中的 E2 水平，对痤疮丙酸杆菌有体外抑制作用，对葡萄球菌和糠秕孢子菌有抗感染作用及增强免疫功能作用，对痤疮患者皮损有良好的修复作用；周氏消痤饮降低痤疮前患者的皮脂分泌率作用显著；清热痤疮汤具有确切的抗感染作用，能在一定程度上抑制细胞免疫。

参考文献：

［1］陈达灿，禤国维．皮肤性病科专病中医临床诊治［M］．北京：人民卫生出版

社，2000.

[2] 王光明，孙世成 . 痤疮研究进展 [J]. 辽宁中医药大学学报，2013，15（3）：239－243.

[3] 姜琨 . 成年女性痤疮与中医体质类型的相关性研究 [D]. 湖北中医药大学，2012.

[4] 夏庆梅，王泓午，徐丽敏 . 痤疮中西医研究进展 [J]. 天津中医药，2011，28（1）：84－86.

[5] 朱慧渊 . 寻常痤疮辨证分型及论治 [J]. 辽宁中医药大学学报，2010，12（9）：116－117.

[6] 李智珍，池凤好，范瑞强 . 滋阴清肝消痤方配合痤灵酊治疗成年女性阴虚肝热型痤疮临床疗效观察 [J]. 广州中医药大学学报，2007，24（1）：30－33.

[7] 张贺 . 痤疮严重程度的影响因素分析及中医分型研究 [D]. 中国中医科学院，2013.

[8] 沈冬，许铣 . 复方蛇草汤治疗寻常痤疮的临床与实验研究 [J]. 临床皮肤科杂志，2000，29（4）：201－203.

[9] 贾中华，董玉池，魏克勤，等 . 复方蛇草颗粒治疗寻常痤疮的临床观察 [J]. 中国麻风皮肤病杂志，2002，18（1）：58－59.

[10] 周计春，汪五清，闫晓红 . 消痤饮治疗寻常性痤疮及其对皮脂分泌的影响 [J]. 山东中医杂志，2003，22（7）：405－406.

[11] 寇霄，皮先明，邱竹芳，等 . 清热痤疮汤抗炎及免疫抑制作用的实验研究 [J]. 中国中医药科技，2003，10（3）：142－143.

NOTE

第三十三章　带状疱疹

　　带状疱疹是由水痘－带状疱疹病毒引起的急性疱疹性皮肤病，其特征为沿身体单侧感觉神经相应皮肤节段出现成簇的疱疹，伴有显著的神经痛及局部淋巴结肿大。因部位及症状不同，中医有"缠腰火丹""甑带疮""串腰龙""蛇丹""蜘蛛疮"等名称。

　　本病发病前往往有发热、倦怠、食欲不振、患部皮肤灼热感、瘙痒、神经痛等前驱症状，也可无前驱症状而发疹。发病后1～3日患部出现潮红及簇集性粟米粒大小丘疹，迅速发为小水疱，内容物透明澄清；5～8日水疱由澄清转浑浊，或化脓，或水疱破裂形成糜烂面，最后干燥结痂，痂脱而愈，可留暂时性色素沉着，一般不留瘢痕。

　　本病以一般治疗和对症治疗为主，可加用抗病毒药物，注意防治并发症。加强皮肤清洁护理，防止抓破疱疹；勤换衣服，避免继发细菌感染。发热期应卧床休息，予易消化流质饮食，多饮水；皮肤瘙痒者，可局部涂擦含0.25%冰片的炉甘石洗剂或5%碳酸氢钠溶液；疱疹破裂者可涂擦0.1%孔雀绿或抗生素软膏预防继发感染。

　　本病常可自愈，预后良好，病程为2～4周，愈后一般不再复发。若疱疹发生于特殊部位，如眼部，则可导致严重后果，眼部带状疱疹继发细菌感染后，可引起全眼球炎，甚至脑膜炎，重者可致死亡，愈后可出现视力下降、失明、面瘫等后遗症。

　　本病潜伏期可长达数年至数十年，四季可发，春夏季略多，具有传染性，可通过接触和空气传播。患者多见于成人，尤其是老年人或有慢性疾病及免疫功能低下或缺陷者，如恶性肿瘤、造血干细胞移植术后、器官移植及HIV感染者。

一、病因病机

　　从带状疱疹的发病及证候特点来看，可以伏邪温病和温毒理论指导认识其病因病机。

　　本病是由于正气不足，外感湿热毒邪内伏于里，又遇外感时邪、情志内伤、饮食失调、过劳、疾病体虚等诱因，而致湿热毒邪或自发或新感导致发病。肾主骨生髓，本病潜伏的部位在脊神经或颅内神经，所以邪伏部位在少阴肾，符合柳宝诒《温热逢源·伏温从少阴初发证治》所言"原其邪之所受，盖以肾气先虚，故邪乃凑之而伏于少阴……当初起之时，其外达之路，或出三阳，或由肺胃，尚未有定程，其邪仍在少阴界内"。《温热逢源·伏温由少阴外达三阳证治》云："寒邪潜伏少阴，得阳气鼓动而化热。苟肾气不至虚馁，则邪不能容而外达。其最顺者，邪不留恋于阴，而径出于三阳，则见三阳经证。"肾气不足，湿热毒邪内伏，或自发或新感而引发可作为该病发病机理的认识之一。湿热毒邪外达于肌肤可见疱疹；或出于太阳，风热湿毒郁于卫分，可有发热恶寒；或出于阳明胃，见湿热毒邪郁阻脾胃气分，可见纳呆、腹胀、便溏；或出于少阳，见湿热郁阻少阳，可出现口苦咽干、烦躁易怒。本病一般愈后较好，但如湿热毒邪化燥，伤阴耗气，可致阴虚血燥，气滞血瘀，"不荣则痛"，"不通则痛"，表现为疼痛迁延；也可内陷厥阴，出现失明、面瘫，甚者昏谵之重症。

二、温病学指导辨证论治

（一）辨治思路

中医辨证论治在止疱、止痛、控制结痂时间等方面优于西医的抗病毒治疗。从目前中医治疗来看，治法以清热利湿解毒为主，配合疏风、健脾、理气、活血止痛等法，常用龙胆泻肝汤加减治疗。从本病的发生及证候特点来看，可以伏邪温病和温毒理论指导辨治。"藏于少阴，发于少阳"，本病急性期初起多发于少阳经循行部位，见湿热郁阻少阳，治宜清泄少阳、解毒利湿；湿热毒邪出于肺胃，发于阳明，则见湿热毒邪郁阻脾胃，治宜燥湿泄热、解毒利湿，并根据湿热轻重注意清热药与祛湿药的配伍比例；如兼夹邪毒出于太阳则兼表证，注意配合疏风泄热之法；湿热毒邪郁阻气机，化燥伤阴，则血燥气滞，治宜活血化瘀、行气止痛。久病耗气伤阴，阴虚内热，邪留阴分，阻滞络脉，治宜养阴透邪、通络止痛。因体虚邪伏，所以，在祛邪的同时常应注意养阴、健脾、益气、养血等扶正治疗。

（二）分型论治

1. 肝胆湿热

【临床表现】皮疹鲜红，疱壁紧张，灼热刺痛，口苦咽干，烦躁易怒，食欲不佳，大便干结或不爽，小便短赤，皮疹多发于胸胁和头面部，舌红苔黄或黄腻，脉弦数。

【治法】清泄少阳，解毒利湿。

【代表方】龙胆泻肝汤加减。

【临床加减】皮疹若发于颜面部，可加牛蒡子、野菊花；如发于眉眼，可加谷精草；如发于上肢，可加姜黄；如发于腰背，可加杜仲、桑寄生；如发于下肢，可加牛膝、黄柏；如出现血疱，可加牡丹皮、白茅根，或应用蒿芩清胆汤、甘露消毒丹。

2. 脾湿内蕴

【临床表现】皮疹淡红，水疱较多，疱壁松弛，破后糜烂渗液，疼痛较轻，口渴而不欲饮，纳差，腹胀便溏，皮疹多发于腹部及下肢，舌淡胖苔白厚或白腻，脉沉缓而滑。

【治法】健脾利湿，清热解毒。

【代表方】除湿胃苓汤加减。

【临床加减】如皮疹消退，疼痛不消，可加用疏肝理气止痛之品，如柴胡、郁金、丝瓜络等，并注意根据湿热偏盛加减用药，温病方剂一加减正气散、二加减正气散、黄芩滑石汤、薏苡竹叶散等可选用。

3. 气滞血瘀

【临床表现】疱疹基底暗红，疱液为血水，疼痛剧烈难忍，或皮疹虽干涸，结痂，脱落，但疼痛不止，痛如针刺或隐痛绵绵，动则加重，舌紫暗或有瘀斑，苔白，脉沉弦。

【治法】活血化瘀，行气止痛。

【代表方】血府逐瘀汤加减。

【临床加减】年老体虚者，加用黄芪，党参。

4. 肝肾阴虚

【临床表现】多见后遗症阶段。病势迁延日久，身体一侧胸胁部或腰肋部患带状疱疹皮疹消退后，在原皮损侧仍有明显的皮肤刺痛或灼痛，形瘦神疲，时有头晕目眩，口咽干燥，心中烦热，睡眠欠佳，舌红少津，脉弦细数。

【治法】滋阴柔肝，化瘀止痛。

【代表方】一贯煎加减。

【临床加减】口苦、苔黄或黄腻、脉弦数或弦滑数等肝胆余热或肝胆湿热尚明显者，加龙胆、柴胡、栀子。

三、中医治疗研究进展

赵炳南将带状疱疹分为虚实两型。实证治以理气化痰止痛汤加减，虚证治以益气养阴止痛汤加减。孙广州认为，本病以热、湿、毒为主，治疗以清热利湿解毒为主，临床辨证分为肝经郁热、脾虚湿盛、气滞血瘀三型，分别以龙胆泻肝汤、除湿胃苓汤、柴胡疏肝散合桃红四物汤加减治疗。区宏斌将临床辨证分为肝胆热毒、脾经湿热两型，分别以五味消毒饮、甘露消毒丹加减治疗，配合灯火灸法及外用药紫金锭治疗带状疱疹55例，总有效率为100%。

翟天伦将带状疱疹分为早、中、后三期。早期为肝气不舒，郁而化火，治以疏风清热、除湿止痛；中期湿毒内阻，气滞血瘀，治以清肝利湿、解毒通络；后期为营血耗伤，气滞血瘀，治以柔肝养血、活血行滞。牛彩琴将带状疱疹急性期分为发疱期、结痂期及脱痂期三个阶段，分别以龙胆泻肝汤、丹栀逍遥散合除湿胃苓汤、血府逐瘀汤加减，并结合西医抗病毒和营养神经等治疗，取得了明显疗效。

李健在辨证的基础上，采用普济消毒饮加减治疗带状疱疹71例，总有效率为100%。古国明在辨证分型的基础上，以龙胆泻肝汤为主方，根据兼证加减治疗，总有效率为96.7%。韩平用除湿补气活血汤（茯苓、泽泻、栀子、黄芩、柴胡、白术、黄芪、牛膝、赤芍、延胡索、红花）治疗老年带状疱疹患者43例，结果显示效果优于阿昔洛韦组。蒋桂昱用瓜蒌解毒汤（瓜蒌、马齿苋、板蓝根、红花、生甘草、连翘、赤芍、紫草、僵蚕、栀子、黄芩、全蝎）治疗带状疱疹60例，总有效率为100%

陈恩军用热毒宁注射液治疗本病58例，总有效率为96.6%。龙剑文采用炎琥宁和阿昔洛韦联合静脉滴注，治疗老年带状疱疹40例，结果在止疱、止痛、控制结痂时间等方面显著优于单纯用阿昔洛韦组。毕连红用喜炎平注射液静脉滴注治疗带状疱疹，结果治疗8天后，在皮疹和疼痛缓解率方面均优于利巴韦林注射液静脉滴注组。

在单纯的药物治疗基础上，配合针灸、敷贴等治法，亦可取得良好的治疗效果。

参考文献：

[1] 赵炳南，张志礼. 简明中医皮肤病学 [M]. 北京：中国展望出版社，1983.

[2] 孙广州. 中医辨证治疗带状疱疹64例 [J]. 河南中医学院学报，2006，21（6）：56.

[3] 区宏斌，陶衔玥. 中医药治疗带状疱疹55例 [J]. 新中医，2009，41（11）：89-90.

[4] 翟天伦. 带状疱疹三期论治 [J]. 浙江中医杂志，2001，36（11）：493.

[5] 牛彩琴，张丽梅，张团笑. 中西医结合分期治疗带状疱疹的疗效观察 [J]. 四川中医，2014，32（1）：97-99.

[6] 李健. 普济消毒饮治疗带状疱疹71例临床观察 [J]. 皮肤病与性病，2006，28（1）：

32.

［7］古国明，李云君，袁洪海，等．中西医结合治疗带状疱疹临床研究［J］．辽宁中医杂志，2014，41（1）：131－133．

［8］韩平．除湿补气活血汤治疗老年带状疱疹疗效观察［J］．中国热带医学，2008，8（9）：1627－1644．

［9］蒋桂昱，杜俊宝．瓜蒌解毒汤治疗带状疱疹60例［J］．中国中医急症，2007，16（9）：1144－1145．

［10］陈恩军，龚磊．热毒宁治疗带状疱疹55例［J］．陕西中医，2007，28（4）：55．

［11］龙剑文，王玉英．炎琥宁联合阿昔洛韦治疗老年带状疱疹40例临床观察［J］．中国皮肤性病学，2007，21（6）：375．

［12］毕连红．喜炎平注射液治疗老年带状疱疹108例疗效观察［J］．当代医学，2009，15（16）：130．

第三十四章 复发性口腔溃疡

复发性口腔溃疡是口腔黏膜上产生黄白色圆形或椭圆形溃烂点的疾病，又称复发性阿弗他（灼痛，希腊文）溃疡（RAU）、复发性阿弗他口腔炎（RAS）、口疮。人群中至少有 10% ~ 25% 的人曾患此病，在特定人群中，患病率可高达 50%，女性的患病率一般高于男性，好发于 10 ~ 30 岁的女性。

本病内在病因主要为内分泌失调、自身免疫力降低、遗传因素等；外在病因多为精神压力及刺激、工作疲劳、失眠等；女性患者多在月经来潮前后发病或病情加重。

一般表现为口腔黏膜反复出现的圆形、椭圆形溃疡，具有自限性，溃疡表现为"黄、红、凹、痛"，即溃疡表面覆盖假膜，周围有红晕，中间凹陷，疼痛明显。本病的诊断主要以病史特点（复发性、周期性、自限性）及临床特征（黄、红、凹、痛）为依据，一般不需要做特别的实验室检查及活检。

溃疡的发作周期长短不一，可分为发作期（前驱期 – 溃疡期）、愈合期、间歇期。按 Lehner's 分类，RAU 可分为轻型、重型、疱疹型三类。

目前西医学还没有根治方法，以对症治疗为主，将减轻疼痛、促进溃疡愈合、延长复发间歇期作为治疗目的。可用药物治疗、物理治疗、心理疗法和中医药等方法进行治疗。

一、病因病机

本病属于中医学"口疮""口疳""口糜"范畴。始见于《黄帝内经》，《素问·气交变大论》曰："岁金不及，炎火乃行……民病口疮。"《素问·至真要大论》已有"火气内发，上为口糜"及"诸痛痒疮，皆属于心"的记载。口疮病分虚实，或为虚实夹杂。感受燥热邪气，上焦气分燥热化火，上扰清窍可见口疮。舌为心之苗，胃开窍于口，情志抑郁，气郁化火，或过食辛辣、温补之品，可致心火上炎或胃火炽盛，循经上熏于口舌，腐肉成溃。或感受湿热病邪，或常食辛辣肥甘厚腻，湿热内生，湿热酿毒，上攻于口，如《小儿卫生总微论方·唇口病论》亦有"风毒湿热，随其虚处所著，搏于血气，则生疮疡"的论述。以上为实证。如果病情反复发作、迁延日久则热伤阴液，水不制火，虚火内生，致使络脉受损，口舌失养，从而反复不愈。张介宾云："口疮连年不愈者，此为虚火也。"若气阴两虚，多为素体阴虚，日久气伤，或情志不遂，或热病后期虚火上炎，损伤肌膜。若脾胃气虚、虚火上炎，则因元阳亏乏，所欲不遂，暗耗心阴，肾精亏损，如尤在泾说"肾脏阴虚，阳无所附，而游行于上"（《金匮翼》），或为因脾胃素虚，中气下陷，如李东垣说"元气不足，而心火独盛，心火者，阴火也，起于下焦，其系系于心"。若为肾阴虚损，阴液亏耗，可致水不制火，虚火上炎而发为口疮。

二、温病学指导辨证论治

(一)辨治思路

疱疹性复发性阿弗他溃疡,可伴有头痛、低热、全身不适、病损局部的淋巴结肿痛等症状,与温毒病局部红肿热痛甚则溃烂的特点一致,故可参考温毒的辨治思路进行治疗。本病病位以心、脾、胃、肾为主,治疗时应注意辨识虚实或虚实夹杂,还应注意辨识病证性质为温热或湿热。燥干清窍者,治宜清宣气热、润燥利窍;心火上炎者,治宜清心泻火;胃火炽盛者,治宜清胃泻火;湿热蕴毒者,治宜清热化湿解毒;气阴两虚者,治宜益气养阴清心;脾胃气虚、虚火上炎者,治宜补中益气;肾虚火旺者,治宜滋阴降火解毒。

(二)分型论治

1. 燥干清窍

【临床表现】口腔溃疡呈黄白色、疼痛,牙龈肿痛,咽痛,口渴,耳鸣,目赤,苔薄黄而干燥,脉数。

【治法】清宣气热,润燥利窍。

【代表方】翘荷汤。

【临床加减】耳鸣者,加羚羊角、苦丁茶;目赤者,加鲜菊叶、苦丁茶、夏枯草;咽痛者,加牛蒡子、黄芩。

2. 心火上炎

【临床表现】口舌生疮,疮面红赤疼痛,心中烦热,夜寐不安,小便短赤,口渴喜凉饮,舌尖红苔薄黄,脉数。

【治法】清心泻火。

【代表方】导赤散合大黄黄连泻心汤加减。

【临床加减】失眠口苦者,加黄连、莲子心;牙龈肿痛、口渴甚者,加生石膏、知母;胸膈灼热如焚、大便干结者,合凉膈散。

3. 胃火炽盛

【临床表现】口舌生疮,疮面红赤,疼痛较甚,牙龈肿痛,或见出血,口气热臭,烦渴喜凉饮,大便干结,或多食易饥,舌红苔黄,脉滑数。

【治法】清胃泻火。

【代表方】清胃散加减。

【临床加减】大便秘结者,加生大黄;小便短赤、疼痛者,加生地黄、通草、赤芍。

4. 湿热蕴毒

【临床表现】口舌生疮,咽喉肿痛,口渴,胸痞腹胀,肢酸倦怠,小便黄赤,舌红苔黄腻,脉滑数。

【治法】清热化湿解毒。

【代表方】甘露消毒丹。

【临床加减】咽喉肿痛较明显者,可加白僵蚕、赤芍、忍冬藤、桔梗等。

5. 气阴两虚

【临床表现】反复发作性口腔溃疡,局部灼热疼痛数年,口舌生疮此起彼伏,发无间隔,伴神疲乏力、心悸失眠、口渴咽干。舌边、两颊黏膜、齿龈可见多处溃疡，中间色白，周围黏膜水肿。舌淡红边有齿龈、苔薄，脉细。

【治法】益气养阴清心。

【代表方】沙参麦冬汤加减。

【临床加减】气虚较甚加西洋参；口渴加天花粉。

6. 脾胃气虚，虚火上炎

【临床表现】口疮病史较长，反复发作，疮面色淡，纳呆，乏力，脘腹胀满，自汗易感，舌淡苔薄白，脉沉弱。

【治法】补中益气。

【代表方】补中益气汤加减。

【临床加减】口渴明显者，酌加石斛、麦冬；舌苔厚腻者，加苍术、藿香。

7. 肾虚火旺

【临床表现】口舌生疮，经久不愈，反复发作，腰膝酸软，牙齿松动，五心烦热，口舌干燥，舌红少苔，脉细数。

【治法】滋阴降火解毒。

【代表方】六味地黄丸合玉女煎加减。

【临床加减】兼肝阴虚者，加白芍、北沙参；肾阴虚者，加龟甲、知母；大便秘结不通者，加火麻仁、郁李仁；失眠多梦者，加酸枣仁、柏子仁、莲子心、黄连。

三、中医治疗研究进展

近年来，关于复发性口腔溃疡的治疗有较多论述，中医中药治疗复发性口腔溃疡效果较好。潘建科等用附子理中汤温补脾肾、散寒止痛，治疗脾肾阳虚型慢性复发性口腔溃疡。宋扬在清热养阴的同时配合交泰丸以引火归原治疗本病，收到了较好的效果。朱英超用甘草泻心汤治疗复发性口腔溃疡。另外，温中化湿汤、清热补血汤、胃炎颗粒、香砂六君子汤加减也可治疗本病，亦取得了较好的疗效。李寿彭等使用金黄含漱液治疗慢性复发性口腔溃疡也取得了一定疗效。

参考文献：

［1］潘建科，张北平．附子理中汤治疗慢性复发性口腔溃疡伴腹痛腹泻1例［J］．方药应用，2009，17（4）：33.

［2］宋扬．应用交泰丸治疗慢性复发性口腔溃疡的体会［J］．吉林中医药，2011，31（10）：958 - 959.

［3］宛晶晶，陈建国，马家驹，等．甘草泻心汤治疗复发性口腔溃疡的经验［J］．陕西中医学院学报，2011，34（2）：66 - 67.

［4］朱英超．温中化湿汤治疗复发性口腔溃疡疗效观察［J］．镇江医学院学报，1996，6（1）：103.

［5］房栋，张月英．清热补血汤治疗慢性复发性口腔溃疡41例［J］．甘肃中医，1996，9（4）：23.

[6] 万强. 胃炎颗粒治疗慢性复发性口腔溃疡 36 例 [J]. 陕西中医, 1999, 20 (11): 489.

[7] 王永林. 香砂六君子汤加减治疗慢性口腔溃疡 30 例 [J]. 山东中医杂志, 1991, 10 (9): 32.

[8] 李寿彭, 赵彪. 金黄含漱液治疗慢性复发性口腔溃疡 50 例 [J]. 医学理论与实践, 1995, 8 (8): 373.

第三十五章　抽动秽语综合征

抽动秽语综合征（Tourette Syndrome，TS）又称多发性抽动症，是一种原因不明的慢性复杂性神经精神障碍疾病。本病发病没有明显的季节性，以学龄儿童和青少年多见，其患病率为0.05%～3%，近年来发病率有逐年增高趋势，男孩多于女孩。

主要表现为反复、不自主、快速、无目的的动作。常起始于头面部，如点头、眨眼、努嘴等，发展到耸肩、抬腿、腹部抽动等多组肌肉抽动，并伴有不同程度的喉音，如轻咳、喊叫，有时带有轻度谩骂（秽语）。一般病程较长，症状常反复变化不定，时轻时重，病情迁延持续。

诊断要点：①起病多在21岁以前，以2～15岁最多见。②病程中存在着多种运动抽动与一种或多种发声抽动，但未必同时存在。③抽动具有突然快速、短暂、重复不自主、无目的、复发等特点，影响多组肌肉。④抽动可受意志控制，在应激下加剧，睡眠时消失。⑤抽动症状1天发作多次，几乎每天如此，或间歇发作，病程超过1年，在同一年之中症状缓解不超过2个月。⑥排除风湿性舞蹈病、Huntington舞蹈症、肝豆状核变性、肌阵挛、手足徐动症及其他锥体外系疾病等。

一般症状较轻的患者无需治疗；对已经确诊者，则应早期采用药物疗法，可使用多巴胺受体阻滞剂，如氟哌啶醇、泰必利等。当使用单一药物仅部分症状改善或抽动秽语综合征有复杂的伴随症状时可考虑联合用药。除用药外，尚需注意精神心理的治疗。

一、病因病机

中医无抽动秽语综合征这一病名，但根据其临床表现，本病可归属于"瘛疭""抽搐""慢惊风""痉病""目眴"等病证范畴。《素问·至真要大论》云"诸风掉眩，皆属于肝""诸暴强直，皆属于风"。故凡一切抽动、抽搐、震颤、痉挛，都为风邪偏盛之象，内风、外风皆可引起。风善行数变，病变过程往往因风生痰，风痰窜动，上扰心窍，以致抽动、秽语不休。

《素问·至真要大论》曰："诸热瞀瘛，皆属于火。"小儿体质稚阳，肝常有余，若饮食不节，嗜食肥甘，胃肠蕴热，或所欲不遂，肝阳妄动，均可出现热灼肝经，筋脉拘急而致本病发作。抽动日久，火盛伤阴，阴血内耗，则导致水不涵木，阳亢风动。无论实证还是阴虚抽动，易出现风动生痰，痰热上蒙清窍，金鸣异常，可有喉间作声；痰热扰神，则秽语。

小儿阳盛体质，易受风热之邪外袭。风热之邪两阳相劫，人体津液受伤，肌肉筋脉失去濡养，也可出现抽动加剧，或出现目眴等，并伴鼻塞、喷嚏、流涕、咳嗽、发热、咽痛等症。

二、温病学指导辨证论治

(一) 辨治思路

根据临床特征，本病可参考温病学中的"痉"及四时温病中的"春温""风温""暑温"等病的某些证型辨治。辨证时应着眼于"肝热生风""心火扰神""痰热蒙窍""风痰瘀滞络"等标实因素证候；本虚则应注重肺、脾、肾阴虚。温病学思路指导该病的治疗可从以下几个方面考虑。

《素问·阴阳应象大论》谓"风胜则动"，故息风止痉为常用方法。基于抽动特点并结合儿童生理，本病可选用温病中的凉肝息风及滋阴息风法。凉肝息风主治热邪引动肝风者，代表方为羚角钩藤汤，肝热得清则内风自息；滋阴息风法主治肝肾阴虚致筋脉失养动风者，代表方为大定风珠、三甲复脉汤，阴液充足则筋脉自柔；对于一些病情较轻、病程较短的抽动患儿，息风药多选用植物类，如钩藤、菊花、桑叶、天麻等，此类药物药性较平和，虚证、实证均可选用；对于抽动频繁、症状反复者，多选用贝壳类、虫类或金石类息风药，如生龙骨、生牡蛎、石决明、全蝎、僵蚕、蜈蚣、代赭石、磁石等；若肝经热邪较轻者，可用钩藤、菊花、白蒺藜等；若热极燔灼肝经较重者，可再加羚羊角清热凉肝息风；胃肠蕴热则以生石膏、知母、蒲公英等清泄阳明等。运用养阴之法，可根据温病三焦养阴治法思想，偏于上、中焦病变所致者，可用甘寒养阴之药，如生地黄、麦冬、玉竹等。偏于下焦病变所致者，可用咸寒养阴之法，如玄参、鳖甲、龟甲等。

抽动秽语综合征反复发作，多为顽固风、痰、瘀阻滞经络，此时可参考暑温病后期暑热未净，痰瘀滞络证治疗，选用薛生白仿吴又可三甲散方，以搜剔经络、化痰通瘀。常用全蝎、蜈蚣、僵蚕、穿山甲、土鳖虫、鳖甲等药，但此类药物有伤正气的特点，故常与滋阴、养血之品合用，达到扶正祛邪之功。外邪导致的抽动症，治疗时重在散、透。儿童感受外邪后，热变最速，应及早使用辛凉、辛寒等清热之品，如桑叶、菊花、金银花、连翘等，使邪气外出，其抽搐可愈。若不加辨证，盲目使用凉肝息风，甚至全蝎、僵蚕、蜈蚣等，不但抽搐不减，反而会促使人体阴液更伤，筋脉失养之势加重。

(二) 分型论治

1. 风热外袭

【临床表现】发热或不发热，鼻塞，喷嚏，流涕，咽痛，咽干，目眨，咳嗽，或其他部位肌肉抽动，舌边尖红，脉浮数。

【治法】疏散风热。

【代表方】银翘散、桑菊饮加减。

【临床加减】咳嗽者，加入前胡、紫菀等；抽动明显者，加虫类祛风药，如僵蚕、蝉蜕等；咽干、鼻干、眼干明显者，加入沙参、花粉、麦冬等。

2. 阴虚动风

【临床表现】形体消瘦，精神委靡，手足心热，盗汗，挤眉眨眼，耸肩摇头，头晕眼花，肢体震颤，便干，口渴，唇红，舌光红少津，脉细数。

【治法】滋肾养肝，息风止痉。

【代表方】加减复脉汤、三甲复脉汤或大定风珠加减。

【临床加减】纳呆者，加炒麦芽、炒神曲、焦山楂等；血虚者，合用四物汤；火旺明显者，加入银柴胡、胡黄连等。

3. 心肝火旺

【临床表现】烦躁，易怒，睡眠不安，大便干燥，挤眉眨眼，皱额咧嘴，摇头耸肩，抽动有力，舌红苔黄，脉弦数或滑数。每因精神紧张、学习压力大而诱发或加重。

【治法】清心凉肝。

【代表方】偏心火旺者，可用凉膈散加减；肝火明显者，用龙胆泻肝汤加减。

【临床加减】阴液不足易致火旺，清火的同时，宜佐以养阴药，如生地黄、麦冬、花粉等。因情绪变化加重者，可合用柴胡疏肝散或逍遥散等。

4. 肺脾气虚

【临床表现】面色萎黄，气短懒言，汗多，容易感冒，精神不振，胸闷，喉间痰鸣，肢体摇动，舌淡苔白腻或薄白，脉沉弱。

【治法】补肺，健脾，益肾。

【代表方】偏于肺气虚者，用补肺汤或玉屏风散加减；偏于脾虚者，用参苓白术散或归脾汤加减；偏肾气虚者，用右归丸加减。

【临床加减】气虚推动无力致血瘀者，加入丹参、红花等活血化瘀；便秘者，加入火麻仁、郁李仁等。

三、中医治疗研究进展

宣桂琪将本病分为八型：外感、肝亢风动、痰火扰神、脾虚肝亢、阴虚风动、瘀血内阻、阴虚火旺、心脾不足。张帆等又将本病分为六型，实证三型：肝郁化火、痰火扰心、外感风邪；虚证三型：肝肾阴虚、肺肾阴虚、脾虚肝旺。谷晓红认为，本病是由小儿脾胃虚弱，乳食不节，形成胃肠积热，扰动肝火而致。病变以胃肠积热为本，肝风内动为标，治宜清热消积为主，兼以平肝息风、健脾化痰。自拟消积息风汤应用于小儿抽动症治疗，每获良效，基本方：蒲公英、莱菔子、瓜蒌、生白术、焦三仙、浙贝母、天麻、钩藤、菊花、白僵蚕、远志。史英杰又将本病分为肾虚肝旺、脾虚痰湿、肝郁化火三型。闫兆君经过文献检索发现，肝风内动、痰浊内扰、脾虚失运、肾阴亏虚、心火亢盛型最常见。

总之，目前中医分型中，体现证的病理性质主要有内风、外风、痰火等因素，脏腑的病变部位多涉及肝、脾、肾三脏。

李宜瑞提出，本病主要为风痰作祟，故平肝息风、燥湿化痰为基本大法。胡成群认为，本病以肝亢脾虚为主因，治以平肝、健脾为主，辅以化痰、息风、清热、泻火、消食等法。胡建华则强调本病以肝风扰动为主，平肝息风、养心安神、化痰定志为常用治法，其中以平肝息风为主。刘弼臣尤善从肺的气机论治，提出治肝勿忘调肺，强调肝肺同治的重要性。闫兆君经文献统计发现，常用的治法有平肝息风、豁痰开窍、健脾助运、滋阴补肾、清心宁神等，使用频率较高的药物依次为钩藤、白芍、天麻、僵蚕、半夏、茯苓、石菖蒲、龙骨、全蝎、牡蛎。

李安源等以养肝柔肝、息风止痉为法则，拟宁动颗粒（党参、麦冬、白芍、龙骨、牡蛎、地龙、甘草等），近期总有效率为83.3%，远期总有效率为73.3%。朱先康等根据平肝息风法组方，自拟定抽颗粒：胆南星6g，郁金10g，菖蒲10g，远志6g，天麻10g，柴胡6g，钩藤10g，菊花5g，白芍10g，生地黄10g。临床观察愈显率为70%。王红雨从养阴平肝息风出发，拟文静汤：白芍15g，玄参，天冬，天麻，黄连、钩藤（后下）各10g，生龙骨（先煎）、珍珠母（先煎）各20g，僵蚕12g，川楝子、柴胡各6g，炙甘草3g。有效率为93.75%。丁丽君以滋阴补肾、健脾柔肝法组方的健儿聪脑汤：制首乌10g，桑椹子10g，杭芍30g，菖蒲8g，远志8g，茯苓10g，焦三仙各8g，人工牛黄1g（冲），天麻6g，临床观察收到了较好疗效。

谭奇纹治疗多发性抽动症以调节手足阳明经经气和足太阳经经气为主，重视气街理论的应用，善用背腧穴。姜雪原将70例本病患者的治疗组给予针灸、推拿结合治疗，结果治疗组近期疗效、远期疗效均优于对照组，认为针灸推拿结合治疗抽动秽语综合征具有较好的临床效果。

参考文献：

[1] 陈棋，宣桂琪．宣桂琪名老中医治疗小儿抽动秽语综合征［J］．中医药学报，2009，37（3）：37．

[2] 张帆，朱盛国，李艳．儿童多发性抽动症的中医辨证施治规律探讨［J］．上海中医药杂志，2007，41（5）：52．

[3] 李晓菲，于河，甄建华，等．谷晓红教授从胃肠积热论治小儿抽动症验案举隅［J］．湖南中医药大学学报，2015，3：44–45．

[4] 张霞．史英杰．辨治多发性抽动症经验［J］．北京中医药，2009，28（1）：20．

[5] 闫兆君，孙聪玲，王晶，等．多发性抽动症中医临床辨证现状与思考［J］．中国中医药现代远程教育，2007，5（1）：14．

[6] 李丹，肖应耀．李宜瑞从肝肾论治儿童抽动秽语综合征［J］．辽宁中医杂志，2008，35（12）：1815．

[7] 张军，叶冬兰．胡成群主任医师辨治小儿多发性抽搐症经验［J］．北京中医药，2008，27（1）：15．

[8] 刘堂义，胡建华．胡建华治疗多发性抽动秽语综合征经验举隅［J］．上海中医药杂志，2007，41（5）：50．

[9] 陈自佳，吴琼．刘弼臣辨治多发性抽动症思路浅析［J］．辽宁中医杂志，2009，36（1）：14．

[10] 李安源，马瑞萍，吕红，等．宁动颗粒治疗抽动秽语综合征临床研究［J］．山东中医药大学学报，2008，32（1）：33．

[11] 朱先康，韩新民，王敏华，等．定抽颗粒治疗小儿多发性抽动症30例临床观察［J］．江苏中医药，2009，41（2）：37

[12] 王红雨．文静汤治疗抽动秽语综合征64例分析［J］．实用中医内科杂志，2007，21（3）：68．

[13] 丁丽君．健儿聪脑汤治疗小儿多发性抽搐症45例［J］．河北中医，2007，29（1）：26．

[14] 郑耀庭，于慧娟，姜亚梅，等．谭奇纹针刺治疗多发性抽动症经验［J］．山西中医，2009，25（2）：9．

[15] 姜雪原．针灸推拿结合治疗儿童多发性抽动症［J］．四川中医，2009，27（8）：115．

第三十六章　糖尿病

糖尿病是一种与遗传因素和多种环境因素相关联的以慢性高血糖为特征的代谢紊乱综合征。随着人民生活水平的提高，生活方式的多样化及人口的老龄化，各种代谢性疾病发病率日趋增高，糖尿病患病人数急剧攀升。据统计，目前全球罹患糖尿病人数达 2.46 亿，预计到2025 年全世界将超过 3.8 亿。我国是当今世界糖尿病患者最多的国家之一，2010 年 3 月 25 日杨文英教授等国内著名专家在新英格兰杂志发表的《中国人糖尿病患病率》中指出，在我国20 岁以上的人群中，糖尿病男性与女性的患病率分别达 10.6% 和 8.8%，总体糖尿病患病率为9.7%，由此推算出全国糖尿病总患病人数约 9240 万人；糖尿病前期的患病率已高达 15.5%，推算出全国糖尿病前期的患病人数约为 1.48 亿。我国各地区糖尿病发病率差异较大，其患病率的高低与区域经济发展水平呈明显的正相关，男性稍多于女性，40 岁以上人群高发，具有明显的家族聚集性。

糖尿病以多饮、多尿、多食、体重下降及血糖高、尿液中含有葡萄糖为临床特征，属于中医学"消渴"的范畴。临床上有一些糖尿病患者并无多饮多食等典型的消渴症状，尿糖检测也是阴性，只有血糖超过正常值，已达到了糖尿病的诊断标准；在 2 型糖尿病的初期，一般没有特别的自觉症状，一些有症状的患者经过治疗后，在很长一段时间内无明显症状；还有不少患者是以并发症作为首诊症状。

饮食治疗、运动治疗和药物治疗是治疗糖尿病的"三驾马车"，三者之间相辅相成、相互依赖。因此，做好全民糖尿病知识教育，加强人们对糖尿病的重视，建立合理的饮食、运动方式及良好的生活习惯，减少或避免肥胖这一诱发因素的产生尤为重要。糖尿病的中医治疗一定要遵循辨证施治的原则，对糖耐量异常者，及时应用中医药干预措施，可以预防或延缓糖尿病并发症的发生与发展进程。

一、病因病机

糖尿病的病因早在《内经》就已指出与禀赋不足、五脏虚弱、情志失调、过食肥甘、形体肥胖等密切相关，"五脏皆柔弱者，善病消瘅""此肥美之所发也。此人必数食甘美而多肥也，肥者令人内热，甘者令人中满，故其气上溢，转为消渴"。《外台秘要·消渴消中》曰："消渴者，原其发动，此则肾虚所致，每发即小便至甜。"刘河间《三消论》曰："消渴者……耗乱精神，过违其度，而燥热郁盛之所成也。"《千金方·消渴》认为，消渴由于"盛壮之时，不自慎惜，快情纵欲，急易房中，稍至年长，肾气虚竭……此皆由房事不节之所致也"。历代医家均认识到，消渴病不是单一的某脏某腑的病变，而是多因素、多脏腑的机能紊乱；其病理变化随着疾病的迁延不愈而由实至虚、虚实夹杂，表现出以阴虚燥热为核心的病机特点，日久阴损及阳，导致气阴亏虚、甚则阴阳两虚。

中医学认为，典型糖尿病是因肺、脾（胃）、肾阴虚燥热，水谷精微输布失常所致。其病因病机主要有以下六个方面。①禀赋不足，五脏虚弱：先天禀赋不足，五脏虚弱，尤其是肾脏素虚，脾胃运化失健，水谷精微化生不足，气血津液不充，日久导致阴精亏虚，发为消渴。②饮食不节，蕴热伤津：饮食不节，饮食偏嗜偏废，或过食肥甘厚味，肆饮醇酒，辛燥刺激食物，导致胃肠积热，脾胃运化失职，水湿停滞而内生痰浊，痰浊湿热相搏，中焦气化不利，水谷精微无以化生，气血津液亏乏，日久易病消渴；或因饮食积滞不化，胃肠积热日久，热灼津液，津液亏虚，燥热内盛，转输不利，发为消渴。③情志失调，郁热伤阴：长期过度的精神紧张，情志不舒，或郁怒伤肝，肝失疏泄，气郁化火，消烁津液，上灼肺胃阴津，下灼肾阴；或因思虑过度，心气郁滞而化火，心火亢盛，耗损阴血，伤及肾阴，发为消渴。④劳逸失度，肾精亏损：过度劳累，耗伤脾气，运化失司，水谷精微化生不足，不能充养先天肾精，或房事不节，劳欲过度，损伤肾阴，阴虚火旺，更伤精血，发为消渴。若过度安逸，脾胃运化呆滞，消化不良，易致胃肠积滞不化，日久则易化燥生热，燥热内盛伤阴津，引发消渴。⑤外感六淫，化热伤阴：六淫邪袭卫表，郁阻卫阳而化热，热伤津液而生燥，燥热易伤肺阴，肺失宣降，津液敷布失常，导致肺燥、胃燥、肾阴虚等一系列燥热阴伤的病理变化，进而发为消渴。⑥滥服温燥，化燥伤津：长期服用温燥壮阳之剂，燥热伤阴，继发消渴；或乱用补品，滋补太过，碍伤脾胃，导致脾不"游溢精气"，发生消渴。此外，痰阻、血瘀也是消渴病发生发展过程中不可忽视的因素，消渴病程中的脾虚、燥热、肝郁等都有可能引起痰阻、血瘀，反过来痰阻、血瘀又加重了脏腑机能的失调，气机郁滞，血行不畅，气血津液的敷布失常，加重阴虚燥热的程度，进而加重病情。

二、温病学指导辨证论治

（一）辨治思路

糖尿病以"阴虚燥热"为病机中心，可参照温病学中温热类温病证治进行辨证论治。燥热为患以肺为病变中心，常移热胃肠；病程中燥热易化火伤阴，轻则伤及肺胃津液，重则耗伤肺胃肠阴液，严重则伤及肝肾阴液；阴液亏虚，水不制火，虚热内生，内燥愈发亢盛；糖尿病的发病乃阴虚与燥热互为因果形成恶性循环的结果。在糖尿病的发生发展过程中，不同病程阶段有着不同的病机特点，病之初起多以燥热为主，与肺燥、胃火有关；病程迁延日久，多以阴虚燥热为主，与肺、胃、肾的阴液亏虚有关。燥热不解，灼伤肺胃阴津，见咽干鼻燥、口渴多饮；肺燥伤阴，胃火亢盛，热结胃肠，既会损伤脾胃运化功能，又会大量消耗人体进食所获得的水谷精微，造成人体营养物质的匮乏，机体失去濡养而出现消谷善饥、形体消瘦；随着病程迁延，伤及肾阴，精气亏虚，气化无权，导致膀胱开阖失司而不能统摄，出现多尿、尿浊或尿甜等症状。对阴虚燥热的治疗，以"上燥治气、中燥增液、下燥治血"为治疗大法，针对燥热病邪所伤的病位、病程阶段、病机侧重点，选择运用不同的养阴润燥方法。如燥热郁在上焦而伤肺津，肺气郁滞，宣降失常，治宜清热宣肺、甘寒滋润，以调养肺之气阴；若肺燥郁而化火，移热于胃肠，病入中焦，胃肠燥热内盛，灼伤津液，津枯肠燥，治宜甘凉濡润、滋养胃肠阴液，胃肠阴液充足则肺之燥热易除；若燥热病邪不解，日久化火传入下焦，耗伤肝肾阴液，阴血亏虚，水亏火旺，水不涵木，机体失养，治宜填补真阴、奉养精血，阴血充足则燥热易除。病程中，燥热伤阴甚者可致阴损及阳，轻则气阴亏虚，治宜益气养阴、生津润燥；重则阴阳两虚，治宜益肾温阳、填补真阴。对病程中常见的痰热、血瘀等病理产物兼夹为患时，应根据患者的体质、临床证候辨证施治，采用益气健脾、清热化痰或理气活血、化瘀通络等方法治疗。

（二）分型论治

1. 肺燥伤津

【临床表现】鼻咽干燥，烦渴多饮，干咳少痰，善饥，尿频，舌边尖红，苔薄黄或薄白而干，脉细数等。

【治法】清热润肺，生津止渴。

【代表方】清燥救肺汤。

【临床加减】鼻咽燥甚者，加沙参、梨皮、生地黄；燥热烦渴饮多者，加知母、天花粉、芦根；善饥多食者，加黄芩、黄连、玉竹；咳嗽、痰中带血丝者，加白茅根、侧柏叶、仙鹤草。

2. 胃热炽盛

【临床表现】口干舌燥，烦渴欲饮，消谷善饥，尿频量多，舌红苔黄燥，脉洪大等。

【治法】清胃泻火，养阴增液。

【代表方】白虎加人参汤。

【临床加减】饮多者，加天花粉、石斛、葛根；尿多者，加覆盆子、桑螵蛸、莲子肉；消瘦者，加山药、白扁豆、白术；皮肤瘙痒或有疖肿者，加金银花、连翘、玄参、蒲公英；肢体痛、麻者，加丹参、赤芍、忍冬藤；便秘者，加生地黄、玄参、大黄。

3. 湿热阻滞

【临床表现】口干，口苦，口腻，脘腹胀满，咽喉痰黏，四肢倦怠，饥不欲食，小便频数，大便溏泄，舌红苔黄腻，脉濡缓或濡数。

【治法】清热祛湿，健脾调中。

【代表方】三仁汤。

【临床加减】口干苦甚者，加黄芩、龙胆、天花粉；恶心呕吐者，加藿香、竹茹、半夏；胸闷心悸者，加瓜蒌、薤白、炙甘草；痰涎壅盛者，加陈皮、半夏、苍术；倦怠乏力者，加党参、白术、茯苓；肢体酸重者，加苍术、黄柏、车前子；厌食腹胀者，加木香、神曲、鸡内金。

4. 肾阴亏虚

【临床表现】尿频量多，浑浊如脂如膏，或尿甜，腰膝酸软，头晕耳鸣，口干唇燥，皮肤瘙痒，舌红少苔或无苔，脉细数等。

【治法】滋养肝肾，填补阴血。

【代表方】六味地黄丸。

【临床加减】尿多浑浊者，加益智仁、覆盆子、金樱子；头晕者，加天麻、钩藤、牛膝；口干甚者，加知母、石斛、桑椹；皮肤瘙痒者，加玄参、大青叶、白鲜皮；倦怠乏力者，加黄芪、白术、菟丝子；腰酸膝软者，加山茱萸、杜仲、牛膝。

5. 气阴两虚

【临床表现】口干舌燥，口渴多饮，神疲乏力，气短懒言，形体消瘦，腰膝酸软，自汗盗汗，五心烦热，心悸失眠，舌红苔薄白而干或少苔，脉细数。

【治法】益气养阴，生津润燥。

【代表方】生脉散加味。

【临床加减】口干渴甚者，加玄参、知母、石斛；自汗者，加黄芪、白术、五味子；五心烦热、盗汗者，加生地黄、白芍、乌梅、黄连；心悸失眠者，加阿胶、酸枣仁、鸡子黄；肢体麻木或疼痛者，加当归、川芎、丹参、地龙。

6. 气虚血瘀

【临床表现】神疲乏力，气短懒言，肢体麻木或疼痛，下肢紫暗，胸闷刺痛，或语言謇涩，眼底出血，唇舌紫暗，或舌下青筋显露，苔薄白，脉弦涩等。

【治法】益气活血，化瘀通痹。

【代表方】血府逐瘀汤加味。

【临床加减】神疲气短者，加党参、白术、黄芪；肢体麻木疼痛者，加鸡血藤、络石藤、海风藤；胸闷痹痛者，加红花、赤芍、水蛭；眼底出血者，加桑叶、菊花、白茅根、三七。

三、中医治疗研究进展

近年来，随着中医学对糖尿病研究的不断深入，有学者提出糖尿病从脾（胰）论治、从肾气虚论治、从瘀论治的辨证论治新思路。

有人通过对胰的解剖形态、功能作用等方面的中医古籍记载与西医学认识进行比较分析，认为中医学脾的功能包括了胰的功能。《素问·经脉别论》曰"饮入于胃，游溢精气，上输于脾，脾气散精，上归于肺，通调水道，下输膀胱，水精四布，五经并行"，《素问·太阳阳明论》曰"（脾）为胃行其津液"，认为脾的主要功能是主运化、吸收。西医学认为，食物经胃初步消化为食糜后，其中的糖、蛋白质、脂肪及各种微量元素等营养物质，只有由胰腺分泌细胞分泌的胰淀粉酶、胰蛋白酶、胰脂肪酶等化学消化，分解成小分子营养物质，才能被机体吸收，这与中医学脾主运化、吸收的功能是对应的。中医内伤"脾（胰）"病分初、中、末期，"初为热中，末传寒中"。而"热中"的病因为气虚"阴火"；这种"阴火"是在脾气虚的基础上，由外感热邪、饮食劳倦、肝火暴涨、心火亢盛、脾胃湿热、相火上乘等多种因素产生。在病变初期，是直接的病因所致，并贯穿疾病的全过程；末期则以脏腑受损，五脏虚劳为主要病机。因此，糖尿病治疗当以调补"脾（胰）"为本，进行辨证论治。

有人通过对糖尿病肾气虚理论渊源的探讨、病机关键的分析、常见证型的归纳、常用药物功效的梳理，结合长期的临床观察，认为糖尿病与肾气虚，体内阴精水液代谢失调有着密切关系。提出糖尿病以肾气虚为本，津枯液燥为标；从肾论治，益气治本，养阴治标；以益气养阴活血为治法，拟定丹蛭降糖胶囊（主要药物：太子参、生地黄、牡丹皮、菟丝子、泽泻、水蛭等）开展临床干预，取得了良好的临床效果。

有人通过对糖尿病临床有较明显瘀血表现进行辨治探讨，认为糖尿病的发生发展与瘀血有关。瘀血既是病因，又是各种并发症的主要病理基础，并存在于病程的各个阶段，临床常有脾气亏虚、湿郁血瘀，久病入血、瘀血阻络，郁久积热、阴虚血瘀，阴伤气耗、肾虚血瘀等不同病机特点，提出糖尿病瘀血是表现在全身多脏器的病理现象。因此，糖尿病的治疗在养阴清热、生津润燥的同时，必须与活血化瘀同步进行，方能奏效。

仝小林教授认为，糖尿病是由多种原因损伤脏腑，导致气化失调，痰浊瘀血内生，蕴而化热生燥所致。痰浊、瘀血可影响气血运行，从而影响及络脉，导致络脉发生病变；而内生之燥热又可导致津液受损，进而导致络脉不畅。糖尿病中的络病就是高血糖所致的微血管病变。糖尿病由轻到重的发展过程，就是病络到络病的过程。病络是大小血管病变形成的过程（高脂血症、微循环障碍，属痰聚）；络病是大小血管形成的病变（属癥积）。因此其提出在糖尿病的治疗中要"糖络并治"，既要重视治糖，又要重视调畅络脉。治糖当以辛开苦降、苦酸制甜。治络要贯穿糖尿病治疗的全过程，但要注意，络脉的病理改变经历三个阶段：络滞、络瘀、络闭，因此，初期以治疗络滞为主，重在活血；中期以治疗络瘀为主，重在化瘀；后期以治疗络闭、经损为主，重在通络。

此外，也有从治疗糖尿病中药单方有效成分或有效部位开展实验研究的报道。如黄连的有效成分小檗碱能显著降低四氧嘧啶所致糖尿病小鼠的血糖；薏苡仁中分离提取的薏苡仁多糖能降低正常小鼠、四氧嘧啶糖尿病小鼠及肾上腺高血糖小鼠的血糖水平，并呈现一定的量效关系；桑叶中提取的桑叶多糖是一种有效的 α - 糖苷酶抑制剂，能阻断从饮食中摄入淀粉和葡萄糖而致的高血糖反应。中药复方制剂的研究也有报道，如参苓白术丸能有效治疗糖尿病患者慢性腹泻，可能与其调节免疫、消化及神经内分泌系统功能有关。葛根芩连汤对糖尿病的治疗作用也越来越受到人们的重视。研究发现葛根芩连汤具有磺脲类药物的降糖作用，并具有抗氧化活性；可以增加肝细胞膜胰岛素受体（InSR）的数量，改善胰岛素抵抗受体水平缺陷，增强胰岛素的敏感性，进而改善胰岛素抵抗、代谢综合征；还可以促进胰腺 β 细胞的功能恢复。而其组分中的葛根素、黄芩茎叶总黄酮、黄芩苷、小檗碱、药根碱等均具有不同程度的降糖作用。

参考文献：

[1] 方朝晖 . 中西医结合糖尿病学 [M]. 北京：学苑出版社，2011.

[2] 辛燕，庄乾竹 . 中医防治糖尿病百家验方 [M]. 北京：人民卫生出版社，2009.

[3] 范晓清 . 糖尿病中医自诊自疗 [M]. 北京：化学工业出版社，2008.

[4] 仝小林，李洪皎 . 糖络并重治疗 2 型糖尿病 [J]. 世界中西医结合杂志，2006，1：6 - 7.

[5] 夏冰，仝小林 . 仝小林教授"糖络同治"探析 [A]. 中华中医药学会 . 第四届国际中医糖尿病大会论文汇编 [C]. 中华中医药学会，2009：4.

[6] 赵林华，姬航宇，冀博文，等 . 葛根芩连汤治疗糖尿病理论探讨 [J]. 中华中医药杂志，2012，2：280 - 283.

第三十七章　脑卒中

脑卒中是一组以脑部缺血及出血性损伤症状为主要临床表现的疾病，因发病急骤、症见多端、病情变化迅速、与风之善行数变特点相似，故中医学称之为中风、卒中。脑卒中或脑血管意外，包括脑梗死和脑出血。脑梗死是指因脑血液供应障碍，缺血、缺氧引起的局限性脑组织的缺血性坏死或脑软化，最常见的病因是动脉粥样硬化，脑动脉粥样硬化斑块破溃可穿通和破坏血管内膜，破溃处血小板聚集而形成血栓，加重管腔狭窄甚至闭塞，导致血管供血区的脑组织缺血、软化和坏死，产生脑局灶性症状。而脑出血则指原发性非外伤性脑实质内的自发性出血。最常见的病因是高血压伴发脑内小动脉硬化引起动脉破裂出血即高血压性脑出血。

脑卒中一般突然发病，可有头晕、头痛，肢体麻木或短暂脑缺血发作的前驱症状。脑出血发病多伴有高血压，常在白天活动时发病。脑梗死可在睡眠中发病，醒来才发现半身肢体瘫痪。临床症状大致可分成全脑症状和局灶症状，前者系出血、脑水肿和颅内压增高所致，如头痛、呕吐、嗜睡和昏迷等；后者为出血破坏脑实质的症状，如中枢性偏瘫、面瘫、舌瘫、交叉性瘫痪、失语和感觉障碍等。偏身感觉障碍、偏盲、偏瘫即通常所说的"三偏"症状。

脑卒中诊断不难，对于突发起病，出现偏瘫或其他脑局灶症状，结合影像学证据可确诊。对于脑梗死，西医常采用抗栓、脑保护、对症处理、控制危险因素及康复治疗；针对脑出血，西医治疗主要是减轻脑水肿、降低颅内压、控制血压、并发症的处理，以及手术方法。本病是威胁人类生命和生活质量的重大疾患，具有较高的病死率和致残率，常留有后遗症，发病年龄也趋向年轻化，病死率有随年龄增长而上升的趋势。目前认为，预防是最好的措施。因此，加强对全民普及脑中风的危险因素及先兆症状的教育，对预防本病有重要的意义。

一、病因病机

对脑卒中病因的认识，历代持火热观点者颇多。《内经》有"诸逆冲上，皆属于火""阳气者，烦劳则张，精绝，辟积于夏，使人煎厥"之论述。刘河间力主"心火暴甚"，其曰："由乎将失宜，而心火暴甚，肾水虚衰，不能制之，则阴虚阳实，而热气怫郁，心神昏冒，筋骨不用，而猝无所知也。"朱丹溪主张"湿痰生热"，其指出："东南之人，多是湿土生痰，痰生热，热生风也。"叶天士认为，风病的病机主要为阳化内风，其在《临证指南医案·中风》中阐明"精血衰耗，水不涵木……肝阳偏亢，内风时起"的发病机理。医家张伯龙、张山甫总结前人经验，结合西医学知识，进一步探讨发病机理，认识到本病发生主要在于肝阳化风，气血并逆，直冲犯脑。

本病之发生，主要因素在于患者平素气血亏虚与心、肝、肾三脏阴阳失调，加之忧思恼怒，或饮酒饱食，或房事劳累，或外邪侵袭等诱因，以致气血运行受阻，肌肤筋脉失于濡养；

或阴亏于下，肝阳暴亢，阳化风动，血随气逆，夹痰夹火，横窜经隧，蒙蔽清窍，而形成上实下虚，阴阳互不维系的危急证候。其病机虽较复杂，但归纳起来不外虚（阴虚、气虚）、火（肝火、心火）、风（肝风、外风）、痰（风痰、湿痰）、气（气逆）、瘀（血瘀）六端，其中以肝肾阴虚为其根本。此六端在一定条件下可互相影响、相互作用而突然发病。

总之，风、火、痰、瘀、气、虚皆可导致气血逆乱，脑脉痹阻或血溢脉外而发病。

二、温病学指导辨证论治

（一）辨治思路

本病的病因病机较为复杂。其中，热毒、瘀热、痰浊、腑实、阴虚等为主要相关因素，可以根据本病的临床表现，推断其病邪种类及病因性质，即"审证求因"。脑卒中与温病虽有内伤、外感不同性质，但在其发展过程中的某些阶段，却可出现相同的病因病机与证候表现，如温病中，火盛、动风、湿痰、气逆、血瘀、肝肾阴虚、腑实、窍闭等病理因素亦可见于中风诸症。

本病的发生的主要相关因素有热毒、瘀热、痰浊、腑实、阴虚等不同，故清热解毒、凉血散血、通腑泄热、化痰泻浊、滋阴息风、清心开窍、豁痰开窍等，以及温病的一些常用方药均可应用于本病的治疗。

（二）分型论治

1. 热毒炽盛

【临床表现】烦躁易怒，甚或神昏谵语，面红目赤，声高气粗，渴喜冷饮，大便干，尿赤，舌红或红绛，苔黄而干或灰黑干燥，脉大有力或弦数或滑数。

【治法】泻火解毒，开窍醒神。

【代表方】安宫牛黄丸合黄连解毒汤加减。

【临床加减】安宫牛黄丸为热闭心包的代表方剂，融芳香化浊利窍、咸寒保肾安心、苦寒清热泻心为一体，也可用醒脑静、清开灵注射液等安宫牛黄丸制剂。醒脑静为麝香、冰片、栀子、郁金等提取物，清开灵含牛黄、水牛角、黄芩、栀子、金银花、板蓝根等药物，具有清热泻火解毒、醒脑开窍之功。临床若兼腑实者用《温病条辨》的牛黄承气汤清心开窍通腑，热盛煎灼血液致血瘀动风，可在本方基础上加入川芎、丹参、全蝎等活血通络祛风；痰多色黄者，加天竺黄、制胆南星；眩晕，加天麻；四肢麻木，加鸡血藤；气虚，加黄芪。

2. 瘀热阻窍

【临床表现】猝然昏仆，不省人事，或躁扰不宁，或昏蒙不语，或神志恍惚，半身不遂，肢体强痉拘急，口眼㖞斜，舌强语謇，腹胀硬满，便干便秘，发热甚至高热，面色红赤或深紫，舌质红绛或紫暗，苔黄燥，脉弦滑数或结。

【治法】凉血散血通瘀。

【代表方】犀角地黄汤合桃仁承气汤加减。

【临床加减】如兼气阴两虚明显，加用黄芪、太子参益气养阴；抽搐者，可加羚羊角粉、僵蚕、钩藤息风止痉；夹有痰瘀互结者，配伍天竺黄、竹沥、川贝母清热化痰。

3. 痰湿（热）阻窍

【临床表现】形体肥胖，神志不清，喉中痰鸣或口吐痰涎，半身不遂，肌肤不仁，手足麻木或患侧肢体肿胀，舌淡胖苔白腻，脉滑；或舌强不语，口黏痰多，腹胀便秘，午后面红烦热，口苦口臭，甚至嗜睡神昏，舌红苔黄腻，脉弦滑。

【治法】清热化痰开窍。

【代表方】小半夏加茯苓汤加厚朴杏仁方加减。

【临床加减】本方属辛温淡法，适用于蕴结肺脾的湿痰证。临床治疗痰湿证时可加入石菖蒲、郁金、车前子、泽泻等开窍利湿药。如痰湿蒙蔽心窍，神志不清者，可加服局方至宝丹芳香开窍醒神；对于痰热闭阻清窍，可用黄连温胆汤加减，以温胆汤分消走泄痰湿，加黄连苦寒清热，以清热化痰开窍；痰热腑实兼大便不通者，用大黄温胆汤加减，以温胆汤分消走泄，宣展气机，泄热化痰，加大黄通腑泄下，共奏豁痰开窍、通腑泄热之功；或用胆南星、瓜蒌、大黄、厚朴、枳实清化痰热、通腑泄热，取釜底抽薪之意。

4. 阴虚动风

【临床表现】半身不遂，口舌㖞斜，舌强言謇或不语，咽干舌燥，心悸怔忡，虚烦少寐，手足心热，烦躁耳鸣，舌质红绛或暗红，少苔或无苔，脉弦细或弦细数。

【治法】滋阴息风。

【代表方】三甲复脉汤加减。

【临床加减】本方属于咸寒甘润法，具有育阴潜阳的功效，是治疗阴虚动风的代表方剂。阴虚偏阳亢者，可用镇肝熄风汤加减治疗；心烦失眠者，加夜交藤、珍珠母镇心安神；头痛重者，加生石决明、夏枯草以清肝息风；阴液亏虚，肠失滋润，大便干燥或便秘者，合用《温病条辨》的增液承气汤滋阴通腑、潜阳息风。若纯虚无邪，时时欲脱者用《温病条辨》的大定风珠治疗。

三、中医治疗研究进展

近年来中医对脑卒中的治疗有很大的进展，尤其是在理论上已有了较大的突破，补肾活血化痰即理论的创新。目前中医对本病的治疗多从痰火、血瘀、肝风等方面进行辨证论治。李澎涛等认为，本病与"毒邪"有密切的关系，指出邪气亢盛败坏形体即转化为"毒"。在传统的发病理论基础上提出"毒损脑络"病机说，即由风火夹痰浊、瘀血上蒙清窍，横窜经络，损伤脑之缠络、孙络，脑络拘挛或阻滞，失于开阖，营卫交汇受阻，壅滞化生火毒，继而进一步损伤络脉，或为不通，或为络破而出血。呈现为以微血管为核心的炎症级联损伤病理过程，并导致严重的脑微环境紊乱，对神经元功能联系再建造成了障碍。王永炎院士在本病的治疗上重"通""调"，运用化痰通腑法通络解毒，在大承气汤的基础上创立了星蒌承气汤，由全瓜蒌、胆南星、生大黄、芒硝组成。其承顺胃气下行，以恢复主降的功能；清化热痰浊毒，防止出现痰热化风、风痰上扰、窍闭神昏诸证。张树泉等认为，脑出血病机关键是在年老体衰，内伤积损，肾精亏虚基础上产生瘀血、痰火、肝风、风火，加之外邪侵袭、饮食不节、劳逸失度、情志不遂等诱发因素的激发，出现气血逆乱，血瘀脑腑，髓破血溢，发为出血性脑卒中。病位在脑，以肾气亏虚为本，以瘀血内阻、肝阳上亢、痰湿壅盛、风火上扰为标，当补肾、益气、养阴、养血，同时又要活血、化痰、祛风、平肝，标本同治才可使气旺血和，血脉通畅，瘀去新生，气化复常，痰浊得消，清窍复聪。需注意的是，本病病机较为复杂，变化多端，风、火、痰、瘀交织，单纯平肝息风、化痰通络、通腑调气、活血祛瘀、益气活血等治疗难免偏颇，故应根据具体病情，分期辨证论治，综合运用各法。

　　本病的中医药治疗既强调辨证论治，又强调辨病论治，即中医辨证分型论治应结合西医的分期进行辨证论治。其治疗方法大致有开窍醒神、活血化瘀、清热化痰、通腑降浊、镇肝息风、益气活血通络、养阴息风、泻火解毒、止血活血、补肾益气，治疗时各有侧重，亦有结合，取得了较好效果。如姚廷周将缺血性脑卒中分为六型：肝阳化风型，治以平肝潜阳、活血通脉。气虚血瘀型，治以益气活血、化瘀通络。气血两虚型，治以补气养血、养脑通络。肝肾阴虚型，治以滋补肝肾、养血通脉。气虚阳脱型，治以补气温阳，药用参附针、参麦针、丽参针等。王永炎等依据临床表现的差异，将100例急性缺血性脑卒中患者分为风痰瘀血、痹阻脉络，风痰上扰、痰热腑实，气虚血瘀，阴虚风动等证型进行辨证施治，显效率达80％。

参考文献：

　　[1] 张树泉，刘强. 脑出血中医治疗研究进展 [J]. 中西医结合心脑血管病杂志，2013，11（5）：605 - 607.

　　[2] 姚廷周. 缺血性脑中风新论 [J]. 新医学导刊，2008，7（5）：67 - 68.

　　[3] 王永炎，孙塑伦，邓振明，等. 辨证论治加复方活血注射液治疗中风急症的临床研究 [J]. 北京中医学院学报，1988，11（1）：22 - 24.

　　[4] 李澎涛，王永炎，黄启福.“毒损脑络”病机假说的形成及其理论与实践意义 [J]. 北京中医药大学学报，2001，1：1 - 6.

　　[5] 李澎涛，王永炎. 毒损络脉病机的理论内涵及其应用 [J]. 中医杂志，2011，23：1981 - 1984.

　　[6] 于智敏，王永炎. 中风病的“上病下治”[J]. 中国中医基础医学杂志，2010，1：6 - 7.

第三十八章　放射性脑病

　　放射性脑病（Radiation encephalopathy，REP）是一种由放射治疗导致的脑组织放射性反应综合征。如放射治疗脑瘤、颅外（鼻咽癌）或颈部恶性肿瘤、白血病、脑血管畸形、脑和脊髓等疾病，导致神经元发生变性、坏死而引发的中枢神经系统疾病。

　　鼻咽癌是放射治疗中存活率较高的疾病，而放射性脑病是鼻咽癌放射治疗后常见的一种严重并发症。其病变部位以双侧颞叶为多见，放射性脑病的发生与放疗总剂量、分割剂量、个体放射敏感性、照射容积、再化疗等多种因素有关，以前两者关系更为密切。

　　而本病的发生机制尚无定论，目前有四种学说：放射线直接损伤脑组织；放射线损伤血管内皮细胞，从而发生缺血坏死；自身免疫损伤所致；自由基损伤。病理改变主要有：病变初始的脑组织损伤、水肿、血管内皮损伤坏死，病变后期继发脑组织的坏死和胶质增生、坏死肉芽组织形成。临床表现可出现高热、神昏、头痛、头晕、记忆力下降、智力减退、走路不稳、肢体偏瘫、复视、偏盲、失语、癫痫等，严重影响患者的生活质量，甚至导致死亡。

　　放射性脑病与肿瘤复发的鉴别比较困难，且多数放射性脑病迟发型的确诊时间相对较长，起病到确诊可经历1年至数年不等，以脑部放射史、临床症状及影像学检查为重要的诊断依据；鼻咽癌患者放疗后出现脑部病变，尤其是双侧颞叶病变，应首先考虑为放射性脑病，单侧病变有时需要与颅内原发肿瘤、鼻咽癌颅内侵犯、脑梗死等鉴别。

　　治疗上，临床表现为急性症状时，一般使用大剂量激素（甲基强的松龙或地塞米松）、甘露醇或甘油果糖、自由基保护剂配合脑细胞营养液，以及活血化瘀药物治疗，亦可行高压氧治疗。但如果出现明显的颅内占位效应时，可行手术切除坏死的组织并行颞肌下减压，以解除颅内高压症状，改善脑血流灌注。

一、病因病机

　　本病为西医学治疗中出现的并发症，在古代医学文献中尚无专门有关放射性脑病的记载。中医学者认为，放射治疗引起的放射性脑病的病因为火邪、热毒，可用中医温病理论解释和辨证。温邪侵犯人体主要从口鼻吸受或从皮毛而入，一般遵循卫气营血、三焦传变规律。而过量放射损伤则主要从皮毛而入，且直达气分，很快进入营血，表现出耗气伤津、耗血动血等证候。温病大家清·吴坤安认为"热毒蒸灼，气血经络凝塞不通"；清·周学海认为"津液为火灼竭，则血行愈滞"；清·何廉臣认为"毒火盛而蔽其气瘀其血"等。以上诸家观点是为毒热伤阴致瘀的共识。而火盛也可以酿液为痰，痰瘀互结亦是本病常见病机。故综上而言，放射性脑病的病因当从"热、毒、瘀、痰"入手，以卫气营血为辨证思路。火热毒邪上犯头目，可见高热、神昏、头痛、口腔糜烂；壅滞经络、脏腑，可以出现血瘀、脏腑损伤症状，热入营血而耗血动血；热极生风，则出现强直痉挛、口角㖞斜等；耗气伤阴，可出现肺胃阴虚诸症；耗散真阴以致肝肾俱虚，可引起头晕、记忆力下降、智力减退、走路不稳等症状。

二、温病学指导辨证论治

（一）辨治思路

中医临床各家在本病的辨证论治中积累了一定经验，但目前尚未有统一的辨治分型。火邪热毒骤袭肌表，化热入里，旋即进入营血，亦可损伤中上焦，累及下焦。火毒炽盛，酿液为痰，蔽气瘀血，则出现痰热闭窍，瘀血阻窍，火邪易耗气伤阴，久则累及下焦出现肝肾阴虚。根据本病的病因病机，可采用以下辨证分型治疗。

（二）分型论治

1. 热毒炽盛

【临床表现】发热，头晕，头痛，以胀痛为主，恶心呕吐，口干口苦，目赤舌烂，齿衄或鼻衄，烦躁不安，甚者神昏，口吐白沫，四肢抽搐，大便干结，小便短赤，舌红苔黄，脉数。

【治法】清热解毒，清营凉血。

【代表方】五味消毒饮合犀角地黄汤加减。

【临床加减】若伤阴明显者，加用生脉散；大便秘结者，加大黄（后下）、枳实；神昏者，加服安宫牛黄丸；头痛明显者，加用白芷、蔓荆子、川芎等；发热者，加用黄芩、青蒿等；合并口腔溃疡者，加金银花、珍珠母等。

2. 痰瘀互结

【临床表现】经常性头痛，头晕，肢体偏瘫，目盲，复视，声音嘶哑或失语，张口受限，舌暗红苔白腻，脉弦滑。

【治法】化痰祛瘀，活血理气。

【代表方】导痰汤合通窍活血汤加减。

【临床加减】头痛明显者，加白芷、地龙、蜈蚣等；声音嘶哑者，加木蝴蝶、红花、僵蚕等；张口困难、颈项僵硬者，合用当归芍药散加减。

3. 气阴两虚

【临床表现】头晕，头痛，少气懒言，容易疲劳，面色苍白，胃纳差，大便干结，心悸，舌红少苔，脉细弱。

【治法】益气养阴。

【代表方】薛氏参麦汤合生脉散加减。

【临床加减】头晕明显者，加用天麻、白蒺藜等；纳差者，加用谷麦芽、山楂、茯苓、山药等；气虚明显者，可加用黄芪、紫河车等；实火仍在者，以黄连阿胶汤或连梅汤加减。

4. 肝肾不足

【临床表现】头晕，耳鸣，记忆力下降，智力减退，反应迟钝，走路不稳，腰膝酸软，夜尿频多，五心烦热，舌淡红，脉弦细。

【治法】补益肝肾。

【代表方】左归丸加减。

【临床加减】五心烦热者，加玄参、白薇、胡黄连等；骨蒸多汗者，加地骨皮、桑叶等；头晕明显者，加天麻、白芍、桑寄生等；认知障碍明显者，加黄精、益智仁、桑椹等。

三、中医治疗研究进展

有学者认为，放射之光仍属火热之邪，作用于人体可导致热毒过盛，必然耗伤阴液，经气阻滞，血行不畅，日久耗伤真阴，元气败脱，全身衰弱，从而形成"本虚标实"之证，治疗上应养阴救液以治其本，攻毒散结以治其标。还有学者认为，放疗后损伤的治法首崇凉血散血：本病邪在气分短暂而不典型，以邪入营血、血热阴伤、瘀积为主要病机变化。因此按照温病治则，"直须凉血散血"。临床上，以犀角地黄汤合血府逐瘀汤随症化裁。另有学者认为，温病的治法概括起来主要有解表、清气、和解、化湿、通下、清营、凉血、开窍、息风、滋阴、固脱等，在"放射损伤"的治疗中，首推滋阴法，并总结了以下四种治疗方法：清热养阴，养阴生津，健脾祛湿、活血化瘀，补气活血。

此外，有些学者将本病进行了如下分型论治：热毒炽盛型，治以清热解毒、行气止痛、养阴生津；肾精亏虚、心肾不交型，治以滋阴补肾法；脾虚湿阻型，治以补中益气、健脾祛湿。

另有人应用中药制剂（女贞子15g，旱莲草15g，菟丝子15g，怀牛膝15g，茺蔚子9g，丹参20g，夏枯草15g，田七末3g；前7味药先用1000mL水煎成300mL后与田七末冲服。每日1剂，每周服5剂）治疗放射性脑炎，取得了满意的疗效。

李佩文将放射性脑病分为三种基本类型。①肝风内动型：临床症状见面赤头晕、头痛剧烈、烦闷躁扰、恶心呕吐、口干口苦、肢体抽搐、行走不稳、尿赤便秘、舌红苔黄或黄腻、脉弦或滑。治以平肝潜阳息风。主要以天麻钩藤饮合镇肝熄风汤加减治疗，重用天麻、石决明、钩藤、沙苑子、龙骨、牡蛎、菊花等平肝潜阳药物。②毒损脑络型：症见头痛头昏、面红、咽干、耳中流脓水、健忘、纳差、舌红苔黄厚燥、脉弦。治以清热解毒、养阴生津。方药以黄连解毒汤加减，药用生黄芪、黄连、黄芩、栀子、射干、麦冬、知母、白蒺藜、石决明、白花蛇舌草等。③气血双亏型：症见神疲乏力、面色㿠白、头晕头重、眩晕耳鸣、四肢无力、恶心呕吐等、舌质淡苔白、脉细弱；治以益气补血。以八珍汤加减，除药用生黄芪、太子参、茯苓、白术、当归、生地黄、川芎、白芍等益气养血之品外，还应加用黄精、桑椹、益智仁、龟甲、鹿角胶等益肾填精、血肉有情之品。

目前，医学界对于放射性脑病的治疗并不满意。二氢青蒿素在本病的治疗中有一定潜力。青蒿素具有抗肿瘤、抗感染、免疫调节、抗孕、治疗寄生虫、抗菌增敏等功效，是一种能通过血脑屏障，对脑型疟疾，脑胶质瘤等都有一定作用的药物。

参考文献：

[1] 王振宁. 放射性脑病 [J]. 中国神经肿瘤杂志，2008，6（2）：139－141.

[2] 刘军. 鼻咽癌放疗后神经损伤学 [M]. 广州：广东科学技术出版社，2010.

[3] 陈为. 辨证分型结合脱水剂加激素治疗放射性脑病21例临床观察 [J]. 新中医，2009.12.

[4] 解金明. 李佩文治疗放射性脑病临证经验 [J]. 中国中医基础医学杂志，2012，7（18）：757－758.

第三十九章　急性白血病

急性白血病（acute leukemia，AL）是造血干细胞的恶性克隆性疾病，发病时骨髓中异常的原始细胞及幼稚细胞大量增殖并抑制正常造血，广泛浸润肝、脾、淋巴结等脏器。临床表现主要为发热、贫血、出血、感染和肝、脾、淋巴结肿大等。多数患者有程度不同的发热，半数以上患者有出血，表现为体表出现瘀点、瘀斑，鼻出血、眼底出血、牙龈出血和月经过多等。根据受累细胞系分为急性淋巴细胞白血病和急性髓性白血病两大类。

急性白血病的诊断主要依据患者贫血、出血、发热、感染及白血病细胞浸润症状，如肝、脾、淋巴结肿大及胸骨压痛等，血象检查可见到数量不等的原始及幼稚细胞。红细胞及血小板可不同程度减少。骨髓象增生 Ⅰ ~ Ⅱ 级，分类中原始细胞明显增多，应大于30%。

西医治疗原则是消灭白血病细胞群体和控制白血病细胞的大量增生，解除因白血病细胞浸润而引起的各种临床表现。积极防治感染、纠正贫血、控制出血。化疗是治疗急性白血病的主要手段，骨髓移植对急性白血病疗效较好。

本病发生没有明显的季节性。任何年龄均可发病。我国白血病发病率约为 2.76/10 万。急性淋巴细胞白血病是儿童期白血病最常见类型；急性髓性白血病主要见于成人，20 岁以上急性白血病中急性髓性白血病占 80% ~ 85%，发病率随年龄增长而上升，30 岁以下为 1/10 万，50 岁为 3.5/10 万，70 岁激增至 15/10 万。

一、病因病机

中医学认为，白血病属中医"虚劳""急劳""温病""血证""痰核"等范畴，多因外感六淫、内伤七情、饮食不节、房事过度、劳倦所伤，令脏腑、经络、阴阳、气血失调，累及脏腑骨髓而发病。小儿患者则多因先天不足、后天失养所致。

导致本病发生的温邪常有风热、暑热、湿热、燥热、温毒病邪及现代认识的电离辐射、某些化学物质等，或胎儿在母体内感受胎毒，邪气由表入里、由浅入深，出现卫气营血证传变特点，但少见卫分证候，开始即见壮热、口渴、大汗等气分证候，若正不胜邪，进而伤及营阴，可引起烦躁、谵语、神昏、口干、舌质红绛等营分证，温邪入血，迫血妄行，则出现多种出血证候，如鼻衄、紫斑等，出血致瘀又可加重出血倾向。温热毒邪，炼液为痰，痰瘀互结，而出现两胁癥积、颈部痰核、骨关节胀痛、压痛。瘀血不去则新血不生，加之出血，日久则出现血虚，表现为心悸、气短、乏力等。热毒日久，入髓伤阴或耗气，可表现出气阴两虚为主的病机改变。久可致阴阳两虚，进而发展为阴阳两竭。

素体阴液不足，尤其是肾阴不足，是本病发病的基础，正如《素问·金匮真言论》所谓："夫精者，身之本也，故藏于精者，春不病温。"肾精不足，邪毒内侵，蛰伏于内，应时而动，温毒外发，而成温病。或发于气分，或发于营分，或发于血分，或气营（血）两燔。肾精亏虚，不能托邪外出，热毒蕴结少阴，致耗伤真阴。

总之，正气亏虚，感受外邪，尤其是温邪，是本病发生的常见病因。邪由表入里，或邪伏体内，自里而发。正虚表现为阴虚、气虚、血虚，以阴虚为主。邪实乃热毒、血热、瘀血、痰浊等。病机为正虚邪实；虚实夹杂，基本病机为阴液亏虚，热毒炽盛。病位主要涉及肾、脾、肝三脏。

二、温病学指导辨证论治

（一）辨治思路

急性白血病常以发热为首发症状，可按春温病辨证施治。在证的演变上，若有外邪引动，也常有卫气营血传变规律。初期常表现为恶寒发热，咽喉疼痛，头身疼痛或咳嗽等，渐至高热或壮热不退，为邪热由卫分向气分传变。若进一步发展，深入营血，可出现皮肤紫斑、牙龈出血、鼻腔出血等，甚至脑出血，并见神昏谵语等。本病也可按三焦辨证，如表现为恶寒发热、头身疼痛、咽喉不适、疼痛等症，为上焦肺卫证；出现高热、咳嗽、咳痰、胸痛等，为上焦邪热闭肺或痰热壅肺证；随着邪热传变，患者可出现高热不退、大汗出、口渴引饮、小便短赤、大便干结，为中焦阳明胃、肠实热证；温邪日久，肝肾之阴损伤，则出现形体消瘦、手足心热、腰膝酸软、舌干枯而萎等为下焦证。

白血病的治则当以祛邪和扶正兼顾为主。早期病人，虚象不明显，以祛邪为主，佐以扶正；晚期病人虚证显著，则应扶正为主，祛邪为佐。因多数病发于里，故可按温病中的伏气温病治法，采取清泄里热，佐以养阴透邪。在急性发病期，主以清热解毒，配合凉血散血、化痰散结、益气养阴等。缓解期治以解毒、化痰、活血的同时，配以益气养阴、健脾和胃、补脾益肾等。

热毒贯穿于本病的始终，故清热解毒法在急性白血病中应用较广。邪在气营血的各个阶段，都可以重用此法。邪在卫分者，除应用透表达热的辛凉解表药外，也常合用清热解毒之品，如黄连、黄芩、半枝莲、白花蛇舌草等药，用时遵吴鞠通"治上焦如羽，非轻不举"的思想，苦寒药的应用做到量小味少。在急性白血病的化疗间歇期或缓解期，常出现气阴两虚或肝肾阴虚证，治疗上除扶正外，也应顾及搜剔阴分邪毒之法。

急性白血病病因为温热毒邪，阴液易伤，因此，祛邪时必须时刻照顾到养阴保津。存得一分津液，便有一分生机。在卫气营血各阶段，均应强调滋养阴液，尤其急性白血病患者发病与肝肾阴精不足有关者，更应填补下焦。诚如叶天士《温热论》所说："或其人肾水素亏，虽未及下焦，先自彷徨矣……务在先安未受邪之地，恐其陷入易易耳。"养阴生津法多使用甘寒、咸寒、酸寒之品，苦寒之药能燥湿伤阴，如黄芩、黄连、黄柏、栀子等宜慎用。

运用养阴生津法时，应辨别有无兼夹湿邪。阴虚夹有湿邪者，表现为既有阴伤口干、舌燥，又有咽中多痰、苔腻。由于急性白血病经化疗后，脾胃易受损伤，不能运化水湿，或病后患者肥甘进补，往往出现夹湿因素。湿与热合，胶滞难解，故临证当及时采取祛湿之法，权衡湿与阴伤的程度不同，分别以滋阴为主，或以祛湿为主。祛湿可用芳香化浊、淡渗利湿之品，如藿香、佩兰、芦根、滑石、白茅根等。

凉血止血法可应用于急性白血病血分热盛证，表现有发热、出血者。出血则有血瘀，但急性白血病的出血致瘀，在运用活血法时，不宜过多使用破血化瘀之品，如桃仁、三棱、水蛭等，宜用活血散瘀又凉血止血之品，如三七、牡丹皮等。具有凉血止血功效的常用药物包括：羚羊角、水牛角、牛黄、茜草、紫草、白茅根、侧柏炭、地榆炭、棕榈炭、大黄炭等。

急性白血病多由于正气亏虚，温热毒邪入侵，灼伤营阴，致动血耗血，病变过程为由浅入深、由表入里、由实至虚的变化过程，或伏气内发，自里而外，故在治疗时需透邪外出，可根据卫气营血证的不同，分别使用辛凉透解、清气透邪、透热转气等不同外透法。

（二）分型论治

1. 气营（血）两燔

【临床表现】壮热烦躁，头痛唇焦，尿赤便秘，口舌生疮，甚则发斑衄血，神昏谵语，舌质红绛，苔黄腻或无苔，脉数或细数。

【治法】清热凉血解毒。

【代表方】清瘟败毒饮加减。

【临床加减】气分证明显者，重用白虎汤，或加入金银花、连翘等；营分证重者，可合用清营汤加减，并重用清热养阴药物，如生地黄、玄参等；出血明显者，宜佐以凉血止血药，如白茅根、藕节等。

2. 气阴两虚

【临床表现】头晕乏力，自汗盗汗，倦怠，有时低热，舌苔白或黄，舌质红或舌齿印，脉细数或细弱。

【治法】益气养阴解毒。

【代表方】生脉散加减。

【临床加减】若纳呆食少，加用炒白术、焦槟榔等健脾消食；紫癜明显者，加茜草、仙鹤草等凉血止血。

3. 气血双亏

【临床表现】头晕，心悸，面色萎黄，倦怠无力，耳鸣，气短，舌淡，苔薄白，脉沉细。

【治法】益气养血，补肾解毒。

【代表方】八珍汤加减。

【临床加减】心悸不宁者，加远志、石菖蒲以宁心安神；腹胀纳呆便溏者，加焦三仙、陈皮、苍术以健脾燥湿、行气消食；出血明显者，加仙鹤草、艾炭以止血。

4. 痰热瘀结

【临床表现】发热，淋巴结或肝脾增大，咽干心烦，胸胁胀满，舌质暗或有瘀斑，苔白或黄，脉细弦或弦数。

【治法】清热化痰，活血散结。

【代表方】血府逐瘀汤加减。

【临床加减】气虚重者，重用党参、黄芪以益气；血瘀癥块较大者，可用桃仁、红花、丹参、三棱、莪术等以活血化瘀。

三、中医治疗研究进展

中药对急性白血病患者改善症状、提高生存质量、延长生存期及减轻化疗产生的毒副反应等方面都有显著的作用。

　　目前对急性白血病分型不一，有热毒炽盛、气血两燔、气血双亏、气阴两虚、肝肾阴虚、脾肾阳虚、瘀血阻滞、癥瘕痰核等不同证型。从分型看，根据急性白血病不同阶段，有实证，有虚证，也有虚实夹杂者。司富春等通过对1979年1月~2012年4月中国知网收录的中医治疗急性白血病文献中的中医证型进行频数统计，发现急性白血病共出现28个证型，其中热毒炽盛证、气血两虚证、气阴亏虚证为常见证型。根据分型，选取相对应方药治疗。李宇涛、丁珊珊等指出目前中医对急性白血病的辨证按病分型不符合中医辨证的思维原则，提出应用证素辨证的理念，即通过对证候的辨识而确定病性、病位。

　　许多研究者认为，急性白血病属于中医温病范畴，林培政认为，急性白血病是具有温病特点的发热性疾病而将其划归温病的范围。黄礼明等强调，急性白血病的发生发展变化过程中具有卫气营血和三焦层次深浅的病理变化，从温病角度，以卫气营血、三焦理论作为本病的辨证论治纲领是可行的、必要的。

　　急性白血病的治则是祛邪和扶正结合，以清热解毒、滋阴生津为大法。如唐旭东认为，清热解毒法及益气养阴法可贯穿于治疗急性白血病的始终。刘清池采用凉血解毒以祛邪，张莉亚、陆运鑫等提出了滋阴以扶正之法治疗本病，皆取得了较好效果。除传统滋阴、清热外，近几年不少学者提出了透邪法治疗本病，如孙晶晶归纳为解表透邪、清热透邪、清营透邪、凉血透邪、扶正透邪五种治法，透邪法对急性白血病的预后转归有重要作用。唐志宇认为，白血病患者体内温热毒邪内伏，在治疗上主张养阴透邪法，并认为吴鞠通的青蒿鳖甲汤是养阴透邪法的代表方剂。透邪外出的过程就是调理骨髓造血微环境的过程，也是诱导白血病细胞向正常细胞转化和凋亡的过程。华昭提出急性白血病缓解期的治疗，应透邪中存阴，在存阴中不忘透邪。

　　总之，目前本病治法以养阴、清热、凉血、解毒立论者占多数，中药所发挥的作用也多集中在减毒增效及急性白血病的综合调理方面。

参考文献：

[1] 司富春，王振旭. 白血病中医证型与方药分析 [J]. 中华中医药杂志，2013，28（7）：1971 – 1975.

[2] 李宇涛，沈建箴. 急性白血病辨证按病分型之我见 [J]. 甘肃中医学院学报，2008，25（6）：14 – 15.

[3] 丁珊珊，李灿东. 急性白血病中医证型细胞信息研究思路 [J]. 中医学报，2012，27（5）：571 – 572.

[4] 林培政. 温病学 [M]. 北京：中国中医药出版社，2003.

[5] 黄礼明，丘和鸣. 卫气营血、三焦理论在急性白血病辨治中的应用 [J]. 中医杂志，2004，45（5）：394 – 395.

[6] 唐旭东，唐由君. 抗急性白血病复发治疗经验 [J]. 中医杂志，2003，4（11）：823 – 824.

[7] 刘清池. 中西医结合治疗急性白血病的新理念 [J]. 河北中医，2009，31（2）：289 – 290.

[8] 张莉亚，赵朋敏，田丰林. 滋阴法在急性白血病治疗中的运用 [J]. 河北中医，

2008，30（8）：824-825.

[9] 陆运鑫，罗昌国. 养阴清热法治疗难治性白血病17例 [J]. 中国中医药信息杂志，2007，14（9）：57.

[10] 孙晶晶. 试论透邪法在急性白血病中的应用 [J]. 光明中医，2010，25（4）：595-596.

[11] 唐志宇，黄天艺. 透邪法治疗白血病微小残留病刍议 [J]. 现代中西医结合杂志，2008，17（2）：1810-1811.

[12] 华昭，黄礼明. 治疗急性白血病缓解期贵在透邪与存阴并进 [J]. 云南中医中药杂志，2009，30（3）：4-5.

第四十章　病毒性心肌炎

　　病毒性心肌炎是由病毒感染引起的以局限性或弥漫性心肌炎性病变为主的疾病。引起肠道和上呼吸道感染的病毒易导致本病，与温病关系密切，发病以 3~10 岁小儿多见。

　　本病临床表现轻重不一，发病前 1~3 周常有上呼吸道或肠道感染史，表现为发热、全身酸痛、咽痛、倦怠、恶心、呕吐、腹泻等症状；然后出现心悸、气短、胸闷胸痛、头晕、呼吸困难、水肿等，多数患者预后良好，但少数可发生心源性休克、心力衰竭，甚则猝死。急性期可见白细胞计数增多、血沉增快、C-反应蛋白及心肌酶升高；心电图可见 ST-T 改变和各种心律失常；血液及各种分泌物中可找到病毒感染的相关证据。

　　依据发病前有肠道感染或呼吸道感染病史，有心脏损害的临床表现、心肌损伤标志物阳性、心电图等辅助检查显示心肌损伤、病原学检查阳性等，可考虑病毒性心肌炎的临床诊断；确诊有赖于心内膜心肌活检。

　　治疗方面主要是抗病毒、营养保护心肌、糖皮质激素及对症处理。中医治疗有一定的优势。

一、病因病机

　　病毒性心肌炎病名在古代医籍中无专门记载，根据本病的主要临床症状，可归属于中医学"心悸""胸痹"范畴。本病一般为温病的后遗表现。

　　机体正气亏虚，肺卫不固是本病发生的内在因素，而感受风热湿热邪毒是引发该病的外因。病变部位主要在心，常涉及肺、脾、肾。

　　本病多因外感风热、湿热邪毒从口鼻而入，侵袭人体而发病；风热之邪首犯肺卫，湿热之邪蕴郁肠胃。邪毒由表入里，留而不去，内舍于心，导致心脉痹阻，心血运行不畅，心失所养而出现心悸、怔忡之症。

　　温邪上受，首先犯肺，逆传心包，故风热邪毒侵袭，病发于上焦。又邪毒化热，耗伤气阴，导致心之气阴不足，心气不足，运血无力而见心悸、胸痛；心阴耗伤，心脉失养，阳不制阴，可见心悸不宁。若素体肺脾气虚，或久病伤及肺脾，常致病情迁延，肺虚则治节无权，水津不布；脾虚则运化失司，水湿内停，导致痰湿内生，与瘀血互结，阻滞脉络，可见胸闷、胸痛之症。本病迁延不愈，常损阴伤阳，气阴亏虚，心脉失养，出现以心悸为主的虚证，严重者兼有瘀阻脉络的虚实夹杂证。

　　总之，本病以外感风热、湿热邪毒为发病主因，瘀血、痰浊为主要病理产物，气阴耗伤、血脉受阻为主要病理变化。

二、温病学指导辨证论治

（一）辨证思路

本病可见于温热类温病和湿热类温病。风热之邪，易于耗气伤阴，湿热易郁阻中焦，阻滞气血运行。因此，本病辨证，应首先分清是风热还是湿热为病，若为风热，再辨气阴耗伤之轻重；若为湿热侵袭，应分清湿与热孰轻孰重，以及湿热阻滞气机之状况和痰浊瘀血等病理产物的产生及分布情况。

（二）分型论证

1. 风热犯心

【临床表现】低热延绵或不发热，心悸气短，胸闷胸痛，鼻塞流涕，咽红肿痛，咳嗽，肌肉酸楚疼痛，舌质红苔薄，脉数或结代。

【治法】清热解毒，宁心复脉。

【代表方】银翘散加减。

【临床加减】邪热炽盛，加玄参、黄芩、生石膏清热泻火；胸闷、胸痛，加丹参、红花、郁金活血散瘀；心悸、脉结代，加五味子、丹参、柏子仁养心活血复脉。

2. 湿热扰心

【临床表现】低热起伏，心悸胸闷，全身肌肉酸痛，腹痛泄泻，肢体乏力，舌质红苔薄黄腻，脉濡数或结代。

【治法】清热化湿，宁心复脉。

【代表方】三仁汤加减。

【临床加减】胸闷，加瓜蒌皮、薤白理气宽胸；心慌、脉结代，加茯苓、珍珠母、龙骨宁心安神；恶心呕吐，加生姜、陈皮、半夏化湿和胃止呕；腹痛、腹泻，加藿香、泽泻、车前子行气利湿止泻。

3. 气阴亏虚

【临床表现】心悸不宁，活动后尤甚，少气懒言，神疲倦怠，头晕目眩，五心烦热，夜寐不安，舌光红苔少，脉细数或促或结代。

【治法】益气养阴，宁心安神。

【代表方】生脉饮加味。

【临床加减】心脉不齐，加磁石、珍珠母镇心安神；气短懒言，加黄芪、太子参补益宗气；大便偏干，加麦冬、火麻仁、瓜蒌仁等养血润肠；夜寐不安，加柏子仁、酸枣仁宁心安神。

4. 心阳虚弱

【临床表现】心悸怔忡，神疲乏力，畏寒肢冷，面色苍白，头晕多汗，甚则肢体浮肿，呼吸急促，舌质淡胖或淡紫，脉缓无力或结代。

【治法】温振心阳，宁心复脉。

【代表方】桂枝甘草龙骨牡蛎汤加味。

【临床加减】形寒肢冷，加熟附子、干姜温阳散寒；头晕、失眠，加酸枣仁、五味子养心安神。

5. 痰瘀阻络

【临床表现】心悸不宁，胸闷憋气，心前区痛如针刺，脘闷呕恶，面色晦暗，舌体胖，舌质紫暗，或舌边尖见有瘀点，舌苔腻，脉滑或结代。

【治法】豁痰化瘀，活血通络。

【代表方】瓜蒌薤白半夏汤合三甲散加减。

【临床加减】心前区痛甚，加丹参、郁金、降香、赤芍理气散瘀止痛；咳嗽、痰多，舌苔腻，加白前、杏仁、款冬花化痰止咳；夜寐不宁，加炙远志、酸枣仁宁心安神。

三、中医治疗研究进展

近年来，中医学者对病毒性心肌炎的病因病机和演变过程认识较为统一，认为本病属温病范畴，由感受风热或湿热邪毒所致，属本虚标实之病。现代医家在此基础上对病毒性心肌炎的辨治思路进行了继承和发挥。

1. 从卫气营血和三焦辨证论治 郭维琴教授认为，病毒性心肌炎多因素体正虚，或产后虚弱，外感温热之邪、时疫邪气，热毒炽盛，内陷心包所致。急性期治以清热解毒为主；恢复期和迁延期治以益气养阴、清热解毒、活血化瘀治疗为主；后遗症期以益气阴清热为法，或配伍活血化瘀，或伍以益气养阴之品，或配伍温阳益气之药。王重对该病的治疗强调"透法"，"给邪以出路"，使温病邪气外透而解。粟华魁提出，谨守卫气营血和三焦辨证规律，早期治疗、防止传变、把握温热病邪耗气伤阴特性，强调清热保津。

2. 从伏邪理论论治 病毒性心肌炎由于早期缺乏特异性检查，且病毒检测阳性率较低，故临床上容易误诊、漏诊，使患者错过最佳治疗时期。在发病的各个时期，都存在病毒的持续复制，这与"伏邪为病"的理论不谋而合。邪毒伏藏于里，当邪毒积累到一定阈值或每遇机体抵抗力下降时，则易反复。失治误治导致邪毒伏藏是病毒性心肌炎的基本病机之一，清除伏邪是治疗病毒性心肌炎的关键所在。治疗以祛邪为原则，解毒护心为其常法，且祛邪务彻底，不应过早弃用清热解毒之品，注意诊察有无余毒留恋，彻底清除余毒。

3. 从心肺论治 刘弼臣教授善"从肺论治"病毒性心肌炎，将肃肺祛邪、清热利咽、疏风通窍、宣肺通腑、护卫止汗五法进行灵活运用。早期宣肺通窍，祛邪护肺；中期肃肺祛邪，调肺养心；后期益肺固表，护卫止汗。在宣肺畅气机的同时，以养心复脉为主，改善心肺功能，使心有所养，肺窍通利，从而起到改善病毒性心肌炎症状和体征的作用。

4. 从心脾论治 张伯礼教授认为，病毒性心肌炎应从心脾论治。脾失健运，则痰浊内生，子病及母，痰湿易扰动心神、蒙蔽心窍而发为心悸；或由劳倦或早期妄投清热解毒之药，苦寒伤脾，脾失健运，导致湿阻脾胃，郁而化热，湿热熏蒸，胃中津液旁达于四肢，故手足常潮湿。且病毒性心肌炎的患者临床上常合并一些胃肠感染的症状，如腹痛、便溏、食欲不振、舌苔黄腻，可根据痰湿轻重，选用连朴饮、藿香与佩兰、茵陈与苍术、萆薢、蚕砂、半夏、夏枯草等酌情治疗。

5. 从咽喉论治 毒邪随六淫之邪侵及机体，首先犯肺系之咽喉，然后繁衍聚毒，渗入营血，直犯心体。病毒性心肌炎患者多数有慢性咽炎病史，经常受外邪的侵袭，不断繁衍聚毒，侵犯于心，所以必须彻底切断这一感染途径，才有可能控制并治愈心肌炎。治疗常用解毒护心，佐以养阴之法，药物选用柴胡、葛根、黄芩、贯众、板蓝根、大青叶、生石膏、牛蒡子、射干、僵蚕、麦冬、玄参等。

近年来，中药治疗病毒性心肌炎的实验研究取得了一定进展。王学峰等发现，黄芩提取物具有减轻心肌炎症的作用。高雷等研究了黄芩苷对柯萨奇Ⅲ型病毒感染的心肌细胞的抑制作用，结果显示黄芩苷能抑制柯萨奇Ⅲ型病毒活性，优于对照药病毒唑。孙永梅等通过制备病毒性心肌炎体外实验模型，研究苦参碱对 CVB3 感染心肌细胞的保护作用，结果表明苦参碱可能是通过 PI3K/AKT 信号通路对柯萨奇病毒感染心肌细胞起到保护作用。

促进现代实验研究和临床治疗效果结合的合理化用药及进一步开发中药与西药标准化治疗；完善病毒性心肌炎证候诊断标准和辨证规范；发挥中医药防治病毒性心肌炎的优势，修复心肌损伤，阻断病变过程；限制病毒基因表达，提高免疫机能，寻找现代科学研究的切入点，是今后研究的重点。

参考文献：

[1] 谢连娣，陈立新，王宗华. 郭维琴治疗病毒性心肌炎经验 [J]. 中医杂志，2009 (6)：490 – 491.

[2] 王重，张明雪. 温病学"透法"在病毒性心肌炎治疗中运用探析 [J]. 实用中医内科杂志，2011 (8)：14 – 15.

[3] 粟华魁，周德生. 从温病学探讨病毒性心肌炎辨证论治规律 [J]. 湖南中医杂志，2005 (2)：72 – 73.

[4] 王小玲，张军平，吕仕超. 病毒性心肌炎从伏邪论治探析 [J]. 中医杂志，2011 (10)：826 – 827.

[5] 王树红，王青. 刘弼臣从肺论治小儿病毒性心肌炎经验介绍 [J]. 新中医，2007 (9)：15 – 16.

[6] 肖璐，张伯礼. 张伯礼治疗病毒性心肌炎临证经验 [J]. 辽宁中医杂志，2016 (2)：251 – 252.

[7] 陈颖. 病毒性心肌炎的中医治疗体会 [J]. 长春中医药大学学报，2010 (6)：844.

[8] 王雪峰，谢彬，周丽，等. 黄芩提取物对柯萨奇 $B_{(3m)}$ 病毒性心肌炎病毒复制及 Fas 配体表达的影响 [J]. 中华实验和临床病毒学杂志，2006 (4)：420 – 421.

[9] 高雷，陈鸿珊. 黄芩苷对柯萨奇Ⅲ型病毒性心肌炎病毒复制的影响 [J]. 中国自然医学杂志，2007 (3)：173 – 175.

[10] 孙永梅，初桂兰，陈霞，等. 苦参碱对柯萨奇 B_3 型病毒感染心肌细胞的保护作用及其与磷脂酰肌醇 3 – 激酶/蛋白激酶 B 通路的关系 [J]. 实用儿科临床杂志，2010 (18)：1428 – 1431.

附录 引用方剂名录

一 画

一贯煎（《续名医类案》）

北沙参 麦冬 当归 生地黄 枸杞子
川楝子

一甲复脉汤（《温病条辨》）

炙甘草 干地黄 生白芍 麦冬（不去
心） 阿胶 牡蛎

一加减正气散（《温病条辨》）

藿香梗 厚朴 杏仁 茯苓皮 广陈皮
神曲 麦芽 绵茵陈 大腹皮

二 画

二妙散（《丹溪心法》）

黄柏（炒） 苍术（米泔浸炒）

二甲复脉汤（《温病条辨》）

炙甘草 干地黄 生白芍 麦冬（不去
心） 阿胶 麻仁 生牡蛎 生鳖甲

二加减正气散（《温病条辨》）

藿香梗 广陈皮 厚朴 茯苓皮 木防
己 大豆黄卷 川通草 薏苡仁

二丹汤（《辨证录》）

牡丹皮 丹参 玄参 茯苓 柏子仁

二至丸（《普济方》）

女贞子 墨旱莲

二鲜牛角汤（验方）

鲜茅根 鲜生地黄 土牛角 金银花
滑石 牡丹皮 赤芍 栀子 通草 甘草

十枣汤（《伤寒论》）

芫花 甘遂 大戟

七味白术散（《小儿药证直诀》）

人参 白茯苓 白术 甘草 藿香叶
木香 葛根

八正散（《太平惠民和剂局方》）

车前子 瞿麦 萹蓄 滑石 栀子仁
炙甘草 木通 大黄（面裹煨，去面，切，
焙）

八珍汤（《瑞竹堂经验方》）

人参 白术 白茯苓 当归 川芎 白
芍药 熟地黄 炙甘草 生姜 大枣

三 画

三仁汤（《温病条辨》）

杏仁 飞滑石 白通草 白蔻仁 竹叶
厚朴 生薏苡仁 半夏

三石汤（《温病条辨》）

飞滑石 生石膏 寒水石 杏仁 竹茹
（炒） 金银花 金汁 白通草

三甲散（《温疫论》）

醋炒鳖甲 醋炒龟甲 土炒穿山甲 蝉
蜕 生僵蚕 牡蛎 蟅虫 白芍（酒炒）
当归 甘草

三加减正气散（《温病条辨》）

藿香（连梗叶） 茯苓皮 厚朴 广陈
皮 杏仁 滑石

三甲复脉汤（《温病条辨》）

炙甘草 干地黄 生白芍 麦冬（不去
心） 阿胶 麻仁 生牡蛎 生鳖甲 生龟甲

三才封髓丹（《卫生宝鉴》）

天冬 熟地黄 人参 黄柏 砂仁
甘草

三子养亲汤（《韩式医通》）

苏子　白芥子　莱菔子

三物香薷饮（又名香薷饮《太平惠民和剂局方》）

白扁豆（微炒）　厚朴（去粗皮，姜汁炙熟）　香薷（去土）

三物白散（又名桔梗白散《伤寒论》）

桔梗　巴豆（去皮心，熬黑，研如脂）贝母

大承气汤（《伤寒论》）

大黄（酒洗）　厚朴（炙，去皮）　枳实（炙）　芒硝

大柴胡汤（《伤寒论》）

柴胡　枳实（炙）　生姜　黄芩　芍药半夏　大枣　大黄

大陷胸汤（《伤寒论》）

大黄（去皮）　芒硝　甘遂

大黄牡丹汤（《金匮要略》）

大黄　牡丹皮　桃仁　瓜子　芒硝

大青龙汤（《伤寒论》）

麻黄　桂枝　杏仁　甘草　石膏　生姜大枣

大清凉散（《伤寒瘟疫条辨》）

白僵蚕（酒炒）　蝉蜕（全）　全蝎（去毒）　当归　生地黄（酒洗）　金银花　泽兰泽泻　木通　车前子（炒，研）　黄连（姜汁炒）　黄芩　栀仁（炒黑）　五味子　麦冬（去心）　龙胆（酒炒）　牡丹皮　知母　甘草（生）

大复苏饮（《温证指归》）

白僵蚕　蝉蜕　当归　生地黄　人参茯苓　麦冬　天麻　犀角（水牛角代）（磨汁，入汤和服）　牡丹皮　栀子（炒黑）　黄连（酒炒）　黄芩（酒炒）　知母　甘草（生）　滑石

大顺散（《太平惠民和剂局方》）

干姜　肉桂　杏仁　甘草

大定风珠（《温病条辨》）

白芍　阿胶　龟甲　干地黄　火麻仁五味子　生牡蛎　麦冬（连心）　炙甘草鸡子黄　生鳖甲

大青汤（《肘后备急方》）

大青　甘草　阿胶　豆豉

己椒苈黄丸（《金匮要略》）

防己　椒目　葶苈子　大黄

小清凉散（《伤寒瘟疫条辨》）

白僵蚕　蝉蜕　金银花　泽兰　当归生地黄　石膏　黄连　黄芩　栀子　牡丹皮紫草

小复苏饮（《伤寒瘟疫条辨》）

白僵蚕　蝉蜕　神曲　生地黄　木通车前子（炒）　黄芩　黄柏　栀子（炒黑）黄连　知母　桔梗　牡丹皮

小承气汤（《伤寒论》）

大黄　厚朴（炙，去皮）　枳实（炙）

小柴胡汤（《伤寒论》）

柴胡　黄芩　人参　半夏　甘草（炙）生姜　大枣

小陷胸汤（《伤寒论》）

黄连　半夏　瓜蒌

小定风珠（《温病条辨》）

鸡子黄　真阿胶　生龟甲　童便　淡菜

小金丹（《黄帝内经素问》）

辰砂　水磨雄黄　叶子雌黄　紫金

小半夏加茯苓汤（《金匮要略》）

半夏　生姜　茯苓

小半夏加茯苓汤加厚朴杏仁方（《温病条辨》）

半夏　茯苓　厚朴　杏仁　生姜

四　画

王氏清暑益气汤（《温热经纬》）

西洋参　石斛　麦冬　黄连　竹叶荷叶梗　知母　甘草　粳米　西瓜翠衣

王氏连朴饮，又名连朴饮（《霍乱论》）

制厚朴 川连（姜汁炒） 石菖蒲 制半夏 香豉（炒） 焦栀子 芦根

不换金正气散（《太平惠民和剂局方》）

厚朴 藿香 甘草 半夏 苍术 陈皮 生姜 大枣子

五苓散（《伤寒论》）

猪苓 泽泻 白术 茯苓 桂枝（去皮）

五汁饮（《温病条辨》）

梨汁 荸荠汁 鲜苇根汁 麦冬汁 藕汁

五加减正气散（《温病条辨》）

藿香梗 广陈皮 茯苓块 厚朴 大腹皮 谷芽 苍术

五味消毒饮（《医宗金鉴》）

金银花 野菊花 蒲公英 紫花地丁 紫背天葵

牛乳饮（《温病条辨》）

牛乳

牛黄膏（《太平惠民和剂局方》）

蛤粉（研飞） 牙硝（枯，研） 朱砂（研，飞） 人参 雄黄（研，飞） 龙脑（研） 甘草（爁） 金箔 银箔（为衣） 牛黄（别研）

牛黄承气汤（《温病条辨》）

安宫牛黄丸 生大黄末

化斑汤（《温病条辨》）

石膏 知母 生甘草 玄参 犀角（水牛角代） 白粳米

化癥回生丹（《温病条辨》）

人参 安南桂 两头尖 麝香 片姜黄 公丁香 川椒炭 虻虫 京三棱 蒲黄炭 藏红花 苏木 桃仁 苏子霜 五灵脂 降真香 牛膝 当归尾 没药 白芍 杏仁 香附米 吴茱萸 延胡索 水蛭 阿魏 小茴炭 川芎 乳香 良姜 艾炭 益母膏 熟地黄 鳖甲胶 大黄

化痰通络醒脑汤（验方）

制半夏 胆南星 泽泻 竹茹 陈皮 当归 茯苓 白术 丹参 全蝎 黄芪 地龙 栀子 川断 大黄 水蛭 羚羊角 鸡血藤 石菖蒲 郁金

双解散（《宣明论方》）

益元散 防风通圣散 葱白 盐豉 生姜

双合汤（《杂病源流犀烛》）

当归 川芎 白芍 生地黄 陈皮 半夏（姜汁炒） 茯苓（去皮） 桃仁（去皮） 红花 白芥子 甘草 生姜

木防己汤（《金匮要略》）

木防己 石膏 桂枝 人参

乌头汤（《金匮要略》）

麻黄 芍药 黄芪 川乌 炙甘草

丹栀逍遥散（《内科摘要》）

牡丹皮 栀子 当归 白芍 柴胡 茯苓 甘草 白术

贝母瓜蒌散（《医学心悟》）

贝母 瓜蒌 花粉 茯苓 橘红 桔梗

太乙流金散（《备急千金要方》）

雄黄 雌黄 矾石 鬼箭羽 羚羊角

天麻钩藤饮（《中医内科杂病证治新义》）

天麻 钩藤 生决明 栀子 黄芩 川牛膝 杜仲 益母草 桑寄生 夜交藤 朱茯神

升降散（《伤寒瘟疫条辨》）

白僵蚕（酒炒） 全蝉蜕（去土） 广姜黄（去皮） 川大黄（生）

升阳散火汤（《脾胃论》）

生甘草 防风 炙甘草 升麻 葛根 独活 白芍药 羌活 人参 柴胡

六味地黄丸（《小儿药证直诀》）

熟地黄 山茱萸 干山药 泽泻 牡丹皮 白茯苓（去皮）

NOTE

六神丸（《雷允上诵芬堂方》）

珍珠粉 犀牛黄 麝香 雄黄 蟾酥
冰片

六一散（《伤寒标本心法类萃》）

滑石 甘草

六成汤（《温疫论》）

当归 白芍 地黄 天冬 肉苁蓉
麦冬

文静汤（验方）

白芍 玄参 天冬 天麻 黄连 钩藤
生龙骨 珍珠母 僵蚕 川楝子 柴胡 炙
甘草

手足口病一号方（验方）

大青叶 菊花 金银花 紫草 葛根
薄荷 竹叶 蝉蜕 牛蒡子 甘草 杏仁
佩兰

五画

玉枢丹（又名紫金锭《丹溪心法附余》）

雄黄 五倍子 山慈菇 红芽大戟 千
金子 朱砂 麝香

玉竹麦门冬汤（《温病条辨》）

玉竹 麦冬 沙参 生甘草

玉女煎（《景岳全书》）

石膏 熟地黄 麦冬 知母 牛膝

玉屏风散（《世医得效方》）

黄芪（蜜炙） 白术 防风

**玉女煎去牛膝熟地黄加细生地黄玄参方
（《温病条辨》）**

生石膏 知母 玄参 细生地黄 麦冬

左归丸（《景岳全书》）

大怀熟地黄 山药（炒） 枸杞子 山
茱萸 川牛膝（酒洗，蒸熟） 菟丝子（制）
鹿胶（敲碎，炒珠） 龟胶（切碎，炒珠）

左金丸（《丹溪心法》）

黄连 吴茱萸

右归丸（《景岳全书》）

大怀熟地黄 山药（炒） 山茱萸（微

炒） 枸杞子（微炒） 鹿角胶（炒珠） 菟
丝子（制） 杜仲（姜汤炒） 当归 肉桂
制附子

龙胆泻肝汤（《医方集解》）

柴胡梢 泽泻 车前子 木通 生地黄
当归梢 龙胆 黄芩 栀子 生甘草

甘露消毒丹（《温热经纬》）

飞滑石 绵茵陈 淡黄芩 石菖蒲 川
贝母 木通 藿香 射干 连翘 薄荷 白
豆蔻

甘草泻心汤（《伤寒论》）

甘草 黄芩 人参 干姜 黄连 大枣
半夏

归脾汤（《正体类要》）

白术 茯苓 黄芪（去芦） 龙眼肉
酸枣仁（炒，去壳） 人参 木香（不见火）
甘草（炙） 当归 远志 生姜 大枣

四逆汤（《伤寒论》）

甘草 干姜 附子（生用，去皮，破八
片）

四逆散（《伤寒论》）

甘草（炙） 枳实（破，水渍，炙干）
柴胡 芍药

四君子汤（《太平惠民和剂局方》）

人参（去芦） 白术 茯苓（去皮） 甘
草（炙）

四神丸（《证治准绳》）

肉豆蔻 补骨脂 五味子 吴茱萸（浸
炒） 生姜 红枣

四物汤（《太平惠民和剂局方》）

当归 白芍 川芎 熟地黄

四加减正气散（《温病条辨》）

藿香梗 厚朴 茯苓 广陈皮 草果
神曲 楂肉（炒）

四磨汤（《济生方》）

人参 槟榔 沉香 天台乌药

四逆加人参汤（《伤寒论》）

炙甘草 生附子 干姜 人参

四妙丸（《成方便读》）

苍术 黄柏 牛膝 薏苡仁

生脉散（《医学启源》）

人参 麦冬（不去心） 五味子

生姜泻心汤（《伤寒论》）

生姜 甘草 人参 干姜 黄芩 半夏
黄连 大枣

白虎汤（《伤寒论》）

知母 石膏（碎） 甘草（炙） 粳米

白虎加人参汤（《伤寒论》）

知母 石膏（碎，绵裹） 甘草（炙）
粳米 人参

白虎加桂枝汤（《金匮要略》）

知母 甘草（炙） 石膏 粳米 桂枝
（去皮）

白虎加苍术汤（《类证活人书》）

知母 甘草（炙） 石膏 苍术 粳米

白虎加柴胡汤（《重订通俗伤寒论》）

柴胡 生石膏（研） 天花粉 生粳米
青子芩 知母 生甘草 鲜荷叶

白头翁汤（《伤寒论》）

白头翁 黄柏 黄连 秦皮

仙方活命饮（《校注妇人良方》）

白芷 贝母 防风 赤芍药 当归尾
甘草节 皂角刺炒 穿山甲（炙） 天花粉
乳香 没药 金银花 陈皮

瓜蒌薤白白酒汤（《金匮要略》）

瓜蒌实（捣） 薤白 白酒

瓜蒌薤白半夏汤（《金匮要略》）

瓜蒌实（捣） 薤白 白酒 半夏

瓜蒌解毒汤（验方）

瓜蒌 马齿苋 板蓝根 红花 生甘草
连翘 赤芍 紫草 僵蚕 栀子 黄芩
全蝎

加减复脉汤（《温病条辨》）

炙甘草 干地黄 生白芍 麦冬（不去
心） 阿胶 麻仁

加减银翘散（《温病条辨》）

连翘 金银花 玄参 犀角（水牛角
代） 麦冬 竹叶

加减葳蕤汤（《重订通俗伤寒论》）

生葳蕤 生葱白 桔梗 东白薇 淡豆
豉 苏薄荷 炙甘草 红枣

加味二妙散（《丹溪心法》）

黄柏 当归 苍术 牛膝 防己 萆薢
龟甲

加减玉女煎（《温病条辨》）

生石膏 知母 玄参 细生地黄 麦冬

加味凉膈散（《伤寒瘟疫条辨》）

白僵蚕 蝉衣 姜黄 黄连 黄芩 栀
子 连翘 薄荷 大黄芒硝 甘草 竹叶

加味六一顺气汤（《伤寒瘟疫条辨》）

白僵蚕（酒炒） 蝉蜕 大黄（酒浸）
芒硝 柴胡 黄连 黄芩 白芍 甘草
（生） 厚朴 枳实

加味犀角地黄汤（验方）

水牛角 生地黄 赤芍 紫草 玄参
秦艽 牡丹皮 大青叶 甘草

加减木防己汤（《温病条辨》）

防己 桂枝 石膏 杏仁 滑石 白通
草 薏苡仁

加减桃仁承气汤（《温病条辨》）

大黄（制） 桃仁 细生地黄 牡丹皮
泽兰 人中白

加味清宫汤（《温病条辨》）

玄参 莲子心 竹叶卷心 连翘心 犀
角（水牛角代）尖 连心麦冬 知母 金银
花 竹沥

冬地三黄汤（《温病条辨》）

麦冬 黄连 苇根汁 玄参 黄柏 金
银花露 细生地黄 黄芩 生甘草

半夏泻心汤（《伤寒论》）

半夏（洗） 黄芩 干姜 人参 黄连
大枣 甘草

半夏厚朴汤（《金匮要略》）

半夏　厚朴　茯苓　生姜　紫苏

可保立苏汤（《医林改错》）

黄芪（生）　党参　白术　甘草　当归　白芍　酸枣仁（炒）　山茱萸　枸杞子　补骨脂　核桃（连皮打碎）

东垣清暑益气汤（《脾胃论》）

黄芪　制苍术　升麻　人参　泽泻　炒神曲　橘皮　白术　麦冬　当归身　炙甘草　青皮　黄柏（酒洗）　五味子　葛根

丙肝康方（验方）

西洋参　五味子　黄芪　黄精　女贞子　山豆根　土茯苓　生薏苡仁　虎杖　贯众

出血热基础方（验方）

牡丹皮　赤芍　郁金　当归　川芎　丹参　生地黄　旱莲草　白茅根　大黄

六　画

回生丹（《万病回春》）

大黄（为末）　苏木　红花　黑豆　当归　川芎　熟地黄　白茯苓（去皮）　苍术（米泔浸）　香附米　乌药　玄胡索　桃仁（另研）　蒲黄　牛膝（去芦）　白芍（酒炒）　甘草　陈皮　木香　三棱　五灵脂　羌活　地榆　山茱萸（酒浸，去核）　人参　白术（去芦）　青皮（去瓤）　木瓜　良姜　乳香　没药

当归饮子（《济生方》）

当归　白芍　川芎　生地黄　白蒺藜　防风　荆芥穗　何首乌　黄芪　甘草

当归补血汤（《内外伤辨惑论》）

黄芪　当归

如意金黄散，又名金黄散（《医宗金鉴》）

南星　陈皮　苍术　黄柏　姜黄　甘草　白芷　上白天花粉　厚朴　大黄

百合固金汤（《医方集解》）

生地黄　熟地黄　麦冬　百合　芍药　当归　贝母　生甘草　麦冬　玄参　桔梗

防风通圣散（《宣明论方》）

防风　川芎　当归　芍药　大黄　芒硝　连翘　薄荷　麻黄　石膏　桔梗　黄芩　白术　栀子　荆芥穗　滑石　甘草　生姜

芍药汤（《素问病机气宜保命集》）

芍药　当归　黄连　槟榔　木香　炙甘草　大黄　黄芩　官桂

至宝丹（《灵苑方》引郑感方，录自《苏沈良方》）

犀角　生玳瑁　朱砂（飞）　琥珀（研）　雄黄　牛黄　龙脑　麝香　安息香　金银箔

达原饮（《温疫论》）

槟榔　厚朴　草果仁　知母　芍药　黄芩　甘草

达原败毒汤（验方）

草蔻　槟榔　大腹皮　黄芩　知母　白芍　柴胡　青蒿　酒常山　杏仁　桔梗　甘草

冰硼散（《外科正宗》）

冰片　朱砂　玄明粉　硼砂

血府逐瘀汤（《医林改错》）

当归　生地黄　桃仁　红花　枳壳　赤芍　柴胡　甘草　桔梗　川芎　牛膝

竹叶石膏汤（《伤寒论》）

竹叶　石膏　半夏（洗）　麦冬（去心）　人参　甘草（炙）　粳米

安宫牛黄丸（《温病条辨》）

牛黄　郁金　犀角（水牛角代）　黄连　朱砂　梅片　麝香　真珠　栀子　雄黄　黄芩

导赤承气汤（《温病条辨》）

赤芍　细生地黄　生大黄　黄连　黄柏　芒硝

导滞散（验方）

大黄　芒硝　巴豆霜

导赤散（《小儿药证直诀》）

生地黄　木通　生甘草　竹叶

导痰汤（《校注妇人良方》）

半夏 陈皮 枳实 茯苓 制南星 生姜 甘草

仿吴又可三甲散（《湿热病篇》）

醋土鳖虫 醋炒鳖甲 土炒穿山甲 生僵蚕 柴胡 桃仁泥

交泰丸（《韩氏医通》）

生川连 肉桂心 白蜜

七 画

苇茎汤（《备急千金要方》）

薏苡仁 瓜瓣 桃仁 苇茎

鸡苏散（《伤寒直格》）

六一散 薄荷叶

冷香饮子（《奇效良方》）

草果仁 附子 橘红 炙甘草 生姜

杞菊地黄丸（《麻疹全书》）

枸杞子 菊花 熟地黄 山茱萸 干山药 泽泻 牡丹皮 白茯苓（去皮）

护阳和阴汤（《温病条辨》）

白芍 炙甘草 人参 麦冬（连心炒）干地黄（炒）

护胃承气汤（《温病条辨》）

生大黄 玄参 细生地黄 牡丹皮 知母 麦冬（连心）

肝瘟汤（验方）

升麻 苍术 龙胆 茵陈 车前草

来复丹（《太平惠民和剂局方》）

硝石 太阴玄精石 舶上硫黄 五灵脂 青皮 陈皮

赤石脂禹余粮汤（《伤寒论》）

赤石脂（碎） 太一禹余粮（碎）

苏和香丸（《广济方》，录自《外台秘要》）

白术 光明砂 麝香 诃梨勒皮 香附子 沉香 青木香 丁子香 安息香 白檀香 荜茇 犀角（水牛角代） 薰陆香 苏合香 龙脑香

苍术白虎汤（又名白虎加苍术汤《类证活人书》）

知母 甘草 石膏 苍术 粳米

杏苏散（《温病条辨》）

苏叶 半夏 茯苓 前胡 苦桔梗 枳壳 甘草 生姜 大枣 杏仁 橘皮

连梅汤（《温病条辨》）

云连 乌梅（去核） 麦冬（连心） 生地黄 阿胶

芳香饮（《温证指归》）

玄参 白茯苓 石膏 蝉蜕（全） 白僵蚕（酒炒） 荆芥 天花粉 神曲（炒）苦参 黄芩 陈皮 甘草

余氏清心凉膈散（《疫疹一得》）

连翘 生栀子 黄芩 薄荷 桔梗 竹叶 生石膏 甘草

身痛逐瘀汤（《医林改错》）

秦艽 川芎 桃仁 红花 甘草 羌活 没药 当归 灵脂（炒） 香附 牛膝 地龙（去土）

沙参麦冬汤（《温病条辨》）

沙参 玉竹 生甘草 冬桑叶 麦冬 生扁豆 花粉

补中益气汤（《脾胃论》）

黄芪 甘草（炙） 人参（去芦） 当归身（酒焙干或晒干） 橘皮（不去白） 升麻 柴胡 白术

补肾活血化痰方（验方）

制首乌 山茱萸 炒山药 麦冬 石斛 五味子 肉苁蓉 石菖蒲 郁金 三七粉 大黄 茯苓 当归 川芎 丹参 益母草 生水蛭 炙甘草

补肺汤（《永类钤方》）

人参 黄芪 熟地黄 五味子 紫菀 桑白皮

补阳还五汤（《医林改错》）

当归尾 川芎 黄芪 桃仁 地龙 赤芍 红花

NOTE

补天大造丸（《医学心悟》）

人参 黄芪（蜜炙） 白术（陈土蒸）当归（酒蒸） 枣仁（去壳炒） 远志（去心，草水泡炒） 白芍（酒炒） 山药（乳蒸） 茯苓（乳蒸） 枸杞子（酒蒸） 大熟地黄（九蒸晒） 河车（甘草水洗） 鹿角（熬膏） 龟甲（与鹿角同熬膏）

附子理中丸（《太平惠民和剂局方》）

附子（炮，去皮、脐） 人参（去芦）干姜（炮） 炙甘草 白术

附子理中汤（《闫氏小儿方论》）

附子（炮，去皮、脐） 人参（去芦）干姜（炮） 白术 炙甘草

利肝退黄汤（验方）

茵陈 茯苓 泽泻 生薏苡仁 车前子 板蓝根 金钱草 栀子 生大黄 赤芍 丹参 炒白术 焦麦芽 焦山楂 焦神曲甘草

两清排毒汤（验方）

白茅根 金银花 水牛角 牡丹皮 玄参 连翘 生地黄 麦冬 大黄

吴茱萸汤（《伤寒论》）

人参 吴茱萸（洗） 生姜 大枣

八 画

和解汤（《医学衷中参西录》）

连翘 蝉蜕（去足土） 生石膏（捣细）生杭芍 甘草

知柏地黄丸（《医方考》）

知母（盐炒） 黄柏（盐炒） 熟地黄山茱萸 山药 茯苓 牡丹皮 泽泻

知母石膏汤（《伤寒总病论》）

知母 石膏 葛根 葳蕤 甘草 黄芩升麻 人参 杏仁 羌活 防风

育阴活血通脉汤（验方）

龟甲 鳖甲 白芍 干地黄 王不留行丹参 水蛭 天麻 胡麻仁 黄精 西洋参麦冬 知母 玄参

实脾饮（《普济本事方》）

大附子（炮，去皮脐） 草果子（去皮）干姜（炮） 甘草（炙） 大腹（连皮） 木瓜（去瓤，切片）

河车大造丸（《扶寿精方》）

紫河车 熟地黄 天冬 麦冬 杜仲（盐炒） 牛膝（盐炒） 黄柏（盐炒） 龟甲（制）

固肾丸（《嵩崖尊生》）

牛膝 萆薢 杜仲 防风 蒺藜 菟丝子 肉苁蓉 胡芦巴 破故纸 官桂

抵当汤（《伤寒论》）

水蛭（熬） 虻虫（熬，去翅足） 桃仁（去皮尖） 大黄（酒浸）

抵当丸（《伤寒论》）

水蛭（熬） 虻虫（熬，去翅足） 桃仁（去皮尖） 大黄（酒浸）

金铃子散（《素问病机气宜保命集》）

金铃子 延胡索

金豆解毒煎（《医学集成》）

金银花 绿豆皮 蝉蜕 僵蚕 陈皮甘草

枇杷清肺饮（《医宗金鉴》）

人参 枇杷叶（去毛蜜炙） 生甘草黄连 桑白皮 黄柏

虎升三解汤（验方）

虎杖 生黄芪 升麻 柴胡 赤芍 秦艽 五味子 茯苓 猪苓 桂枝

青黛散（《中医外科学讲义》）

青黛 石膏 滑石 黄柏

青蒿鳖甲汤（《温病条辨》）

青蒿 知母 桑叶 鳖甲 牡丹皮花粉

泻心汤，又名火齐汤（《金匮要略》）

大黄 黄连 黄芩

泻下通瘀汤（验方）

生大黄 芒硝 枳实 桃仁 怀牛膝生地黄 麦冬 猪苓 白茅根

苓桂术甘汤（《伤寒论》）

茯苓　桂枝　白术　炙甘草

肾气丸（《金匮要略》）

干地黄　山茱萸　薯蓣　泽泻　茯苓
牡丹皮　桂枝　附子（炮）

炙甘草汤（《伤寒论》）

炙甘草　生姜　人参　生地黄　桂枝
（去皮）　阿胶　麦冬（去心）　麻仁　大枣

承气养荣汤（《温疫论》）

知母　当归　白芍　生地黄　大黄　枳
实厚朴　生姜

承气合小陷胸汤（《温病条辨》）

生大黄　厚朴　枳实　半夏　瓜蒌
黄连

承气汤加味（验方）

大黄　芒硝　赤芍　红花　板蓝根　连
翘　枳实　牡丹皮　生地黄　玄参　麦冬

驻车丸（《备急千金要方》）

黄连　阿胶　当归　干姜

参附龙牡汤（又名参附龙牡救逆汤《方剂学》）

人参　炮附子　龙骨　牡蛎　白芍　炙
甘草

参附汤（《正体类要》）

人参　附子（炮，去皮）

参苓白术散（《太平惠民和剂局方》）

莲子肉（去皮）　薏苡仁　缩砂仁　桔
梗（炒至深黄色）　白扁豆（姜汁浸，去皮，
微炒）　白茯苓　人参　甘草　白术　山药

定抽颗粒（验方）

胆南星　郁金　菖蒲　远志　天麻　柴
胡　钩藤　菊花　白芍　生地黄

金银花露（《中华本草》）

为忍冬科植物忍冬花蕾（金银花）的蒸
馏液

九　画

柏皮汤（《全生指迷方》）

黄芩　黄连　黄柏

保元汤（《博爱心鉴》）

人参　黄芪　肉桂　炙甘草

保和丸（《丹溪心法》）

山楂　神曲　半夏　茯苓　陈皮　连翘
萝卜子

钩藤饮（《医宗金鉴》）

人参　全蝎（去毒）　羚羊角　天麻
炙甘草　钩藤

复肝丸《朱良春医集》

红参须　三七　紫河车　土鳖虫　穿山
甲　片姜黄　郁金　鸡内金

秋泻散（验方）

葛根　藿香　黄芩　黄连　茯苓　滑石
车前子　乌梅　枳壳　健曲　甘草

香茸丸（《证治准绳》）

麝香　鹿茸　麋茸　肉苁蓉　熟地黄
沉香　五味子　茯苓　龙骨

香砂六君子汤（《古今名医方论》）

人参　茯苓　白术　炙甘草　陈皮　半
夏　木香　砂仁

除湿胃苓汤（《医宗金鉴》）

苍术（炒）　厚朴（姜炒）　陈皮　猪苓
泽泻　赤茯苓　白术（土炒）　滑石　防风
栀子（生研）　木通　肉桂　甘草（生）

除湿补气活血汤（验方）

茯苓　泽泻　栀子　黄芩　柴胡　白术
黄芪　牛膝　赤芍　延胡索　红花

济生肾气丸（《济生方》）

附子（炮）　白茯苓（去皮）　泽泻　山
茱萸肉　山药（炒）　车前子（酒蒸）　牡丹
皮（去木）　官桂（不见火）　川牛膝（去芦
酒浸）　熟地黄

茯苓皮汤（《温病条辨》）

茯苓皮　生薏苡仁　猪苓　大腹皮　白

通草 淡竹叶

枳实导滞丸（《内外伤辨惑论》）

大黄 枳实（麸炒，去穣） 神曲（炒） 茯苓（去皮） 黄芩（去腐） 黄连 白术 泽泻

枳实导滞汤（《通俗伤寒论》）

枳实 生绵纹（酒洗） 净楂肉 尖槟榔 川朴 川连 六和曲 连翘 紫草 细木通 生甘草

栀子豉汤（《伤寒论》）

栀子 香豉（绵裹）

栀子柏皮汤（《伤寒论》）

肥栀子 炙甘草 黄柏

茵陈蒿汤（《伤寒论》）

茵陈 栀子 大黄

茵陈蒿汤加味（验方）

茵陈 大黄 栀子 白术 茯苓 车前子 蒲公英 柴胡 白芍 连翘

茵陈五苓散（《金匮要略》）

茵陈末 五苓散

茵陈四逆汤（《伤寒微旨论》）

炙甘草 茵陈 干姜 附子（破八片）

茵陈术附汤（《医学心悟》）

茵陈 白术 附子 干姜 炙甘草 肉桂（去皮）

荆防败毒散（《摄生众妙方》）

荆芥 防风 羌活 独活 前胡 柴胡 桔梗 枳壳 茯苓 川芎 甘草

独参汤（《十药神书》）

大人参（去芦）

俞氏桃仁承气汤（《重订通俗伤寒论》）

桃仁（勿研） 五灵脂 生蒲黄 鲜生地黄 生川军（酒洗） 元明粉 生甘草 犀角汁（水牛角代）

俞氏解毒承气汤（《重订通俗伤寒论》）

金银花 生栀子 小川连 生川柏 青连翘 青子芩 小枳实 生绵纹 西瓜硝 金汁 白头蚯蚓支

急救回阳汤（《医林改错》）

党参 附子 干姜 白术 甘草 桃仁（研） 红花

宣解汤（《医学衷中参西录》）

滑石 甘草 连翘 蝉蜕（去足土） 生杭芍

宣痹汤，又名中焦宣痹汤（《温病条辨》）

防己 杏仁 滑石 连翘 栀子 薏苡 半夏（醋炒） 晚蚕沙 赤小豆皮

宣白承气汤（《温病条辨》）

生石膏 生大黄 杏仁粉 瓜蒌皮

宣清导浊汤（《温病条辨》）

猪苓 茯苓 寒水石 晚蚕沙 皂荚子（去皮）

神解散（《伤寒瘟疫条辨》）

白僵蚕（酒炒） 蝉蜕 神曲 金银花 生地黄 木通 车前子（炒研） 黄芩（酒炒） 黄连（盐水炒） 黄柏（盐水炒） 桔梗

神犀丹（《温热经纬》）

乌犀角（水牛角代）尖 石菖蒲 黄芩 真怀生地黄（冷水洗净浸透，捣绞汁） 金银花（如有鲜者捣汁用尤良） 粪清 连翘 板蓝根（无则以飞净青黛代之） 香豉 玄参 花粉 紫草

养阴清肺汤（《重楼玉钥》）

大生地黄 麦冬 生甘草 玄参 贝母（去心） 牡丹皮 薄荷 炒白芍

活血化瘀益气号方

黄芪 当归 川芎 赤芍 桃仁 红花 生地黄 牡丹皮 丹参

活血化瘀益气号方

黄芪 当归 赤芍 麦冬 丹参 葶苈子 车前子 泽泻 桂枝

十　画

凉营清气汤（《丁甘仁医案》）

犀角（水牛角代）尖　甘中黄　象贝母　鲜竹叶张　鲜生地黄　苦桔梗　连翘壳　茅芦根（去心节）　生石膏（碎）　轻马勃　黑栀子　鲜石斛　粉牡丹皮　陈金汁　枇杷叶露

凉膈散（《太平惠民和剂局方》）

川大黄　朴硝　甘草（炙）　栀子仁　薄荷（去梗）　黄芩　连翘

凉解汤（《医学衷中参西录》）

薄荷叶　蝉蜕（去足土）　生石膏（捣细）　甘草

凉隔清肺汤（验方）

杏仁　蒲公英　麻黄　黄芪　虎杖　炙甘草　石膏

珠黄散（《太平惠民和剂局方》）

珍珠（豆腐制）　西牛黄

消瘰丸（《医学心悟》）

玄参（蒸）　牡蛎（醋研）　贝母（去心蒸）

消痤汤（验方）

女贞子　旱莲草　知母　黄柏　鱼腥草　蒲公英　连翘　生地黄　丹参　甘草

消炎解毒丸（《山东省药品标准》）

丁香　雄黄　蟾酥　朱砂

消风散（《外科正宗》）

当归　生地黄　防风　蝉蜕　知母　苦参　胡麻　荆芥　苍术　牛蒡子　石膏　甘草　木通

消黄汤（验方）

茵陈　萹蓄　金银花　酒大黄　酒黄芩　瞿麦　泽兰　赤芍　牡丹皮　六一散　木通

海藻玉壶汤（《外科正宗》）

海藻　昆布　半夏　陈皮　青皮　连翘　象贝母　当归　川芎　独活　甘草　海带

健儿脑聪汤（验方）

制首乌　桑椹　杭芍　菖蒲　远志　茯苓　焦麦芽　焦山楂　焦神曲　人工牛黄　天麻

益气通脉活血汤（验方）

黄芪　党参　天麻　全蝎　川芎　丹参　当归　鸡血藤　地龙　石菖蒲　郁金　杜仲　续断

益气活血通脑方（验方）

生黄芪　桃仁　红花　全当归　川芎　赤芍药　地龙　丹参　鸡血藤　水蛭

益元散（《伤寒直格》）

六一散加辰砂，灯心汤调服

益胃汤（《温病条辨》）

沙参　麦冬　冰糖　细生地黄　玉竹（炒香）

通窍活血汤（《医林改错》）

赤芍药　川芎　桃仁（研泥）　红花　老葱（切碎）　鲜姜　大枣（去核）　麝香（包）　黄酒

通经逐瘀汤（《医林改错》）

桃仁（研）　红花　赤芍　穿山甲　炒皂刺　连翘（去心）　地龙（去心）　柴胡　麝香

陶氏小柴胡汤（《医学入门》）

柴胡　黄芩　半夏　甘草　地黄　牡丹皮　桃仁　山楂　犀角（水牛角代）　瓜蒌

真人养脏汤（《太平惠民和剂局方》）

人参　当归　白术（焙）　肉豆蔻（面裹，煨）　肉桂（去粗皮）　炙甘草　白芍药　木香（不见火）　诃子（去核）　罂粟壳（去蒂萼，蜜炙）

真武汤（《伤寒论》）

茯苓　芍药　生姜　白术　附子（炮，去皮，破八片）

桃红四物汤（《医垒元戎》，录自《玉机微义》）

桃仁　红花　熟地黄　川芎　白芍

（炒） 当归

桃仁承气汤（《温病条辨》）

大黄 芒硝 桃仁 当归 芍药 牡丹皮

桃核承气汤（《伤寒论》）

桃仁（去皮尖） 大黄 桂枝（去皮） 炙甘草 芒硝

桃花汤（《伤寒论》）

赤石脂（一半全用，一半筛末） 干姜粳米

桂枝甘草龙骨牡蛎汤（《伤寒论》）

桂枝（去皮） 炙甘草 煅龙骨 煅牡蛎

桂枝芍药知母汤（《金匮要略》）

桂枝 芍药 炙甘草 麻黄 白术 知母 防风 炮附子 生姜

桂枝红花汤（《活人书》）

桂心 芍药 甘草 红花 生姜 大枣

桂枝汤（《伤寒论》）

桂枝（去皮） 芍药 炙甘草 生姜大枣

柴胡达原饮（《重订通俗伤寒论》）

柴胡 生枳壳 川朴 青皮 炙甘草黄芩 桔梗 草果 槟榔 荷叶梗

柴胡陷胸汤（《重订通俗伤寒论》）

柴胡 姜半夏 小川连 苦桔梗 黄芩瓜蒌仁（杵） 小枳实 生姜汁

柴胡解毒汤（《古今名方》）

柴胡 黄芩 白芍 芒硝 黄连 郁金广木香 姜半夏 大黄 栀子 甘草 夏枯草 茵陈

柴芍六君子汤（《医学集成》）

柴胡 芍药 葛根 陈皮 半夏 人参茯苓 白术 炙甘草 生姜 大枣

柴胡饮子（《宣明论方》）

柴胡 人参 黄芩 甘草 大黄 当归芍药 生姜

柴胡解毒汤（验方）

柴胡 黄芩 茵陈 土茯苓 凤尾草草河车

柴胡养荣汤（《温疫论》）

柴胡 黄芩 陈皮 甘草 当归 白芍生地黄 知母 天花粉 生姜 大枣

柴胡疏肝散（《景岳全书》）

陈皮（醋炒） 柴胡 川芎 枳壳（麸炒） 芍药 甘草（炙） 香附

柴胡清肝汤（《外科正宗》）

川芎 当归 白芍 生地黄 柴胡 黄芩 栀子 天花粉 防风 牛蒡子 连翘甘草节

柴葛解肌汤（《医学心悟》）

柴胡 葛根 赤芍 甘草 黄芩 知母贝母 生地黄 牡丹皮

柴桂败毒汤（验方）

柴胡 桂枝 黄芩 法半夏 党参 苍术 藿香 大腹皮 白芍 酒常山 麻黄甘草 生姜 大枣

逍遥散（《太平惠民和剂局方》）

甘草（微炙赤） 当归（去苗，锉，微炒） 茯苓（去皮，白者） 白芍药 白术柴胡 烧生姜 薄荷

调胃承气汤（《伤寒论》）

甘草（炙） 芒硝 大黄（清酒洗）

桑杏汤（《温病条辨》）

桑叶 杏仁 沙参 象贝 香豉 栀皮梨皮

桑菊饮（《温病条辨》）

杏仁 连翘 薄荷 桑叶 菊花 苦桔梗 甘草 苇根

健脾活血方（验方）

太子参 云苓 五爪龙 白术 丹参赤芍 田七 红花 珍珠草 楮实子

健脾清化方（验方）

生黄芪 薏苡仁 陈皮 威灵仙 宣木瓜 白花蛇舌草 柴胡 肉苁蓉

逐瘀泻热通腑合剂（成方）

生大黄　桃仁　赤芍　虻虫　水蛭

十一画

黄芩汤（《伤寒论》）

黄芩　芍药　甘草（炙）　大枣

黄芩滑石汤（《温病条辨》）

黄芩　滑石　茯苓皮　大腹皮　白蔻仁　猪苓　通草

黄连温胆汤（《六因条辨》）

枳实　竹茹　半夏　陈皮　茯苓　甘草（炙）　黄连　生姜　大枣

黄连阿胶汤（《温病条辨》）

黄连　黄芩　阿胶　白芍　鸡子黄

黄连香薷饮（《类证活人书》）

厚朴（去皮）　香薷穗　黄连　生姜　白扁豆

黄连解毒汤（《外台秘要》）

黄连　黄芩　黄柏　栀子

黄龙汤（《伤寒六书》）

大黄　厚朴　枳实　芒硝　人参　当归　甘草　桔梗　生姜　大枣

黄连黄芩汤（《温病条辨》）

黄连　黄芩　郁金　香豆豉

黄芪建中汤（《金匮要略》）

黄芪　桂枝　芍药　炙甘草　饴糖　大枣　生姜

菖蒲郁金汤（《温病全书》）

鲜石菖蒲　广郁金　炒栀子　鲜竹叶　牡丹皮　连翘　灯心　木通　淡竹沥　玉枢丹

雪羹汤（《绛雪园古方选注》）

大荸荠　海蜇皮（漂去石灰矾性）

猪苓汤（《伤寒论》）

猪苓（去皮）　茯苓　泽泻　阿胶　滑石（碎）

猪肤汤（《伤寒论》）

猪肤　白蜜　白粉

银翘散（《温病条辨》）

连翘　金银花　苦桔梗　薄荷　竹叶　生甘草　芥穗　淡豆豉　牛蒡子　鲜苇根

银翘散去豆豉加细生地、丹皮、大青叶、倍玄参方（《温病条辨》）

连翘　金银花　苦桔梗　薄荷　竹叶　生甘草　芥穗　牛蒡子　细生地黄　大青叶　牡丹皮　玄参

银翘红酱解毒汤（《妇产科学》）

金银花　连翘　红藤　败酱草　牡丹皮　栀子　赤芍　桃仁　薏苡仁　延胡索　乳香　没药　川楝子

银甲丸（《王渭川妇科经验选》）

金银花　连翘　升麻　红藤　蒲公英　生鳖甲　紫花地丁　生蒲黄　椿根皮　大青叶　西茵陈　琥珀末　桔梗

清络饮（《温病条辨》）

鲜荷叶边　鲜金银花　西瓜翠衣　鲜扁豆花　丝瓜皮　鲜竹叶心

清宫汤（《温病条辨》）

玄参心　莲子心　竹叶卷心　连翘心　犀角（水牛角代）尖　连心麦冬

清营汤（《温病条辨》）

犀角（水牛角代）　生地黄　玄参　竹叶心　麦冬　丹参　黄连　金银花　连翘（连心）

清化汤（《伤寒瘟疫条辨》）

白僵蚕（酒炒）　蝉蜕　金银花　泽兰叶　广陈皮　黄芩　黄连　炒栀子　连翘（去心）　龙胆（酒炒）　玄参　桔梗　白附子（炮）　甘草

清气化痰丸（《医方考》）

陈皮（去白）　杏仁（去皮尖）　枳实（麸炒）　黄芩（酒炒）　瓜蒌仁（去油）　茯苓　姜汁　胆南星

清燥养荣汤（《温疫论》）

知母　花粉　当归身　白芍　陈皮　地黄汁　甘草

NOTE

清解透表汤（《中医儿科学》）

西河柳　蝉衣　葛根　升麻　连翘　金银花　紫草根　桑叶　甘菊　牛蒡子　甘草

清热补血汤（《证治准绳》）

当归　川芎　芍药　熟地黄　麦冬　知母　五味子　黄柏　柴胡　牡丹皮　玄参

清瘟败毒饮（《疫疹一得》）

生石膏　小生地黄　乌犀角（水牛角代）　真川连　生栀子　桔梗　黄芩　知母　赤芍　玄参　连翘　竹叶　甘草　牡丹皮

清燥救肺汤（《医门法律》）

冬桑叶　煅石膏　甘草　人参　胡麻仁（炒研）　真阿胶　麦冬（去心）　杏仁（去皮尖，炒黄）　枇杷叶（去毛，蜜炙）

清胆汤（《急腹症方药新解》）

柴胡　黄芩　栀子　郁金　枳壳　大黄　金银花　茵陈　金钱草　黄连　芒硝

清解汤（《医学衷中参西录》）

薄荷叶　蝉蜕（去足、土）　生石膏（捣细）　甘草

清胰汤（《外伤科学》）

柴胡　黄芩　胡黄连　厚朴　枳壳　木香　大黄　芒硝

清凉四顺饮子（《审视瑶函》）

当归身　龙胆（酒洗，炒）　黄芩　桑皮（蜜制）　车前子　生地黄　赤芍　枳壳　炙甘草　熟大黄　防风　川芎　川黄连（炒）　木贼草　羌活　柴胡

清金化痰汤（《杂病广要》）引《医学统旨》）

黄芩　栀子　桔梗　麦冬（去心）　桑皮　贝母　知母　瓜蒌仁（炒）　橘红　茯苓　甘草

清金降火汤（《古今医鉴》）

陈皮　半夏（泡）　茯苓　桔梗　枳壳（麸炒）　贝母（去心）　前胡　杏仁（去皮尖）　黄芩（炒）　石膏　瓜蒌仁　甘草（炙）　生姜

清热泻脾散（《医宗金鉴》）

栀子　石膏（煅）　黄连（姜炒）　生地黄　黄芩　赤苓　灯心草

清肝解毒甲汤（验方）

茵陈　赤芍　板蓝根　赤小豆　薏苡仁　山楂　大黄　蒲公英　连翘　车前草　法半夏　淡竹叶

麻黄汤（《伤寒论》）

麻黄（去节）　桂枝（去皮）　杏仁（去皮尖）　甘草（炙）

麻黄连轺赤小豆汤（《伤寒论》）

麻黄（去节）　杏仁（去皮尖）　生梓白皮（切）　连翘　赤小豆　甘草（炙）　生姜（切）　大枣

麻杏甘石汤（《伤寒论》）

麻黄（去节）　杏仁（去皮尖）　甘草（炙）　石膏（碎，绵裹）

麻桂败毒汤（验方）

麻黄　桂枝　杏仁　白芍　苍术　藿香　大腹皮　陈皮　酒常山　甘草　生姜　大枣

羚角钩藤汤（《通俗伤寒论》）

羚角片　霜桑叶　京川贝（去心）　鲜生地黄　双钩藤　滁菊花　茯神木　生白芍　生甘草　淡竹茹（鲜刮，与羚角煎代水）

人参汤（《金匮要略》）

人参　白术　干姜　甘草（炙）

理中丸（《伤寒论》）

人参　白术　干姜　甘草（炙）

十二画

寒解汤（《医学衷中参西录》）

生石膏（捣细）　知母　连翘　蝉蜕（去足、土）

紫雪丹，又名紫雪散（《温病条辨》）

滑石　石膏　寒水石　磁石　羚羊角　木香　犀角（水牛角代）　沉香　丁香　升麻　玄参　炙甘草　朴硝　辰砂（研细）　麝香（研细）

滋肾通关丸（《兰室秘藏》）

知母 黄柏 肉桂

温胆汤（《三因极一病证方论》）

枳实 竹茹 半夏 陈皮 茯苓 甘草（炙） 生姜 大枣

温中化湿汤（验方）

制附片 干姜 党参 白术 茯苓 藿香 凤凰衣 麦冬 防风 炙甘草

黑膏方（《肘后备急方》）

生地黄（切碎） 豆豉 猪脂 雄黄 麝香

黑奴丸，又名水解丸（《肘后备急方》）

麻黄 大黄 黄芩 芒硝 釜底墨 灶突墨 梁上尘

葳蕤汤（《千金翼方》）

葳蕤 黄芩 干姜 生姜 豉大一合（绵裹） 芍药 升麻 黄连 柴胡 栀子 石膏（碎） 芒硝

葳蕤汤（《备急千金药方》）

葳蕤 白薇 麻黄 独活 杏仁 川芎 甘草 青木香 石膏

葱豉桔梗汤（《重订通俗伤寒论》）

鲜葱白 苦桔梗 焦栀子 淡豆豉 苏薄荷 青连翘 生甘草 鲜淡竹叶

葛根银翘散（验方）

葛根 金银花 连翘 竹叶 薄荷 玄参 藿香 淡豆豉 牛蒡子

葛根汤（《伤寒论》）

葛根 麻黄（去节） 桂枝（去皮） 生姜（切） 甘草（炙） 芍药 大枣

葛根芩连汤（《伤寒论》）

葛根 甘草（炙） 黄芩 黄连

葛根解肌汤（《肘后备急方》）

葛根 芍药 麻黄 大青叶 甘草 黄芩 石膏 桂枝 大枣

翘荷汤（《温病条辨》）

薄荷 连翘 生甘草 黑栀皮 桔梗 绿豆皮

集灵膏（《温热经纬》）

人参 枸杞子 天冬 麦冬 生地黄 熟地黄 怀牛膝（酒蒸） 炼白蜜

普济消毒饮（《东垣试效方》）

黄芩（酒炒） 黄连（酒炒） 陈皮（去白） 甘草（生用） 玄参 柴胡 桔梗 连翘 板蓝根 马勃 牛蒡子 薄荷 僵蚕 升麻

犀角散（又名千金犀角散《备急千金要方》）

犀角（水牛角代） 羚羊角 前胡 黄芩 栀子仁 射干 大黄 升麻 豆豉

犀黄丸（《外科证治全生集》）

牛黄 麝香 没药 乳香 黄米饭

犀角地黄汤（《小品方》，录自《外台秘要》）

犀角（水牛角代） 生地黄 芍药 牡丹皮

犀角地黄汤（《温热经纬》）

犀角（水牛角代）（磨汁） 连翘 生地黄 生甘草

猴枣散（《古今明方》）

猴枣 羚羊角 月石 沉香 青礞石 川贝母 天竺黄 麝香

十三画

雷氏芳香化浊法（《时病论》）

藿香叶 佩兰叶 广陈皮 制半夏 大腹皮（酒洗） 厚朴（姜汁炒）

蒌贝养荣汤（《温疫论》）

知母 花粉 瓜蒌仁 贝母 橘红 白芍 当归 苏子

蒿芩清胆汤（《重订通俗伤寒论》）

青蒿脑 淡竹茹 仙半夏 赤茯苓 青子芩 生枳壳 广陈皮 碧玉散

新加香薷饮（《温病条辨》）

香薷 金银花 鲜扁豆花 厚朴 连翘

新加黄龙汤（《温病条辨》）

细生地黄　生甘草　人参　生大黄　芒硝　玄参　麦冬（连心）　当归　海参　姜汁

解毒活血汤（《医林改错》）

连翘　葛根　柴胡　当归　生地黄　赤芍　桃仁（研）　红花　枳壳　甘草

解毒承气汤（《伤寒瘟疫条辨》）

白僵蚕（酒炒）　蝉蜕（全）　黄连　黄芩　黄柏　栀子　枳实（麸炒）　厚朴（姜汁炒）　大黄（酒洗）　芒硝（另入）

锡类散（《金匮翼》）

西牛黄　冰片　真珠　人指甲（男病用女，女病用男）　象牙屑（焙）　青黛（去灰脚，净）　壁钱（焙，土壁砖上者可用，木板上者不可用）

痹玉康号（验方）

黑附片　肉桂　干姜　熟地黄　黄芪　当归　麻黄　炒白芥子　全蝎　乌梢蛇　白鲜皮　蛇床子　酒大黄　土茯苓　白芍　生甘草

十四画

缩脾饮（《太平惠民和剂局方》）

缩砂仁　乌梅肉（净）　草果（煨，去皮）　甘草（炙）　干葛　白扁豆（去皮，炒）

碧玉散（《伤寒直格》）

六一散加青黛，令如浅碧色

膈下逐瘀汤（《医林改错》）

灵脂（炒）　当归　川芎　桃仁（研泥）　牡丹皮　赤芍　乌药　延胡索　甘草　香附　红花　枳壳

十五画

镇肝息风汤（《医学衷中参西录》）

怀牛膝　生赭石　生龙骨　生牡蛎　生龟甲　生杭芍　玄参　天冬　川楝子　生麦芽　茵陈　甘草

增液汤（《温病条辨》）

玄参　麦冬（连心）　细生地黄

增液承气汤（《温病条辨》）

玄参　麦冬（连心）　细生地黄　大黄　芒硝

增损三黄石膏汤（《伤寒瘟疫条辨》）

石膏　僵蚕（酒炒）　豆豉　黄柏　栀子　知母　黄芩　黄连　蝉衣　薄荷

增损双解散（《伤寒瘟疫条辨》）

白僵蚕（酒炒）　全蝉蜕　广姜黄　防风　薄荷叶　荆芥穗　当归　白芍　黄连　连翘（去心）　栀子　黄芩　桔梗　石膏　滑石　甘草　大黄（酒浸）　芒硝

增损大柴胡汤（《伤寒瘟疫条辨》）

柴胡　薄荷　陈皮　黄芩　黄连　黄柏　栀子　白芍　枳实　大黄　广姜黄　白僵蚕（酒炒）　全蝉蜕

增损普济消毒饮（《伤寒瘟疫条辨》）

玄参　黄连　黄芩　连翘（去心）　栀子（酒炒）　牛蒡子（炒研）　板蓝根　桔梗　陈皮　甘草（生）　全蝉蜕　白僵蚕（酒炒）　大黄（酒浸）

黎氏秋泻方（验方）

藿香　砂仁　乌梅　甘草　葛根　茯苓　火炭母　太子参　白术

十六画

薛氏参麦汤（《温热经纬》）

人参　麦冬　石斛　木瓜　生甘草　生谷芽　莲子

薏苡竹叶散（《温病条辨》）

薏苡仁　竹叶　飞滑石　白蔻仁　连翘　茯苓块　白通草

薏苡仁汤（《类证治裁》）

薏苡仁　苍术　羌活　独活　防风　麻黄　桂枝　制川乌　当归　制川芎　甘草　生姜　白术

十七画以上

藿香平胃散（《医学正传》）

藿香　厚朴（姜制）　苍术　陈皮　甘草（炙）　砂仁（研）　神曲（炒）

藿朴夏苓汤（《医原》）

杏仁　蔻仁　姜半夏　厚朴　藿梗　薏苡仁　赤苓　猪苓　泽泻　淡豆豉　通草

藿香正气散（《太平惠民和剂局方》）

大腹皮　白芷　紫苏　茯苓（去皮）　半夏曲　白术　陈皮（去白）　厚朴（去粗皮）　苦桔梗　藿香　炙甘草　生姜　大枣

藿香平泻汤（验方）

藿香　苍术　陈皮　茯苓　白芍　焦山楂　乌梅　马齿苋　炙甘草

鳖甲煎丸（《金匮要略》）

鳖甲（炙）　乌扇（烧）　黄芩　柴胡　鼠妇（熬）　干姜　大黄　芍药　桂枝　葶苈（熬）　石韦（去毛）　厚朴　牡丹（去心）　瞿麦　紫葳　半夏　人参　土鳖虫（熬）　阿胶（炙）　蜂巢（炙）　赤硝　蜣螂（熬）　桃仁